James A. Connolly
Anthony J. Dean
Beatrice Hoffmann
Robert D. Jarman

Emergency Point-of-Care Ultrasound

Second Edition

急诊床旁超声

（第 2 版）

主　编　〔英〕詹姆斯·A. 康纳利
〔美〕安东尼·J. 迪恩
〔美〕比阿特丽丝·霍夫曼
〔英〕罗伯特·D. 贾曼

主　译　韩小彤　祝益民

天津出版传媒集团
天津科技翻译出版有限公司

著作权合同登记号:图字:02-2018-143

图书在版编目(CIP)数据

急诊床旁超声 / (英) 詹姆斯·A.康纳利 (James A. Connolly) 等主编 ; 韩小彤, 祝益民主译 . —天津:天津科技翻译出版有限公司,2023.4

书名原文: Emergency Point-of-Care Ultrasound, Second Edition

ISBN 978-7-5433-4290-3

Ⅰ.急… Ⅱ.①詹… ②韩… ③祝… Ⅲ.①急诊-超声波诊断 Ⅳ.①R445.1

中国版本图书馆 CIP 数据核字(2022)第 201046 号

授权单位:John Wiley & Sons Limited.
出　　版:天津科技翻译出版有限公司
出 版 人:刘子媛
地　　址:天津市南开区白堤路 244 号
邮政编码:300192
电　　话:(022)87894896
传　　真:(022)87893237
网　　址:www.tsttpc.com
印　　刷:天津新华印务有限公司
发　　行:全国新华书店
版本记录:889mm×1194mm　16 开本　24 印张　450 千字
　　　　2023 年 4 月第 1 版　2023 年 4 月第 1 次印刷
　　　　定价:180.00 元

(如发现印装问题,可与出版社调换)

译校者名单

主　译　韩小彤　祝益民

副主译　樊麦英　张兴文　曹　彦

译校者　(按姓氏汉语拼音排序)

曹　彦　董春阳　樊麦英　高　明　韩小彤
黄　婕　黄　莹　刘丽蕾　刘绍祖　谭　正
田晶晶　王惠芳　王露平　肖莎莎　肖薇薇
徐　静　余　方　张兴文　祝益民　周　威
周　舟　周玉成　朱浙祥

编者名单

Srikar Adhikari MD
Associate Professor of Emergency Medicine
University of Arizona Department of Emergency Medicine;
Section Chief, Emergency Medicine Ultrasound
Tucson, AZ, USA

Pablo Aguillera MD
Assistant Professor of Emergency Medicine
Chair, Department of Emergency Medicine
Pontificia Universidad Católica de Chile (PUC)
Santiago, Chile

Kenton Anderson MD, FACEP
Clinical Assistant Professor
Director of Emergency Ultrasound Research
Department of Emergency Medicine
Stanford University School of Medicine
Stanford, CA, USA

Robert Arntfield MD, RDMS, FRCPC
Associate Professor
Division of Critical Care & Division of Emergency Medicine Department of Medicine
The University of Western Ontario
London, ON
Canada

Paul Atkinson MBBA, FRCEM, FRCPC
Professor and Research Director
Emergency Medicine
St Johns Regional Hospital
Dalhousie University
Saint John, NB, Canada

Sean Bennett MBBCh, FRCA
Consultant in Cardiac Anaesthesia and Intensive Care
University of Hull
Hull Royal Infirmary;
Consultant in Cardiac and Intensive Care Anaesthesia
Castle Hill Hospital, Cottingham, East Yorkshire
UK

Michael Blaivas MD, FACEP, FAIUM
Professor of Medicine
University of South Carolina School of Medicine
Columbia, SC;
Department of Emergency Medicine
St Francis Hospital
Columbus, GA, USA

Jens Børglum MD
Consultant Anaesthetist
Department of Anaesthesiology & Intensive Care
Bispebjerg University Hospital, Copenhagen
Denmark

Mark W. Bowyer MD, FACS, DMCC
Professor of Surgery
Chief, Division of Combat and Trauma Surgery
Director for Surgical Simulation
The Norman M. Rich Department of Surgery
F. Edward Hébert School of Medicine
Uniformed Services University of the Health Sciences
Bethesda, MD, USA

Raoul Breitkreutz, MD
Associate Professor
FINeST, Simulation Centre
Goethe University Hospital of Frankfurt am Main
Frankfurt am Main, Hessen, Germany

Barton Brown MD
Department of Emergency Medicine
Hancock Regional Hospital
Indianapolis, IN
USA

Adam Bystrzycki MBBS, FACEM, PgDip(Echo)
Consultant
Alfred Emergency and Trauma centre
Senior Lecturer Monash University
Australia

Liberty V. Caroon RDMS
Sonographer
Department of Emergency Medicine
Hennepin County Medical Center
Minneapolis, MI
USA

Luigi Cattarossi MD
Department of Pediatrics
San Antonio Abate Hospital
Tolmezzo, Italy

James A. Connolly MBBS, FRCS(Ed), FRCS (Glas), FRCEM
Consultant and Head of Department
Great North Trauma and Emergency Care Centre
Newcastle upon Tyne
UK

Roberto Copetti MD
Department of Emergency MedicineCattinara HospitalTrieste
Italy

Elena Costantini MD
Department of Anesthesia and Intensive Care
Luigi Sacco Hospital
University of Milan
Italy

Colleen Cuca MD
Hospital zum Heiligen Geist
Teaching Hospital of Goethe-University
Frankfurt am Main
Germany

Sara Damewood MD
Assistant Professor
Section Chief, Emergency Ultrasound
Department of Emergency Medicine
University of Wisconsin School of Medicine and Public Health
Madison, WI
USA

Lisa Munro Davies
Consultant
Department of Emergency Medicine
University Hospitals Bristol NHS Foundation Trust
Bristol Royal Infirmary
Bristol
UK

Anthony J. Dean MD
Professor of Emergency Medicine and of Emergency Medicine in Radiology
Director, Division of Emergency Ultrasonography
Department of Emergency Medicine
University of Pennsylvania
Philadelphia, PA, USA

Mahmoud A. Elbarbary MD, MSc, EDIC, PhD (Deceased)
Consultant and Assistant Professor, Critical Care Medicine
King Saud Bin Abdulaziz University for Health Sciences
Riyadh
Saudi Arabia

J. Matthew Fields MD
Associate Professor of Emergency Medicine
Emergency Ultrasound Fellowship Director
Thomas Jefferson University Hospital
Philadelphia, PA
USA

Jonathan Fischer MD
Attending Physician
Department of Emergency Medicine
Lankenau Medical Center
Wynnewood, PA, USA

Christian Alcaraz Frederiksen MD
Research Associate
Department of Anesthesiology and Intensive Care
Aarhus University Hospital
Aarhus
Denmark

Rajat Gangahar FRCEM
Consultant
Department of Emergency Medicine
Royal Oldham Hospital
Oldham, Lancashire, UK

Lara Goldstein MBBCh, FCEM(SA)
Specialist Emergency Physician
Registrar Programme Director
Division of Emergency Medicine
University of the Witwatersrand;
Gauteng Emergency Medical Services;
Head, Department of Emergency Medicine, Helen Joseph Hospital
Johannesburg, South Africa

John Gullett MD
Associate Professor
Co-Director Emergency Ultrasound
Department of Emergency Medicine
University of Alabama Birmingham
Birmingham, AL, USA

Tim Harris FACEM, FCEM, DipImmCare, Dip O&G, BM, BS, BMedSci
Consultant and Professor
Department of Emergency Medicine
Pre-Hospital Care and Intensive Care Medicine
Royal London Hospital and London HEMS
Newham University Hospital
Barts Health NHS Trust and QMUL
London, UK

Frank Heringer MD
Frankfurt Institute of Emergency Medicine and Simulation Training
Goethe-University

Frankfurt am Main
Germany

Beatrice Hoffmann MD
Associate Professor of Emergency Medicine
Harvard Medical School
Division Chief, Emergency Medicine
Ultrasound
Beth Israel Deaconess Medical Center
Boston, MA
USA

Erskine J. Holmes MBBCh Bio, MRCS, FCEM
Consultant, Emergency Medicine
Wexham Park Hospital
Slough, UK

Richard A. Hoppmann MD
Professor of Medicine
Director, Ultrasound Institute
University of South Carolina School of Medicine
Columbia, SC
USA

Robert D. Jarman MBBS, MSc(Medical Ultrasound), FRCS(Ed), FRCEM(UK), FRCP(Ed), CFEU
Consultant in Emergency Medicine
Royal Victoria Infirmary
Newcastle upon Tyne;
Visiting Professor and MSc Point-of-Care
Ultrasound Lead
University of Teesside
Middlesbrough
UK

Dietrich von Kuenssberg Jehle MD, RDMS
Professor of Emergency Medicine
SUNY at Buffalo
Director of Emergency Ultrasonography and
Associate Medical Director
Department of Emergency Medicine
Erie County Medical Center
Buffalo, NY
USA

Kenneth Jensen MD
Associate Professor
Department of Anaesthesia and Intensive Care,
Copenhagen University Hospital, Bispebjerg,
Denmark

Phil Johnstone MBBS, FCEM
Consultant, Accident and Emergency
Newcastle upon Tyne Hospitals
NHS Foundation Trust
Newcastle upon Tyne, UK

Peter Juhl-Olsen MD
Research associate
Department of Anesthesiology and Intensive Care
Aarhus University Hospital
Aarhus, Denmark

Phil Johnstone MBBS, FCEM
Consultant, Accident and Emergency
Newcastle upon Tyne Hospitals
NHS Foundation Trust
Newcastle upon Tyne, UK

Peter Juhl-Olsen MD
Research associate
Department of Anesthesiology and Intensive Care
Aarhus University Hospital
Aarhus, Denmark

John L. Kendall MD
Associate Professor
Director of Emergency Ultrasound
Denver Health Medical Center;
Department of Emergency Medicine
University of Colorado School of Medicine
Denver, CO, USA

Andrew M. Kestler MD, MBA, DTMH, FACEP, FRCPC
Clinical Associate Professor
St. Paul's Hospital & University of British Columbia
Vancouver, BC, Canada

Andrew W. Kirkpatrick MD, MHSc
Regional Trauma Services, Departments of
Surgery and Critical Care Medicine,
Foothills Medical Centre,
Calgary, Alberta
Canada

Michael Lambert MD, RDMS, FAAEM
Department of Emergency Medicine
Advocate Christ Medical Center
Oak Lawn, IL,
USA

Hein Lamprecht MBChB, FCEM(SA), FRCEM, DA(UK), CFEU(UK)
Programme Director, Clinical Ultrasound
Stellenbosch University
Cape Town
South Africa

David Lewis MB, BS, FRCS, FCEM, CFEU, PGDipSEM
Associate Professor
Department of Emergency Medicine
Saint John Regional Hospital
Dalhousie University
Saint John, NB
Canada

Resa Lewiss MD
Associate Professor of Emergency
Medicine
University of Colorado;
Director of Point-of-Care Ultrasound
University of Colorado Hospital
Aurora, CO
USA

Veronica M. Madigan MD
School of Biomedical Science
Charles Stuart University
Bathurst, New South Wales
Australia

Jennifer R. Marin MD
Director of Emergency Ultrasound
Division of Emergency Medicine
Children's Hospital of Pittsburgh of UPMC;
Assistant Professor of Pediatrics
University of Pittsburgh School of Medicine
Pittsburgh, PA, USA

Gebhard Mathis MD
Professor of Internal Medicine
Innsbruck University
Austria

Stefan M. Mazur BPhEd, MBChB, PGCertAME, DipIMC, DRTM (RCSEd), CCPU
PreHospital and Retrieval Physician
SAAS MedSTAR;
Consultant in Emergency Medicine
Royal Adelaide Hospital, North Terrace, Adelaide;
Associate Professor
Public Health Tropical Medicine
James Cook University
Townsville, Australia

Lawrence A. Melniker MD, MS
Vice Chair, Continuous Quality Management
Department of Emergency Medicine
New York Methodist Hospital, Brooklyn;
Assistant Clinical Professor
Department of Medicine
Weill Medical College
Cornell University
Ithaca, NY, USA

Christopher L. Moore MD, RDMS, RDCS, FACEP
Associate Professor
Division Director Emergency Ultrasound
Department of Emergency Medicine
Yale University School of Medicine
New Haven, CT
USA

Craig Morris
ITU Consultant
Derby
UK

Vicki E. Noble MD RDMS
Professor and Vice Chair
Department of Emergency Medicine
University Hospital
Case Western Reserve University School of Medicine
Cleveland, OH, USA

Nova L. Panebianco MD, MPH
Assistant Professor of Emergency Medicine;
Associate Director of Emergency Ultrasound
Department of Emergency Medicine
Hospital of the University of Pennsylvania
Philadelphia, PA, USA

David C. Pigott MD
Professor and Vice Chair for Academic Development
Co-Director, Division of Emergency Ultrasound
Department of Emergency Medicine
University of Alabama at Birmingham
Birmingham, AL, USA

Robert F. Reardon MD
Associate Professor of Emergency Medicine
University of Minnesota Medical School;
Ultrasound Director
Department of Emergency Medicine
Hennepin County Medical Center
Minneapolis, MN
USA

Joshua S. Rempell MD, MPH
Assistant Professor
Cooper Medical School of Rowan University
Cooper University Hospital
Camden, NJ
USA

Simon Richards MHSc, PgC(L&THE), DCR(R)
Senior Lecturer and Programme Lead Medical Ultrasound
Teesside University
Middlesbrough, UK

David B. Richards MD, FACEP
Assistant Professor
Department of Emergency Medicine
Denver Health Medical Center
University of Colorado School of Medicine
Aurora, CO
USA

Peter Ross MD, CCFP(EM), FCFP
Assistant Professor
Memorial University of Newfoundland School of Medicine;
Post Graduate Site Director for Emergency Medicine
Department of Emergency Medicine
Dalhousie University
Saint John, NB
Canada

Conn Russell MD
Consultant in Anaesthesia and Intensive Care Medicine
Department of Anaesthetics and Intensive Care Medicine
Ulster Hospital
Belfast, UK

Fernando Silva MD, MSc
Department of Emergency Medicine
Kaiser Permanente
North California
Napa/Solano Region, USA

Gabriel Simon MD
Department of Emergency Medicine
Nashoba Valley Medical Center
Ayer, MA
USA

Anumeha Singh MD
Faculty
Department of Emergency Medicine
Hartford Hospital
Hartford, CT, USA

Elena Skomorovsky MD
Clinical Instructor
Harvard Medical School
Department of Emergency Medicine
Beth Israel Deaconess Medical Center
Boston, MA, USA

John Sloan
Department of Emergency Medicine
Countess of Chester Hospital
Chester, UK

Erik Sloth MD, PhD, DMSc
Professor
Department of Anesthesiology and Intensive Care
Aarhus University Hospital
Aarhus
Denmark

Brendan E. Smith MBChB, FFA, RCS
Associate Professor
School of Biomedical Science
Charles Stuart University
Bathurst, New South Wales
Australia

Sarah A. Stahmer MD
Clinical Associate Professor of Emergency Medicine
University of North Carolina School of Medicine
Chapel Hill, NC, USA

Seth R. Strote MD
United Hospitalist Service of AMC
Sait Paul, MN, USA

R. Andrew Taylor MD
Clinical Instructor
Department of Emergency Medicine
Yale University School of Medicine
New Haven, CT
USA

Heather Venables
Senior Lecturer
Professional Lead Medical Ultrasound
University of Derby
Derby, UK

Martha Villalba MD
Department of Emergency Medicine
Jesse Brown
Veterans Affairs Medical Center
Chicago, IL, USA

Felix Walcher MD
Dept. of Trauma and Orthopedic Surgery
Frankfurt Institute of Emergency Medicine and Simulation Training
Goethe-University, Frankfurt am Main
Germany

Christopher T. Wall MD
Department of Emergency Medicine
Hennepin County Medical Center
Minneapolis, MN, USA

Mike Wells MBBCh, MSc Med (Emergency Medicine), FCEM(SA), DipPEC(SA)
Specialist Emergency Physician
Consultant, Lecturer and Director of Emergency Ultrasound Training
Division of Emergency Medicine
University of the Witwatersrand;
Netcare Union Hospital Emergency Department
Johannesburg, South Africa

David C. Wherry MD, FACS, FRCS, DMCC
DCW Professor of Surgery
Director, Emerging Technologies
The Norman M. Rich Department of Surgery
F. Edward Hébert School of Medicine
Uniformed Services University of the Health Sciences
Bethesda, MD
USA

Joseph Wood MD, RDMS
Vice Chair and Associate Professor
Department of Emergency Medicine
Mayo Clinic Medical School
Phoenix, AZ, USA

Peter M. Zechner
Internist
Graz
Austria

中文版前言

近年来，随着急诊医学的迅速发展和超声技术的创新，越来越多的急诊医生将急诊床旁超声技术应用于急危重症患者的诊疗工作中，同时也广泛应用于资源有限的急诊环境中，如院前环境，包括救护车和灾害环境，以及战场医学等。

美国超声医学研究所在2004年提出“超声听诊器”的概念，这个理念在急诊医生的急诊诊疗中正迅速从理论走向现实，急诊医生可通过急诊床旁超声技术快速获取信息而不必将患者暴露在有害环境中，以有效提高诊治效率。

由James A. Connolly、Anthony J. Dean、Beatrice Hoffmann、Robert D. Jarman教授主编的《急诊床旁超声》（第2版），图像丰富、文字清晰简洁，该书中的超声视频和部分图像可以通过扫描二维码的方式直接观看，为急诊医生学习急诊床旁超声提供了超声基本的认知和视觉识别技能。参加本书翻译、审阅的专家和医生有23人，大多数为湖南省人民医院（湖南师范大学附属第一医院）急诊医学科的医生或曾经在该科工作过的医生，该科也是国内较早开展急诊床旁超声的急诊科。

在本书的翻译和出版过程中，朱浙祥医生和天津科技翻译出版有限公司的编辑老师做了大量细致的初稿审校、沟通联络的工作，在此一并感谢。

由于我们水平有限，译者较多，故翻译风格存在一定差异，错误和疏漏之处在所难免，希望读者不吝指出，以便在再版时修正。

韩小彤

前 言

什么是床旁超声?

20世纪50年代,超声诊断的设备既复杂又笨重,需要经过专门培训的专业技术人员来获取图像,需要经过专门培训的医生来解释图像。由于这种工作流程在放射学中已经很好地建立起来,超声检查自然很快被放射科医生采用。在20世纪60年代末,超声能够产生实时的动态图像,提供血流动力学、生理和病理数据以及结构信息,而不使用造影剂,这使得心脏病学家采用了超声。没有电离辐射也推动了它在产科和妇科的应用。这种传统的工作流程在许多英美医疗系统中得以保持,但有趣的是,许多欧洲和亚洲国家将医生操作的超声服务作为他们独特的医疗专业管理的一部分。

在20世纪80年代,德国创伤专家以救护车为基础开始在现场使用超声检查钝性创伤患者的腹腔游离液体已不足为奇。这种方法之所以可行,是因为开发的便携式机器的大小和重量与当时可用的除颤器监测设备相似。虽然图像质量不如手推式超声,但是远远优于上一代先进的设备,并足以解决创伤专家遇到的简单的临床问题:患者是否有腹腔内游离液体,提示是否立即需要进行手术干预?在20世纪90年代早期,该方法已被北美的创伤外科医生采用,之后很快被急诊医生采用。随着超声的应用,医生们试图以集中和有限的检查来回答临床问题,超声学就这样诞生了。

20世纪90年代,在一些由传统超声医生操作超声检查的国家里,临床医生在他们的实践中开始实行由临床医生操作超声检查。例如,英美国家的泌尿外科医生和血管外科医生发现了超声的特殊性应用,同时作为多面手的急诊医学专家也发现了超声在心脏、腹部和盆腔的应用,并可用它们来指导侵入性操作。在过去的10年里,无论是跨专业还是在专业领域内,临床医生操作超声检查的范围不断扩大。床旁超声的应用也已扩展到欧洲和亚洲国家,在那里超声检查常规是由医生操作的模式。最近,危重症医学、家庭医学、麻醉学和儿科学的从业者都采用了超声,而且越来越多的非医生的医疗服务人员也在使用它,如护士(静脉通路)、辅助医疗人员(现场分类、气胸评估、血管通路)和助产士(产前检查)。这本书的最新版本包括了几个章节,专门描述了床旁超声的新应用和发展。

超声在医学实践中迅速普及。技术进步与人体工程学设计的改进相结合,使超声设备更加人性化、可移动化、能快速部署和更加精确。超声设备变得越来越稳定和便携,许多机器都可以在电池供电下连续工作数小时。与此同时,不断下降的成本使它得到了更广泛的应用。最后,医院住院的经济负担已经产生了巨大的经济压力,需要减少住院时间和最大限度地提高门诊许多疾病的管理,但这也导致了在夜晚和周末医院人力和技术资源都非常有限时,医院内外越来越多的危重患者因为慢性疾病的急性失代偿发作而需要紧急救护。在这种情况下,一种可直接评估危重疾病的常见病因并可在患者床边由照护人员操作的成像模式就显得很有价值。临床医生所进行的超声检查就是一种成像模式，这本书的大部分内容就是介绍关于超声在急危重症中的应用。

超声的主要特征之一是在临床发生综合征时应用，这些综合征的严重程度或复杂程度并没有因为其较为常见而有所降低。第一个应用超声的综合征例子是FAST超声,它可同时评估心脏(传统上是心脏病专家的工作范围)和腹部(传统上在许多欧洲和亚洲国家是放射专家或内科医生或外科手术医生的领域)。从那时起,超声算法被研发和颁布用于评估腹痛、不明原因的低血压、呼吸困难和心脏停搏等。这本书试图帮助临床医生熟悉这种方法,有一些章节专门讨论了超声在综合征中的使用。

一般来说,以技术为基础的医学进步在资源匮乏的环境中效用有限。然而对于这一规律来说,临床医生进行的超声检查是一个强有力的例外,因为它的使用是由在资源匮乏的环境中提供快速护理的需要驱动的,即使在资源丰富的环境中也存在这种情况。在巴伐利亚车祸现场的救护车、巴黎医院夜间的病房,以及纽约市周末和节假日的急诊科,都存在严重人力和设备资源不足。在这些环境中,执业的压力与在发展中国家或野外环境、太空飞行和战争环境中的压力是一样的。这本书试图成为任何临床医生的信息来源,试图通过在资源有限的环境中应用超声来改善患者的护理。

超声已经改变了许多专业的临床实践。在一定程度上,它通过临床医生的手、眼睛和大脑实时进行,是临床评估的延伸(这并不是说超声是体格检查的延伸,就像平片、计算机断层扫描或血液检查不是体格检查的延伸一样)。与听诊器相比(有时人们会拿它来做比较),超声可以提供非常详细的解剖、生理和病理信息。也许听诊器和超声之间最大的相似之处在于,从这两种工具中获得的信息都是由操作者的专业能力来决定的。这应该给操作者一个特别的警告,因为超声的诊断能力与诊断错误的可能性相当。

超声专家的技能大致分为三种不同的知识类型：①有与患者疾病以及超声作为诊断检查已知(或未知)的局限性有关的认知技能;②通过反复接触健康状态和疾病状态的超声图像来培养视觉模式识别技能;③有操作机器、操作探头和优化图像所需的心理运动技能。这三种截然不同但相辅相成的技能,构成了超声专家的能力:一位精通超声理论的医疗服务者。

有了这本书,我们不仅希望帮助那些有志于将超声纳入临床实践的临床医生,也希望能帮助那些已经开始了这一过程并希望扩大知识面的医生。这本书用丰富的图像和清晰简洁的文字,力求提供超声基本的认知和视觉模式识别技能,希望它能在临床环境中为医生提供参考。由于超声已广泛应用于几乎所有医学领域,超声在本科医学培训中的地位也越来越被认可。我们希望这本书也能为医学生提供有用的临床超声参考。显然,超声的心理运动技能不能从一本书中获得,在历史悠久的传统医学的许多领域里,这些只能通过实践、实践、再实践才能掌握!

我们非常感谢本书各章作者所做出的巨大努力,他们都是这一领域公认的权威专家。编辑他们的作品一直是启发和灵感的源泉。我们也要感谢超声领域的先驱者,他们开辟了我们现在所走的道路,当时我们的目的地还不明确,道路也不确定。最后,感谢为我们长期付出的家人和朋友,希望他们理解我们的激情与动力。

Mahmoud Elbarbary 博士在这本书出版的最后阶段不幸去世，对此我们深感悲伤。作为朋友和同事,Elbarbary 博士将被我们很多人怀念,他作为科学家、教师、领导者和国际合作者所做的活动反映了这本书的精神。

目 录

本书配套视频(文中 ◎ 图标所示)与高清彩图请扫描二维码后获取

第1部分

物理原理

第 1 章

超声波是如何工作的?

Heather Venables

引言

本章的目的是概述超声工作的基本原理。包括介绍图像的构建以及关于控制声波在组织中传导的一些物理原理。

什么是超声?

声波是振动源通过介质的一种机械能传递。超声波是指频率超过人类可听见范围的声音,即 20kHz 以上的声音。

超声探头表面的压电晶体在施加电压时具有收缩或膨胀的特性。在要求的频率范围内,合成压电材料的薄层可以共振频率产生振动,这是超声波的来源。首先,探头产生一个非常短(约 1μs)的脉冲,并传入到软组织中。在产生"脉冲"后,探头在一段时间内(通常 100~300μs)没有再通电流,此时探头充当"监听设备"以检测在软组织介质中产生的回波。

当"回波"到达探头表面时,压电晶体就会振动,从而产生交流电,交流电通过连接到探头的导线传回超声波机。该电流电压的大小与回波所携带的能量直接相关,并将决定显示器上显示的该位置的亮度级别。该仪器测量脉冲和回波之间经过的时间,通过利用软组织中已知的声速(1540m/s)可以计算出探头与回波对象之间的距离。许多动物(如蝙蝠和海洋哺乳动物)也是通过相同的原理来对环境中的物体进行回声定位。(注意,如果探头及其敏感晶体元件的结构出现脱落或机器底座滑轮从导线上碾过时,则不会有良好的感应。)诊断超声利用脉冲回波原理构建解剖结构的二维截面图像,原理如下图所示(图 1.1)。

图像构建

传输到患者体内不同深度的每一个声音脉冲,都会从各个反射界面上产生一组回波。如前所述,每个回波所携带的能量被压电晶体转化成电能。简单地说,这些电能值被存储在计算机内存中,作为一条信息的"扫描线",以确定位于图像垂直线上点的亮度级别,从而表示患者体内相应的深度。通过从探头表面的多个相邻晶体依次发射声音脉冲,可以产生许多相邻的扫描线,并产生一个信息的"帧"来表示一个二维解剖横截面(图 1.2)。由于回波的强度是由该位置超声图像的亮度来表示,这种类型的超声成像也被称为"亮度模式"("B 模式"或"灰色模式")。

如果操作得足够快,帧的快速更新可以创建一

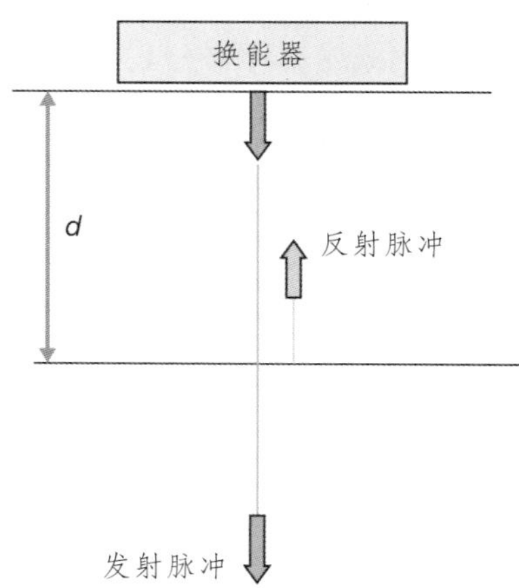

图 1.1 回波返回探头所用的时间(t)和软组织中的声速(v)可用于计算反射界面的深度(d),即 $d=vt/2$。

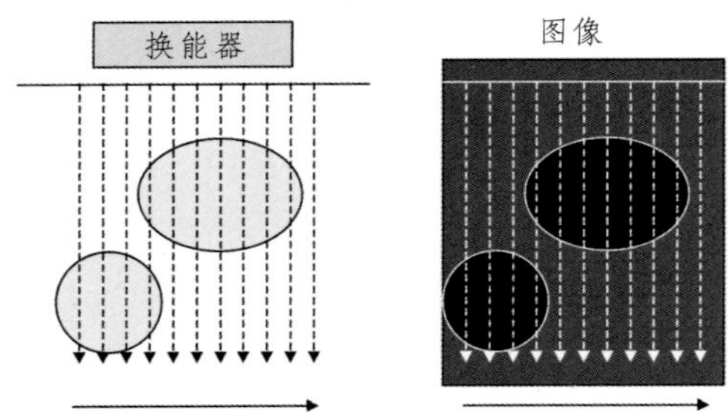

图 1.2 声音脉冲是从探头表面的多个相邻晶体中依次发射的。这些脉冲用于产生连续的扫描线，从中可以产生一个单一的亮度模式（B 模式）的“帧”信息，描绘出一个二维的解剖截面。

个“实时”的动态图像扫描平面。同时，帧速率也受几个因素的限制。超声波机器在下一个脉冲发出之前，“等待”回波从每条扫描线上目标的最大深度返回。因此，帧速率取决于目标的深度和图像（视野）的扫描线总数。通过调整景深和视野，超声波机器的操作员可以优化图像的帧速率和分辨率。一般来说，为获取好的图像应该将景深调整至能包括整个目标对象的最小深度。

理解超声波图像

在超声检查中，大多数关于正常和异常的诊断结论都是基于模式识别下所得。其中包括一些关键观察对象：

- 组织边界的空间定义；
- 相对组织反射率；
- 回波特性；
- 组织对声音传播的影响。

这些现象是由超声波的物理性质及其与组织的相互作用决定的，下面概述了其中一些关键的相互作用。

当声音脉冲通过患者时，会发生什么？

反射、散射和折射在声波和光波中都很常见。了解这些知识，有助于我们理解为什么组织结构在超声图像中会那样出现。

反射

超声脉冲的反射发生在声阻抗不同的两种介质之间的界面上，声阻抗是介质作为一种声波发射器的物理特性。阻抗主要由介质的密度和弹性所决定。在这样的边界上，一部分声能将被反射，而剩下的声能则被传输到边界之外。如果边界处的阻抗差足够大，例如在软组织/空气界面或软组织/固体界面处，就会发生全反射，将没有声能被传输到更深的结构中。因此，气体填充结构和骨组织的超声成像是一个重大挑战。

镜面反射

如果反射边界光滑且较大，则会发生镜面反射。这与光在光滑表面发生反射时类似。典型的镜面反射镜包括横膈、肾包膜和血管壁。

当声音脉冲以非 90°的角度撞击边界（尤其是镜面）时，那么根据基本的“反射定律”，它不会反射回探头，这意味着超声机器不会检测到结构。相反，如果超声波以 90°撞击边界，组织将能被清楚地检测到。这种现象如图 1.3 所示。

漫反射

当组织边界不规则时，就会发生漫反射，但与声波的波长相比，这种漫反射很小（在 5MHz 时大约是 0.3mm 或更少）。这种边缘不整齐会导致声能在多个

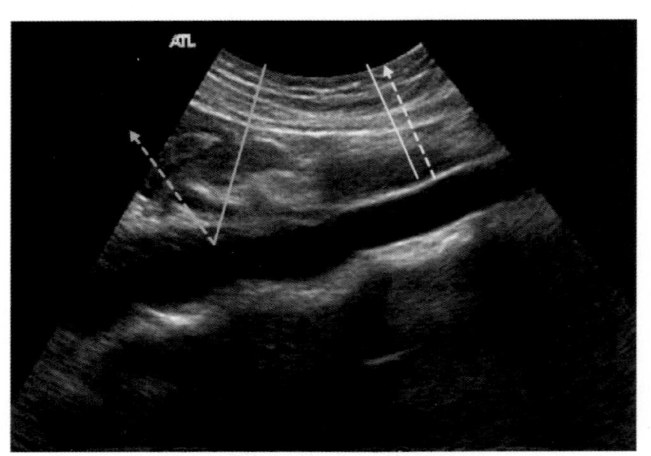

图 1.3 由该弯曲阵列探头产生的发散超声光束表明了声波角度对血管壁可视化的影响。当声音脉冲以 90°角度（黄色实线箭头）撞击血管壁时，回波将反射回探头（黄色虚线箭头）；当脉冲以任意非 90°角度撞击血管壁时，回波将以相等且相反的角度反射（绿色线条标记），其结果可能是无法通过探头检测到回波。这就是为什么在此图像中，主动脉壁在黄色箭头的区域看起来轮廓清晰，而在绿色线条的区域无法清楚地识别。（扫码看彩图*）

注：*请扫描封面折口处二维码，获取高清彩图。

方向上形成反射——在光学上可类比为光滑涂料和哑光涂料的区别。在临床实践中，大多数软组织边界是不规则的，在一定程度上会发生漫反射。

散射和回波特性

声阻抗在大范围不同组织的边界处可以发生变化，也可存在于整个软组织结构中。声学特性的小范围局部变化作为微小的反射目标，将声波向多个方向散射。这就是产生与实体结构相关的典型回声特性（颗粒状）和相邻器官组织相对回声强度（亮度）的原因（图 1.4）。

衰减

当声波在组织中传播时，会逐渐失去能量。许多交互作用促成了这个衰减过程，包括反射、散射和吸收。这会导致脉冲在穿入患者体内过程中，强度逐渐降低（从而产生较弱的回声）。

在临床实践中，用时间增益补偿（TGC：由逐渐深入的结构反射回波来增加电信号的放大或增益）来补偿信号强度随深度增加而降低的现象。散射会助力于波束的衰减，并且这种衰减会随着超声波频率的增加而显著增加。因此，当使用更高的发射频率时，衰减也会增加，从而减弱了波束对更深结构的穿透力。

吸收

吸收是将脉冲所携带的机械能转化为组织内热量的过程。吸收是软组织中最重要的衰减形式。当声波在患者体内传播时，有可能会通过加热或机械效应（如剪切或空化）造成组织损伤。因此，在临床实践中，根据 ALARA（“尽可能低”）的原则，超声波机器的设计将要求不断地最小化超声波的功率。虽然诊断性 B 型超声造成的有害生物效应还未得到证实，但即使在这种生物效应确实存在的情况下（尽管低于当前检测能力水平），超声也应该在临床上使用，因为它提供的信息有潜在的净效益，特别是用于妊娠评估时。

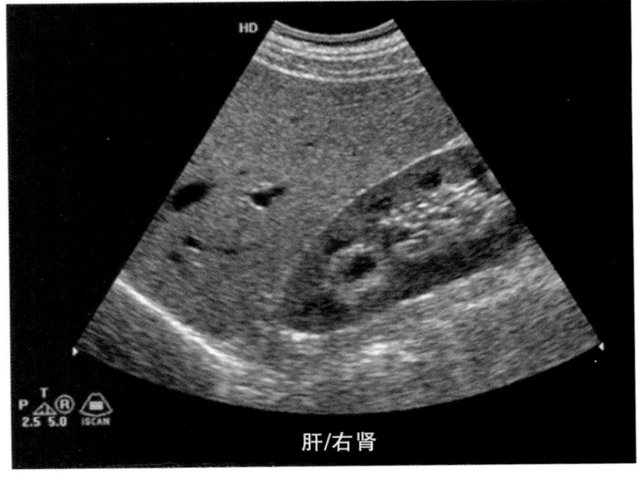

图 1.4　声学特性的小范围局部变化的许多组织充当了向多个方向散射声波的微小反射目标。这就产生了与实体器官相关的特征回声特性（颗粒状）以及它们与相邻器官之间的相对回声强度（亮度），如从肝右叶和右肾的角度所见。

为什么频率很重要？

当频率很高时，吸收和散射都会减弱声波对更深层组织的穿透力。但是，较高的频率可以得到更高的图像分辨率，因此必须在图像质量和穿透力之间进行权衡。在临床实践中，应使用充分穿透到达目标深度的最高频率。

总结

超声在临床医生手中的作用与他们操作机器的能力明显相关，这将决定能否获得最高质量的图像。反过来说，这一点又需要我们理解超声波的物理学原理。以上简短的概述可以作为一个介绍，但如果读者希望不仅仅是以基础的方式使用超声，还想更有效地使用本书中所描述的任何多普勒超声时，那么就需要进一步的学习。下面列出的延伸阅读为我们提供了更多详细信息的来源。

（朱浙祥 译　周威 校）

延伸阅读

Gibbs, V., Cole, D., Sassano, A. (2009) *Ultrasound Physics and Technology – How, Why and When?* Churchill Livingstone.

Guidelines for the Safe Use of Diagnostic Ultrasound Equipment (2009) British Medical Ultrasound Society. Available at: http://www.bmus.org/policies-guides/pg-safetystatements.asp

Hoskins, P.R., Thrush, A., Martin, K., Whittingham, T.A. (2010) *Diagnostic Ultrasound Physics and Equipment*. Cambridge Medicine.

第 2 部分

局部超声

第 2 章

胸壁、胸膜和肺部的评估

Gebhard Mathis，Anthony J. Dean

引言

超声波可通过骨性胸腔和含气肺反射，因此超声检查对评估肺和胸膜的有效性一直被忽视。本章节主要阐述超声检查纵隔外结构的方法以及其在危重症患者管理中的应用。胸腔超声的使用程序将在本书的其他章节讨论。

技术

设备

胸壁和胸膜最好应用高频(5~10MHz)线性阵列传感器，评估 B 线和肺首选 3.5~5MHz 的曲线阵列传感器。这种组合的探头对其他部位的应用也有利，如腹部、血管和小器官成像。熟练操纵传感器并结合呼吸力学的理解，会对胸膜及大部分肺部情况有所了解。如果只有一个传感器，则 2~5MHz 微型传感器更适用于大多数情况。

检查技术

检查技术由多种因素决定，包括诊断问题及患者的临床状况和体型特点。仰卧位一般扫描患者前胸部和侧胸部，后胸部的扫描一般采取坐位。如果上述体位仍不能获得好的图像，则可使患者屈曲卧位，双臂交叉置于头后可以扩大肋间隙提供更好的视野，将患者手放在对侧肩膀上可以对肩胛骨下区域成像。如果患者可分辨出特定区域的疼痛，应首先检查疼痛区域。检查胸壁和胸膜的扫描深度通常设定为 4~8cm；分析 B 线和更深的肺部结构，深度通常设定≥15cm。

肺部扫描应该具有系统性和方法性。传感器应相对于身体轴线纵向和横向切面沿每个肋间隙从背侧到腹侧进行检查。可通过腋前线、腋后线及仰卧位平乳头水平的水平线，将每侧胸廓分为 6 个区域。胸膜滑动征应该在所有肺野确认，肺组织邻近的右侧和左侧横膈可分别通过肝脏和脾脏窗口检查，腋窝检查应在患者仰卧位双臂完全外展时进行，锁骨上窝窗口可观察臂丛神经、锁骨下血管和肺尖，胸骨上或胸骨旁窗口可提供前上纵隔的图像。

正常超声表现

超声波在成人肋骨的表面产生强烈的回声，表现为强回声影。肋软骨区域因超声波可穿透至其下组织，可表现为低回声椭圆形声影(图 2.1)。正常的胸膜厚度为 0.2~0.4mm，此厚度已达到超声的分辨率极限，但壁层胸膜与脏层胸膜有时是可以区分的。由于脏层胸膜下的空气层可完全反射超声光束，故脏层胸膜可能看起来更厚。两层胸膜之间有少许生理量的胸膜液，使其看起来像一条无回声线。在一些患者还可看到低回声的胸膜外脂肪层(图 2.2)

大多数水平线主要出现在肺部的超声影像中，首先需要鉴别的是在肋骨下方的胸膜线，可以看到在肋骨正下方。随着呼吸运动，脏胸膜会相对于壁胸膜移动(胸膜滑动)。对于呼吸减少的患者(如创伤后的疼痛)，可通过降低增益并确保超声波的角度垂直于胸

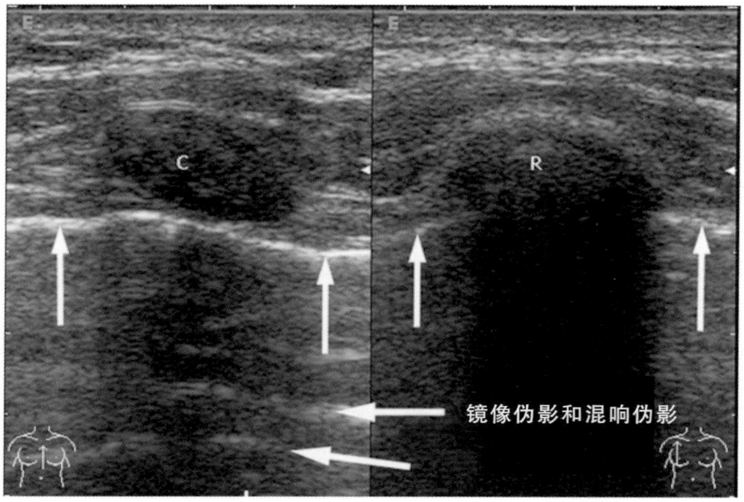

图 2.1 胸壁。左侧图：肋软骨(C)允许通过超声波的传输，从而可以看到下面的胸膜线(垂直箭头所示，两个图像均有)。右侧图：骨性的肋骨产生几乎完全反射的声波并伴有超声阴影。在难以确定胸膜线的情况下，应立即在肋骨和(或)软骨下确定其位置。也可看到由皮肤表面和下面的组织平面引起的水平镜像伪影和混响伪影。

膜的方法才能更清楚地看到胸膜的微弱运动。在健康状态下，可偶尔发现起源于脏胸膜的B线(类似激光样的垂直反射至屏幕底部的伪影，深度为15cm；视频2.5)和Z线[类似激光样的垂直反射伪影，其深度仅达到几厘米；图2.7(a)和视频2.1]。由皮肤表面和胸膜线引起的宽间隔混响伪影表现为投射到肺部的宽间隔线(A线)[图2.7(b)和图2.8；视频2.3和视频2.4]。胸膜滑动征和"肺搏动征"(心脏运动传递到肺部)可以用(视频2.2)或不用(视频2.4)彩色多普勒以及M模式[图2.7(c,d)]进行演示和记录。这两个征象的出现可排除气胸的存在(在超声探头的位置；参见下文)。

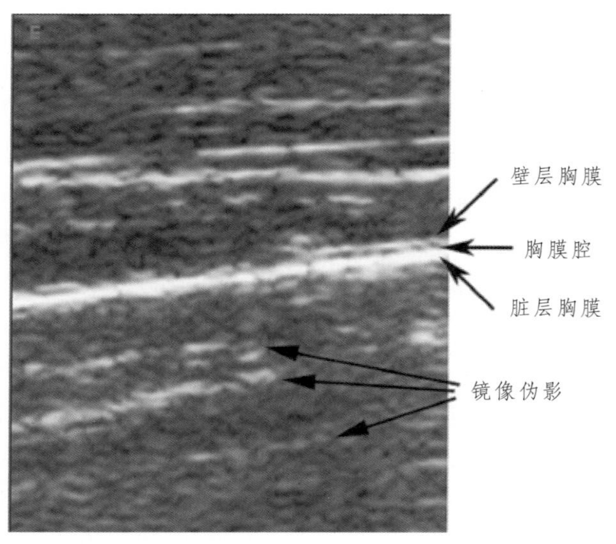

图 2.2 两层胸膜均为回声。通常，除非在它们之间存在小的流体层，否则不能通过超声来区分这两层。这种少量的液体可能是生理性的(参见图2.19)。可以看到由肋间肌的筋膜层引起的水平镜像伪影。

胸壁病变

软组织病变

体格检查胸壁时发现可疑或不明确的表现应使用超声进一步检查。创伤患者的血肿可通过超声识别为具有模糊内部回声的可变低回声结构。血肿的回声产生依赖于红细胞含量和组织的状态。淋巴结(通常被视为伴有高回声的皮质完整的低回声结构)和脂质瘤(通常被视为具有与皮肤表面平行的强回声的包膜结构)也可使用超声显影。

肋骨和胸骨骨折

肋骨骨折的超声征象包括骨质不连续、脱落、邻近的血肿、肺挫伤(参见下文)和胸腔积液(图2.3)。小的脱位和骨折可以通过反射伪影来鉴别。

胸膜疾病

胸腔积液

超声可以检测到生理量的胸腔积液(3~5mL)，而站立位胸部X线摄影至少需要150mL的胸腔积液才能检测到。没有细胞或蛋白质聚集的胸腔积液无回声。无分隔的胸腔积液在患者仰卧位或坐位时横膈上方的腋后线最易检测，渗出物的形态随呼吸状况而变

(a)

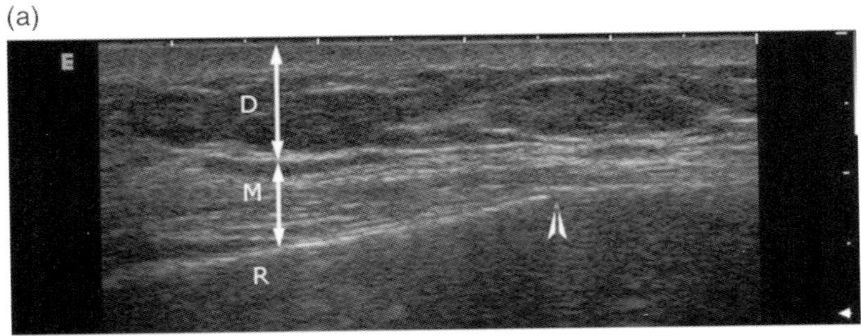

(b)

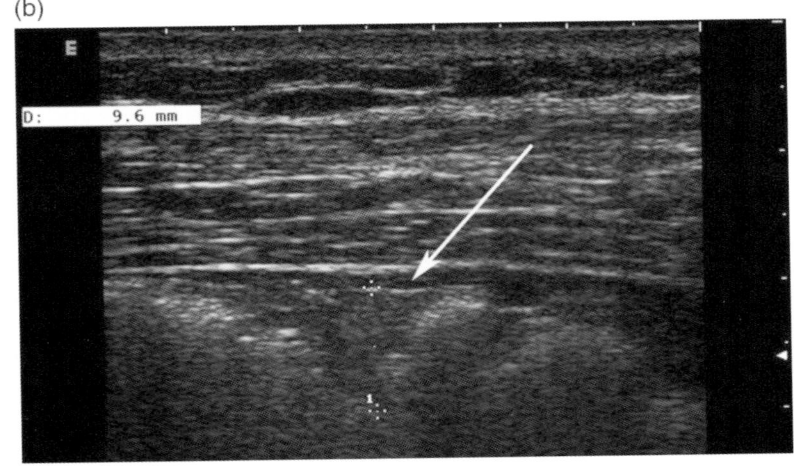

图 2.3　(a)可见细微肋骨骨折的纵向图像(相对于肋骨)。注意成角和皮质破坏[D=真皮层,主要由皮下脂肪组成;M=骨骼肌(注意条纹);R=肋骨]。由于肋骨阴影,下面的胸膜线不显现。(b)在相邻肋骨空间中获得的图像,与图(a)中的图像平行,提供关于下层肺和胸膜的信息。可见小的三角形肺挫伤(卡尺之间)和两个胸膜层之间十分少量的胸腔积液(箭头所示)。

异,可区分胸膜瘢痕形成或胸膜增厚。彩色多普勒(标度设定为检测极低流速) 也可用于区分液体的运动。如果叶间裂隙中的积液被充分通气的肺包围,则超声检查不能排除积液。肺部超声比胸片更能准确区分积液和实变,而胸部 X 线摄影不能明确病因的病变。

胸腔积液的形状是高度可变的,因此不可能精确测量体积。然而在跟进慢性胸腔积液患者的病情和明确高危患者胸腔穿刺术的风险-收益比时, 体积的评估可能有帮助。

胸腔积液量通过以下公式估算:

患者仰卧位时:

体积(mL)=20×腋后线最大厚度(mm)

患者坐位时:

体积(mL)=[肺基底部至横膈膜距离(cm)+积液头尾长度(cm)]×70

后一种公式如图 2.4 所示(应注意,小量胸腔积液用这个公式可能会被高估)。

超声也可能提示胸腔积液的病因, 具有重要的诊断和治疗意义。所有的漏出液都是无回声的,渗出液有些可能是无回声的, 但大多数是均质的或非均质的回声,有或没有分隔(图 2.5)。与胸膜平行增厚相关的胸腔积液可提示脓胸(尤其是伴有潜在的肺实变)(图 2.6)。横膈膜上的结节提示恶性肿瘤。

超声是胸腔穿刺术的理想引导方式,可提高首次成功率并减少并发症(本书其他部分提供了该操作的详细信息)。

气胸

气胸时壁层胸膜和肺部之间的空气阻止超声波到达脏层胸膜,导致胸膜滑动征消失(如上所述)。尽管静态图像上有几种微小的超声征象提示有气胸,但大多数都需要对超声进行实时分析(图 2.7)。实时检查结果包括:

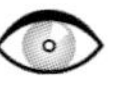

(1)肺滑动征消失(视频 2.3)。值得注意的是,B 线和 Z 线起源于脏胸膜,因此它们的存在可以排除该位置的气胸。

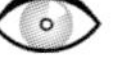

(2)肺搏动消失(视频 2.3,比较视频 2.1 中的正常情况)。胸膜滑动征及肺搏动的消失提示传感器下的区域可能出现气胸,偶尔会出现肺滑动征导致无法看到肺搏动,所以后者不能单独用来诊断气胸。

(3)在不完全性气胸中,传感器在塌陷肺(无肺滑动可见)和扩张肺(肺滑动可见)之间的点时可以看到

(a)

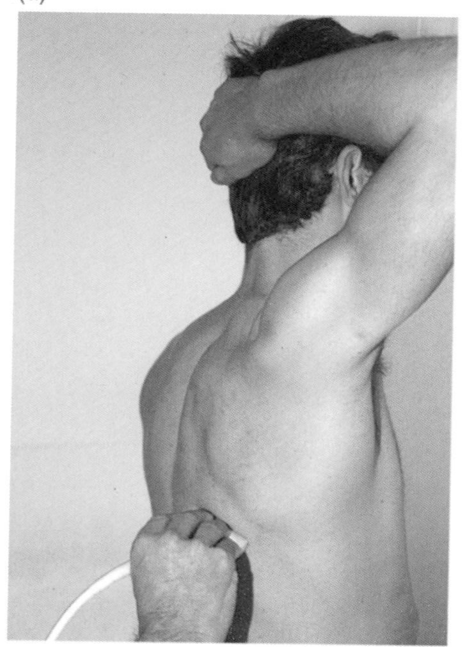

(b)

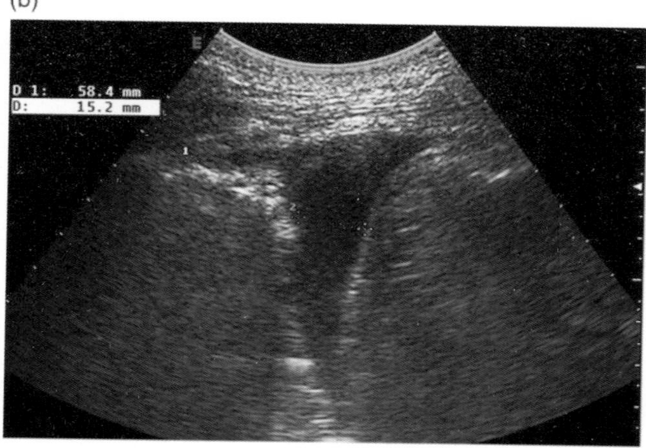

图 2.4 (a)患者处于坐位或站立位时,通过在肩胛骨和腋后线之间扫描可以获得积液的大致体积。换能器通常保持在纵向平面上(此处,换能器与肋平行)。(b)积液的体积估算为500mL[(6cm+1.5cm)×70](详见正文)。

传感器下肺组织随呼吸前后移动(图 2.8;视频 2.4),该点被称为肺点,在该位置可估计气胸的大小。

患者仰卧位时,应首先评估重力依赖区域(即前胸)。传感器通常纵向放置在锁骨下方,沿锁骨中线每个肋间隙系统检查直至膈肌。在胸部左侧,如果在横膈膜前遇到心脏,则横向移动传感器以完成评估。如果发现气胸,则需向侧面移动寻找肺点。如果前部没有发现气胸但仍然强烈怀疑气胸,那么向侧面扫描可能发现局部气胸。气胸可通过无肺滑动征的视频剪辑记录或通过 M 模式图像记录(参见图 2.7)。

任何导致胸膜滑动消失和(或)胸膜粘连的过程都可能出现气胸的超声检查结果,例如肺部炎性病变(如肺炎或肺挫伤),以及既往胸膜损伤或炎症引起的胸膜瘢痕形成。因此,如果超声确定肺滑动征消失,那么确认此为由气胸引起的就十分重要,还需确认无 B 线、无肺搏动以及无肺实变所导致的类肝样变。大疱性肺气肿也可能由于脏胸膜和下方肺的影像消失而给出气胸的假象,其通常伴有胸膜粘连。慢性阻塞性肺病(COPD)患者应特别注意,因为他们发生自发性气胸的风险很高,但对不必要的管状胸廓造口术的医源性气胸的耐受性较低。尽管存在这些潜在的缺陷,但在诊断气胸方面,超声检查仍然优于仰卧位胸片。

胸膜炎

胸膜炎的局限性呼吸性刺痛可由胸膜附近的任何炎症引起,包括肺梗死、肺挫伤、肺栓塞和肺炎(这些超声检查结果将在本章后面讨论)。非特异性胸膜炎通常由病毒感染引起,很难通过临床检查或放射线检查来诊断。然而,大多数患者(高达 90%)的超声图像可看到脏胸膜光滑的胸膜线遭受破坏和微小的胸膜下肺实变,伴或不伴有微量的渗出。胸膜滑动征的消失或减少以及伴有局部 B 线的局灶性间质综合征是确诊胸膜炎的进一步证据(图 2.9)。

间质综合征

血管外(即间质)肺水增加可由多种疾病引起,包括心力衰竭、急性呼吸窘迫综合征(ARDS)、肺纤维化、吸入性损伤和间质性肺部感染,这些都会产生类似的超声图像,可通过床边超声检查轻易识别。尽管从临床角度考虑需要明确病因,但在大多数情况下超声并不能确定具体的病因。在其他情况下,超声检查可以迅速区分具有相似表现但治疗方法不同的病症,例如区分呼吸急促是由肺水肿引起还是由 COPD 恶化引起。

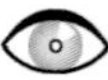

B 线是由胸膜线产生的离散混响伪像,扩散到屏幕底部而不衰减,并与肺滑动同时移动(图 2.10;视频 2.5 和视频 2.6),它们是间质综合征的标志性超声图像。理想情况下,胸部的 8 个区域均应被检查(图 2.11),但胸部两侧一个区域的快速扫描通常就已经

(a)

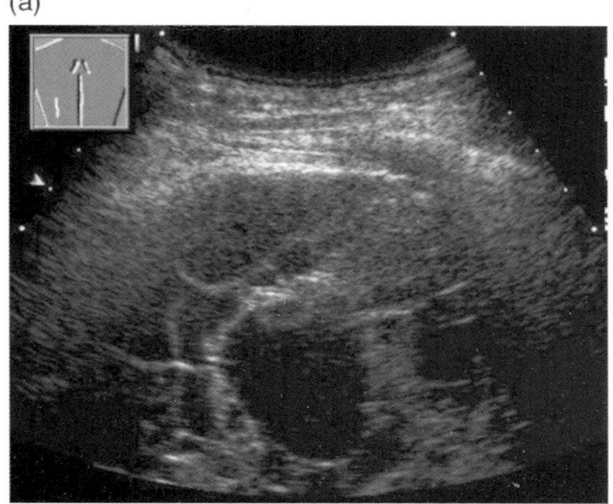

(b)

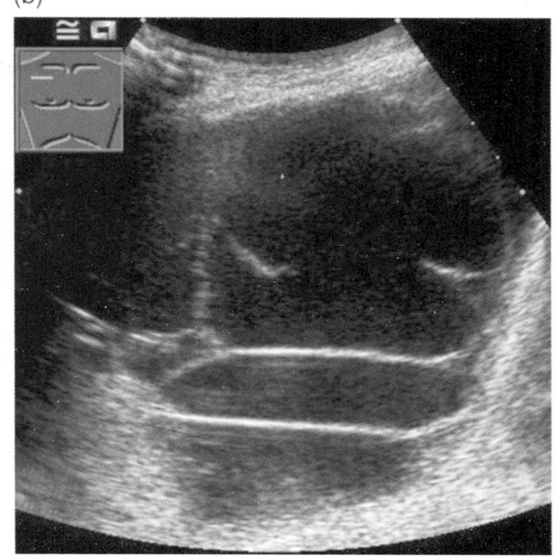

(c)

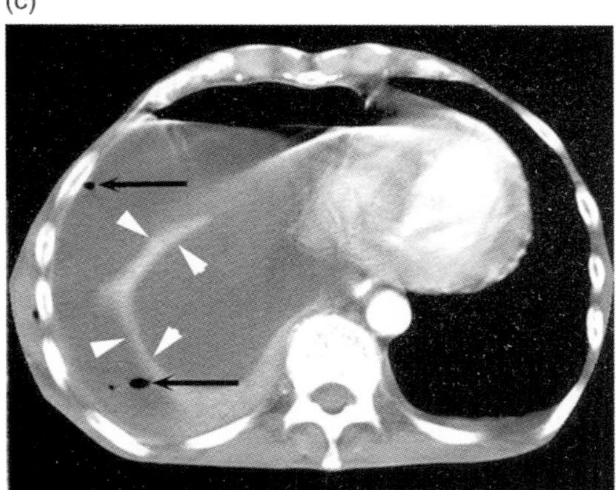

图 2.5 (a,b)两例复杂的有分隔的胸腔积液。(c)图(b)的 CT 显示，其具有肺不张(白色箭头所示)和气泡(黑色箭头所示)，表明存在隔膜，因为它们不漂浮。可以看出，超声识别隔膜比 CT 具有更高的清晰度，并且实时超声允许多个腔体引流或定向进入多个腔体。

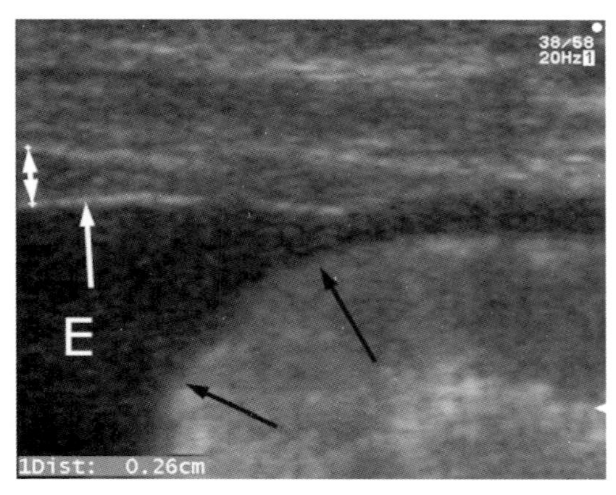

图 2.6 覆盖横膈(黑色箭头所示)的脓胸(E)。当伴有积液时，增厚的壁层胸膜(白色双头箭所示)表明脓胸。壁层胸膜的内部浆膜表面由单个白色箭头表示。

足够。阳性区域被定义为一个肋间隙出现 3 条或更多条 B 线，随着病情严重程度的增加，血管外肺水增多会产生融合 B 线。在这种情况下，一些权威部门建议使用融合 B 线填充的肋间隙的百分比估算，并将其乘以 10 以估算该位置 B 线的“数量”。在确定和排除显著的间质综合征时，肺超声检查优于胸片。局灶性间质综合征可见于胸膜炎、肺炎、肺梗死和肺挫伤等疾病。

除了鉴别心源性或肺源性因素导致的急性呼吸衰竭外，一旦排除肺纤维化，B 线已被证实可用于胸痛和呼吸困难患者的风险分级，并可监测合并有心力衰竭或肾衰竭患者对容量过负荷治疗的反应。

肺实变

在健康人群中，肺实质的超声成像是不可能的，因为超声波被脏层胸膜下面充满空气的肺完全反射、散射和吸收。肺实变过程允许超声波的传输，但其图像也仅仅能在靠近胸膜的区域检测到，如有皮下气肿或气胸则无法检测到，同时超声也无法检测被正常充气肺完全包围的肺实变病变。

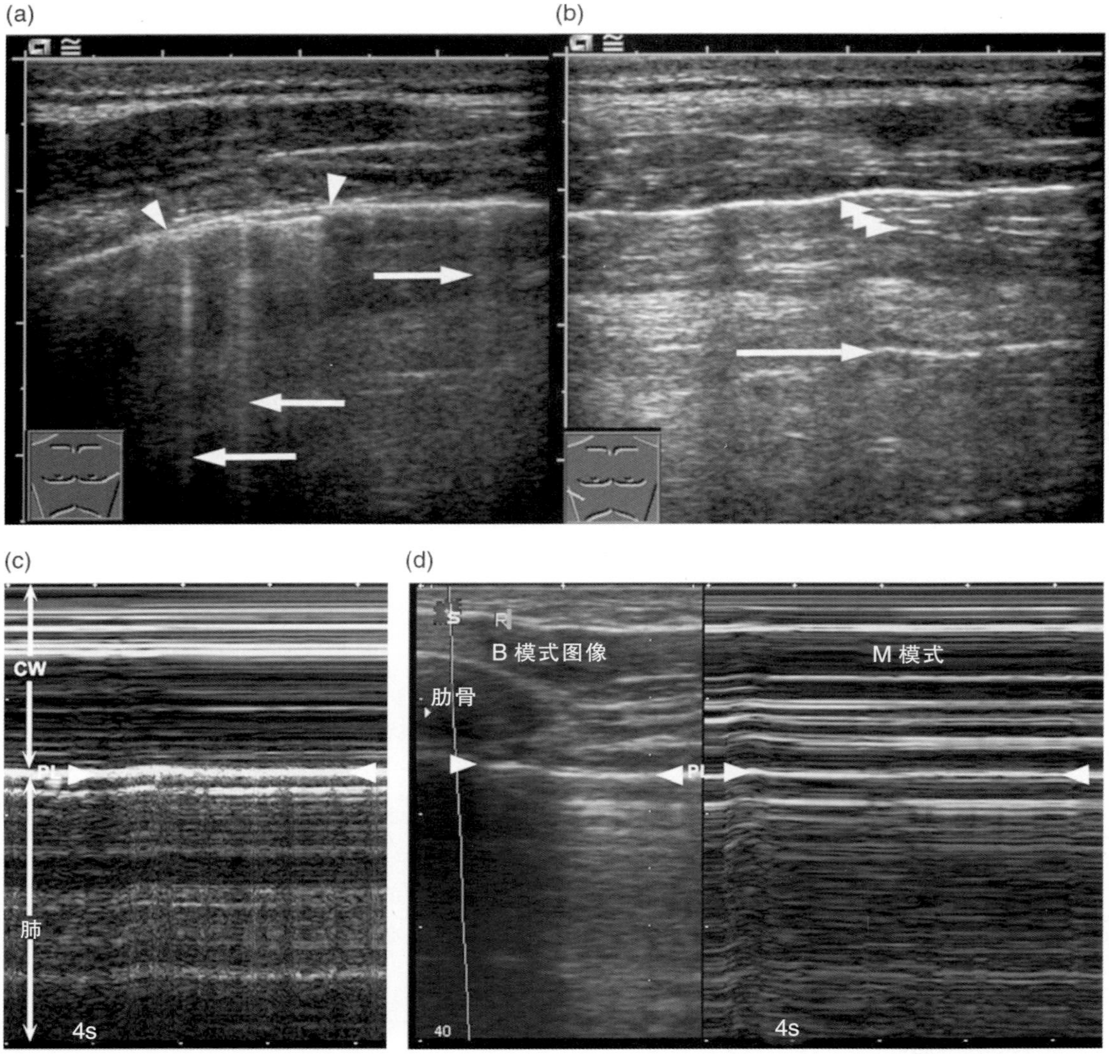

图 2.7　(a,b)图像显示在不使用 M 模式的情况下难以区分静止图像上的气胸和扩张肺。(a)正常扩张的肺显示小而细微的基于胸膜的混响伪影(也称为 Z 线,白色箭头所示)和处于脏层胸膜与壁层胸膜之间的局部胸腔积液区域(三角箭头之间)。(b)气胸是由于存在更强的水平混响伪影(也称为 A 线,白色箭头所示,另见视频 2.4)和镜像伪影(三角箭头所示)以及图(a)中看到的 Z 线的缺失;然而,所有这些发现可能发生在正常扩张的肺部。(c)正常扩张肺的 M 模式表现为具有颗粒状外观的胸膜线本身(三角箭头之间的 PL)以及相对于胸壁(CW)直线下方的肺野。这种现象有时被描述为“岸边(肺的颗粒状)的波浪(CW 的直线)”,即海岸征。(d)气胸由胸膜线下方的线性水平回声(不是颗粒状)表示,表明没有肺运动。这一表现有时被称为条形码征或平流层征。

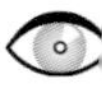

肺炎

在肺炎的早期阶段,肺实变超声表现为类似肝样的回声(肝脏化),除此之外,还包括由于实变肺组织内空气残留而导致的树枝状的空气支气管征和许多直径约几毫米的点状回声征象。病毒性或真菌性肺炎通常由于通气较差,因此含有较少的空气支气管征。与阻塞性肺不张相比,肺炎相关的空气支气管征是动态的(图 2.12;视频 2.7)。肺炎导致的肺实变与非感染肺组织之间的转化带具有不规则的“碎片状”外观,除非肺实变邻接主要叶间裂(图 2.13)。支气管充液征也可能存在,视为无回声或低回声分支管状结构(视频 2.7)。持续性支气管充液征提示引起肺炎的原因是阻塞并需要进行支气管镜检查。肺炎的特征性彩色血流多普勒表现包括具有正常树枝状血管的大量血流(图 2.14 和视频 2.8)

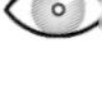

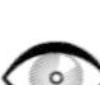

细菌性肺炎进一步聚集凝结并形成脓肿,超声显示为圆形或椭圆形低回声病灶,彩色多普勒显示其内

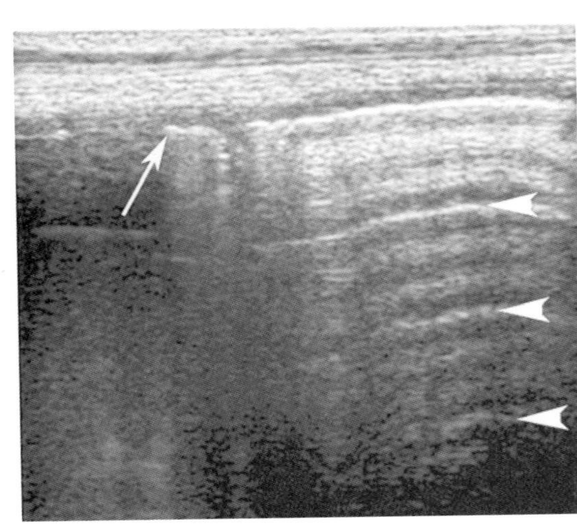

图 2.8 气胸。肺点(箭头所示)是扩张肺(箭头左侧)和塌陷(箭头右侧)肺之间的过渡点。这最好是实时观察。箭头的左侧可以看到肺滑动,右侧肺滑动消失。肺点随着呼吸运动在图像上来回移动(见视频 2.4)。在这种情况下,尽管 A 线通常见于正常扩张的肺部,但在肺部塌陷区域可以看到。

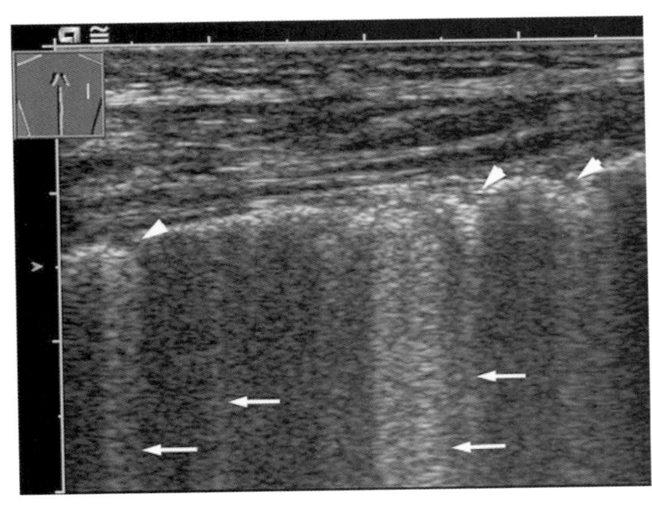

图 2.9 胸膜炎可由胸膜附近的任何炎症过程引起(参见正文)。在存在非特异性胸膜炎的情况下,通常光滑的脏层胸膜是不规则的,伴有小的胸膜下实变(三角箭头所示)或结节以及局灶性 B 线图像(箭头所示)。超声检查应在患者有症状的部位进行。

部没有血流,可以看到边缘光滑的强回声胶囊状征象。如果患者对抗生素没有反应,可以通过超声引导的针吸取获得微生物标本。

随着肺炎的消退,肺通气改善可通过超声影像表现为类肝样病变较前减少,被混响回声征象(碎片征)取代,最终被正常(非透射性)肺取代。超声图像比胸部 X 线摄影更能准确地反映肺炎的临床过程。

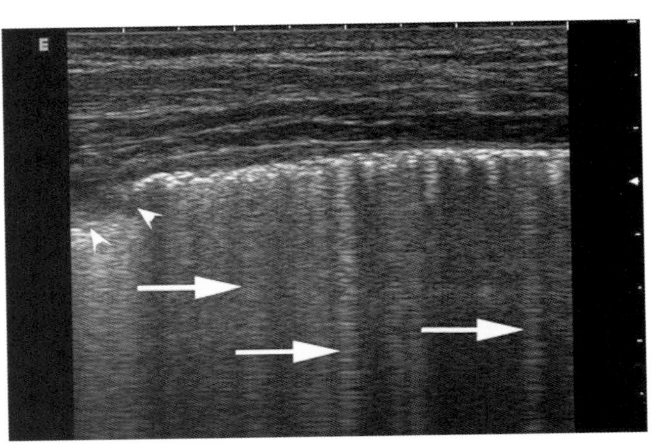

图 2.10 弥漫性间质综合征的多条 B 线,用线阵换能器(有些以箭头表示)显示。B 线是垂直混响伪影,它从胸膜线产生并一直延伸到屏幕底部而不衰减,与肺滑动同步运动。许多权威机构倾向于使用弯曲阵列探头,将深度设置为 15cm,以确保混响伪影延伸到足够的深度。左侧有少量胸膜下实变(三角箭头所示)。

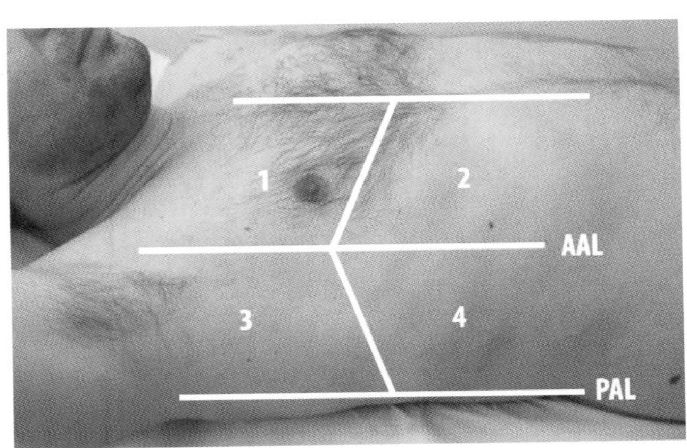

图 2.11 图示为一种广泛用于评估胸部间质综合征的系统方法,从胸部前部和侧部的 8 个区域中的每一个肋间隙采样。此图显示右侧的 4 个区域。

肺栓塞

肺动脉闭塞后,肺泡表面分布的血管内表面活性物质丢失导致肺泡萎陷,间质液和红细胞流入肺泡腔,导致邻接脏层胸膜的部位出现出血性梗死,这为胸部超声检查创造了良好的条件。已有报道经计算机断层扫描(CT)和超声证明,这些肺梗死的再灌注频率远高于先前报道的。肺栓塞的超声征象是多个(通常)小(通常 1~3cm,有时更大或更小)胸膜为基础,回声差的实变区,此实变区一般边缘清晰,彩色多普勒显示中心血流减少或缺失(图 2.15;视频 2.9)。

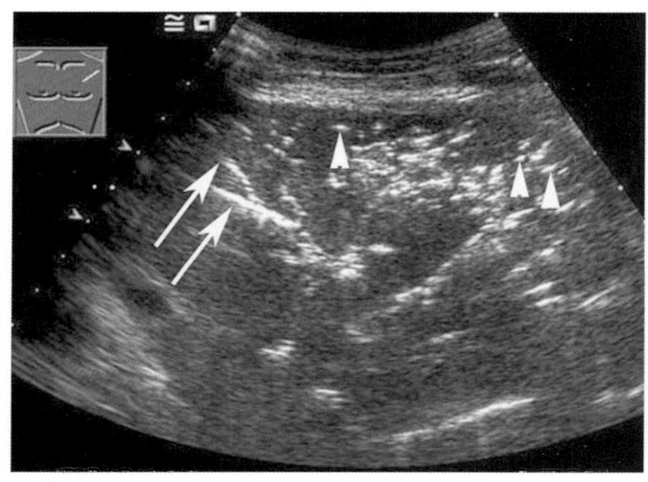

图 2.12 一例大叶性肺炎，表现为实变肺，具有肝样回声结构，有多个高回声空气支气管征（箭头所示）和陷闭的空气（垂直三角箭头所示）。除非在纵向截面上看到，空气支气管征（管状结构）和气囊（离散的）只能用实时扫描来区分（见视频 2.7）。

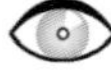

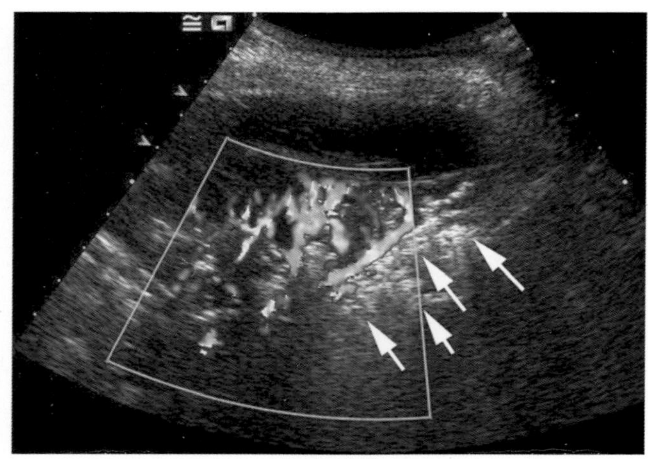

图 2.14 图 2.12 中所示的肺炎在彩色多普勒超声检查中表现为丰富的血流。灰阶可见实变肺和充气肺（箭头所示）之间的“碎片”过渡区。（扫码看彩图）

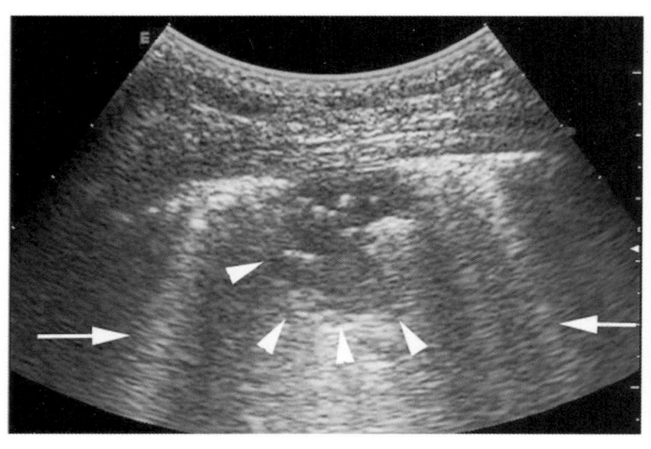

图 2.13 在由 H_1–N_1 病毒引起的小叶性肺炎中，实变通常具有不规则的“碎片”轮廓（三角箭头所示）。相邻的胸膜显示局部区域的 B 线（箭头所示）。其他病毒性肺炎可能表现出较少的通气。

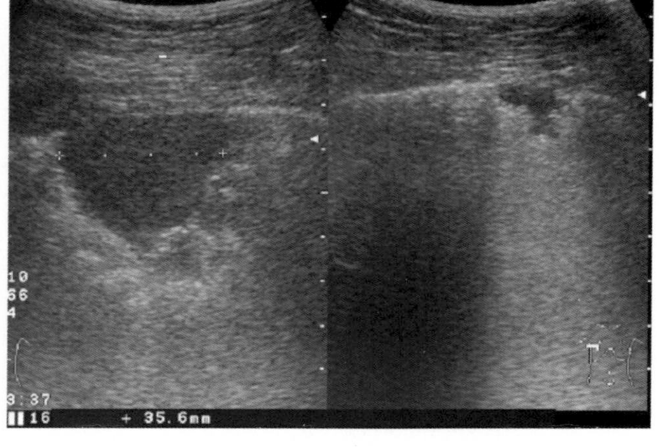

图 2.15 由于肺栓塞导致的两种典型肺实变。它们以胸膜为主，多为三角形，有时呈多边形或圆形，边缘相对清晰。

疑似肺栓塞患者，如果患者有疼痛，则应在疼痛局部部位开始检查。如果患者出现呼吸困难而没有疼痛，则应在肺部背侧基底段区域开始检查，此区域约 2/3 的栓子可被定位。如果患者不能坐位检查，可以采取倾斜或卧位进行检查。

肺超声检查诊断肺栓塞有时会有一些障碍。一个完整的检查应该是从脊柱到胸骨的每个肋骨间隙均被系统评估，但这需要相对可移动并合作的患者，可嘱患者抱住其胸部，将双手放在对侧肩膀上。检查应该缓慢进行，以便每个肋骨间隙在整个呼吸周期中都能被评估，以尽可能减少肋骨下方小梗死灶被漏检的可能。时间因素可能会限制超声医生全面而彻底地检查重症患者。即使有充足的时间，一定比例的肺栓塞可能会停留在靠近纵隔或主要肺组织中的动脉里，此时超声无法检测到。

胸部超声检查在肺栓塞中的总体敏感性和特异性分别为 80%和 94%。如果未确定肺栓塞，应根据临床情况结合超声心动图（对存在血流动力学异常的肺栓塞检测均具有敏感性和特异性；参见第 5 章和第 6 章）和下肢静脉超声检查来进行肺部评估。通过这种方法，床旁超声可通过评估血栓栓子的来源、途经及栓塞部位达到“一石三鸟”的效果，一些报道指出床旁超声检查可将诊断的敏感性提高到 92%。在肾衰竭、妊娠、造影剂过敏或无法获得 CT 检查的情况下，胸部超声结合实验室检查是 CT 检查的一种较好的替代方案。鉴于胸部超声的应用广泛性、相对低廉和避免电离辐射，在评估肺栓塞时有大约 8%的假阴性率（可接受），因此超声检查在某些情况下是可优先选择的。

肺癌和转移瘤

恶性肿瘤侵犯胸壁经常引起局部疼痛，对该区域进行有针对性的超声检查可以立即识别这种情况。肺癌和转移瘤在超声上表现为低回声或非均质的回声结构，通常为圆形或多边形，有时表现为回声差的坏死区域。边缘清晰，但病变可能会呈手指状延伸到通气的肺部。在彩色血流评估中，肿瘤血管呈现不规则和螺旋状（图 2.16）。动态超声评估可比 CT 更清楚地鉴别胸壁或锁骨下血管肿瘤的恶性侵犯（超声敏感性为 89%~100%，CT 敏感性为 42%~68%）。

肺不张

肺的部分或完全不通气有数个原因，而且还可导致肺不张。

压迫性肺不张通常是由大量胸腔积液引起的。超声表现为肝样变肺内含有极少量的空气（与肺炎相反；参见上文）。实变可表现为楔形或类似尖帽状征象。与肺炎相似，通气肺的过渡区可能呈现不规则和表面不平（图 2.17）。可以看到压缩的肺漂浮在积液中，如同挥动的手（视频 2.10）。在吸气期间和排液引流后可能发生部分再膨胀。肺不张肺病变中的血管在彩色血流多普勒中显示正常的血管分支征象。

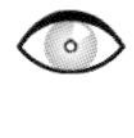

阻塞性肺不张的超声表现主要是低回声区域的类肝样变，一般很少或没有积液。在阻塞急性期可以看到空气支气管征。随着时间的推移，支气管内的分

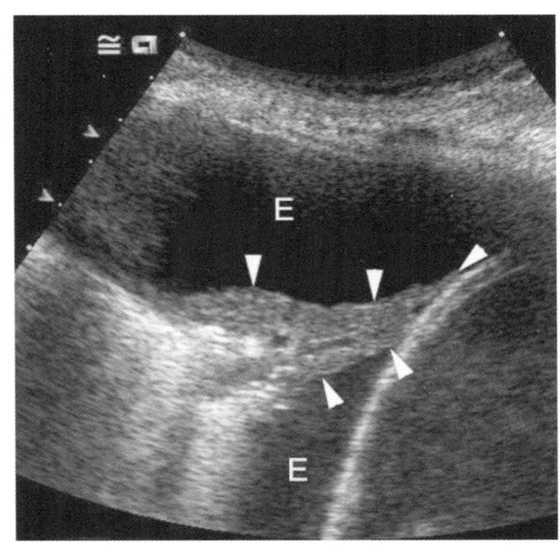

图 2.17 压迫性肺不张。三角形的肺实变（三角箭头所示）漂浮在积液（E）中，塌陷和正常扩张肺之间的过渡区有碎片征。

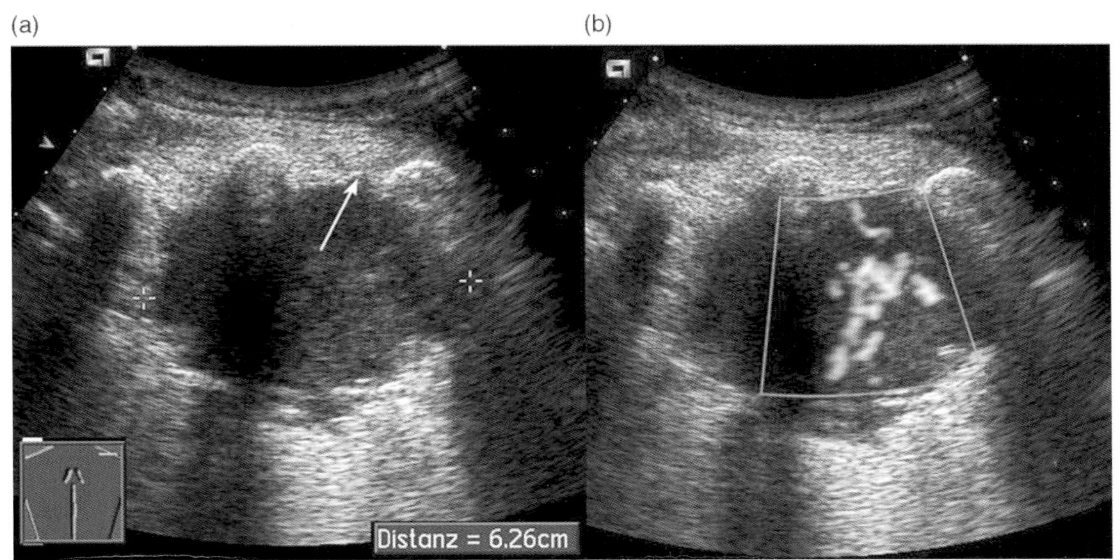

图 2.16 肺癌在患者疼痛部位表现为圆形实变。（a）破坏的胸膜线（箭头所示）表明肿瘤已侵犯胸壁，导致胸膜滑动丧失。（b）由于新生血管在彩色多普勒血流成像时表现为特征性的丰富血流，通常被描述为“血管地狱”。超声引导下的活检可证实诊断。（扫码看彩图）

泌性积聚可导致液态支气管征,在B模式下看起来像血管,但缺乏彩色血流多普勒信号。其外观与肺炎相似,但空气支气管征明显减少(图2.18)。阻塞性肺不张形状可变,如果邻接叶间裂则具有清晰的边缘,有时可以识别潜在的中央型肺癌。

平片上常见的盘状肺不张是由该区域的肺通气不足和塌陷所导致的,它通常被正常扩张的肺所包围,使超声难以识别。

肺挫伤

在胸部钝器损伤的情况下,尤其是多发肋骨骨折,超声对于肺挫伤的检查比普通平片摄影效果更好。肺泡水肿和出血可视为浅层低回声性胸膜下实变,其边界相对于邻近的通气性肺部呈不规则状,在伴有胸腔积液的情况下更为明显(图2.19)。95%的多发肋骨骨折中描述了局灶性间质综合征。覆盖在皮下的气肿(图2.20)可能会妨碍评估,但对于能够耐受完整前后肺评估的患者,超声在检测创伤性肺部挫伤方面与CT一样准确。

经验与教训

经验

- 应特别注意患者疼痛的部位。
- 检查时手和传感器相对于胸壁应保持静止。

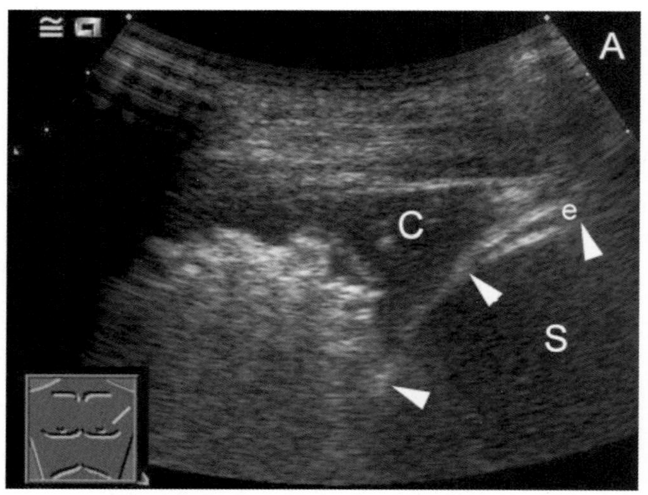

图2.18　阻塞性肺不张可见于肋膈沟,B肝样变与肺炎类似,但空气支气管征较少(C)。在临近横膈(三角箭头所示)和脾(S)下面的区域存在少许积液(e)。

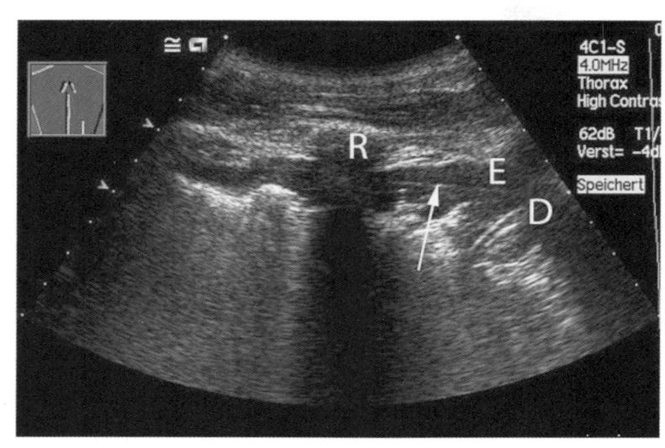

图2.19　两根肋骨骨折患者的肺挫伤表现为脏层胸膜下的广泛浅层实变(箭头所示)。有少量胸腔积液或自限性血胸(E)。R,肋骨,有阴影;D,横膈。

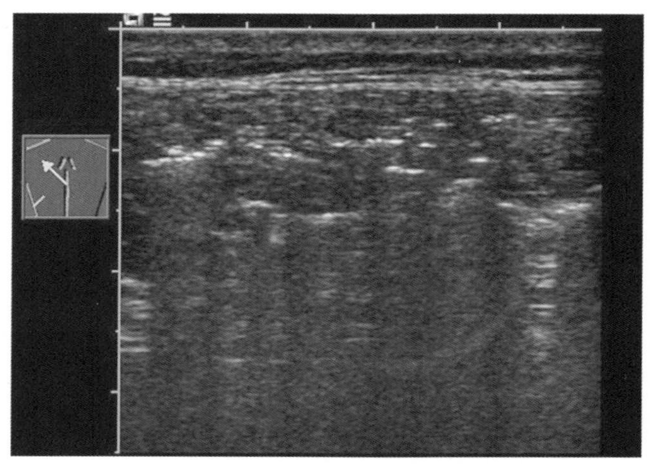

图2.20　在皮下气肿中,许多滞留引起不规则回声,并阻止超声波的传播,导致肋骨和胸膜线都无法清晰识别。

- 肺部超声补充超声心动图:许多病变可通过检查心脏进一步阐明,反之亦然。

教训

- 肺部超声无法检测到被正常充气肺包围或者没有靠近胸壁或横膈的病变。
- 不同疾病的超声表现相对有限,实践证明许多疾病可通过超声的特殊表现及临床背景来鉴别(参见表2.1)。
- 混响伪影和胸膜不规则可能会造成肺部病变的假象。
- COPD患者气胸的评价尤为困难。

表 2.1 肺实变病因的超声鉴别

疾病	回声	支气管充气征	边缘	外形	血管	其他
肺炎	中度低回声，具有强烈的回声区域	早期为空气晚期为空气与液体	不规则，表面凹凸不平，定义不明确，“碎片”征。“彗星尾”伪影(如 B 线，但不从胸膜产生)	任何形状	极其丰富	后期可形成脓肿
肺栓塞	低回声区	缺乏	清晰	靠近胸膜，通常为三角形	缺乏	≥2 个
肺癌与转移瘤	非均质低回声区，可提示梗死区域	很少	通常平滑，也可出现毛刺状边缘	通常为圆形，也可是毛刺状	边缘不规则，可能呈血管“火海”征	可能累及胸膜、胸壁或血管
压迫性肺不张	低回声	缺乏，可能在吸气或胸穿后可见部分肺扩张	肺的过渡区不规则，但不如肺炎	通常以肋膈角开始，在胸膜表面之间延伸，一般为“尖顶帽”三角形状，边缘平滑，在积液中漂浮	正常	
阻塞性肺不张	低回声	液体（早期可看到充气支气管征)	表面粗糙、凹凸不平		正常	
肺挫伤	低回声	缺乏	不规则，但少于肺炎，可看到“彗尾”征	脏层胸膜下表浅的实变	正常	

总结

胸部超声可以快速识别或简化对许多胸部疾病的鉴别诊断。许多呼吸困难的原因可以通过超声来识别，包括心力衰竭和 ARDS 中的血管外肺水、其他间质性肺疾病以及肺实变。在胸痛的评估中，胸部超声可以快速和准确地诊断胸膜疾病、肺炎和肺栓塞。胸部超声在创伤评估中具有特殊的作用，因为它是诊断包括气胸、血胸和心包填塞这几种常见危及生命疾病的最快速手段。

（樊麦英 译　高明 校）

延伸阅读

Görg, C., Bert, T. (2004) Transcutaneous colour Doppler sonography of lung consolidation: review and pictorial essay. Part 2: CDS patterns of pulmonary consolidations. *Ultraschall. Med.*, **25**, 285–291.

Kirkpatrick, A.W., Simis, M., Lampland, K.B., *et al.* (2004) Hand-held thoracic sonography for detecting post-traumatic pneumothoraces: the extended focused assessment with sonography for trauma. *J. Trauma*, **57**, 288–295.

Lichtenstein, D.A., Menu, Y. (1995) A bedside ultrasound sign ruling out pneumothorax in the critically ill: lung sliding. *Chest*, **108**, 345–348.

Mathis, G. (1997) Thorax sonography – Part I: Chest wall and pleura. *Ultrasound Med. Biol.*, **23**, 1141–1153.

Mathis, G., Blank, W., Reißig, A., *et al.* (2005) Thoracic ultrasound for diagnosing pulmonary embolism. A prospective multicenter study of 352 patients. *Chest*, **128**, 1531–1538.

Niemann, E., Egelhof, T., Bongratz, G. (2009) Transthoracic sonography for detecting pulmonary embolism – a meta analysis. *Ultraschall. Med.*, **30**, 150–156.

Reißig, A., Kroegel, C. (2007) Sonographic diagnosis and follow-up of pneumonia: a prospective study. *Respiration*, **74**, 537–547

Reuss, J. (2011) The Pleura, in *Chest Sonography* (ed. G. Mathis), Springer-Verlag, Berlin, Heidelberg, New York, pp. 27–54

Soldati, G., Testa, A., Silva, F.R., *et al.* (2006) Chest ultrasonography in lung contusion. *Chest*, **130**, 533–538.

Volpicelli, G., Blaivas, M,, Mahmoud, E., Lichtenstein, D., Mathis, G., Kirkpatrick, A., *et al.* (2012) International evidence-based recommendations for point of care ultrasound. *Intensive Care Med.*, **38**,(4), 577–591.

第 3 章

胸主动脉床旁超声检查

R. Andrew Taylor，Christopher L. Moore

引言

在美国所有年龄段中，主动脉瘤疾病在常见死亡原因中排名第 18 位，在 65 岁以上的患者常见死亡原因中排名第 15 位，每年死亡人数>13 000 人，并且发病率可能随着人口年龄的增长而增加。95%的病例胸主动脉瘤在胸主动脉夹层之前发生，主动脉夹层在发病后每小时死亡率>1%，在诊断后 48 小时内累计死亡率为 36%~72%。临床特征、心电图和胸部 X 线片在决策制订过程中的作用是微不足道的。研究发现在急诊科只有 43%的主动脉夹层被诊断。

虽然胸部 CT 血管造影仍然是诊断胸主动脉病变的“金标准”，但超声心动图也是评价胸主动脉的良好方法，并且具有不涉及放射线或静脉造影的优点。经食管超声心动图(TOE)可使大部分胸主动脉得到良好的可视化，但是需要保持镇静、进行气道管理，并且通常不能作为即时检查。虽然在主动脉显像方面有些限制，但经胸超声心动图(TTE)是快速、无创的，并且越来越多地作为即时检查。本章的重点即为 TTE。

正常解剖与扫描技术

解剖

对解剖结构的深入理解将有利于学习主动脉的超声成像。升主动脉从瓣膜延伸到无名动脉。它的第一部分，从瓣环到窦管交界处，包括主动脉窦，被称为“主动脉根”。主动脉弓始于无名动脉，在左锁骨下动脉处终止，那里是降主动脉起始端。胸主动脉是一种复杂的三维结构，测量应该在横切血管主轴的平面内进行。TTE 可以在几个位置测量主动脉，包括主动脉环、窦管结、升主动脉和降主动脉。胸主动脉直径与年龄(平均直径每 10 年增加 1mm)、性别(男性通常比女性>2mm)和体表面积相关。升主动脉和主动脉弓的正常上限直径(高于均值 2 个标准差)通常为 4cm，降主动脉为 3cm。由于这些尺寸来自不同性别、不同年龄和不同尺寸的患者，因此对于动脉瘤，尺寸较小、年轻和(或)女性患者的切除率较低，而对于尺寸较大、较年长和(或)男性患者则相反。重要的是要了解测量分辨率的极限是几毫米，而且在不同的成像方式和不同的询问方式之间存在差异。

超声技术

在胸主动脉的 TTE 评估中，主要视图是胸骨旁长轴(PLAX)和胸骨上方(图 3.1)，另外心尖区的四腔室和二腔室、剑突下和胸骨旁短轴视图可提供额外信息。PLAX 平面允许观察主动脉根部、近端升主动脉和左心房后降主动脉的横向视图（图 3.2)。PLAX 中最可靠的可视化和测量部分是主动脉根，特别是主动脉窦。标准的胸骨旁视图仅能看到 1~2cm 的升主动脉，通过向上移动一两个肋间隙，将患者置于左侧卧位和(或)向头侧摇晃探头，可以获得直至近端 4~5cm 较好的成像。应在成像平面中进行测量，该成像平面通过前缘到前缘方法（即从主动脉前壁的外侧部分到后壁的内侧部分，类似对于双顶径测量)显示被检测区域的最大直径，如图 3.3 中的上两

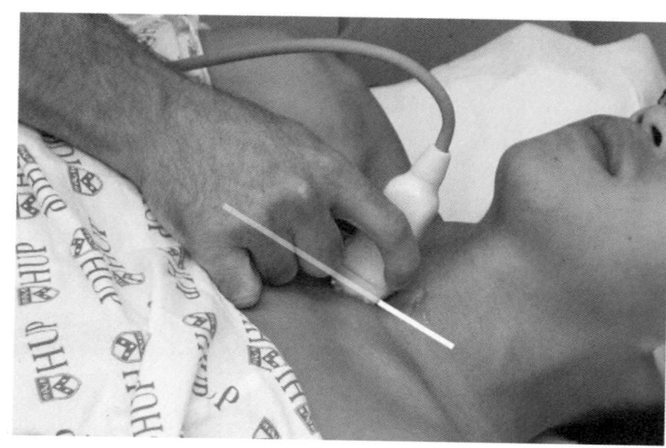

图 3.1 胸骨上窗。探头的近似平面指示主动脉弓的轴，但这会因患者而异。(Figure © A. J. Dean)

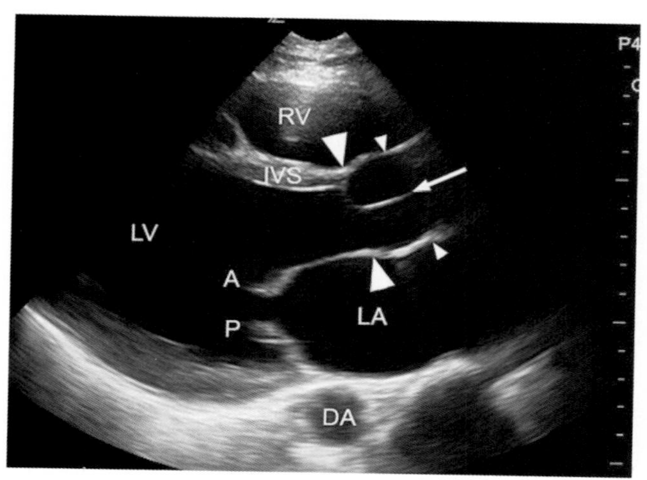

图 3.2 胸骨旁长轴视图。大的三角箭头之间可以看到主动脉环，同时可看到心脏舒张期的瓣膜瓣叶(箭头所示)。在环和窦管交界处(小的三角箭头所示)之间可以看到主动脉窦。可见左心室(LV)、二尖瓣前后叶(分别为A和P)、左心房(LA)、右心室(RV)和降主动脉(DA)。在这里，可以在DA附近看到右侧胸腔积液。(Figure © A. J. Dean.)

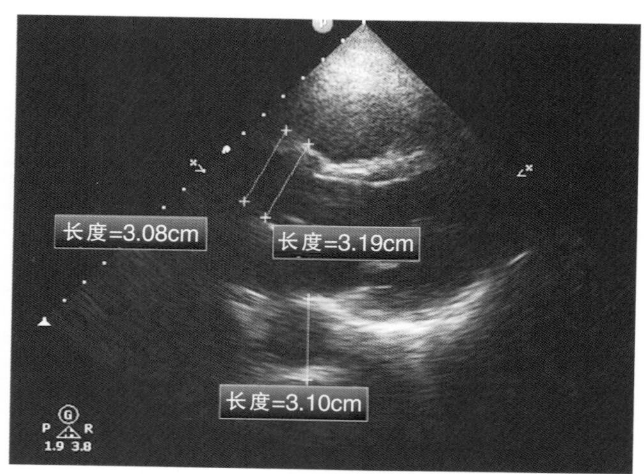

图 3.3 胸骨旁长轴视图，在主动脉窦处(3.19cm)，窦管交界处(3.08cm)和降主动脉(3.10cm)进行测量。注意，与升主动脉相反，降主动脉是从一侧外壁到另一侧外壁测量的。后一种方法也用于腹主动脉。

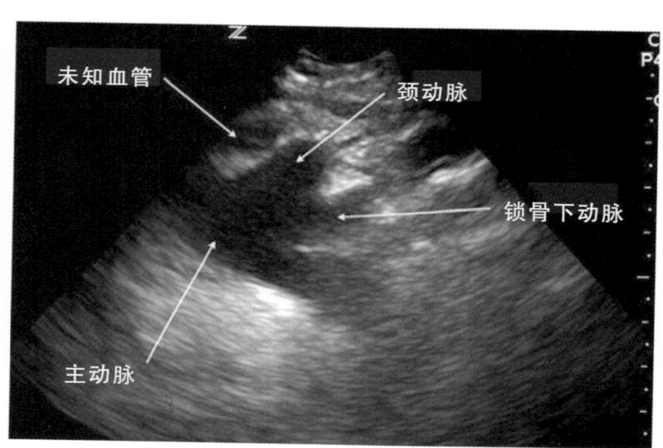

图 3.4 胸骨上视图。右肺动脉和左心房未见(见视频 3.1)。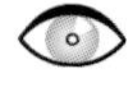

个测量所示。应注意保持足够的深度以观察降主动脉。它的测量方法与腹主动脉相同，从外壁到外壁。

胸骨上平面可看到主动脉弓及其3个主要分支血管（右无名动脉、左颈动脉和左锁骨下动脉）(图3.4；视频3.1)，有时可看到右肺动脉和左心房。虽然有时很难获得满意的图像，但胸骨上的图像通常是通过将相控阵探头放置在胸骨上窝获得的，有时也可以在锁骨上窝获得图像。然后将成像平面与主动脉弓对齐，通常与指向患者左肩的指示器对应。如果患者能够忍受这种动作，则通过伸展和旋转患者的头部来实现优化。颈动脉应向下延伸至主动脉弓，并尽可能检查主动脉弓。对于这些图像的正常解剖结构有充分的了解是很重要的，以避免误将主动脉旁的静脉结构误认为是夹层。由于探头位于胸骨上切迹和气管上方，因此该位置对于患者来说可能不舒服，应注意避免压力过大。

另有一些观点可能有助于可视化胸主动脉。右侧卧位的右胸骨旁途径可为降主动脉提供窗口，尤其是当降主动脉向胸骨右侧扩张时。主动脉根部的横截面视图由胸骨旁短轴(PSAX)提供。胸骨旁纵向的心脏后主动脉通常是通过PLAX和PSAX之间的平面获得的。心尖区的二腔室和四腔室视图，以及肺实变或大量胸腔积液，可为降主动脉提供窗口。表

3.1 总结了这些视图及其相关的主动脉可视化区域。

病理结果

主动脉扩张和动脉瘤

由于 TTE 在床旁使用更频繁，因此在筛查主动脉扩张和动脉瘤风险的患者以及识别可能从手术干预中受益的患者方面具有重要作用(图 3.5)。如前所述,正常的主动脉根直径与性别、习惯和年龄有关。一些权威机构将“扩张”定义为动脉瘤直径>3.7cm,或在窦管交界和升主动脉 3.5cm 处,直径扩张>4.5cm 定义为动脉瘤。扩张或动脉瘤可能存在于胸主动脉的任何部分,因其存在促使我们需评估整个主动脉,因为 25%的胸主动脉瘤患者伴有腹部动脉瘤。值得注意的是，动脉粥样硬化性疾病倾向于影响动脉韧带远端的主动脉，因此起源于此部位附近的疾病往往具有系统性、先天性或感染性病因(如动脉炎、梅毒、马方综合征)。与腹主动脉瘤相同,胸主动脉瘤体积的增大与破裂、剥离或死亡的风险增加密切相关。Davies 等人进行的一项大型回顾性研究，证实了主动脉直径>6cm 的患者风险显著增加。然而,这并不意味着小动脉瘤就可排除破裂或剥离的风险。因为较小的动脉瘤更常见,25%的破裂发生在仅轻度增大的患者中。因此,临床医生在评估有胸部症状的患者中首先需要明确的是胸主动脉瘤是偶然发现的,还是它可能是患者主诉的原因。在前一种情况下,可以选择性地进行影像学检查(通常是 CT 血管造影)。表 3.2 列出了不同大小的主动脉扩张的选择性手术指南。如果怀疑患者的症状是由动脉瘤引起的,必须紧急排除主动脉急症。

表 3.1　TTE 提供的胸主动脉相关切面和视图

TTE 切面	相关主动脉图像
左胸骨旁长轴	近端升主动脉,横向降主动脉
胸骨上	主动脉弓和分支
胸骨旁短轴	主动脉根部横截面及纵向降主动脉
剑突下	可能显示远端降主动脉
心尖区两腔室和四腔室	远端降主动脉
右侧胸骨旁	可能显示中段降主动脉

TTE,经胸超声心动图。

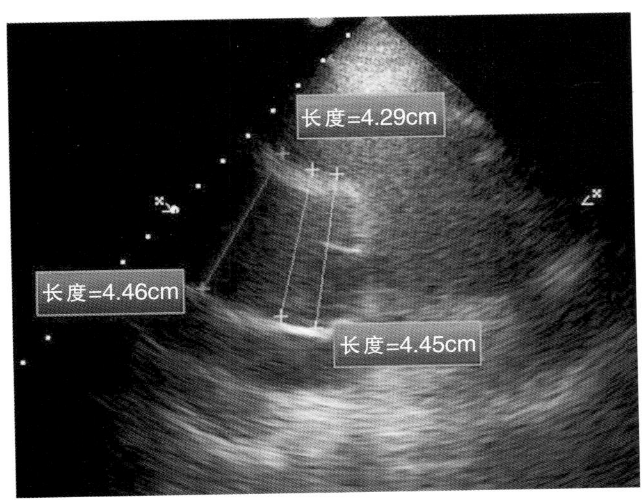

图 3.5　胸骨旁长轴视图显示降主动脉根部扩张。

主动脉夹层

胸主动脉夹层动脉瘤的 TTE 评估主要集中在主动脉扩张和内膜瓣的识别上。Enia 等人的研究显示，主动脉根部扩张对升主动脉夹层的检测敏感性为 91%。后者的发现进一步支持了 Roudaut 等人提供的数据，他发现主动脉扩张对于任何类型的主动脉夹层都有 95%的敏感性。当超声心动图有主动脉根部增大、主动脉壁增厚、存在内膜瓣这 3 种表现时,诊断主动脉夹层的特异性为 100%。TTE 的敏感性范围为 59%~85%且特异性为 63%~96%，在直接进行主动脉夹层检查时，这项检查的准确率低于 TOE、CT 或磁共振成像(MRI)。这是由于使用 TTE 难以获得

表 3.2　升主动脉选择性手术治疗的适应证

主动脉直径> 5.5cm

主动脉直径> 5.0cm,具有以下任何一项：

- 马方综合征或其他遗传性疾病
- 二叶主动脉瓣
- 三尖瓣与主动脉瓣中度至重度反流
- 每年扩展 5mm

主动脉直径> 4.5cm 的马方综合征或二叶主动脉瓣具有以下任何一项：

- 与升主动脉夹层或破裂直接相关
- 主动脉直径与体表面积比>2.75cm m^{-2}
- 每年扩展 5mm
- 合并主动脉瓣置换的适应证
- 有妊娠计划

主动脉弓和降主动脉的完整图像。

内膜瓣可以沿着胸主动脉的任何部位进行可视化,并且可以延伸到腹主动脉中(图 3.6)。评估内膜瓣的重点是其与伪影的区别。伪影与内膜瓣相关的线索包括:

(1)与伪影位置固定相比,真正的内膜瓣相对于主动脉壁具有随机运动性(使用 M 模式可更好地评价这一点)。

(2)在窦管交界处见到的旁叶伪影可能看起来像内膜瓣,但是这些伪影在主动脉腔内的强度减弱,而真正的内膜瓣则不会。

(3)彩色血流成像可以帮助区分静脉与动脉血流,邻近的静脉(如头臂动脉)可能会与主动脉混淆。可通过壁厚、可压缩性和实时扫描等特点明确情况(图 3.7)。

主动脉病变的直接显影还可以与升主动脉的间接征象相结合,特别是心包积液与扩张的主动脉根或瓣膜征象混合存在时(图 3.6)。

经验与教训

• 虽然 TTE 对于检测升主动脉瘤的敏感性及夹层的特异性均较强,但是 TTE 阴性并不能排除主动脉病变,尤其是胸腔内局限性降主动脉病变。

• 在尽可能多的窗口和成像平面中评估主动脉。

• 根据需要将患者置于右侧或左侧卧位。

• 胸骨旁切面需要足够的深度来检测降主动脉。

• 注意可能被误认为主动脉内膜瓣的伪影或正常解剖结构。

• 记住,根据检测平面,TTE 测量可能与其他成像技术(TOE、CT、MRI)不同。

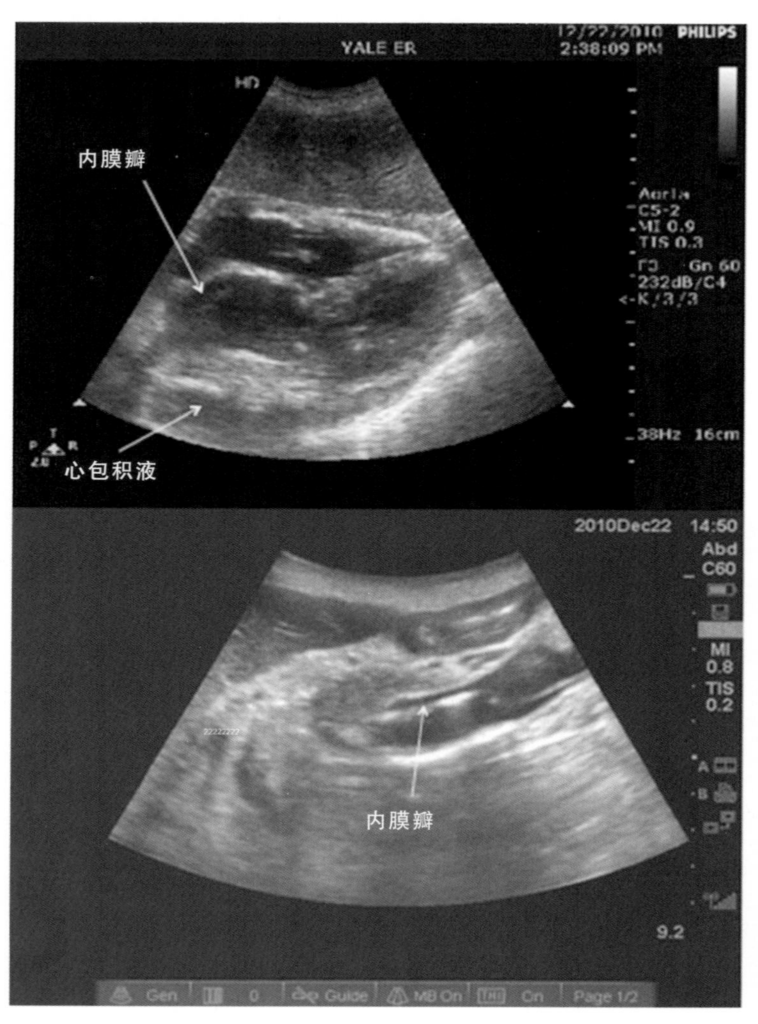

图 3.6 主动脉夹层从主动脉根部(上图,剑突下视图)延伸进入腹部(下图)。注意在剑突下视图中存在心包积液(见视频 3.2)。

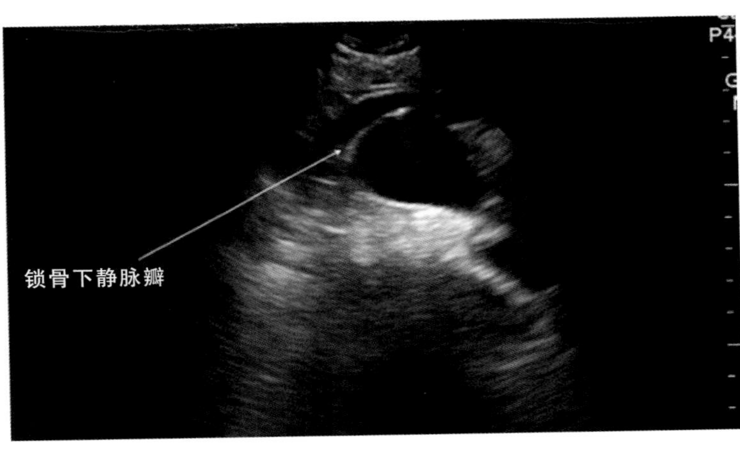

图 3.7　内膜瓣缺陷。锁骨下静脉瓣可能被认作主动脉内膜瓣。

总结

超声对于动脉瘤或夹层的诊断使患者获得了及时的护理，而且其作为低风险患者的常规检查也可帮助消除疑虑或及时寻找其他病因。

（樊麦英　译　高明　校）

延伸阅读

Barbry, T., Bouhemad, B., Leleu, K., de Castro, V., Remerand, F., Rouby, J.J. (2006) Transthoracic ultrasound approach of thoracic aorta in critically ill patients with lung consolidation. *J. Crit. Care*, **21** (2), 203–208.

Davies, R.R., Gallo, A., Coady, M.A., Tellides, G., Botta, D.M., Burke, B., *et al.* (2006) Novel measurement of relative aortic size predicts rupture of thoracic aortic aneurysms. *Ann. Thorac. Surg.*, **81** (1), 169–177.

Di Credico, G. (2000) The International Registry of Acute Aortic Dissection (IRAD): New insights on aortic dissection. *Ital. Heart J. Suppl.*, **1** (7), 943–944.

Elefteriades, J.A., Farkas, E.A. (2010) Thoracic aortic aneurysm clinically pertinent controversies and uncertainties. *J. Am. Coll. Cardiol.*, **55** (9), 841–857.

Enia, F., Ledda, G., Lomauro, R., Matassa, C., Raspanti, G., Stabile, A. (1989) Utility of echocardiography in the diagnosis of aortic dissection involving the ascending aorta. *Chest*, **95** (1), 124–129.

Fojtik, J.P., Costantino, T.G., Dean, A.J. (2007) The diagnosis of aortic dissection by emergency medicine ultrasound. *J. Emerg. Med.*, **32** (2), 191–196.

Labovitz, A.J., Noble, V.E., Bierig, M., Goldstein, S.A., Jones, R., Kort, S., *et al.* (2010) Focused Cardiac Ultrasound in the Emergent Setting: A Consensus Statement of the American Society of Echocardiography and American College of Emergency Physicians. *J. Am. Soc. Echocardiogr.*, **23** (12), 1225–1230.

Mao, S.S., Ahmadi, N., Shah, B., Beckmann, D., Chen, A., Ngo, L., Flores, F.R., Gao, Y.L., Budoff, M.J. (2008) Normal thoracic aorta diameter on cardiac computed tomography in healthy asymptomatic adult; impact of age and gender. *Acad. Radiol.*, **15** (7), 827–834.

Nienaber, C.A., Vonkodolitsch, Y., Nicolas, V., Siglow, V., Piepho, A., Brockhoff, C., *et al.* (1993) The diagnosis of thoracic aortic dissection by noninvasive imaging procedures. *N. Engl. J. Med.*, **328** (1), 1–9.

Roudaut, R.P., Billes, M.A., Gosse, P., Deville, C., Baudet, E., Fontan, F., *et al.* (1988) Accuracy of M-mode and two-dimensional echo-cardiography in the diagnosis of aortic dissection – an experience with 128 cases. *Clin. Cardiol.*, **11** (8), 553–562.

Solomon, S.D., Bulwer, B. (2007) *Essential Echocardiography. A Practical Handbook with DVD*. 1st edition, Humana Press.

Sullivan, P.R., Wolfson, A.B., Leckey, R.D., Burke, J.L. (2000) Diagnosis of acute thoracic aortic dissection in the emergency department. *Am. J. Emerg. Med.*, **18** (1), 46–50.

第 4 章

心脏解剖/超声诊断

Conn Russell

引言

心脏被富含气体的肺组织和骨性胸腔所包围，这样的环境使得超声图像的采集具有挑战性。因此，小型相控阵超声探头成为此操作的最佳选择。肺窗主要分布在肺覆盖最小的 3 个区域，即左胸骨旁区、心尖区和肋下区。胸骨上窝声窗通常是主动脉弓的辅助检查切面(参见第 3 章)。相控阵探头和心脏预置不同于普通放射曲线探头和非心脏预置，因为它提供了更高的帧频和更好的组织结构的黑白分辨率。心脏的长轴位于右肩和左髋之间的切面上，并且所有的关系都与这个切面有关，而不是与身体的头-尾长轴有关。

探头定位

经胸超声心动图探头与传统超声心动图探头在定位上有重要区别。事实上，这可能会给那些无心脏病学超声背景的人带来困惑，反之亦然。心脏病学和放射学各自独立地发展了成像技术。这些差异对于同时对膈上和膈下结构进行针对性超声检查的急诊和危重症临床医生来说非常重要。

根据放射科医生的惯例，探头方向标志对应于屏幕的左侧。而对于超声心动图医生来说，方向标志对应于屏幕的右侧。这些屏幕惯例分别嵌入腹部和心脏扫描的预置中，因此，根据预置，相同的探头位置会导致互为镜像的扫描(图 4.1)。当组合评估单例患者的心脏和其他器官时，使用不同探头和(或)预置进行扫描的人员可能会混淆这些惯例上的差异。出于这个原因，许多超声医生在他们的机器上置换了“工厂预置”，以便所有探头在给定的标记方向上以相同的方向创建图像。这就避免了根据使用的探头来“翻转探头”。

图像质量改善

完整的超声心动图检查通常在黑暗的房间内，患者情况稳定下进行，全程需要 30 分钟左右。

在 B 模式、M 模式和多普勒模式下，我们对腔室和瓣膜进行详细的定性和定量分析。但在大多数急性病患者中，这种标准既不可行也不必要，其中一些基本临床问题的应对可能对管理和诊断十分有价值。重要的是认识到超声检查的固有局限性，以便获得最佳图像和更多的采集信息。次优图像很常见，可能由多种因素造成，包括位置不佳、背景照明、电波干扰、机械通风、敷料，以及患者无法合作。然而，已经证明，在大多数情况下，所获得的超声图像足以解答特定的关注问题。

一些基本原则将有助于优化图像采集：

• 为了使超声波光束从探头进入患者体内，需要使用超声导电膏；然而，过多的量可能导致探头湿滑和(或)在胸壁上打滑。

• 探头最好朝向心尖，将手腕根部和(或)指尖放在患者身上以使其稳定。

• 由于心脏相对于胸骨和膈肌位置的相互变化，胸骨上部声窗(胸骨旁声窗)较差的受试者通常具有较好的下部声窗(心尖四腔、肋下)，反之亦然。

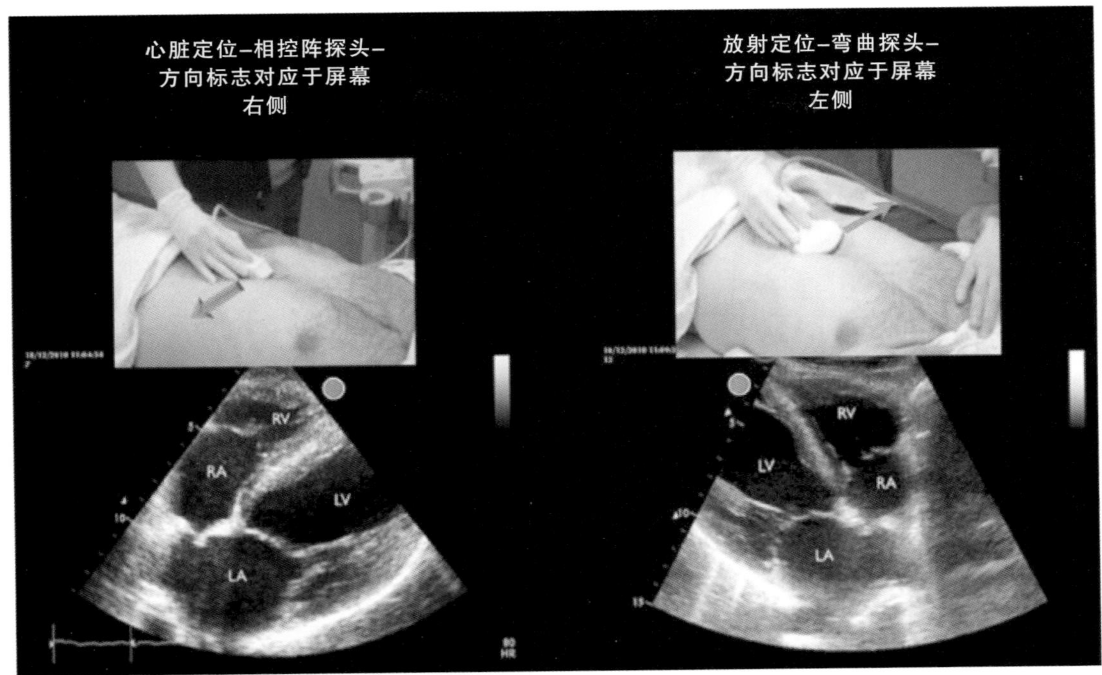

图 4.1 经胸超声心动图和普通影像检查在获取肋下图像的探头定位和图像生成的差异。在这两种情况下,方向标志指向患者身体的左侧(箭头所示)。然而,心脏(左图)探头和腹部(右图)探头在屏幕上的对应方向不同,从而产生镜像。

• 采集胸骨旁和心尖超声图,患者采取左侧卧位时,图像几乎都可以得到改善(患者左臂置于头部下方)。但这种体位可能不适合危重患者。

• 患者仰卧、双膝向上,可以改善肋下图像。腹痛、肥胖或肠胀气会对获得最佳图像产生影响。

• 下腔静脉的评估是心脏检查的一部分(这将在第 10 章详细讨论)。

• 应输入患者信息,并在时间允许的情况下连接心电图导线。要存储截图影像。

目标导向超声心动图检查是传统英国超声心动图学会成人经胸超声心动图数据集的改良和简化版本,可从其网站下载(参见延伸阅读)。

心窗、切面和图像

有 3 个主要声窗可用来审查心脏:胸骨旁、心尖部和剑突下(也称为“肋下”)。在每个声窗中,探头可以旋转,以便至少在两个垂直切面上进行评估。通常,每个声窗中的切面是根据心脏的主轴或切面来命名的,它们是:①长轴;②短轴;③四腔心切面。心脏图像的名称结合了“声窗”和心脏切面或轴,例如“胸骨旁长轴”“心尖四腔”或“剑突下短轴”。以下是临床医生在超声检查中最常用的心脏图像的描述。

胸骨旁声窗

胸骨旁长轴(PLAX)切面

胸骨旁声窗位于胸骨左缘,第 2~4 肋间隙。在 PLAX 中,如果使用心脏超声屏幕惯例,探头方向标志指向患者的右肩(图 4.2)。在慢性肺疾病中,肺过度膨胀或正压通气时,肺成为心脏和前胸壁之间的

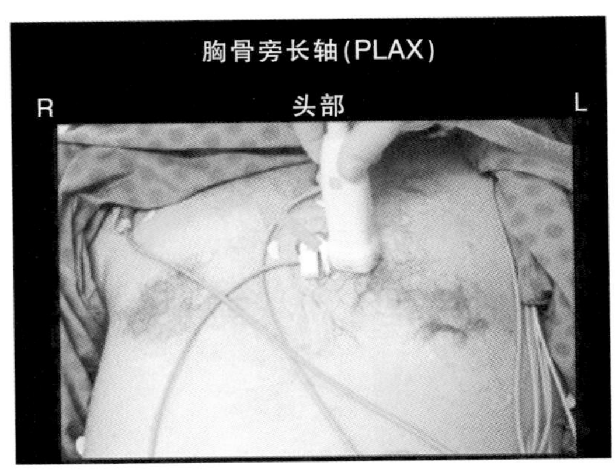

图 4.2 PLAX 声窗的探头定位。探头方向标志指向右肩(箭头所示),用于心脏超声屏幕定位。以这种方式拿住探头只是为了演示。

夹层,可能很难获得这一图像。如有可能,患者应取左侧卧位,左臂支撑头部(图 4.3),呼气时屏住呼吸。但这些操作对于病情严重的患者通常不可行。

PLAX 在单一切面上呈现以下结构：左心房(LA)、二尖瓣、左心室(LV)、左心室流出道、主动脉瓣和主动脉根部。右心室部分纵切面位于室间隔前方。患者的心脏轴是可以随着患者心脏高度的变动而变动的，有时候需要在位置上进行小的调整才能获得完整的长轴图像。一般来说,腹部肥胖患者的心脏相对于身体来说更横向，而肺呈现过度充气状态的患者则有一个“垂直”的心脏切面,心脏相对于身体的轴线几乎呈矢状方向。可以想象胸腔沿着右肩和左髋之间的长轴切开；然后从患者的左侧观察 PLAX(图 4.4)。这一图像提供了心脏中许多结构的信息，以及基于相对大小和间隔运动的两心室之间的压力关系。健康情况下,右心室与左心室的比率约为 0.6:1,该比率总是小于 1:1。

胸骨旁短轴(PSAX)切面

为了获得 PSAX,探头保持在用于获取 PLAX 的同一声窗中,但顺时针旋转 90°,以便标记点现在指向患者的左肩(图 4.5)。这个图像将显示两个心室横截面(图 4.6,视频 4.1)。随着探头的扇形扫动,这个图像可以显示心脏底部到顶部的结构。在左心,这些结构包括(大致按顺序)主动脉根部和左心房、主动脉瓣、主动脉流出道、二尖瓣横切面、腱索、乳头肌和心尖。在右心,从底部开始,首先在一个切面上显示

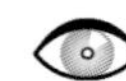

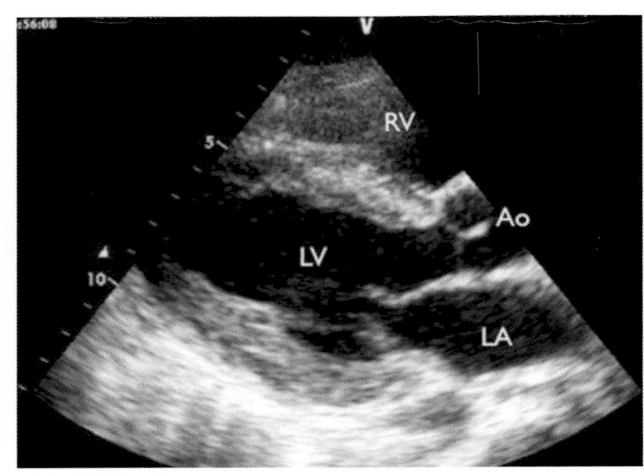

图 4.3　文本中讨论的结构关键的 PLAX 图像。Ao, 主动脉；LA,左心房;LV,左心室;RV,右心室。

肺动脉干、肺动脉瓣和右心室流出道,接着是三尖瓣,整个右心室直到其顶端(视频 4.1)。在旋转到 PSAX 之前,将光标放在 PLAX 图像的中心,当探头旋转时,有助于突出地显示横截面上所看到的区域。PSAX 可以充分评估心室比例,是评估左心室功能最直观的切面图像。

心尖声窗

利用心尖声窗评估的最常用的切面是心尖四腔心切面。如果有更先进的扫描技术,两腔和五腔心切面也是可以使用的[参见第 5 章(特别是表 5.2)和第 6 章]。

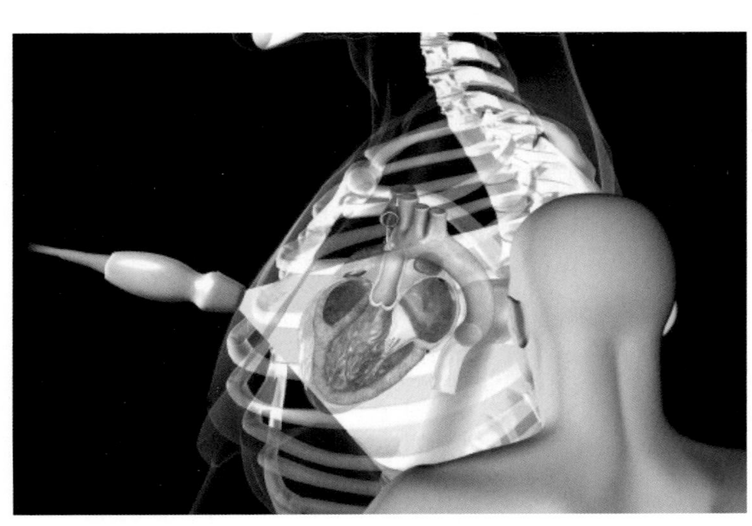

图 4.4　从患者左侧观察胸腔来描绘 PLAX。(© CAE Healthcare Inc., 2010; All Rights Reserved. Reproduced with permission from the CAE Healthcare-ICCU e-learning Curriculum on the Use of Bedside Ultrasound. Available at: www.iccuelearning.com.)(扫码看彩图)

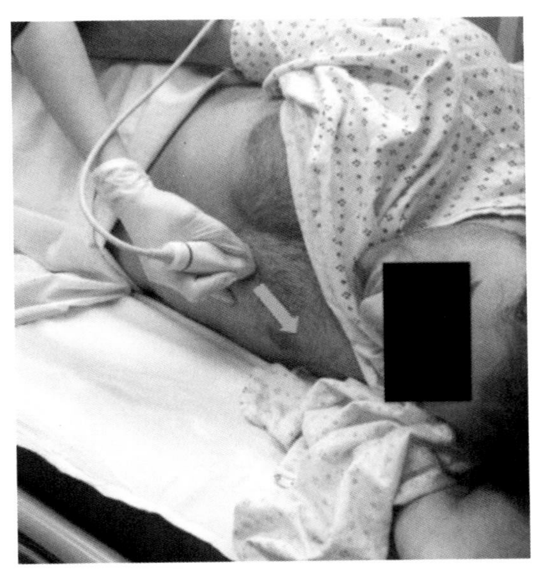

图 4.5 PSAX 声窗的探头方向。患者左侧卧位，左臂支撑头部。探针方向标志指向左肩（箭头所示），用于心脏超声屏幕定位。注意超声医生的手指将探头固定在胸壁上的位置。(Figure © A. J. Dean.)

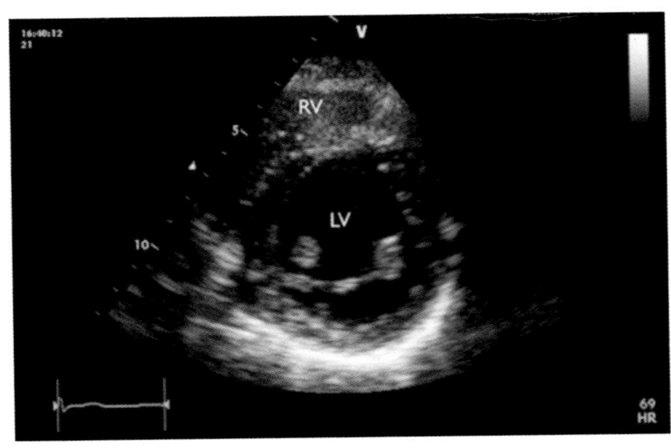

图 4.6 显示成对乳头肌的 PSAX 图像。注意左心室（LV）和右心室（RV）的相对大小。

心尖四腔（A4C）图像

探头位于心尖部位，指向患者的右肩，并按心脏超声惯例将方向标志指向患者左侧 3 点钟位置（图 4.7）。为获得这一切面清晰图像通常需要更多的力度。理想情况下，房间隔和室间隔应与探头成直线（图 4.8）。如果房间隔、室间隔直接朝向探头，可能需要在胸壁内侧或外侧做一些小移动。如果心房的图像效果很差，扇形摆动探头（通常指向头部）可能会使这些腔室进入视野。进一步的头侧倾斜将显示通

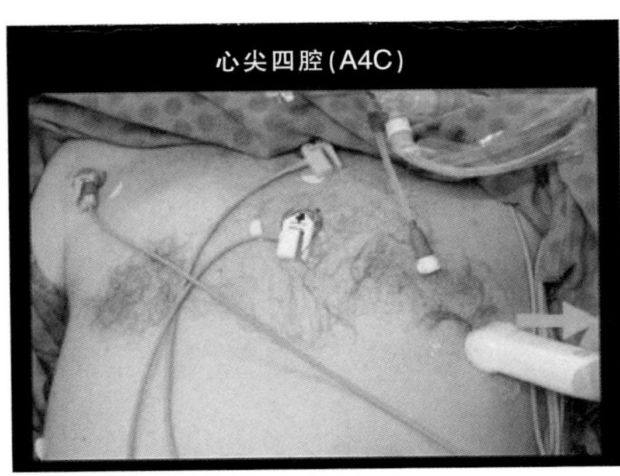

图 4.7 典型的探头位置和心尖四腔（A4C）声窗方向。使用心脏超声屏幕定位，方向标志指向患者的左侧（3 点钟方向）。脱水患者心尖更倾向于中线，而心脏肥大患者则倾向于更外侧。（扫码看彩图）

向主动脉瓣的主动脉流出道，主动脉在“五腔心图像切面”中可见。A4C 切面可以显示所有腔室的功能和大小，以及二尖瓣和三尖瓣。应用多普勒进行评估，是测量三尖瓣、二尖瓣和主动脉跨瓣血流量的理想方法，因为它们在图像中直接朝向或远离探头。

剑突下/肋下（SC）声窗

这个声窗常用于获取四腔心切面的图像，也可提供极好的短轴图像，尤其是对于肺部过度充气或肝脏扩大的患者。对于四腔心切面，探头几乎与腹部持平，紧贴胸骨剑突尾部，向上指向左侧肩胛骨，方向标志位于 3 点钟方向（图 4.9）。肝左叶是一个声窗。患者应仰卧或稍微抬头，并可将膝盖向上提拢，以放松腹部肌肉组织。通常需要用力按压，这样有可能引起腹部不适感。该声窗对于虚弱的患者或肺容量增加的患者最有效，但对于有高体重指数和腹部肥胖的患者具有很大的挑战性。

剑突下心脏的成像平面与从垂直方向的心尖四腔的成像平面图像相同，因此在该垂直图像中可以看到的所有结构都可以在这里看到（图 4.10）。剑突下/肋下（SC）声窗图像通常最容易获得，特别是在创伤和心搏停止时，因为它不妨碍心脏按压，而且这些患者一般也不能放置在有助于其他声窗成像的左侧卧位上。SC 声窗对心脏停搏的原因可以提供关键信息，包括心包（填塞可能）、心脏异常活动和可证实的大面积肺栓塞。可以通过向下和向右扇形摆动来立即评估下腔静脉和右胸膜腔，通过更多地向前部和头部移动探头来提供主动脉根部的图像。

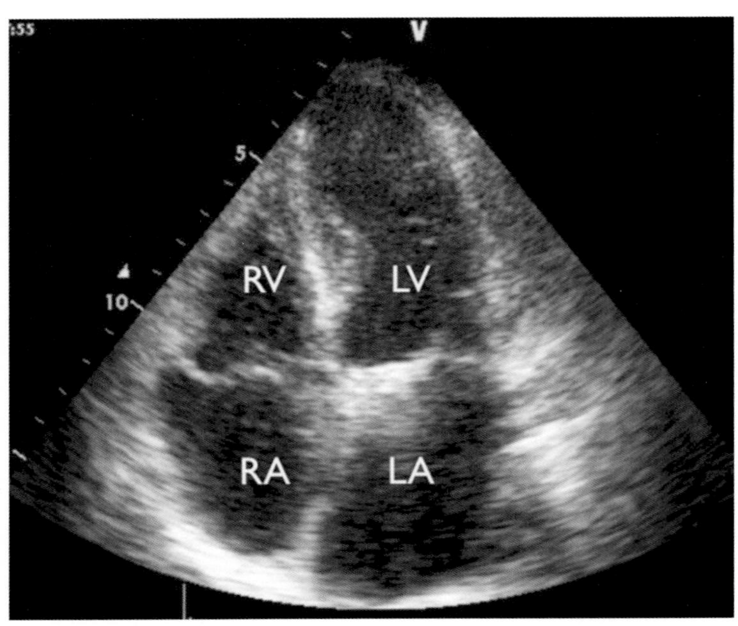

图 4.8 心尖四腔图像。隔膜向图像左侧轻微移位，使左心室游离壁完全显像。LA，左心房；LV，左心室；RA，右心房；RV，右心室。

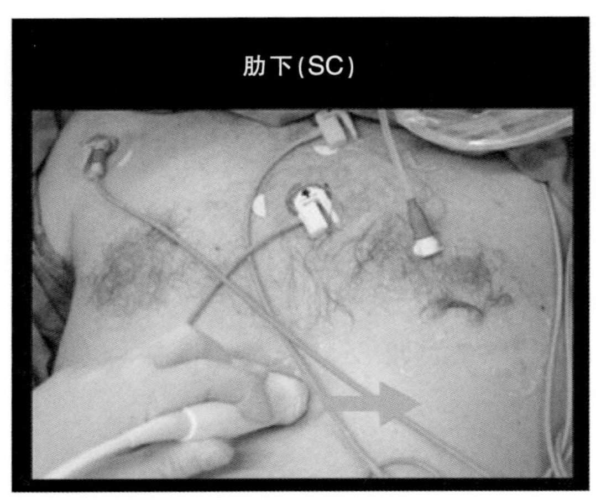

图 4.9 肋下声窗的探头定位。使用心脏超声屏幕定位，方向标志指向患者的左侧(3 点钟方向)。(扫码看彩图)

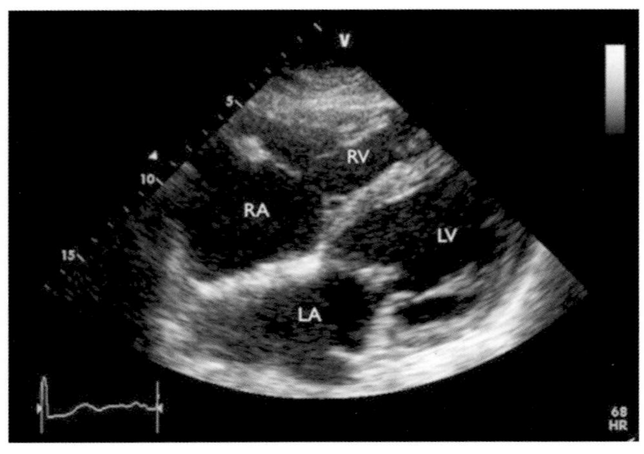

图 4.10 肋下图像显示所有心尖四腔。LA，左心房；LV，左心室；RA，右心房；RV，右心室。

经验与教训

- 与所有超声波应用一样，患者和操作者处于舒适的位置将提高成功率。
- 通过左侧卧位扫描患者，可明显改善胸骨旁和心尖部声窗图像。
- 熟练的探头操作和“旋钮”调节技术将增加获得足够图像以呈现基本信息的可能性。
- PLAX 切面一般从右肩到左髋。
- 无论给定患者的 PLAX 切面如何，PSAX 切面都与该切面垂直。
- 获得心尖四腔心切面最常见的错误是未能将探头充分朝向患者的右肩。
- 无论使用何种探头，应尽可能选择心脏预置。
- 通过肋骨之间的引导来改善图像通常只需要小小的移动。
- 经验不足的超声医生应趁机评估尽可能多的心脏，以培养习惯和熟悉心脏窗间的差异。这也有助于在评估心脏和心脏功能方面发展“视觉模式识别”。
- 随着经验的增长，对于“何时承认失败”，超声医生应逐渐形成意识。在每位患者身上都获得理想的图像是不可能的。
- 不断增加的技能也使富于经验的超声医生能够通过几个备选声窗之一来获得关键信息。

（黄婕 译 徐静 校）

延伸阅读

Chambers, J., Masani, N., Hancock, J., *et al.* A Minimum Dataset for a Standard Adult Transthoracic Echocardiogram. Available at: www.bsecho.org.

Jensen, M.B., Sloth, E., Larsen, M., *et al.* (2004) Transthoracic echocardiography for cardiopulmonary monitoring in intensive care. *Eur. J. Anaesthesiol.*, **21**, 700–707.

第 5 章

基础床旁超声心动图:判读和血流动力学评估

Craig Morris

引言

即使是基础超声心动图也能为危重患者诊断和治疗提供重要信息。本章将回顾如何使用超声来评估难以鉴别的休克和低血压，以及回顾危重患者常见的血流动力学类型。本章的学习目标为基础超声心动图，包括以定性为目标的目测评估（“eyeballing”,目测法）、二维(2D)超声和 M 模式的线性测量。在整个章节中,“危重患者”并不专指“在重症监护病房内”的患者,而是在任何病区的严重不适患者。

超声检查

表 5.1 列出了临床医生每次心脏检查的关键技术组成部分。理想情况下,患者应能采取半卧位,身体朝向左侧,且左臂抬起(打开肋骨间隙),并能配合屏住呼吸。房间应尽量采用暗光,以便使用最小的增益。但这样的理想条件在“紧急”扫描中很少能实现。体位可能受到疼痛、呼吸困难或无法配合的限制,时间也有限,而且可能无法降低周围的照明条件。尽管有这些限制，但使用灵活的扫描方法通常能找到至少一个可用窗以提供诊断或可操作的信息。

有关超声解剖结构和视窗在本书其他地方已详细讨论(参见第 4 章)。这是作者临床实施的快速诊断视窗，通过胸骨旁或肋间隙的左心室短轴面(LV SAX)“舞动的环形”状的视窗,在实施紧急治疗后,进行更详细的检查。这种方法类似于 FAST 检查,在任何阶段，如果已获得足够的诊断信息或获取图像不清晰,检查随时终止。左心室乳头肌水平的 SAX 视窗可对左心室功能进行可视化评估，并测量缩短分数(FS)或收缩面积分数(FAC)(图 5.1)。如前所述,需要对视窗的选择和顺序采用灵活的方法。FS 是一种简单且可重复测量的方法,但它是预负荷依赖性的,而且由于它只需要对三维左心室进行一维测量，所以认为其只是一种估算。主要心脏视窗的关键特征详见表 5.2。

超声心动图二维和 M 模式的正常表现

基于已有的经验，大量的诊断信息可以通过定性的目测评估获得,也称为“目测法”。有充分的证据表明,对于经验丰富的医生,这是一种准确且可重复的方法，但目测法识别需要良好的技术、经验和实践。如有条件,以下情况将进行定量测量以弥补目测法的不足:

- 确认目测法的初步印象,例如明显“扩张”的左心室。
- 客观记录患者临床状况的变化及对治疗的反应。
- 测量指标的交流，这些指标可由其他护理患者的临床医生重新评估和(或)共享。
- 与来自其他专科的会诊医生交流，需提高可信度。

表 5.1　设备及设置

设备或设置	适用于床旁超声心动图
探头	相控阵,较小的心脏预设值允许视窗通过肋间。曲线探头可以进入肋下间隙,但通常没有心脏预设,这就产生了"忽动忽停"的低帧率和标记点朝向右侧
深度	通常 15~16cm。在肥胖患者中某些视窗(例如,心尖或肋下)可能>25cm
增益	因人而异。增益通常在较低的设置下产生最优的图像,但是对于功能评估增益必须增加,直到能清楚地确定心内膜。增益不会提高分辨率,也不会放大伪影和细节。"自动增益"可以在一些机器上使用,但并不适用于所有患者。时间增益补偿(TGC)可调节增益以适应不同深度
动态范围(也称为对数压缩)	在心脏检查预设中,考虑到血液和心内膜之间的鲜明对比,动态范围被压缩(即,低),这是以牺牲心肌细节分辨率为代价的
成像模式使用	主要是二维和 M 模式(见下文)。彩色多普勒的集中应用可能有助于瓣膜疾病诊断,而光谱多普勒可能有助于瓣膜梯度或心搏量的确定
注解	在所有的超声心动图中,二维图像的质量决定了"附加"模式的质量
	具有"心脏"预设的机器优化了上述功能,包括生成高帧率(每秒>20 帧)的图像,以便为快速移动的结构提供"流畅"的图像和良好的(如瓣膜)的分辨率
	其他模式(例如,组织谐波成像)可能有助于减少不必要的假象

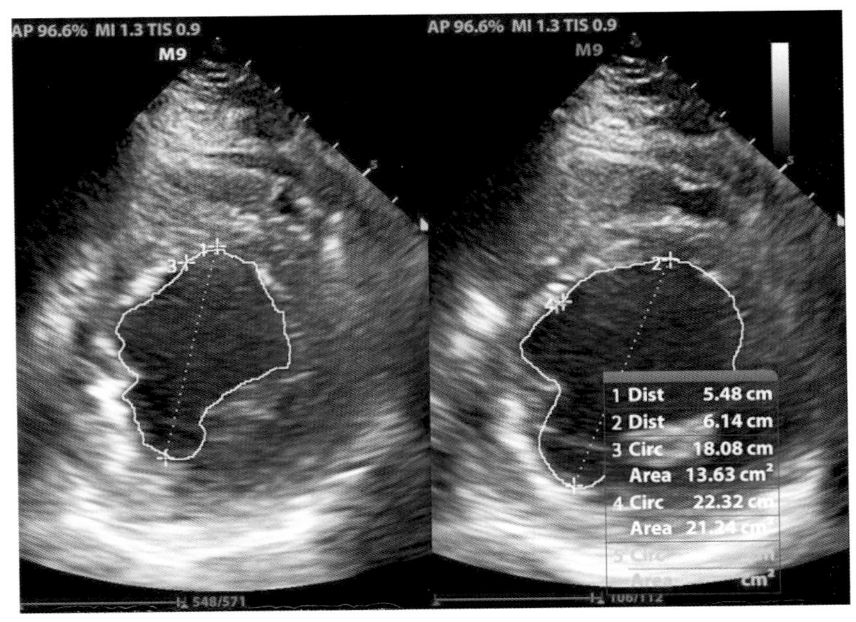

图 5.1　收缩期(左图)和舒张期(右图)的胸骨旁短轴(PSAX)中乳头状图像显示了缩短分数(FS)和收缩面积分数(FAC)的估计方法。FS=(6.14−5.48)/6.14=0.26/6.14=4%。FAC=(22.3−13.6)/22.3=8.7/22.3=39%。从心尖到主动脉瓣的 PSAX 和 PLAX 图像可以在视频 5.1 和视频 5.2 中看到。这些视频剪辑提示了下壁的运动减退,这导致通过以上测量得到较低 FS 的假象。在至少 2 个正交平面内对整个心室进行系统的目测评估,这样可以减少静态测量造成的误差。已有多项研究证实目测评估在 LVEF 评估中的准确性。(Figure Ⓒ A.J.Dean.) 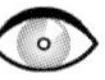

表 5.2 主要心脏视窗的关键特征

视窗	探头位置和方向	显示结构部位	注解
肋下四腔心(SC 4C)	剑突下区，平放于腹部，标记在患者左侧	心室和心房的相对大小。心包积液依赖心包的良好观察	这个视窗可能会误导相对心室大小。因膈肌下移，该视窗很适合COPD患者或观察俯卧位通气(PPV)的患者
肋下短轴面(SC SAX)	剑突下区，探头从SC 4C位逆时针旋转	乳头肌(前外侧和后内侧)连接左心室的部位	可以在出现胸部疾病或观察PPV的患者时替代PSAX
下腔静脉(IVC)	剑突下区或右肋间区，标记头部(长)或患者左侧(TRV)，识别肝静脉	IVC在呼吸周期中的宽度及变化	对PPV价值有限
胸骨旁长轴(PLAX)	第2~4肋间隙，标记朝右肩	左心室间隔和后下壁的基底部和中部、MV、AV和LVOT、LA、RVOT	左心室尖端通常不可见
胸骨旁短轴(PSAX)	第2~4肋间隙，探头朝左肩	三个主要切面：朝向头侧的AV SAX，然后MV联合部切面，然后连接左心室下外侧壁的腱索乳头肌切面	类似于SC SAX平面探头90°垂直穿过的胸部。可通过多普勒测量肺动脉的VTI进行无创CO监测
心尖区四腔心(A4C)	左室心尖部	LA、RA、LV和RV与MV和TV相关。可目测法估计相对腔径和左心室功能	典型的位置在可触及心尖冲动的外侧下方。多普勒可诊断瓣膜病
心尖区五腔心(A5C)	将探头向前倾斜，显示第五室LVOT	注意床旁扫描价值有限，但可对AV活动度和开放度进行二维扫描	通过多普勒测量LVOT的VTI进行无创CO评估
心尖区两腔心(A2C)	在A4C界面顺时针旋转90°，使得标记点朝向心室顶部	通过确认左心室前壁(标记点侧)和下壁，展示LV、LA和MV	结合A4C和A2C可以在两个垂直平面上看到LV，并评估整体LV功能
心尖区三腔心/长轴位(A3C/LAX)	从A2C进一步旋转大约30°		与PLAX旋转90°在本质上是相同的平面
房间隔	从PSAX AV水平、A4C、SC4C观察	可确定房间隔的相对尺寸和运动状况	这一评估受到MR和TR的影响
胸骨上窝	放置在胸骨上切迹尾部，标记点向后方倾斜约45°	主动脉弓，降主动脉	寻找剥离位置；多普勒VTI测量可进行无创CO评估

探头定位是基于传统超声心动图屏幕方向的；探头标记点在屏幕右侧。MV，二尖瓣；AV，主动脉瓣；TV，三尖瓣；OT，流出道；PA，肺动脉；MR，二尖瓣反流；TR，三尖瓣反流；COPD，慢性阻塞性肺病；CO，心排血量；VTI，速度-时间积分。其他缩写见正文。

相反，在心脏计算程序包中输入错误信息的危险也不应低估。理想情况下，定性和定量评估是结合在一起的，可结合超声医生的临床能力、测量指标和目测法识别技能进行评估(表5.3；参见图5.1，视频5.1和视频5.2)。

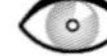

危重患者的血流动力学类型

血流动力学评估是指同时测量心血管压力和血流参数，从而推断血管阻力。床旁超声心动图通常是血流动力学评估的一部分，应与临床、实验室和其他

表 5.3 定性和定量心脏评估的要点和注意事项

结构	要点和注意事项
左心室内径	这些通常都是通过 PLAX 平面利用 M 模式进行记录，在此切面可以看到心内膜/血最清晰的交界处。LVEDD <3.5cm 提示低血容量，LVEDD >5.5cm 提示扩张，IVS >1.2cm 提示左心室壁异常增厚。识别 LVH 是一个鉴别左心室舒张功能不全很好的替代方式，尤其是存在 LA 扩张时
左心室功能	与右心室相比，左心室收缩主要通过向心性缩短，而不是纵向收缩。在 SAX 声窗中观察 LV 时，将手指放在中间，并提问"是否所有的室壁都在运动和变厚?"在 PLAX 上，使用 M 模式识别 LVEDD 和 LVESD，并计算 FS%。根据经验，FS%×2 约等于 LVEF。许多机器会将 FS%推断为 Teicholz EF%，但这往往低估了真实的 EF%
左心房	在 PLAX 视窗上，它应该与主动脉根部尺寸相当，最大(左心室收缩)处<4cm。LA 变小提示休克患者持续低血容量状态
左心室流出道和主动脉根部	LVOT 直径在主动脉瓣尖部与房室环交界处测量，用于计算心排血量。PLAX 能提供主动脉根部的视窗。通常主动脉瓣应开到 Valsalva 窦壁。主动脉直径随年龄增长而增宽，但应<4cm。虽然二维模式上比较容易排除明显的狭窄，但若不使用多普勒，就不能排除主动脉瓣反流
二尖瓣	二尖瓣前瓣长，后瓣短。它应该是薄、可移动和开放的，在心室舒张期有两个明显不同的时相。关于瓣膜狭窄和反流的问题类似于主动脉瓣
右心室内径	在任何可比较的平面上，RV 不应超过 LV 正常尺寸的 2/3。轻度右心室扩张可达到右心室=左心室。当 RV > LV 时为重度扩张
右心室功能	右心室是一个复杂的几何结构，但在快速即时超声中，可较容易地通过评估纵向收缩来描述。通过 A4C 视窗中三尖瓣环收缩位移(TAPSE)是可靠的评估，其中 M 模式可测量三尖瓣环自由运动。正常位移值>1.6cm
心包	大量的心包脂肪并不罕见，新鲜液体应呈现为真正的黑色无回声空间；而脂肪的外观看似有沟痕。需鉴别心包积液并不总是等同于心包填塞(如慢性积液)，这需要进一步的评估。通常急性增加>1cm 的液体会引起严重的问题，应及时进行更专业的评估；液体>3cm 表示存在大量心包积液。积液可能形成局限性包裹，可导致对单独的心腔产生影响(例如，心脏手术后)

缩写：EDD，舒张末期直径；ESD，收缩末期直径；IVS，室间隔；EF，射血分数。其他缩写见正文。

影像数据相结合。床旁血流动力学的管理包括：

(1)临床诊断阶段，即"患者有什么状况，休克的原因是什么?"

(2)血流动力学诊断阶段，也就是说，"我如何对血流动力学障碍进行分类?"

(3)治疗阶段，对第 1、2 点发现的异常进行治疗。

(4)回顾阶段：对进一步纠正和调整治疗的反应性进行评估。

虽然许多"血压正常"的患者可能会表现出休克的迹象(例如，组织灌注不足)，低血压本身是一项重要发现，具有预后不良的意义。出现低血压的急诊患者死亡率相对较高。在脓毒症患者中，从严重脓毒症进展到脓毒症休克使死亡率从 30%上升到 50%。

已有许多方法可用来鉴别休克和低血压。介绍一种十分简单的方法[由《术前和危重护理超声心动图口袋指南》(*Pocket Guide to Preoperative and Critical Care Echoardiography*)修改而来，在不评估充盈压力的情况下]，只考虑两个参数：①基于心室大小的前负荷；②左心室功能。最有效的平面是在胸骨旁短轴面(PSAX)乳头肌水平或肋下短轴面(SC SAX)(表 5.4)。

(1)前负荷或"充盈"条件。超声心动图允许基于简单线性[左心室舒张末期直径(LVEDD)]的二维容积状态评估；或左室舒张末期面积(LVEDA)形态学评估(图 5.1)。下腔静脉(IVC)评估也可用于前负荷评估。相反，传统的监测仪(如中心静脉压或右心导管)通过假定顺应性的关系，来测量压力并得出容积。

(2)收缩功能可以通过多种复杂程度不断增加的技术来评估，从"目测"到线性变化(FS)到面积变化(FAC)(参见图 5.1，视频 5.1 和视频 5.2)。

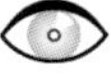

正常 LVEDD 在 LVSAX 视窗乳头肌平面中的

表 5.4 基于超声心动图表现的血流动力学障碍分类

临床综合征	左心室大小（前负荷）	左心室收缩功能	注解
低血容量或血管舒张	↓	↑	除非左心室损伤抑制心脏代偿。低血容量血症可以是绝对的（如出血），也可以是相对的（如脓毒性血管扩张）
高血流动力	↔ 或 ↓	↑	可伴有（如上所述）低血容量血症或无低血容量（正常舒张末期容积和充盈的 IVC）。这些症候可以广泛地重叠在一起
左心室收缩功能衰竭	↔ 或 ↑	↓	左心室收缩功能正常不排除心力衰竭；50%的患者可发生单纯舒张性心力衰竭
右心衰竭或梗阻	↓	↔ 或 ↑	右心室通常是充盈的，在与肺动脉高压相关的右心衰竭中，室间隔可表现为扁平和反常运动。这可导致左心室容积减小

缩写见正文。

范围为 3.5~5.5cm，正常 FS 为 25%~40%，LVEDA 为 8~15cm^2（测量区域不包括乳头肌）。正常 FAC 为 >55%，与左心室射血分数（LVEF）相似。LVEDD <3.5cm 和 LVEDA <8cm^2 明显提示低前负荷状态。通过评估 IVC，观察心房和房间隔运动（图 5.2 和图 5.3，视频 5.3 和视频 5.4），可以进一步确认前负荷状态。如表 5.3 所示，舒张期左心室壁厚度> 12mm 提示肥大，明显提示舒张功能障碍。第 6 章讨论了更精细的左心室舒张功能评估技术。

在大多数情况下，临床医生的重点是复苏左心室和恢复全身循环。在这里，左心房压（LAP）是一个比右心房压或中心静脉压（CVP）更有效的靶目标。在血容量充足的患者（无瓣膜疾病）中，房间隔应向右轻度凸起。虽然视频 5.3 中显示的左心房塌陷在心跳过快、心脏充盈不足的情况下可能难以识别，但通常它的存在提示应增加液体负荷。左心房也可在 PLAX 视窗中通过与主动脉比较来进行评估。在正常情况下，左心房、主动脉和右心室的大小在这个视窗中应该大致相同（图 5.4，视频 5.5 和视频 5.6）。这基于作者强有力的经验，根据 CVP 值被认定为应进行“充分液体复苏”的患者，综合考虑到是否诱发肺水肿的问题，通常左心房压均较低。事实上，他们常具有液体反应性，一旦左心房达到正常尺寸，房间隔处于更中心的位置，液体治疗应随时中断。

进阶超声心动图及“分区扫描”

关于“集中的”或“问题导向性的”超声心动图（例如，该患者是否有左心室损伤?）相对“全面”超声心动图检查的价值，目前仍存在争议。每种方法都有其优点，主要取决于患者的病情、临床环境和可用资源。床旁超声心动图可得出血流动力学诊断（如左心室收缩功能损伤引起的心源性休克）。相反，综合性检查（在紧急情况下的大多数环境和时间中不能安排）在管理危重患者方面可能没有太大价值，但对患者长期管理可能得到可用信息（例如，射血分数<35%的左心室损伤）。许多机构都推荐对“集中的”和“全面的”心脏超声检查都应给予相同的重视（参见其他参考资料）。

这场争论还提出了临床医生进行超声心动图检查的局限性，超出此范围的所有检查均应由影像专家进行。实际上，在技能、经验和培训人员上的差异可以使每位超声医生了解自身的局限性，并以此为基础来决定是否要求“其他专科”进行检查。如下列出一般原则：

• 大多数严重到足以引起危重疾病的超声心动图异常都不是“细微的”，因此在这类患者群体中，需要经过专门训练才能识别轻微异常就不那么重要了。

• 许多严重到足以引起危重疾病的超声心动图异常是单发，而不是复杂的，这往往使其更容易识别。

• 相较于影像学专家，对临床情况的直接了解（通过延长监护时间来强化）可以为临床超声医生提供重要优势。例如，右心室明显扩张的患者，其急性呼吸困难的处理可能受到近期静止但又持续存在的癌症或

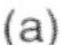
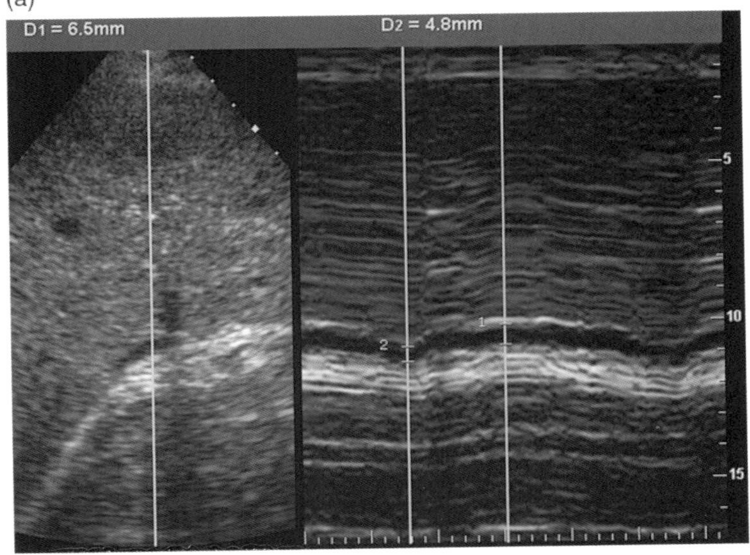

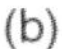
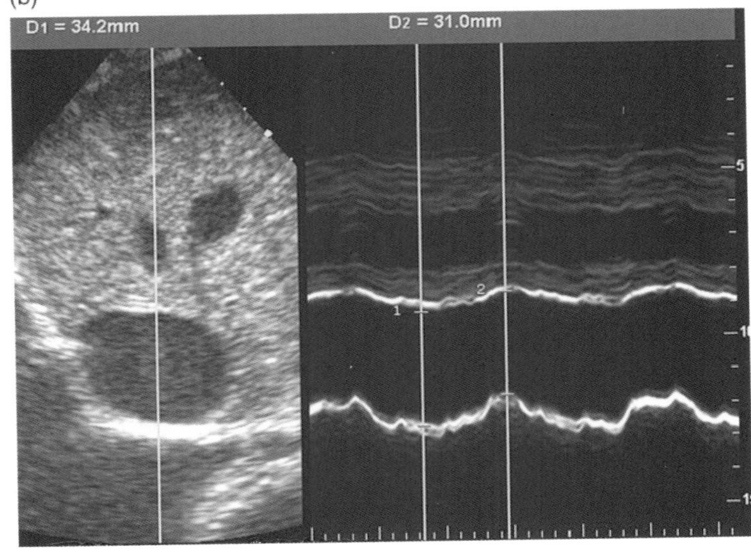

图 5.2 横向经肝(肋间)视窗。(a)脱水并狭缝样 IVC 患者。(b)容量过负荷和充血性心力衰竭患者。在以上两个声窗中，左侧是 IVC 的 B 模式图像，右侧是相应的 M 模式图像。(Figures © A. J. Dean.)

长期慢性阻塞性肺疾病病史的影响(参见图 5.3)。

• 某些病理因素共同作用，如高血压、左心室肥厚(LVH)、主动脉瓣退行性改变和主动脉狭窄。

• 超声对危重患者的评估并不局限于心脏！在不明确的病例中，应通过评估肺、IVC 和浆膜腔来增强评估效果。例如，IVC 直径>3cm 而诊断为低血容量可能是错误的。

• 专注于你能解决的问题。鉴别不能(紧急)治疗的原发病并不重要，例如严重的主动脉狭窄。

• 了解床旁超声心动图的内在局限性；例如，它排除感染性心内膜炎或主动脉夹层的能力，或评估反流性瓣膜病变严重程度的能力。

• 左心室受损并不等于心排血量低，尤其是右心室功能完好时。两个心室必须具有相同的储备容积，所以除非出现后果严重的瓣膜衰竭或室间隔缺损，即使心功能受损，左心室排血量也必须与右心室排血量相匹配。

• 床旁超声心动图应与临床情况全面结合，并以常识来进行检查和判断。单一位的超声心动图表现可能具有误导性。例如，一位患者可能在射血分数为 10%的情况下存活了多年。病情的突然恶化并不一定是因为心力衰竭本身的恶化，而应寻求其他病因。

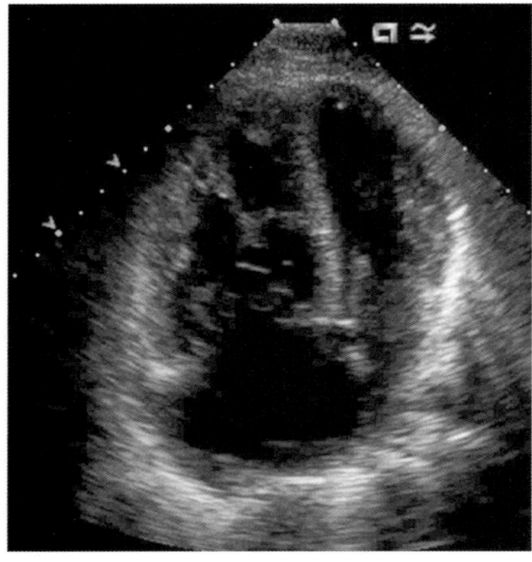

图 5.3 慢性肺动脉高压患者心尖区四腔心视窗。右心室心腔大于左心室,异常增厚的室壁(正常≤7mm),室间隔凸向未充盈的左心室(左心室舒张末期直径< 3.5cm)。也可以看到房间隔凸向左侧。(Figure © A. J. Dean.)

(a)

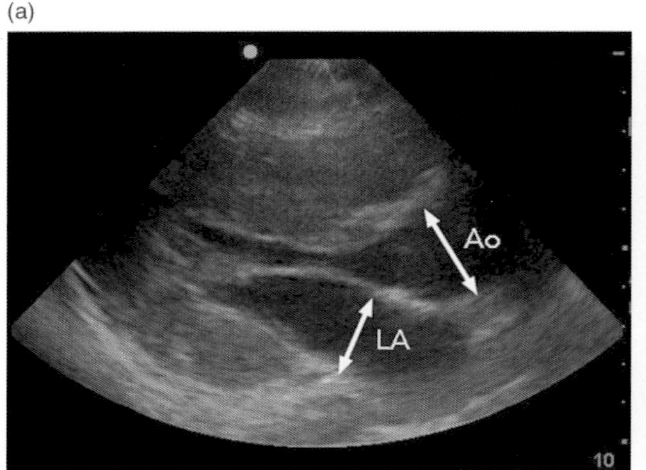

(b)

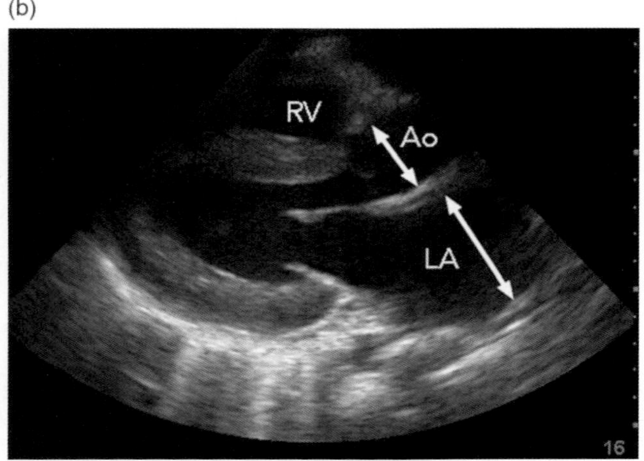

图 5.4 (a) 图中的 PLAX 视窗与视频 5.5 中的 PLAX 视窗相同。患者主诉急性胸痛和呼吸短促,有已知的肥厚性心肌病史和 LVEF 基线升高。患者目前低血容量(如前文提到的 IVC 塌陷,此处未见)。LVEF 大约是 80%。左心房(LA)直径较主动脉根部(Ao)轻度缩小。(b)限制性心肌病和重度降低的 LVEF 患者的同一心脏平面。LA 比主动脉大很多。右心室(RV)显示不明显。(Figure © A. J. Dean.)

(徐静 译 黄婕 校)

延伸阅读

Recommendations Regarding Various Types of Echocardiographic Protocol:
http://www.bsecho.org/home/
http://asecho.org/guidelines/guidelines-standards/

其他参考资料

McGowan, J.H., Cleland, J.G. (2003) Reliability of reporting left ventricular systolic function by echocardiography: a systematic review of 3 methods. *Am. Heart J.*, **146** (3), 388–397.

Rose, C., Donnan, G., Royse, A. (2006) *Pocket Guide to Preoperative and Critical Care Echocardiography*. McGraw-Hill.

Via, G., Hussain, A., Wells, M., Reardon, R., El Barbary, M., *et al.* (2014) International evidence-based recommendations for focused cardiac ultrasound. International Liaison Committee on Focused Cardiac UltraSound (ILC-FoCUS); International Conference on Focused Cardiac UltraSound (IC-FoCUS). *J. Am. Soc. Echocardiogr.*, **27** (7), 683;e1–e683; e33.

第 6 章

床旁超声心动图进阶

Sean Bennett

引言

本章目标是在急诊监护中实施更高层次的超声心动图。因此,它仍然与急诊科、复苏室和重症监护室(ICU)的从业者相关。本章包含使用经食管超声心动图(TOE)和经胸超声心动图(TTE),而并不包括进一步的诊断或耗时的诊断程序。本章将通过病例来讨论和强调技术要点。

何时基础超声不能满足需要?

一般来说,当回声窗差或基础超声心动图获得的信息不充分,导致患者的病情仍不明确时,若有更多的超声心动图提供重要信息,则需要行更进一步的超声心动图。通常,在重症监护中,超声心动图将从 TTE 开始,若有需要,将转为行 TOE 检查。

实践问题

超声心动图的标准条件在重症监护环境中很难达到。相比快速超声,为了获得更好的图像,基础超声花费了更多的时间在患者准备工作和机器的人体工程学设置上。如果时间允许,最好连接心电图导联,可以将超声所见与心动周期精确联系起来。在很多情况下,并不一定要获得所有的 TTE 视窗,扫描仍集中在解答某一个迫切需要解决的临床问题上。例如,肋下视窗,尽管在实验室中很少使用,但通常在进行机械通气的复苏患者中是能提供心脏和周围结构的最佳视窗。

在转为 TOE 之前必须尽量尝试通过 TTE 获取所需信息。如果需要 TOE,应考虑所有局部和全身情况及禁忌证。检查有无医源性或病理性凝血病。大多数麻醉师都熟悉放置探针,但在 ICU 中必须小心完成。颈椎损伤是一种相对禁忌证,食管病变通常是 TOE 的绝对禁忌证。有时也存在例外情况,例如,有颈椎骨折且怀疑主动脉夹层的年轻女性,经 TOE 检查阴性,避免了在无法进行血管造影的情况下进行胸外科手术。

在进行 TOE 之前,应保证气道安全,患者轻度麻醉镇静。这缩短了手术时间,降低了并发症的发生风险。只有当食管中段视窗不能提供必要信息时,才寻求胃部视窗。如果需要胃部视窗,探头只能进入胃部一次。鼻胃管不会影响胃部成像,但一般应先将其抽吸干净。在移除 TOE 探针时,应检查鼻胃管位置,然后再重新开始鼻饲。牙齿、口腔和上呼吸道损伤很常见,食管损伤发生不到 0.5%,但一旦发生,更为严重。

美国心脏协会(AHA)指南建议,主动脉夹层和血流动力学不稳定是超声心动图的 1 类适应证。对于管理重症患者的临床医生来说,实施床旁快速超声的门槛较低。根据本文作者的经验,表 6.1 中列出了需要使用超声心动图的适应证。

心室评估

左心室的目测法评估可能具有误导性,尤其是二尖瓣疾病、败血症、心肌梗死和出现图像“缺失”时。如第 5 章所述,测量可能会增加重要信息。超声心动图检查者很少去计算心排血量,但许多高级超

表 6.1 在重症监护中行 TTE/TOE 的适应证

- 血流动力学不稳定，特别是：
  - 疑似左心室或右心室功能障碍或肺栓塞
  - 疑似低血容量
  - 疑似心包填塞
  - 疑似急性瓣膜病变（由任何杂音引起）
  - 心脏疾病或转移性肿瘤的病史
  - 近期行心脏介入手术
- 疑似心内膜炎
- 低氧血症
- 疑似主动脉病变
- 有胸部创伤史的机械通气患者

声学家在管理重症患者时会对此进行评估。

视频 6.1~视频 6.3 取自同一患者。在视频 6.1 中，尽管有一些图像缺失，但可以看到二尖瓣和主动脉瓣的复合病变。在这些情况下，应首先评估瓣膜。主动脉瓣狭窄（AS）将导致左心室肥大（LVH）和左心室舒张末期直径（LVEDD）缩小，而主动脉瓣关闭不全（AR）会导致 LVEDD 增加。AS 更严重，如短轴切面所示（视频 6.2）。二尖瓣反流（MR）并不严重，但可能出现比实际情况更好的前向血流（视频 6.3）。该射血分数测量为 50%，但实际表现至少低 10%且患者需要正性肌力药。

视频 6.4 以及图 6.1 至图 6.3 显示了一例患有二尖瓣疾病的患者，我们想知道："是否有心包积液导致低血压和高中心静脉压（CVP）？"患者呈清醒状态，TTE 显示面积分数变化（FAC）略低于 50%，但面积出现异常[最大正常舒张末期面积（EDA）为 22cm^2，而舒张末期直径（EDD）为 6.1cm（最大正常 EDD 为 5.3cm）]。患者没有积液，为高血容量伴有扩张性心力衰竭。如果需要，在初始治疗中使用利尿剂联合正性肌力药是有指征的。

图 6.4 是一例年轻脓毒症患者的 TOE 扫描，显示 EDD 为 5.3cm。早期超声心动图可以避免液体超负荷并提示及时使用强心药物。随访超声心动图通常显示左心室功能恢复良好。同样，左心室可在一些病理状态下发生梗阻，如继发于二尖瓣手术后，或发生于接受强心药物的低血容量患者。超声心动图将清楚地显示这些改变并且确定治疗方案。

可靠地检测细微的节段性室壁运动异常（WMA）超出了大多数超声学家的能力，但是大范围的 WMA 可能与 ECG 相关联并有助于直接治疗。右心室同样也可能受到影响。在视频 6.5 中显示，虽然右心室在

底部和侧壁保留室壁运动，但是下壁运动严重减弱（视频 6.5a，b）。评估右心室功能的常用方法是简单

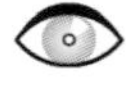

地观察其与左心室的相对大小（小于左心室的 60%）。在双心室衰竭中，两者都是扩张的。

容量评估

检查 EDA 和 EDD 的趋势走向是非常有用的，特别是与液体负荷试验相结合以评估容量复苏的需要。视频 6.6 显示在经典的经胃视窗下，减小的 EDA

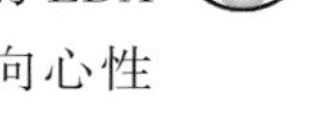

提示低血容量。然而，AS 和高血压都会导致向心性

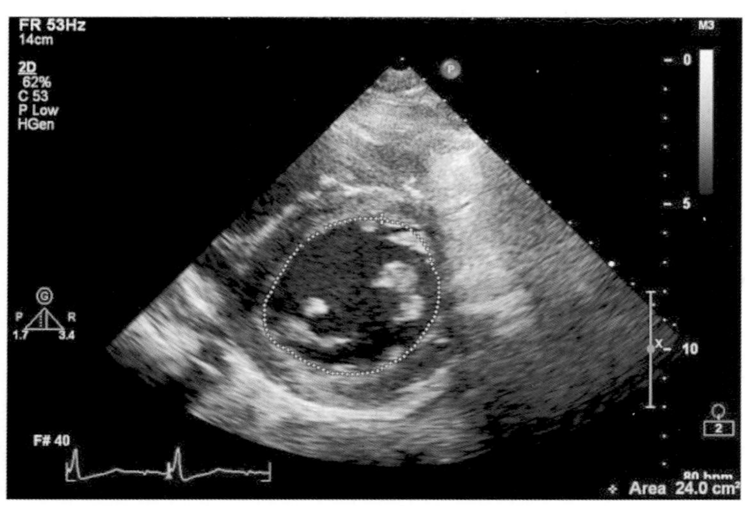

图 6.1 TTE 短轴：舒张末期面积。

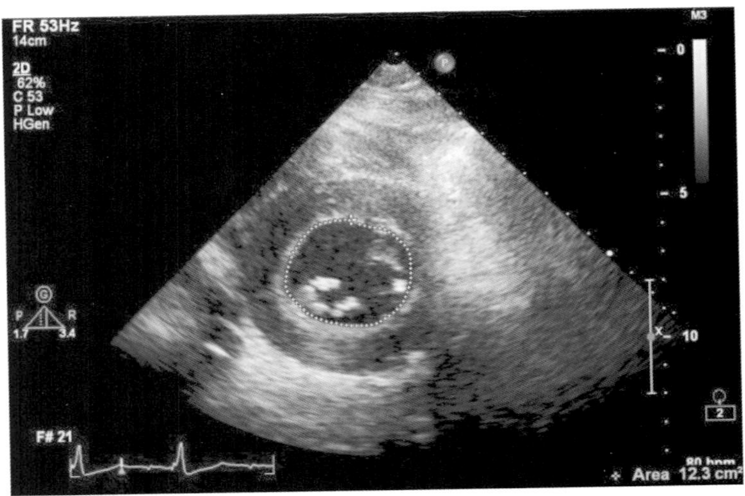

图 6.2　TTE 短轴：收缩末期面积。

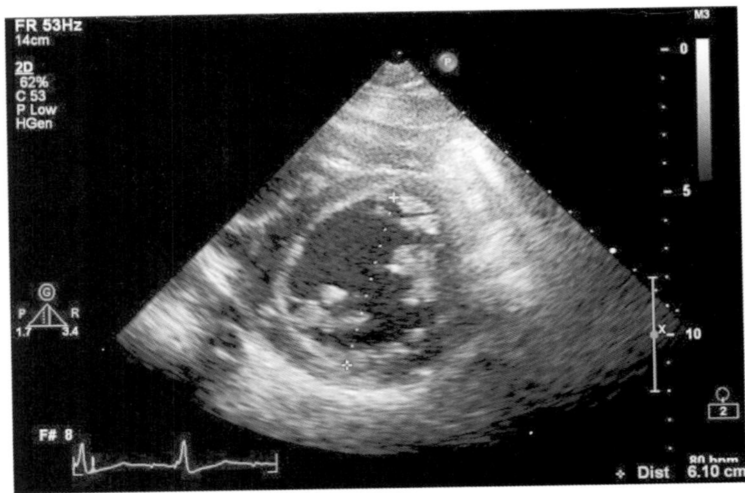

图 6.3　TTE 短轴：舒张末期直径。

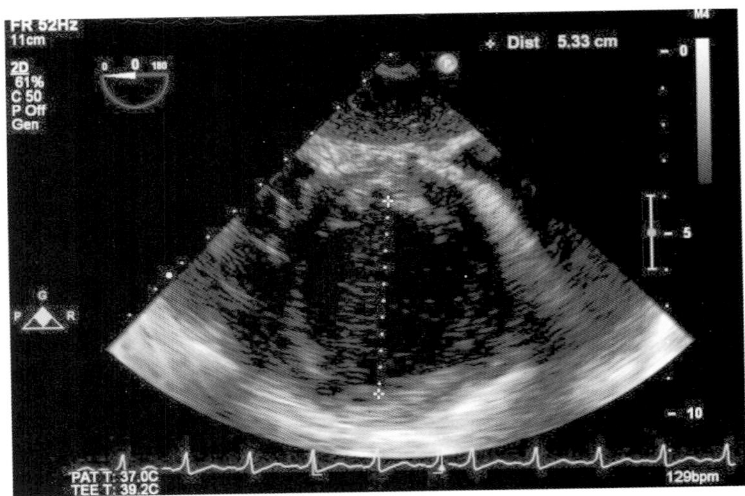

图 6.4　TOE 经胃短轴：舒张末期直径。

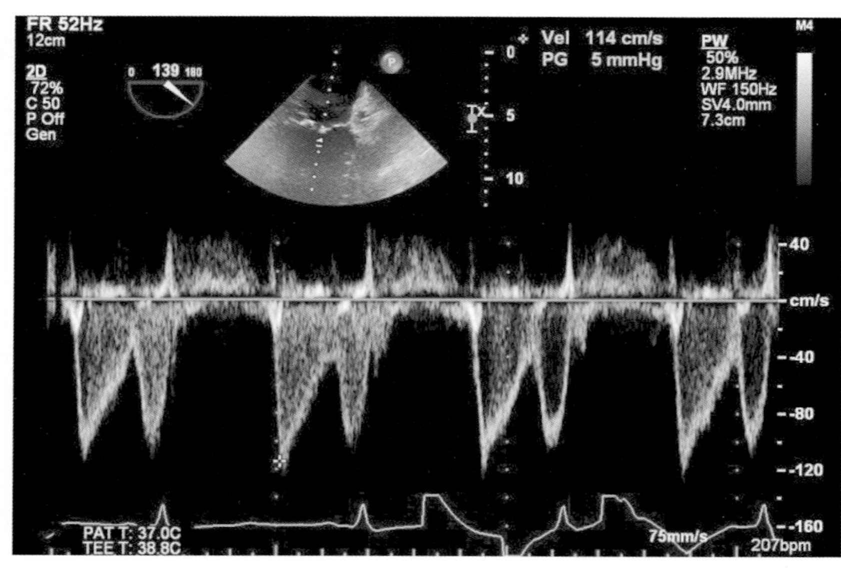

图 6.5 TOE 多普勒描计显示二尖瓣流入波 E 峰和 A 峰。

肥大,从而产生较小的 EDA。

年轻的脓毒症患者在维持血压的同时可能会出现严重低血容量。视频 6.7 显示了一例猪流感患者伴有下腔静脉(IVC)塌陷。视频 6.8 显示右心室塌陷(不是来自微量心包积液)和左心室高心排。在大多数情况下,低血压的初始经验性治疗是液体治疗。

观察二尖瓣流入血流 E 峰可以获得进一步的信息,它在正常心室中应该大于 60cm/s(图 6.5)。肺静脉流入血流显示 S 峰(收缩期)和 D 峰(舒张期)。在该患者中,S 峰<D 峰(图 6.6),但在正常患者中 S 峰>D 峰。E 峰<60cm/s 且 S 峰<D 峰提示低血容量。最好的方法是使用 TOE 测量肺静脉血流,需要注意确保测量在静脉开口的 1cm 内进行,且多普勒波的测量窗没有放置在其下方的左心耳(LAA)中(图 6.7)。若放入左心耳中,将得出一套完全不同的多普勒频谱(图 6.8)。

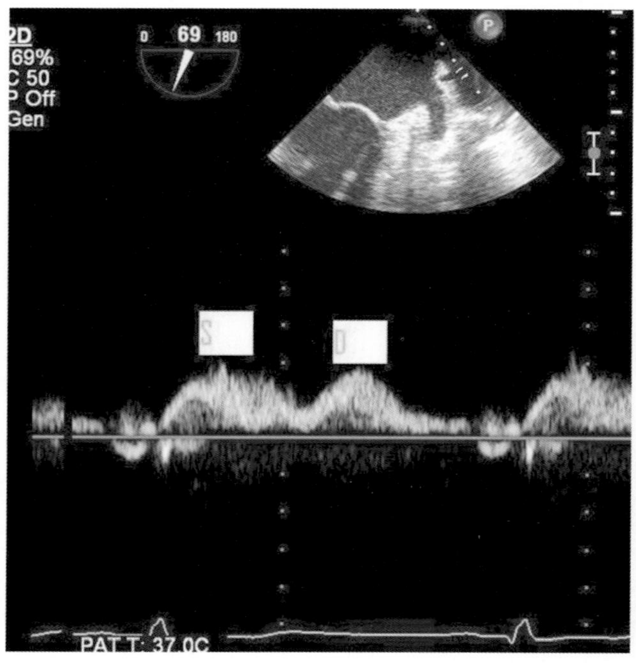

图 6.6 TOE 左上肺静脉脉冲波多普勒描计显示收缩(S)和舒张(D)流量。速度标尺没有显示,但在理想情况下会降低以提供更大的速度分辨率。

心包积液

在 TTE 中很容易识别出>3cm 的大量心包积液,并且具有明确的心包填塞临床症状。小的局部积液可局限于右心(图 6.9),甚至仅仅在右心房。其症状

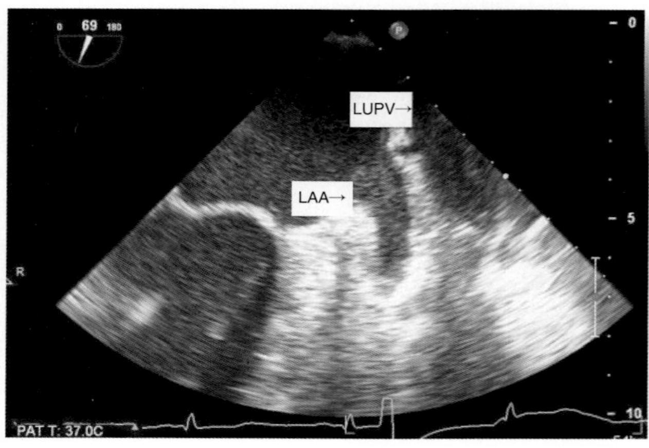

图 6.7 TOE 下左上肺静脉(LUPV)和左心耳(LAA)的解剖。

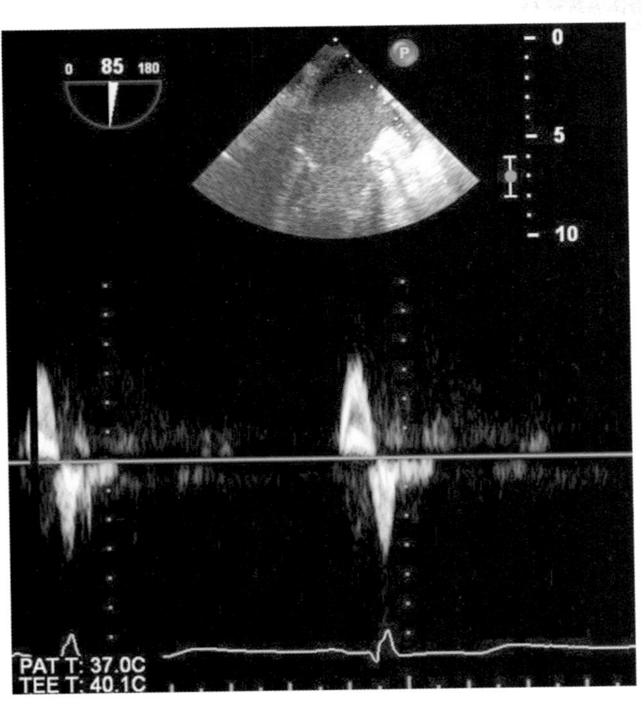

图 6.8　图 6.7 中所示的 TOE 视窗，左心耳中暂时受到限制(收缩期)的双向血流脉冲波多普勒轨迹。

多变，可能伴有由房性心律失常引起的心悸。需要警惕的是，即使是较小的局部积液也会引起心脏停搏。

瓣膜病变

主动脉瓣狭窄很常见。瓣膜面积<1.0cm^2 为重度，但当患者处于应激状态时，较轻的程度也可能变得很严重。目测观察瓣叶的移动性和进行短轴平面的面积测量是有帮助的(图 6.10 和图 6.11)。若二尖瓣、主动脉瓣异常(视频 6.9)，应该在了解左心室功能的前提下测量其速度和梯度。如果 TTE 无法获得声窗，则需要通过 TOE 的经胃视窗来获得连续的多普勒信号波。通常，>50mmHg(1mmHg=0.133kPa)的梯度或>3m/s 的速度是非常重要的。如果可以在短轴切面上观察到相关问题，则主动脉瓣反流是明显的(图 6.12)。

二尖瓣反流很常见，心肌梗死后伴有二尖瓣反流是一种外科急症，可以由超声诊断。图 6.13 显示的是一例典型的二尖瓣后叶脱垂患者，未被诊断且进行了 3 周的机械通气。随后的手术修复使患者能够在两周内出院。二尖瓣反流的评估需要更进一步的超声心动图。二尖瓣狭窄相对更少见，但通过观察瓣膜和测量多普勒梯度可得出诊断，平均梯度>

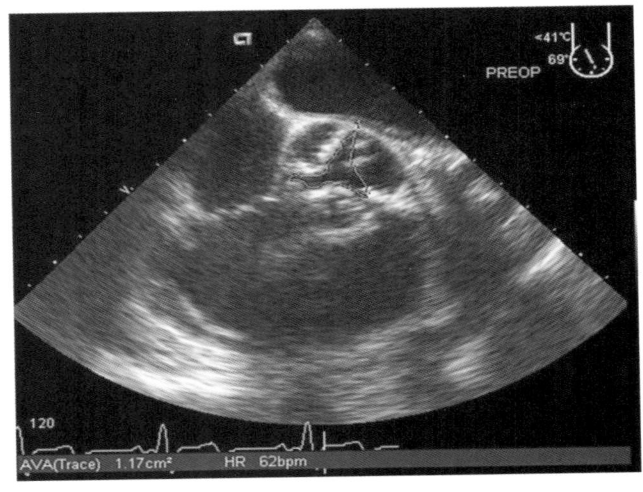

图 6.10　短轴上二尖瓣主动脉瓣的 TOE 视窗。

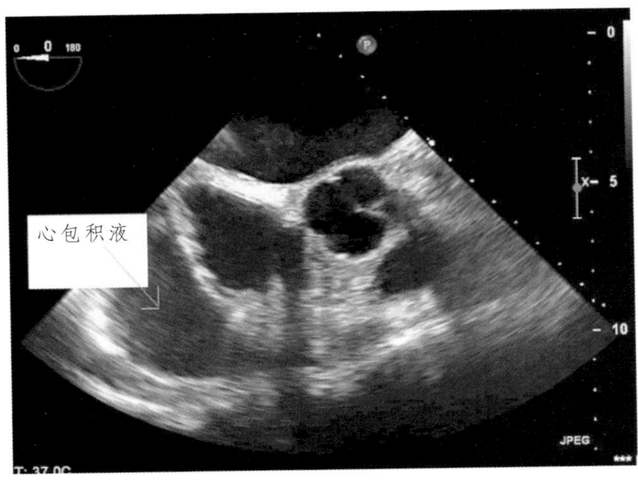

图 6.9　右侧心包积液的 TOE 视窗。

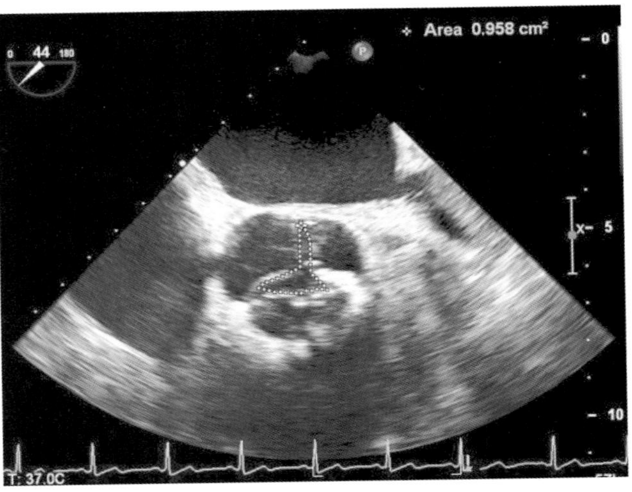

图 6.11　AV 短轴的 TOE 视窗：主动脉瓣区域(AVA)面积测量。

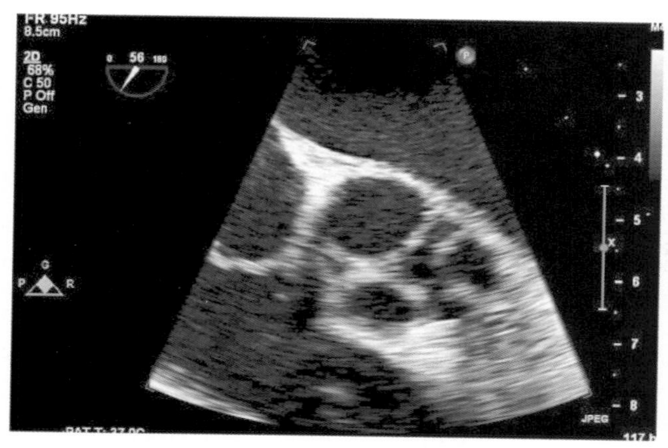

图 6.12 具有连续波多普勒梯度的 TOE 经胃 AV 长轴视窗。

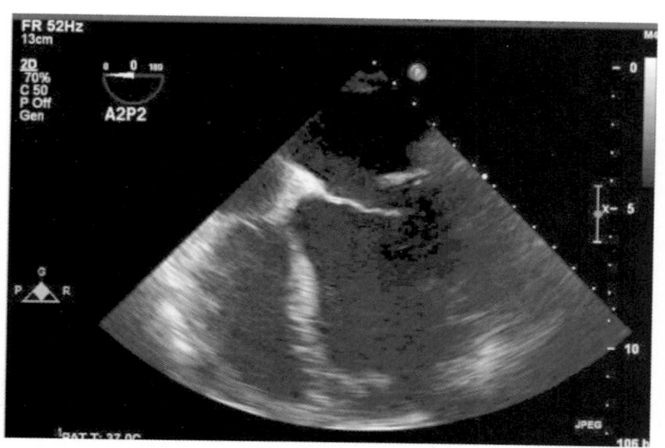

图 6.13 TOE 四腔视窗:脱垂的二尖瓣后叶位于图像的右侧。可以在图像下方(TOE 的前方)和左侧看到前叶。瓣膜下方的结构(图像上从右到左)是左心室、隔膜和右心室。

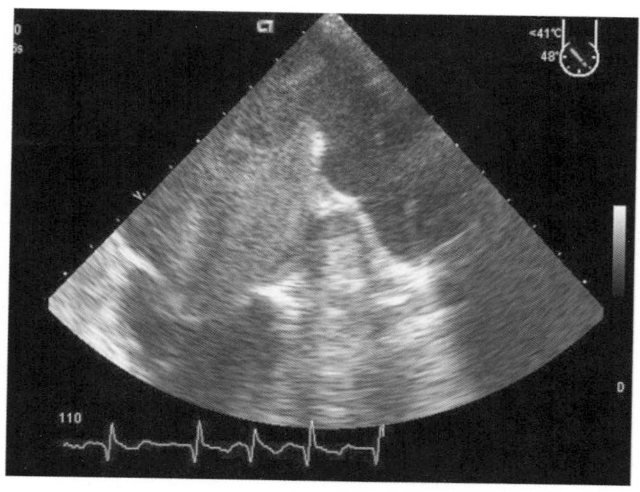

图 6.14 TOE 旋转中段食管四腔心视窗的左心房二尖瓣狭窄和左心耳(LAA)血栓。

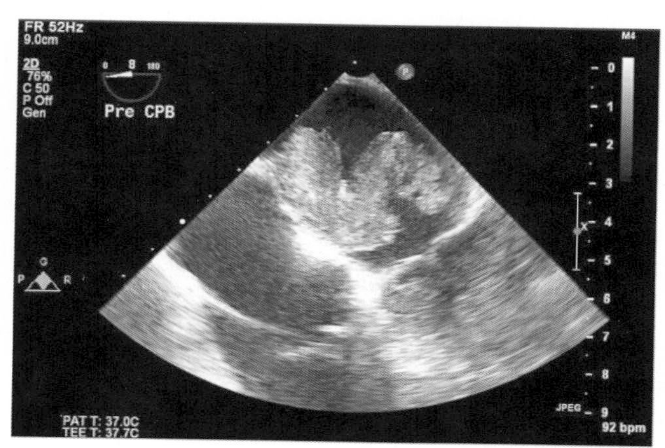

图 6.15 TOE 四腔心视窗:心房黏液瘤。

10mmHg 是有意义的。

心脏肿瘤和异常的软组织肿块

最常见的心脏软组织肿块是血栓(图 6.14),可发生在任何腔室中。这是心功能不全伴低血流量的信号。心房黏液瘤很罕见,但如果发现则对诊断有益,患者可能无症状或出现间歇性症状,如轻微头晕、晕厥,或由于房室梗阻而跌倒(图 6.15)。

心内膜炎

由于对疾病认识的提高,心内膜炎变得更加常见。血管内植入物、血管内手术和注射给药可能也是使患病率增加的原因。它可能发生在不明原因长程发热的门诊患者或长期住院的患者中。图 6.16 显示了食管中段房室轴长轴视窗。这需要 TOE 进行确认,但可能需要进一步评估,并持续随访。如果没有瓣膜破坏,可以避免远期后遗症。

低氧血症

超声心动图可以帮助诊断多种不同病因的低氧血症,包括常见的胸腔积液。对于床旁超声,体积越大的物体越容易被看到,例如大量积液(图 6.17;TOE 探头旋转至房室水平)。然而,当积液较少时就不太容易发现(图 6.18;TTE)。原则是在扫描时查看胸膜。如果存在缺氧或肺不张(图 6.19),或者留取胸腔积液样本可以帮助诊断,那么则需要胸腔引流。

TTE 可能漏诊房间隔缺损(ASD)。如果高度怀疑 ASD,可以使用 TOE 高位中段食管四腔心和二腔

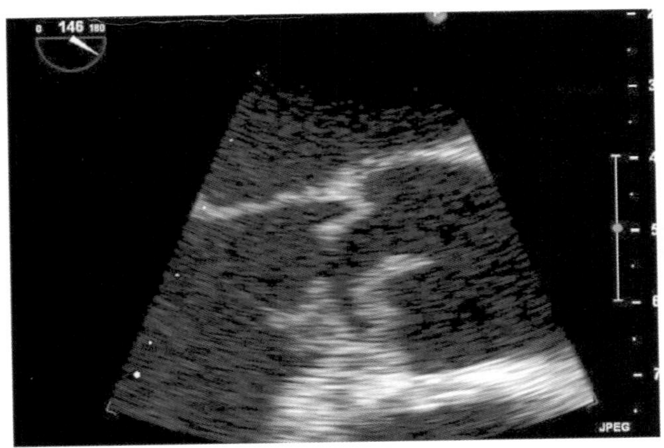

图 6.16　TOE 主动脉瓣长轴显示由于心内膜炎导致瓣膜前叶下方形成赘生物(在该视窗中的下方),使瓣叶的并行关系消失。

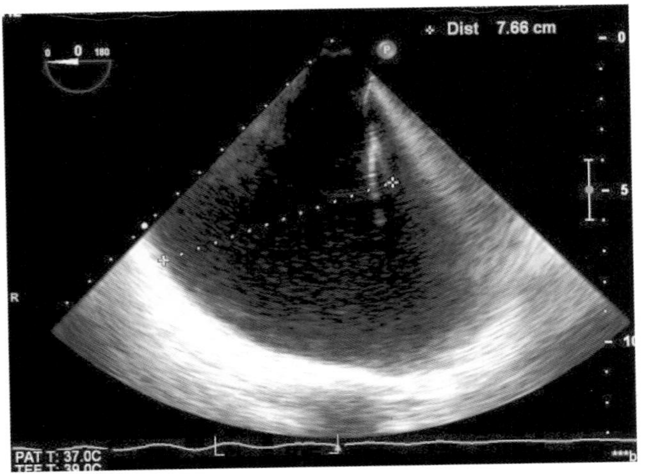

图 6.17　TOE:大量胸腔积液。

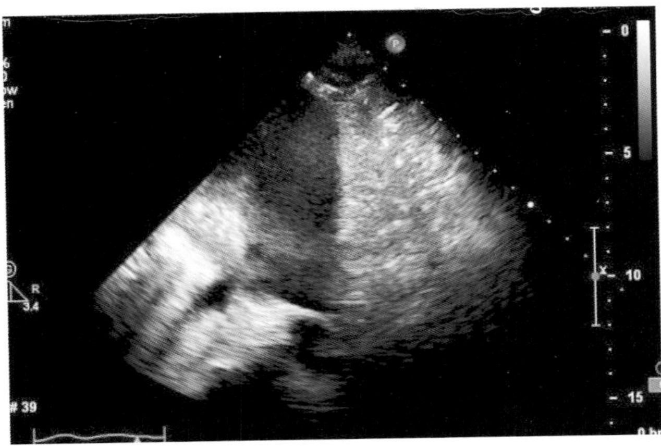

图 6.18　TTE:中等量的胸腔积液。

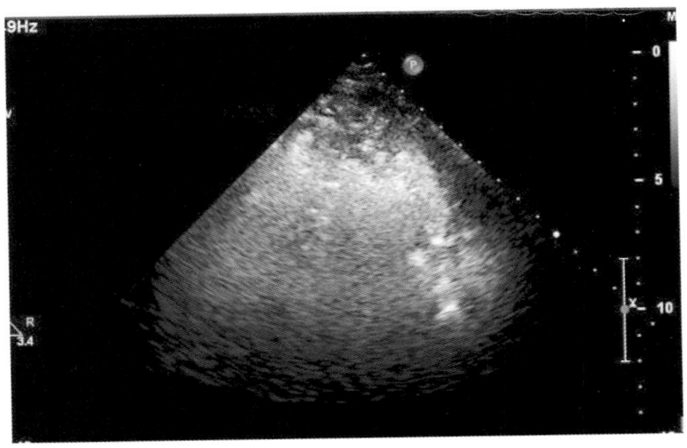

图 6.19　TTE:肺不张。

心视窗进行评估(图 6.20)

主动脉病变

绝不能误诊的是主动脉夹层。在中段食管主动脉长轴视窗中使用超声心动图(视频 6.10)进行诊断并不困难。该病例同时显示了夹层和动脉瘤。在许多情况下，存在主动脉瓣反流、不规则摆动和心包积液。将该诊断首先列入考虑范围是识别该疾病最重要的步骤。

胸部创伤

胸膜腔和心包积液通常为大血管损伤的表现。TOE 可以有效地帮助避免不必要的开胸手术。例如，当患者被刀刺伤胸部时 (图 6.21),TOE 显示没有内

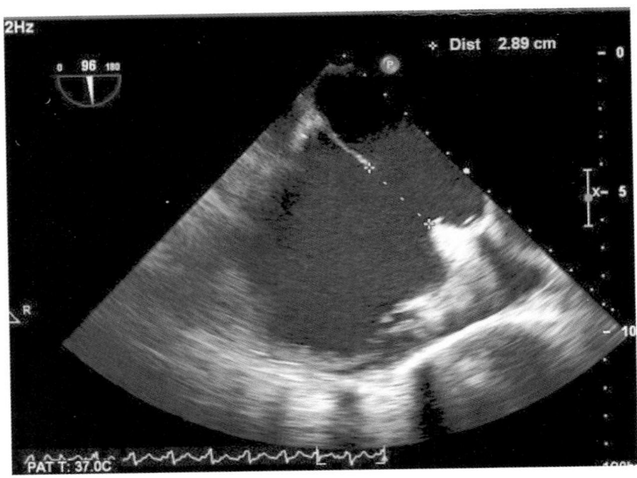

图 6.20　旋转二腔心视窗显示巨大房间隔缺损。

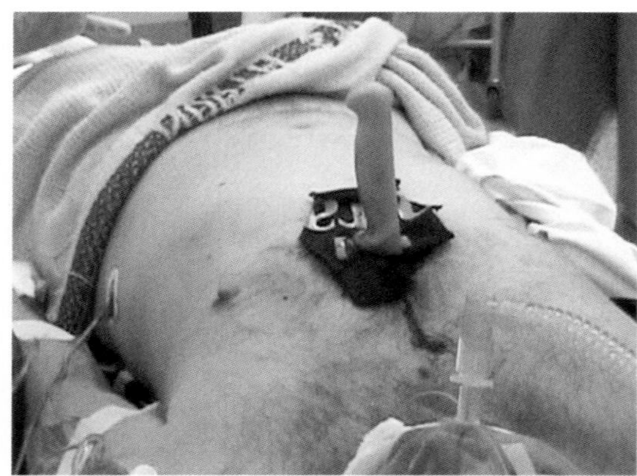

图6.21 刺中胸部的刀。

出血，并且没有累及关键的血管，在连续的TOE监测下，刀被安全地拔除。需要机械通气的胸部创伤是实施超声心动图的指征。

总结

超声心动图已被证明在重症监护方面的作用。为了应用方便以及避免不必要的转运，其应该在床边快速实施。TOE可以将TTE获得的信息更加细化，但它确实是一种伴有潜在风险的侵入性操作。心脏超声可获得许多诊断和监测信息。随着培训和临床经验的增加，TTE和TOE对于临床医生监测重症患者的价值也越来越大。

（徐静 译 黄婕 校）

延伸阅读

Beaulieu, Y., Marik, P. (2005) Bedside ultrasonography in the ICU, Part 1. *Chest*, **128**, 881–895.

Bonow, R., Carabello, B.A., Chatterjee, K., *et al.* (2006) ACC/AHA 2006 Guidelines for the Management of Patients with Valvular Heart Disease. *J. Am. Coll. Cardiol.*, **48** (3), e1–e148.

Cheitlin, M.D., Armstrong, W.F., Aurigemma, G.P., *et al.* (2003) ACC/AHA/ASE Committee to Update the 1997 Guidelines for the Clinical Cardiology/American Heart Association Task Force on Practice Guidelines Echocardiography: Summary Article: A Report of the American College of ACC/AHA/ASE 2003 Guideline Update for the Clinical Application of Echocardiography. *Circulation*, **108**, 1146–1162.

Griffee, M.J., Merkel, M.J., Wei, K.S. (2010) Echocardiography in haemodynamic assessment of septic shock. *Crit. Care Clin.*, **26** (2), 365–382.

Habib, G., Badano, L., Tribouilloy, C., *et al.* (2010) Recommendations for the practice of echocardiography in infective endocarditis. *Eur. J. Echocardiogr.*, **11** (2), 202–219.

Kil, U.H., Jung, H.O., Koh, Y.S., *et al.* (2008) Prognosis of large, symptomatic pericardial effusion treated by echo-guided percutaneous pericardiocentesis *Clin. Cardiol.*, **31** (11), 531–537.

Kircher, B.J., Himelman, R.B., Schiller, N.B. (1990) Noninvasive measure of right atrial pressure from the inferior vena cava. *Am. J. Cardiol.*, **66**, 493–496.

Kjaergaard, J., Akkan, D., Iversen, K., *et al.* (2007) Right ventricular dysfunction as an independent predictor of short- and long-term mortality in patients with heart failure. *Eur. J. Heart Failure*, **9**, 610–616.

Labovitz, A.J., Noble, V.E., Bierig, M., *et al.* (2010) Focused cardiac ultrasound in the emergent setting: A Consensus Statement of the American Society of Echocardiography and American College of Emergency Physicians. *J. Am. Soc. Echocardiogr.*, **23**, 1225–1230.

Price, S., Via, G., Sloth, E., *et al.* (2008) Echocardiography practice, training and accreditation in the intensive care: document for the World Interactive Network Focused on Critical Ultrasound (WINFOCUS). *Cardiovasc. Ultrasound*, **6**, 49.

Via, G., Breitkreutz, R., Price, S. (2009) Detailed echocardiography protocols for the critical patient. *J. Trauma*, **66** (2), 589–590.

第 7 章

腹主动脉的急诊超声评估

Simon Richards

引言

腹主动脉瘤(AAA)的发病率在男性中为 8.9%，女性为 2.2%，男性在 80~90 岁为发病高峰期。AAA 的主要风险是破裂，对于无症状的动脉瘤，破裂的风险非常低，如果动脉瘤的直径<4.5cm，则每年低于 2.0%。对于 4.5~5.5cm 的动脉瘤，破裂的风险是每年 2%~4%。一旦动脉瘤直径达到 5.5cm，每年的破裂风险等于或超过手术干预的风险，需考虑开放式或血管内修复治疗。选择开放式修复的死亡率约为 5%。这些统计数据仅适用于无症状动脉瘤。任何引起急性症状("渗漏""扩张")的动脉瘤都具有破裂的高风险，无论其大小如何，都需要立即干预。一旦 AAA 发生破裂，即使积极治疗，死亡率也达到 60%~80%。因此，医生评估确切患有动脉瘤的腹痛患者，其主要挑战是确定症状是由动脉瘤引起，还是由其他因素引起。

许多送往急诊科的 AAA 破裂患者没有典型的三联症：疼痛、低血压和搏动的腹部包块。这样的患者通常有几种诊断需要鉴别，可能会使诊断延迟，从而导致灾难性后果。临床检查往往不可靠，同时进行 CT 是确诊有无破裂的参考标准(图 7.1)，但在行此检查之前患者必须维持血流动力学稳定。此外，CT 可能因后勤安排和转运问题导致延迟，以及面临将患者从抢救区转出所引起的风险。超声(US)则提供了在床旁(POC)实施高度准确、快速、简单的检查机会，以识别动脉瘤是否存在。一旦腹主动脉瘤被确定，就可以不中断正在进行的抢救措施，迅速规划合理的治疗计划。

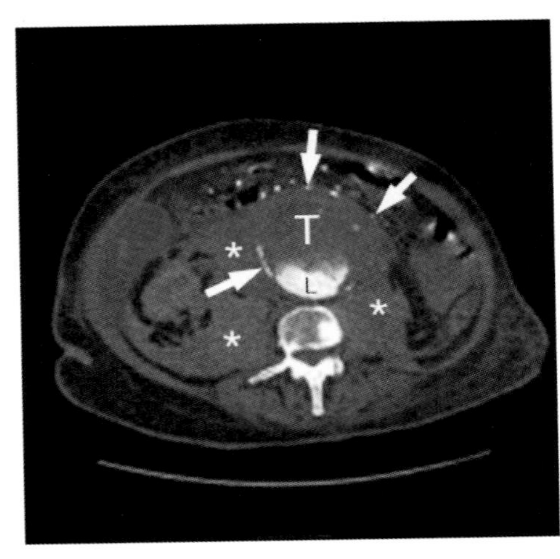

图 7.1 破裂的腹主动瘤 CT 扫描。箭头所示为血管中的钙化，伴有相邻的腹膜后血肿(*)。在充满对比剂(L)的管腔和血管壁之间是机化的血栓(T)。(Imaga courtesy of Maja Jarari.)

腹主动脉

腹主动脉起源于横膈膜，是下行胸主动脉的延续。它位于腹膜后腰椎前方，下行至正中线左侧，到达第 4 腰椎(L4)的水平，并分叉成左、右髂总动脉。它于下腔静脉(IVC)的左侧与其并行。成人主动脉的正常口径为 1.4~2.5cm。主动脉横径最宽位于膈肌处，但随着下行到分叉处逐渐变细。腹腔干(CA)、肠系膜上动脉(SMA)和肾动脉很容易被识别并用于确定动脉瘤是位于肾脏以上还是以下。这些结构的解剖学和超声学表现详见图 7.2 至图 7.5。

髂总动脉分叉成髂内动脉和髂外动脉。髂外动

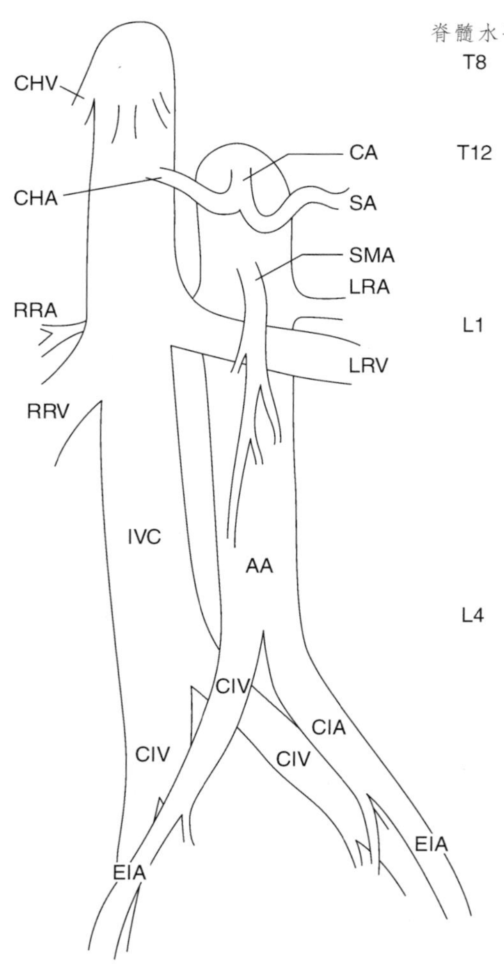

图 7.2 腹部大血管的主要关系。

脉通过假性骨盆沿腰大肌内侧向下走行，穿过腹股沟管，成为股总动脉。髂内动脉下降到真性骨盆，并为盆腔器官和肌肉组织供血。在成人中，髂总动脉的直径为 1.1~1.4cm。

什么是动脉瘤？

动脉瘤定义为>50%的永久性局部扩张，并累及血管壁的整个三层。如前所述，主动脉的正常口径为 1.4~2.5cm，但一旦主动脉的最大直径达到 3cm，它就被归类为动脉瘤。主动脉直径为 2.5~3cm 称之为扩张，除非被检查的主动脉切面局部扩张 >50%，在这种情况下，我们将它归类为小动脉瘤。如果髂动脉直径>1.4cm 则定义为动脉瘤。由于血管大小并不是一成不变的，因此比较对侧动脉的直径以评估血管的真实情况很有价值。

动脉瘤的大小、形状和位置各不相同：

- 整个血管周围均扩张的动脉瘤称为“梭形”动脉瘤。
- 显示周围一部分局灶性扩张的动脉瘤称为“囊状”动脉瘤。
- 当内膜、中膜或外膜彼此分离时就会发生“夹层”，并形成血栓和（或）在动脉壁内形成假腔。夹层可发生在正常口径的血管，也可与动脉瘤相关。夹层常容易被识别，但如果没有床旁超声则无法准确排除（视频 7.5）。
- 动脉瘤的位置需要明确。它们可以是“肾脏以上”“肾脏以下”或两者兼有。

如何扫描腹主动脉和髂动脉

以下描述了应用床旁超声实施的有效检查，以识别 AAA 是否存在。由影像专家进行的超声检查通常需要长达 20 分钟，这其中包括了一些在紧急情况下和急诊科不需要的细节。

只有将主动脉在纵向和横向平面上沿其整个走行全程扫描，才能排除 AAA。

设备和预设

- 3MHz 左右的曲面低频探头是理想选择。
- 使用腹部预设模式，应用中、低动态范围。
- 应使用标准的常规超声定向。
- 深度应设置在椎体表面以下，焦点位于大血管水平，并在整个检查过程中进行调整，以优化图像质量。
- 谐波成像在存在肠胀气时可能有益。
- 应使用 B 模式超声成像和解剖标志来区分主动脉和 IVC，而不使用多普勒成像。

腹主动脉和下腔静脉的正常外观

虽然看起来应该很明显，但经验不足的超声工作者仍可能将主动脉和 IVC 误认。表 7.1 列出了它们的主要特征，应该注意的是，主动脉和 IVC 都是搏动性血管。

技术

（1）将探头快速置于患者正中线剑突下横切面（TRV）。对于经验较少的超声工作者来说，椎体是第一个识别的结构，因为通过椎体可以确定大血管的

(a)

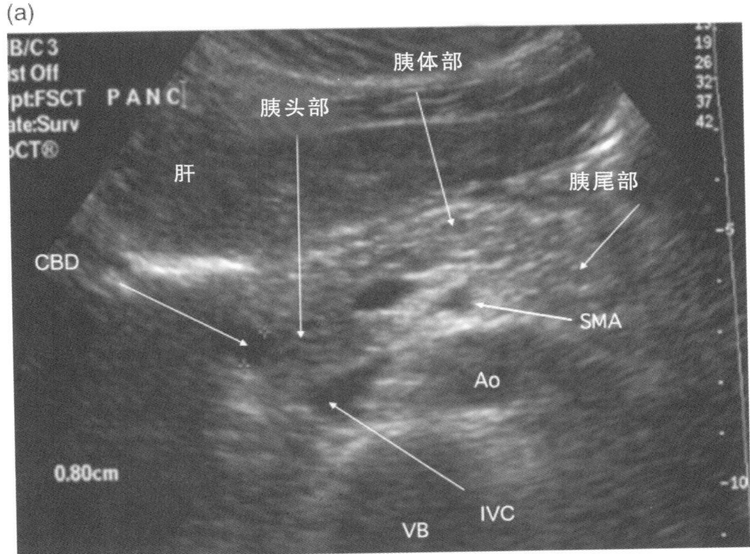

(b)

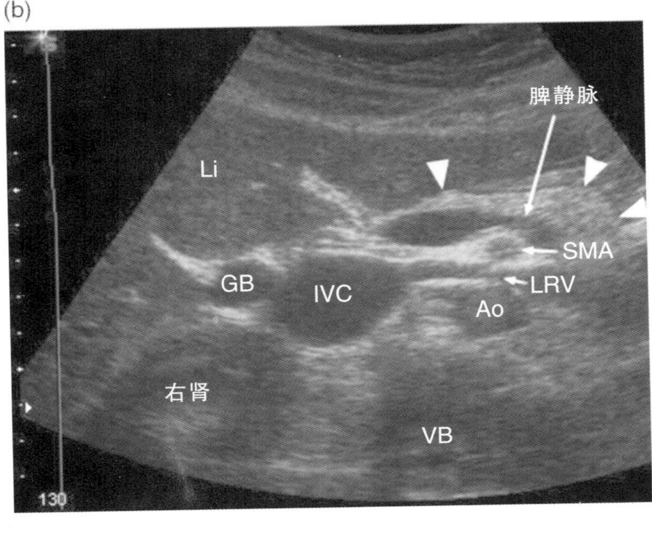

图 7.3　上腹部胰腺水平横向平面中看到的解剖结构。首先应确定椎体(VB),然后立即向前确定下腔静脉(IVC)和主动脉(Ao)。肠系膜上动脉(SMA)通常直接位于主动脉前方。在其前方,脾静脉向后走行至胰腺的体尾部(图 b 中的三角箭头所示)。组成超声窗最前方的结构是肝脏(Li)。CBD,胆总管;GB,胆囊;LRV,左肾静脉。(Figure 7.3b © A. J. Dean.)

位置(可以立即在其前方找到)和适当的深度。应确定肝脏的左叶、主动脉和 IVC(表 7.1,图 7.2 和图 7.5)。可以缩小扇形区域的宽度以优化图像质量。探头可根据肠袢之间的合适声窗滑动并向周围扇形辐射,且下行至血管分叉处,以检查全程的血管。扫描应该是系统且有条理的,以避免跳过任何节段的血管(视频 7.1a)。

(2)为了获得纵向图像,将探头再次放置在患者剑突下方的正中线上。当发现纵向图像时(图 7.4 和图 7.5;视频 7.1b),滑动或摆动探头直至血管分叉处尾部。

(3)主动脉应在前后(AP)平面的最宽点测量(图 7.5 至图 7.7)。应该从"外壁到外壁"(前壁的前部到后壁的后部)测量血管。

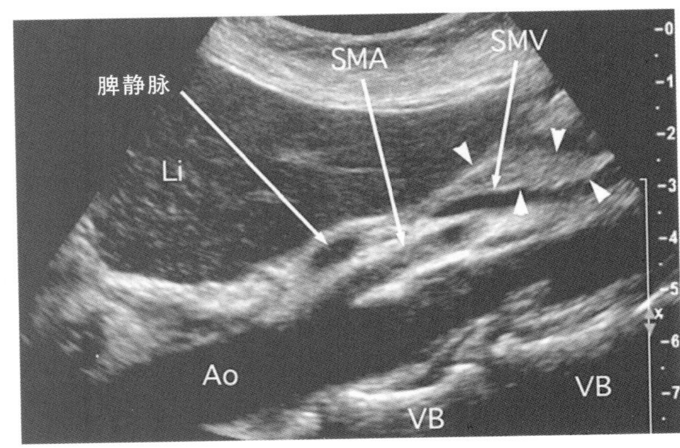

图 7.4　纵向平面显示主动脉。主动脉(Ao)位于椎体(VB)前方。三角箭头指示覆盖在肠系膜静脉(SMV)上的胰腺体。许多患者肝脏(Li)无法显示很好的声窗。SMA,肠系膜上动脉;SMV,肠系膜上静脉。

(a)

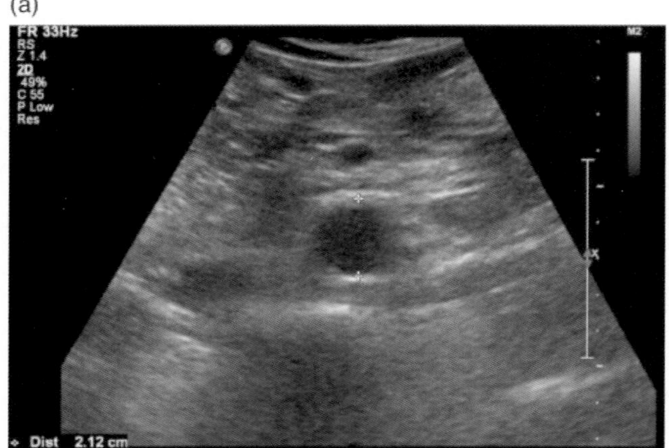

(b)

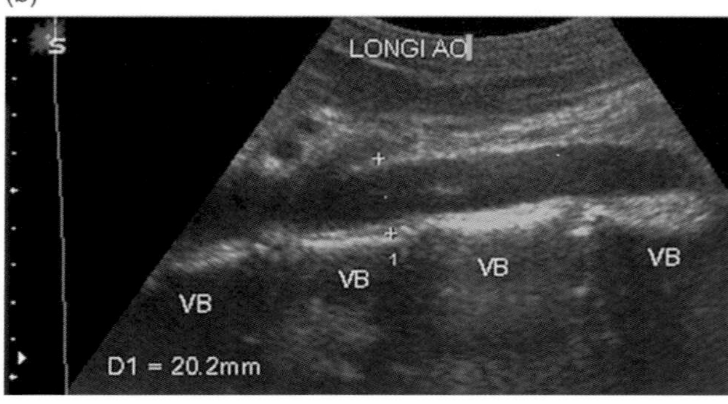

图 7.5　主动脉的横向(a)和纵向(b)视图。在图(a)中,后标尺错误地放在了内侧壁而不是外侧壁上。(Figure 7.5b ⓒ A. J. Dean.)

(4)如果存在 AAA,且临床情况允许时,则应确定其来源和范围。观察动脉瘤是否延伸到分叉处是相对简单的,然而,识别肾动脉要困难得多。如果后者无法识别,则 SMA 和腹腔干分别位于肾动脉上方 1cm 和 2cm 处,从而可以估计它们的位置。或者,如果动脉瘤的上界低于胰腺水平,则它是在肾脏以下的。

(5)对髂动脉也可以使用超声检查,但不伴有 AAA 的单发性髂动脉瘤很少见,并且评估通常在技术上也更具挑战性。髂动脉在纵向和横向均可显示,应在前后平面的最宽点进行测量(图 7.8 和图 7.9)。

(6)冠状位。如果由于肠气使主动脉模糊,可以在腋中线通过冠状面扫描来对其进行成像。脾脏或肝脏分别作为左侧或右侧的声窗(图 7.10)。该检查在技术上具有挑战性,并且很少能对全程血管进行不间断地成像。

动脉瘤的超声表现

在超声检查中,动脉瘤表现为动脉的异常扩张(参见图 7.6 和图 7.7;视频 7.2 至视频 7.4)。管腔内常可见血栓,钙化可发生在动脉壁内或慢性血栓内,形成声影。测量 AAA 时,从动脉壁的外部测量是非常重要的,而不是动脉的内腔或血栓内的血流通道。

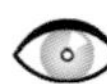

表 7.1　如何区分主动脉和 IVC

IVC	主动脉
位于中线右侧	位于中线左侧
在高位(T8)、右心房正下方进入腹部,通过肝静脉前入路穿过肝脏	进入腹部相对较低(肝脏以下,在 T12 附近)
肝静脉下方没有前分支	腹部有明显的前分支(腹腔干和 SMA)
管壁薄	管壁厚(使用高质量超声仪器可以看到两个明显不同的组成部分)
没有钙化	可能存在钙化
搏动性:两种血管都是搏动性的	
形状:从圆形到狭缝状	圆形
管径较大,除非受压或呈狭缝状	管径较小,除非有动脉瘤
在较瘦的患者体内会呈压扁的状态,并且会出现呼吸变异,除非容量过多或完全塌陷	不可压扁,无呼吸变化
可见进入右心房	有时在心脏后方可见(通常在剑突下声窗被心脏水平以下的肺组织遮挡)

(a)

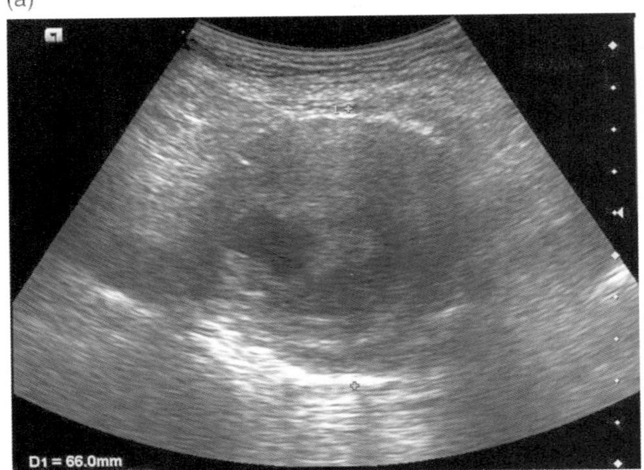

(b)

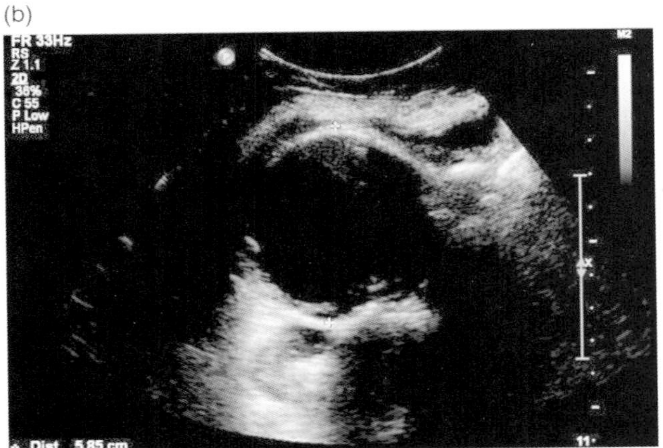

图 7.6　两个巨大主动脉瘤的横向图像。(a)可见到广泛的腔内血栓。(b)动态范围设定得较低,使血栓较难识别,但其优点是更容易识别主动脉壁。在图(b)中,后标尺被错误地放在了血管内壁。(Figure 7.6a © A. J. Dean.)

如何测量 AAA

在测量主动脉时,应选择最宽的点,并且应小心地将标尺放置在血管壁的外侧以测量前后位横向平面中的血管。在测量任何管状结构时,获取其“真实”截面非常重要(图 7.11 和图 7.12)。理想情况下,对于所有测量,超声波束应垂直于血管。有许多因素可能会破坏测量的准确性,但由于紧急情况下主要目标是避免漏诊(假阴性结果),因此了解哪些错误可能导致误判血管直径非常重要。如果超声波束在横向视图中不是垂直的,则获得的截面将是倾斜的(参见图 7.11)。这种错误有时被称为“意大利腊肠式切

(a)

D1 = 48.4mm

(b)

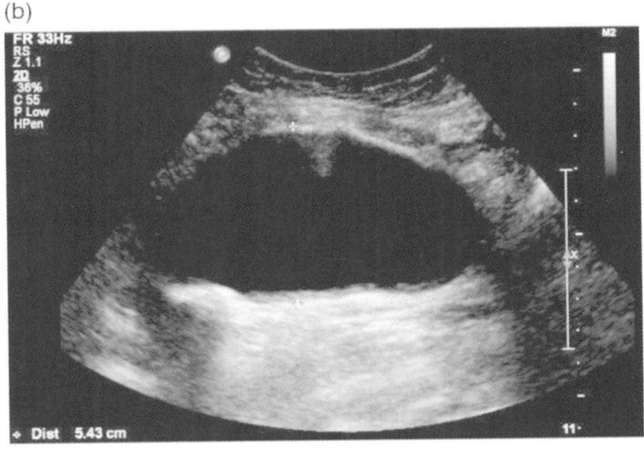

图 7.7　纵向截面显示图 7.6 中所示的动脉瘤。两幅图再次显示了高动态范围设定(a)和低动态范围设定(b)的影响。(Figure 7.7a © A. J. Dean.)

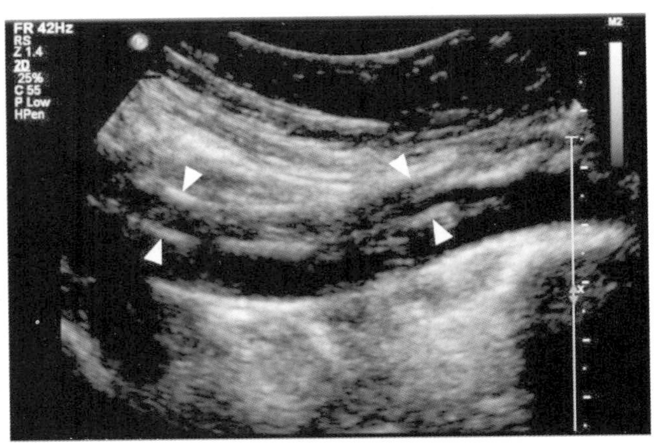

图 7.8　髂外动脉(三角箭头之间)通常比静脉更浅,如图中所示。对于大多数患者,尤其是体重指数较高的患者,肠气影响了对髂血管的完整评估。

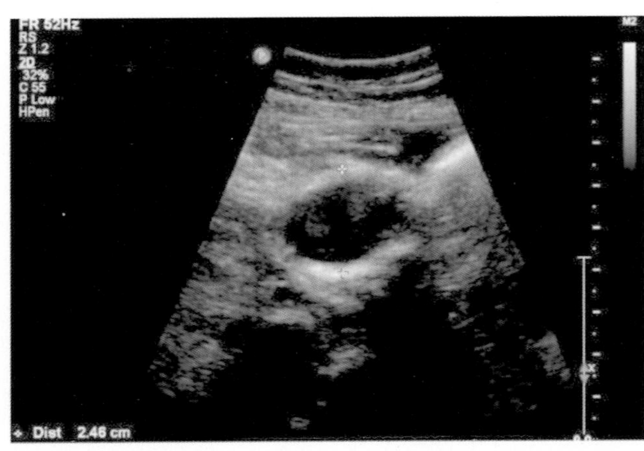

图 7.9　标尺之间的髂动脉瘤。

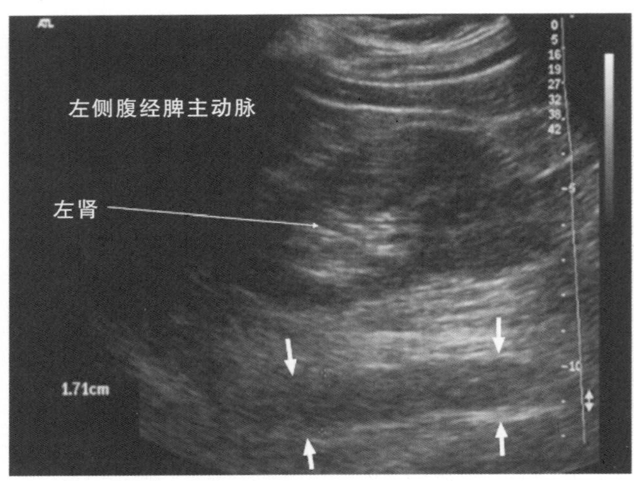

图 7.10　通过腹部左侧的主动脉(箭头之间)冠状位视图在血管被肠气遮蔽的情况下可能是有效的。也可以从腹右侧识别,以肝脏作为声窗,在这种情况下,可以看到下腔静脉深处。

片”,并且会导致对直径的过高估计。

相反,如果纵向平面偏离血管的中心轴线(参见图 7.12),则血管的真实直径将被低估。其他应该谨记的因素包括:

• 超声具有非常好的轴向分辨率, 在前后平面中的测量利用了这种益处。

• 横向平面中的测量可能因以下两个原因而降低准确度: ①血管的侧壁边界可能因边缘伪影变得模糊;②超声波的横向分辨率相对较差。

应同时扫描两个平面以实施最可靠的超声评估。横向平面在任何给定水平均可显示血管的整个周长,可以探测到血管侧壁中的囊状动脉瘤。这些在纵向平面中很容易被忽略, 纵向平面倾向于关注前

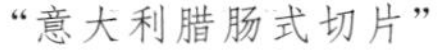

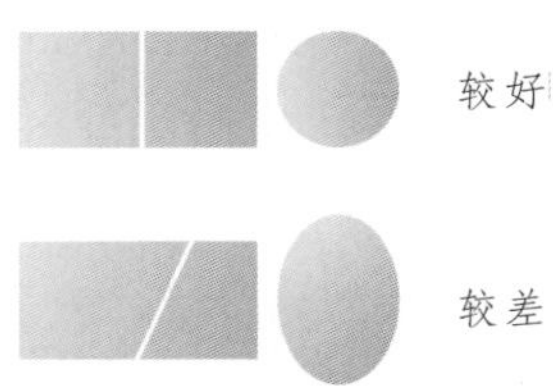

图 7.11　在横向成像中,成像平面不完全垂直于血管时,血管真实直径可能被高估。

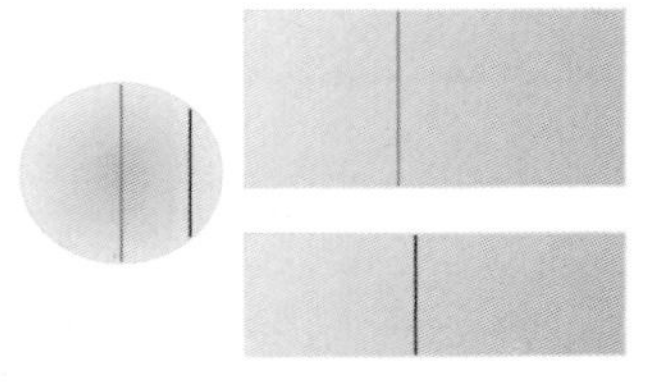

图 7.12　在纵向平面中,如果扫描平面不在血管的最宽处,血管真实直径可能被低估。

壁和后壁。然而,一次完整的扫描取决于从横膈到血管分叉的整个血管详尽、实时的观察,避免任何跳过的区域。由于肠气存在,这可能具有一定难度,特别是在横结肠,其通常可以在上腹部延伸达 5cm。横向平面对于扩张主动脉的患者也是有利的, 因为这些血管的不规则形态使其无法获得真实的纵向平面。此外,如上所述,横向平面有一个优势,就是不会低估主动脉直径。相反,纵向平面可能导致对血管直径的低估, 但它可以评估动脉瘤的位置和程度。视频 7.2 至视频 7.4 中综述了两个扫描平面的相对优缺点。前面已提及,应从外壁到外壁测量动脉瘤。

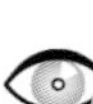

开放修复和血管内主动脉修复(EVAR)支架置入物的超声表现

应该记住, 既往已修复并不能排除患者发生 AAA 破裂, 通常是由血管内置入物缝合到天然主动脉的部位渗漏(“内漏”)引起的。这可能导致血液渗漏到置入物周围的天然血管中, 并在动脉瘤内形成压力,最终使之破裂。还有些少见现象,新的动脉瘤可以在置入物上方或下方的天然血管中重新形成。当为已经修复的 AAA 患者进行检查时,将看到残留的动脉瘤囊,因为这两种方法——EVAR 和开放修复

都不能移除动脉的扩张部分。在囊内，人工血管表现为管状结构回声；周围也可能看到血栓(图 7.13)。

经验与教训

• 囊状动脉瘤是局部的，可能发生在正常外观主动脉的任何表面上。出于这个原因，应该沿其走行，全程系统地检查主动脉，不能跳过任何区域，尤其是在横向平面中。

• 肠气、肥胖和钙化将影响检查的诊断质量。探头的“轻轻摆动”与加压相结合可以成功地排出肠气。有时可偏离中间平面获得声窗。

• 使用 CT 扫描可以最准确地显示动脉瘤和(或)破裂的程度。

• 边缘伪影可能使主动脉的侧壁难以评估。

• 不要测量动脉瘤血栓内的血流通道，应测量血管壁的外缘！该误区最常见的原因是增益过度。设置增益，使血管内的血柱呈现黑色，并清楚地识别血管壁的外缘。

• 长期存在的动脉瘤内通常含有严重钙化的血栓，这使得上一条描述的误区更可能发生。同样，通过最佳增益调节和较低的动态范围设置可以较好地避免这种错误。

• 腹主动脉瘤的存在并不意味着它一定导致患者的腹痛。超声检查结果应根据临床情况来解读。

• 较小的腹主动脉瘤(4~5cm)仍然可以出现症状，可能发生急性破裂。

• 未发现腹部游离液体并不能排除急性腹主动脉瘤。大多数能存活至医疗机构进行评估的急性腹主动脉瘤患者，其动脉瘤已经破裂进入腹膜后间隙，使情况暂时稳定。也就是说，这种出血不会导致腹膜内出现游离液体。

• 即使非常大的腹膜后血肿，超声可能也无法可靠地识别。

• 如果由于肠气或其他技术原因导致检查受限，应将其进行书面记录，并将其纳入临床决策，以决定是否使用超声。

• 如果在休克患者中探测到 AAA，则应假定其已破裂或渗漏，直到证实为止。

• 只有沿主动脉全程同时在纵向和横向平面上进行了检查，才能排除 AAA。

(a)

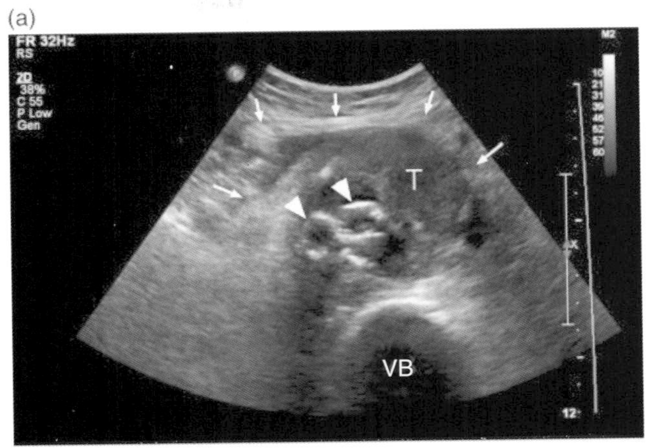

(b)

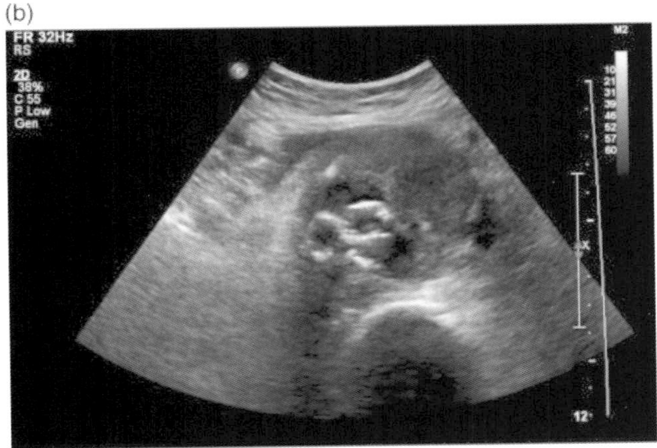

(c)

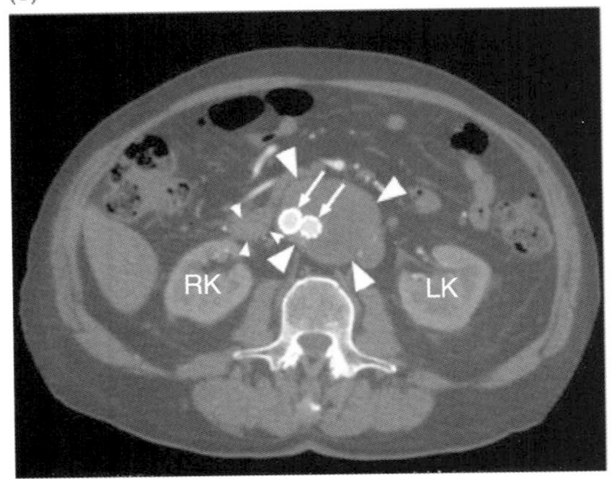

图 7.13　(a)AAA 的横向超声图像(箭头所示)，其包含髂动脉的血管内支架(三角箭头所示)。血管内有血栓回声(T)，还有一些无回声的未凝固液体。为了确定该液体是慢性还是急性血液渗漏，需要进行彩色血流多普勒分析。在血管前面有一个较小的无回声区，可能是由慢性炎症导致，但也可能是可疑的渗漏。(b)与图(a)相同，但没有标记。(c)来自同一患者的 CT 图像。请注意，血管内支架(箭头所示)含有高度不透射线的造影剂，没有证据证明造影剂泄漏到动脉瘤起源的主动脉(大三角箭头所示)。还可以看到压缩的下腔静脉(小三角箭头所示)。(RK，右肾；LK，左肾)。(CT image courtesy of Maja Jafari.)

• 超声评估主动脉的准确性与经验相关。在临床医生实施的超声检查中(与其他所有检查一样)，实践会使其更加完善，经验不足的超声工作者在根据超声结果做出临床决策时应保持谨慎。

(徐静 译 黄婕 校)

延伸阅读

Basnyat, P.S., Biffin, A.H.B., Moseley, L.G., Hedges, A.R., Lewis, M.H. (1999) Mortality from ruptured abdominal aortic aneurysm in Wales. *Br. J. Surg.*, **87** (7), 966–967.

Brady, A.R., Fowkes, F.G.R., Greenhalgh, R.M., Powell, J.T., Ruckley, C.V., Thompson, S.G. (2000) Risk factors for postoperative death following elective surgical repair of abdominal aortic aneurysm: results from the UK Small Aneurysm Trial. *Br. J. Surg.*, **87** (6), 742–749.

Concannon, E., McHugh, S., Healy, D.A., Kavanagh, E., Burke, P., Moloney, C.M., Walsh, S.R. (2014) Diagnostic accuracy of non-radiologist performed ultrasound for abdominal aortic aneurysm: systematic review and meta-analysis. *Int. J. Clin. Pract.*, **68** (9), 1122–1129.

Costantino, T., Bruno, E., Handly, N., Dean, A.J. (2005) Accuracy of emergency medicine ultrasound in the evaluation of abdominal aortic aneurysm. *J. Emerg. Med.*, **29**, 455–460.

Hoffmann, B., Bessman, E., Um, P., Ding, R., McCarthy, M.L. (2011) Successful sonographic visualisation of the abdominal aorta differs significantly among a diverse group of credentialed emergency department providers. *Emerg. Med. J.*, **28** (6), 472–476.

Kunh, M., Bonnin, R.L.L., Davey, M.J., Rowland, J.L., Langlois, S.L.P. (2000) Emergency department ultrasound scanning for abdominal aortic aneurysm: accessible, accurate, and advantageous. *Ann. Emerg. Med.*, **36** (2), 219–223.

Rubano, E., Mehta, N., Caputo, W., Paladino, L., Sinert, R. (2013) Systematic review: emergency department bedside ultrasonography for diagnosing suspected abdominal aortic aneurysm. *Acad. Emerg. Med.*, **20** (2), 128–138.

Singh, K., Bonna, K.H., Jacobsen, B.K., Bjork, L., Solberg, S. (2001) Prevalence of and risk factors for abdominal aortic aneurysm in a population-based study. The Tromso Study. *Am. J. Epidemiol.*, **154** (3), 236–244.

Studer, M., Hempel, D., Rouhani, S., Dubsky, H., Pivetta, E., Kimberly, H. (2014) Addition of a lateral view improves adequate visualisation of the abdominal aorta during clinician performed ultrasound. *Am. J. Emerg. Med.*, **32** (3), 256–259.

Vardulaki, K.A., Prevost, T.C., Walker, N.M., Day, N.E., Wilmink, A.B.M., Quick, C.R.G., Ashton, H.A., Scott, R.A.P. (1998) Growth rates and risk of rupture of abdominal aortic aneurysms. *Br. J. Surg.*, **85**, 1674–1680.

第 8 章

创伤超声检查重点评估:FAST 检查

Rajat Gangahar

引言

早期快速识别和处理严重创伤患者的隐匿性出血是救治严重创伤的基础。对于创伤患者通常需要评估的四个部位是胸部、腹部、长骨和骨盆/腹膜后。在这些部位中，诊断胸膜腔和腹膜腔积血最具有考验性，因为这两个部位可以隐藏大量血液却没有特定的症状和体征。自 20 世纪 70 年代以来,超声就开始用于评估躯体创伤,并且在过去的 20 年中,超声被认为是评估躯体创伤的重要工具。

超声最早用于心包积血的诊断，但其作用很快就扩展到检测胸膜腔和腹膜腔内的异常游离液体。这种完整、局部而专注的检查被称为创伤超声检查重点评估(FAST)。虽然,在创伤的背景下,异常的游离液体通常被认为是血液，但临床医生必须注意异常游离液体可能是慢性疾病所致。FAST 检查不能直接识别实质脏器或空腔脏器的损伤，需要其他更先进的技术和更耗时的检查才能明确诊断。

CT 能对实质脏器进行更精确的评估，是评估生命体征稳定的腹部损伤患者的“金标准”。遗憾的是，CT 需要将患者转运出复苏室，这限制了生命体征不稳定患者对 CT 的应用。诊断性腹膜灌洗(DPL)已经很少使用了,但它在诊断腹腔出血方面的敏感性要高于 FAST。然而,这种高敏感性导致较低的特异性,报道显示非治疗性剖腹探查手术发生率为 6%~26%。DPL 也是一种容易产生并发症的侵入性手术。

迄今为止,已公布的数据显示,急诊医生进行的 FAST 具有 95%~100%的特异性和 69%~98%的敏感性。FAST 可检测到 Morrison 囊中 250mL 以上的游离液体,此项操作快速、可重复且无禁忌证。该检查是临床评估的辅助手段，暂时还没有可替代的方法。FAST 阴性并不能完全排除腹腔出血的可能,尤其是检测前高度怀疑出血的情况下。如果第一次 FAST 为阴性,可以反复检查以增加敏感性。由于特异性高于敏感性,FAST 检查和许多即时超声检查一样，诊断疾病比排除疾病更适宜。

FAST 技术

低频(2.5~5MHz)探头应用得较多。尽管也可以使用相控阵或小曲线探头，但通常会使用弯曲阵列的腹部探头。

在超声中，游离液体呈现黑色，在 4 个标准的“窗口”或“视图”中可以发现潜在间隙的游离液体(图 8.1)：

- 右上象限(RUQ;包括右胸膜间隙)。
- 左上象限(LUQ;包括左胸膜间隙)。
- 骨盆视图。
- 剑突下视图。

急性出血如果形成血凝块则可能呈现灰色回声,血凝块在超声中可能难以与脂肪(特别是网膜)区分。如果怀疑凝血,超声医生应该在扫描区域寻找游离液体以明确是否出血。FAST 检查的顺序可以根据患者的受伤机制和方式进行调整。

右上象限(RUQ)视图

通常最先完成右上象限检查。FAST 检查显示在该区域发现游离液体的阳性率超过 60%。该视图

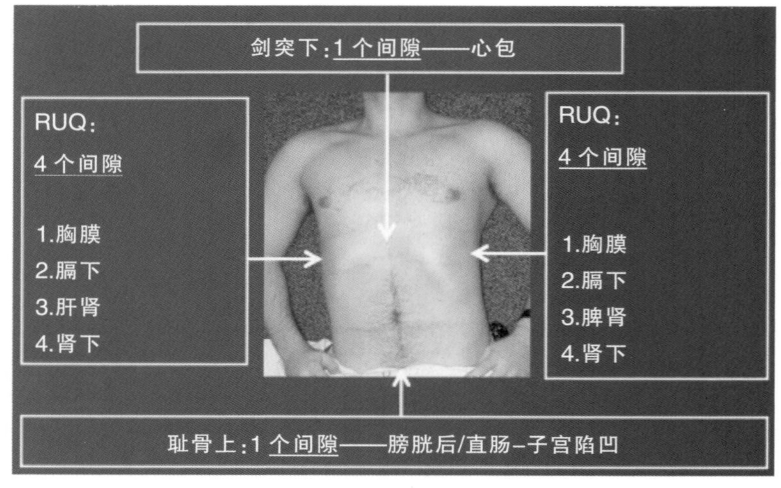

图 8.1 FAST 检查中要评估的 4 个区域，以及潜在间隙都需要检测。

能够探查肝肾间隙、膈下间隙以及胸膜腔的右侧肋膈角。

传感器最初放置在腋前线，由于耦合剂的应用，超声医生可以自由寻找最佳的肋间隙进行检查。与肋骨平行的平面是探查的最佳窗口。在该平面上探查时，标记点应该指向后方和头部。初始深度设置应为 15cm 左右。目的是获取每个探查间隙的完整动态图像而不是一系列静止图像(图 8.2，视频 8.1a 和视频 8.1b)。Morrison 囊通常位于第 7~9 肋间隙的水平，但对肋骨进行计数通常不可行，因此超声医生应该熟悉解剖结构在超声扇形图中的表现。

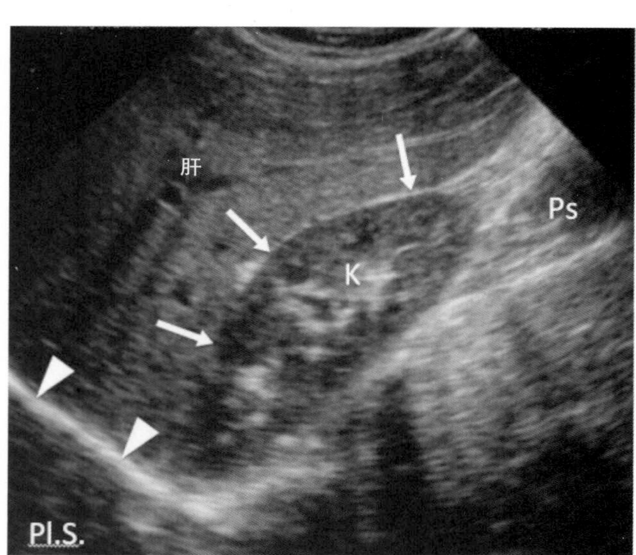

图 8.2 正常右上象限的超声波，显示 4 个区域中每一个潜在的间隙。三角箭头所示为横膈，箭头所示为肝肾间隙(Morison 囊)。在横膈上方，可以看到镜像伪影。需注意，对于大多数患者，在一个视图中看不到所有 4 个潜在间隙。PI.S，胸膜间隙；Ps，腰肌；K，肾。(Figure © A. J. Dean.)

在正常人体中，扫描 RUQ 时将显示肝脏和右肾是连续的，或中间隔了一层肾周脂肪。在没有积液的患者中，膈肌上方的区域显示镜像伪影，即在膈肌上方看到正常肝脏回声。

在超声下游离液体呈现黑色，并且可以在任何前面提到的潜在间隙中看到(从上到下的顺序)：

- 膈肌上方(胸膜腔)。
- 肝脏和膈肌之间(膈下或膈下间隙)。
- 肝脏和肾脏之间(Morison 囊)。
- 在肾的下极(与结肠旁沟连续的间隙)。

游离液体没有壁，通常具有尖和角的形状及组织平面(图 8.3)。这些特征有助于区分其是 RUQ 游离液体还是胆囊和 IVC。后者是管状的，可以跟踪到右心房；如果存在不确定性，彩色血流多普勒可能会有所帮助。胸膜腔内的液体呈现黑色并取代镜像伪影(见图 8.3，视频 8.2 至视频 8.5)。渗出物是血胸和脓胸混合物，在超声下可以看到混合回声声像。可以看到肺不张“舌叶”随着呼吸运动而移动。

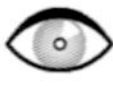

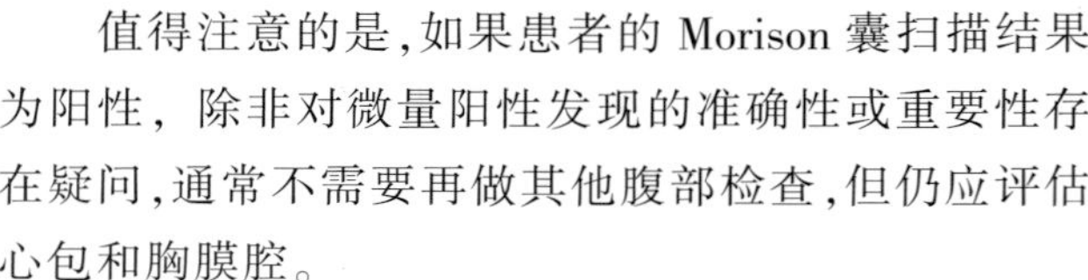

值得注意的是，如果患者的 Morison 囊扫描结果为阳性，除非对微量阳性发现的准确性或重要性存在疑问，通常不需要再做其他腹部检查，但仍应评估心包和胸膜腔。

左上象限(LUQ)视图

LUQ 视图在技术上是难度最大的，因为它缺少在右侧的大肝窗。传感器放置在腋中线和腋后线之

(a)

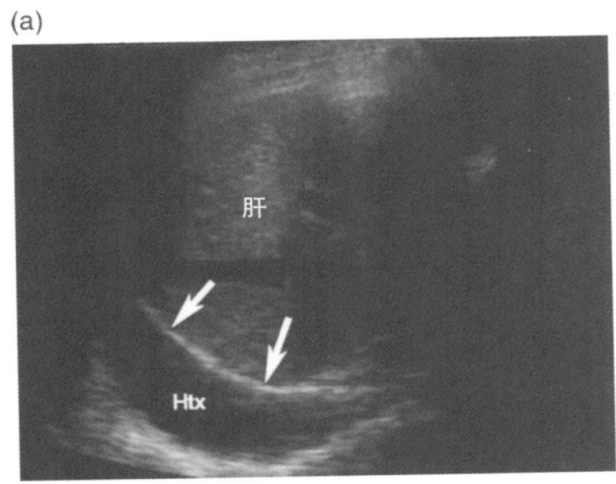

(b)

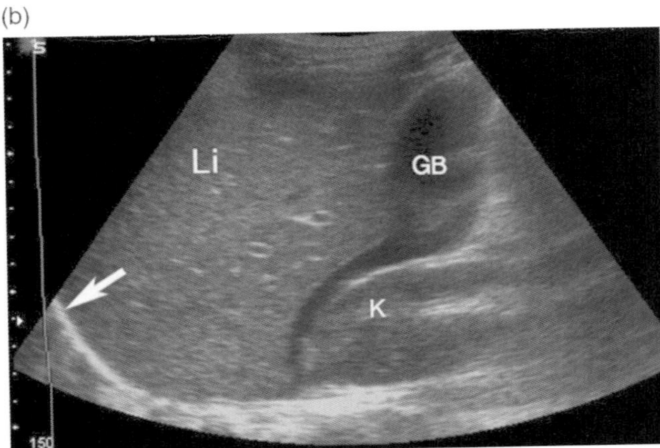

(c)

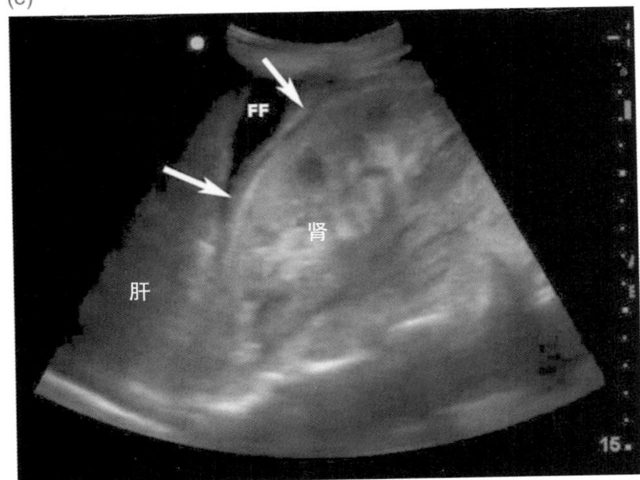

(d)

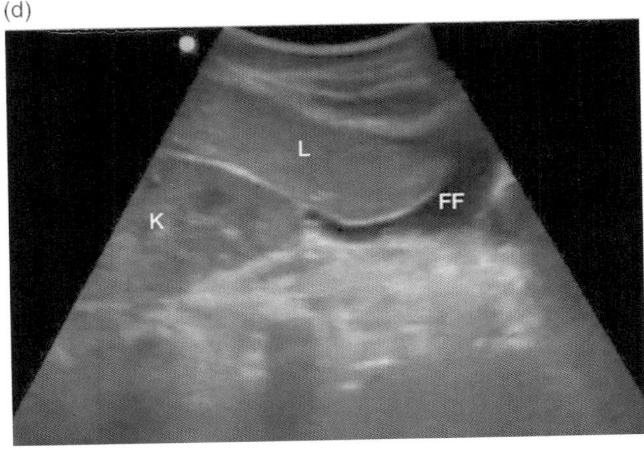

(e)

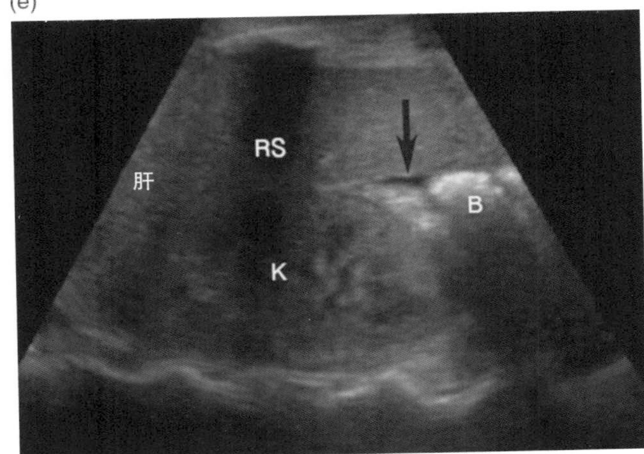

图 8.3 在 FAST 检查的右上象限(RUQ)窗口中看到的异常游离液体。(a)在膈肌上方可见血胸(Htx)(白色箭头所示)。(b)在肝脏(Li)和肾脏(K)之间的 Morison 囊中可见游离液体。可以看出这与胆囊(GB)不同。(c)另一例病例的 Morison 囊中也可见游离液体,其中几乎看不到上面的肝脏。在肾囊的两侧可以看到游离液(FF)(白色箭头所示),提示血液腹膜和实质肾损伤。(d)肾脏下极和肝脏(L)边缘的游离液体(FF)。(e)一例病例中,肾脏下缘(K)与充气的肠管(B)之间较少的游离液体流动。肋骨影(RS)也可以看到。(All figures © A.J. Dean.)

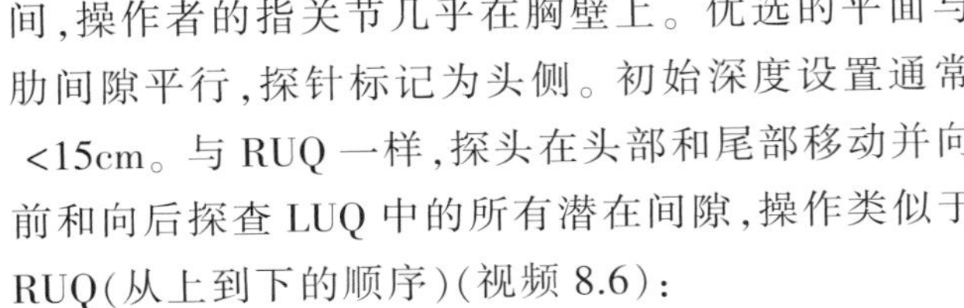

间,操作者的指关节几乎在胸壁上。优选的平面与肋间隙平行,探针标记为头侧。初始深度设置通常 <15cm。与 RUQ 一样,探头在头部和尾部移动并向前和向后探查 LUQ 中的所有潜在间隙,操作类似于  RUQ(从上到下的顺序)(视频 8.6):

- 膈肌上方(胸膜腔)。
- 脾脏和横膈膜(膈下或膈下间隙)。
- 脾肾之间。
- 在肾的下极(结肠旁沟)。

在大多数正常人中,可以看到膈肌覆盖在脾脏上,紧贴肾脏的上极(同样,除非中间插入了肾周脂肪)。与在 RUQ 中一样,在没有血胸的情况下,在膈肌上方可以看到脾脏的回声(图 8.4,视频 8.6)。值得注意的是,在 LUQ 中,游离液体常常聚集在脾脏的下极和左侧膈下间隙,因此必须仔细检查(图 8.5,视频 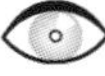 8.7)。

(a)

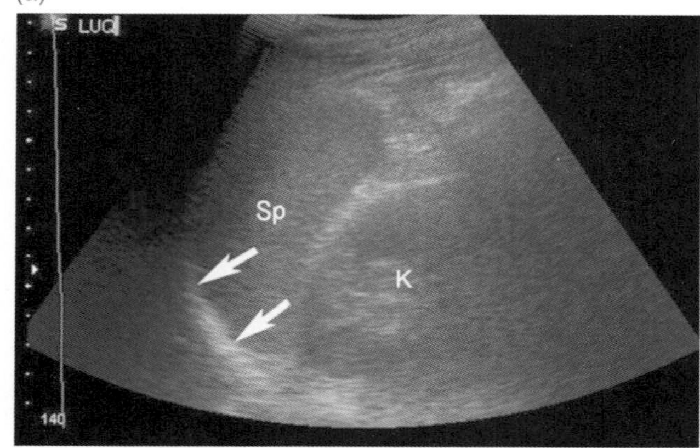

(b)

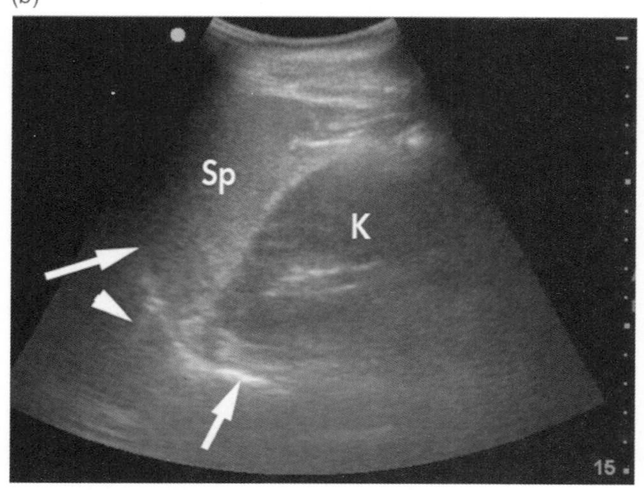

(c)

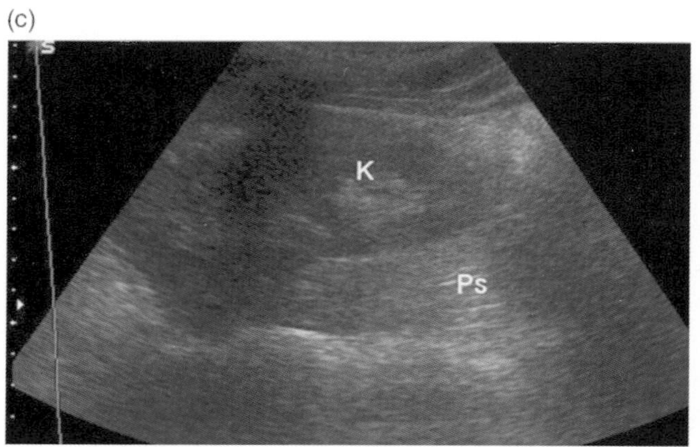

图 8.4　正常左上象限(LUQ)检查的图像。(a,b)可以在肾脏(K)附近看到脾脏(Sp)。在膈肌(箭头所示)之上可看到的回声,需要排除血胸的可能。(b)在膈肌(三角箭头所示)上方存在的混合回声(也称为 Z 线)是肺组织的另一种存在形式,可以排除血胸。在 LUQ 中,所有 4 个潜在的间隙都可在单一视图中看到。(c)肾的下极覆盖在腰肌(Ps)上。(All figures © A. J. Dean.)

彩色血流多普勒可用于区分自由液体与脾门血管,偶尔可能混淆(参见图 8.5)。左胸膜检查将消除镜像伪影,并且膈上将呈现黑色。充满液体的胃(这在发生车祸的患者中并不罕见)可以通过其位置、胃褶、气泡中混响物的存在及其"非尖"的形状来识别(参见图 8.5)。

骨盆或耻骨上视图

对于站立位的患者来说，这个区域是最先要看的。将传感器横向放置(探针标记指向患者的右侧)

(a)

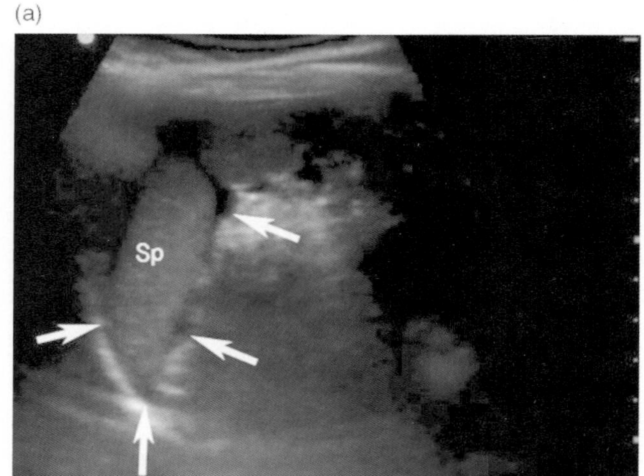

(b)

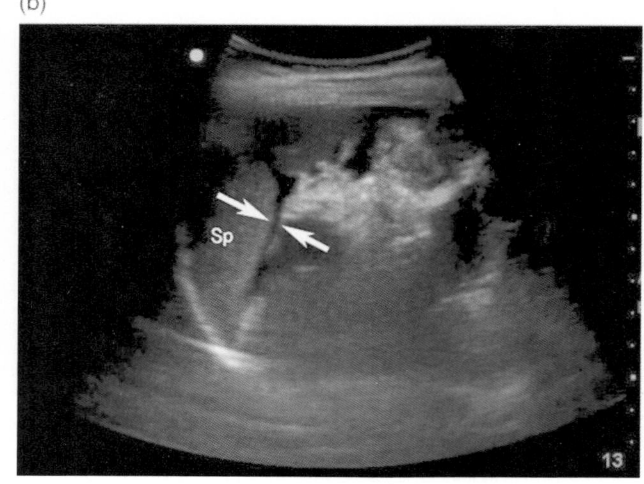

图 8.5　左上象限(LUQ)中异常游离液体积聚(箭头所示)。(a,b)可以看到脾脏周围游离液体。(c,d)在脾脏的上极和周围可以看到游离液体积聚在膈下。游离液体更常见于脾肾间隙。三角箭头所示为脾血管。膈肌上方(白色三角空心箭头之间)存在混合回声表示肺的存在,从而排除血胸。(d)在许多患者中,胃的位置在脾下方而不是肾下方。(e)覆盖肾(K)和腰肌(Ps)下极的肠道周围积聚了游离液体。(All figures © A.J. Dean.)(待续)

(c)

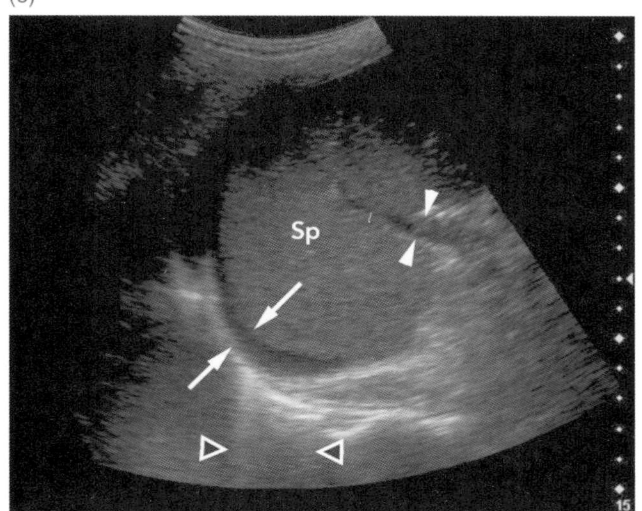

(d)

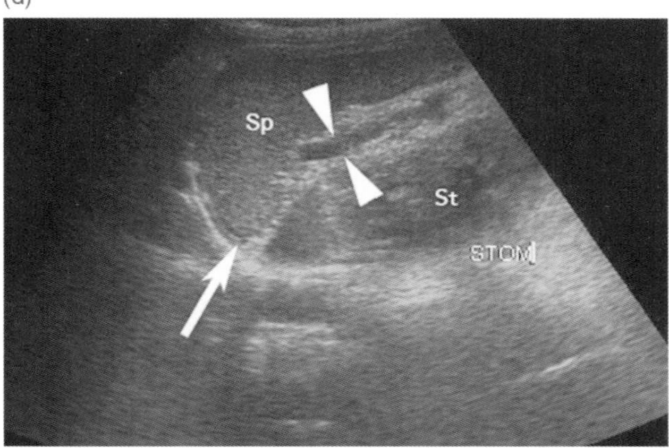

(e)

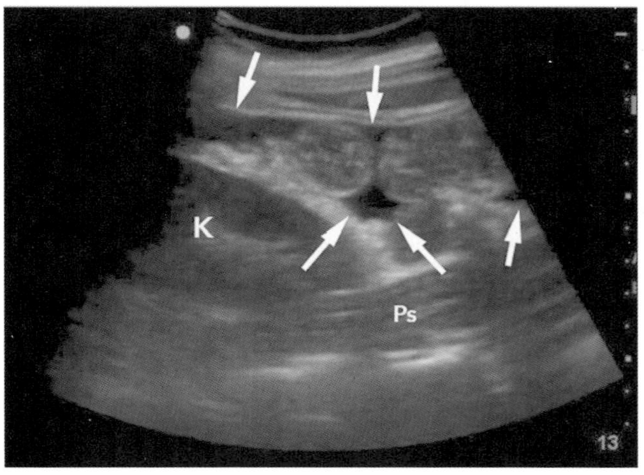

图 8.5(续)

于耻骨联合，并稍微倾斜。初始深度设置应约为15cm。男性最常探查的是直肠–膀胱陷凹，以及女性的直肠–子宫陷凹(道格拉斯腔)。随着大量出血，膀胱–子宫陷凹也可能充满游离液体。在横向探查之后，探针以顺时针方向旋转 90°以获得纵向视图，这个角度对探查游离液体更敏感。

在以下区域可以查见游离液体(图 8.6 和图 8.7，视频 8.8 和视频 8.9)：

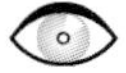

- 膀胱的上部、侧部和后部。
- 在直肠–膀胱陷凹或直肠–子宫陷凹。
- 肠道周围。

游离液体的“尖状”外观与蠕动的肠道内含气的液体不同，可以实时跟踪管状结构，并可能表现出“波状”外观(来自皱襞圆形；视频 8.9d)。在女性中，

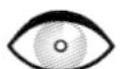

(a)

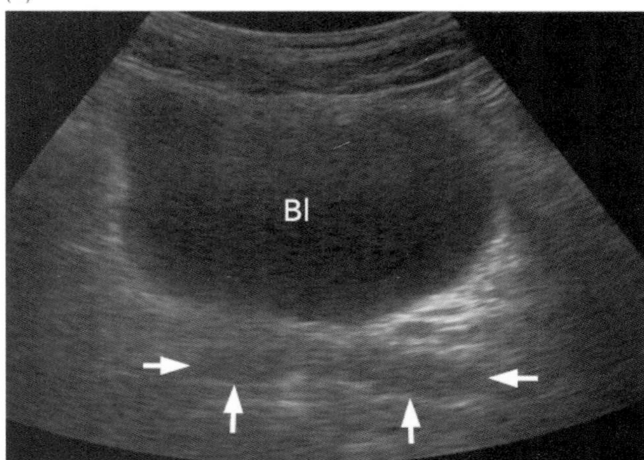

(b)

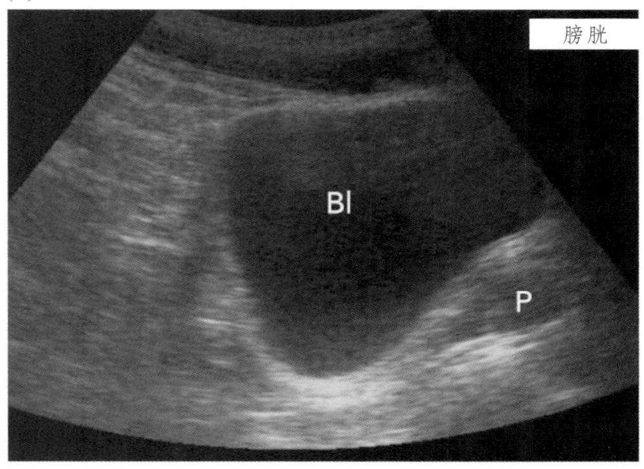

图 8.6　正常的耻骨上骨盆视图。(a)在男性的横向视图中，可以看到精囊(箭头所示)在膀胱后面。如文中所述，回声低于腹膜反射。(b)在男性的中线矢状平面上，也可以看到前列腺(P)。在该平面上看不到囊泡。(c)在女性骨盆的横向视图中，子宫(Ut)位于膀胱(Bl)后方，膀胱后方是充满气体的直肠(三角箭头之间)。(d)纵向观察女性骨盆，阴道(三角箭头之间)后方可以看到膀胱和呈前内翻的子宫。箭头表示直肠–子宫陷凹，这是游离液体最先聚集的位置。(All figures © A.J. Dean.)(待续)

(c)

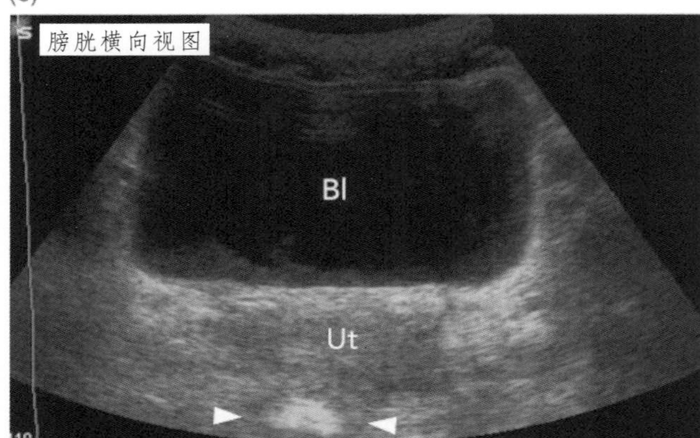

(d)

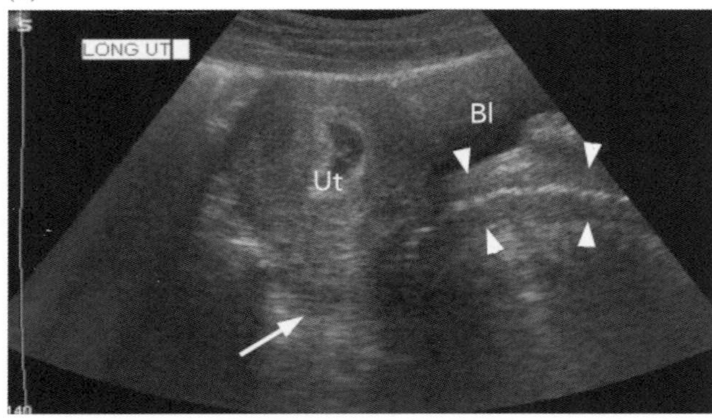

图 8.6(续)

直肠-子宫陷凹中存在少量液体(最多 15mL)可能是正常的。

最重要的是要知道腹膜的最头部或最下部回声。在男性中它是精囊的头部,伴有低回声,紧邻膀胱后壁,前列腺前方[图 8.6(a),视频 8.8c 和视频 8.9c]。在女性中,它位于子宫颈的下部[图 8.6(d),视频8.8b]。超声在这些标志之外的评估是没有结果的,可能会产生误导,因为 FAST 在检测腹膜外积液方面并不准确。在 FAST 超声评估中,操作员经横向和纵向系统地探查整个区域是至关重要的。

对于膀胱较小或者空的患者,骨盆的可视化可能很困难。子宫前倾的女性,其子宫位置非常偏向下方和前部,但仍可以提供足够的窗口观察直肠-子宫陷凹[图 8.6(d)]。如果膀胱是空的,FAST 结果很有可能为阴性,但仍应高度警惕。如果没有禁忌证,可插入 Foley 导管,注射 250~500mL 生理盐水创造一个声学窗口。膀胱不可见的常见原因是无法将探头直接置于耻骨联合上方和(或)探头的角度不足。

在正常的耻骨上方检查中,增益设置通常需要降低到使膀胱中的尿液呈黑色(不是灰色)。尽管如此,由于后方回声增强的伪影,膀胱后面的组织仍可能显得过白[图 8.7(a)]。这个伪影可能会导致游离液体被忽视,但可以通过调整"远端增益",使得原本应为黑色的结构(如骨盆血管)呈现黑色。

经验不足的超声医生可能会将髂血管误认为是游离液体。血管具有独特的连续管状和分支结构,是"圆形"(不是"尖状"),并用多普勒显示血流。精囊也可能被误认为是游离液体,但它们也是"圆形的"、对称的,并处于特征性的位置[图 8.6(a),视频 8.9c]。大量的游离液体积聚可能会被误认为膀胱(视频 8.9d),为避免这种情况,应在纵向平面上仔细识别膀胱穹顶,并且该结构上下方不应有液体积聚[图 8.7(b),视频 8.9b]。少数情况下,可能需要放置导尿管来证实。

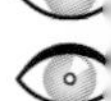

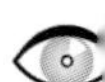

剑突下视图

通过该视图可以评估心包腔是否积聚液体而引起心包积血。使用肝脏作为声学窗口,将探头横向放置于尽可能靠近剑突处。探头指向患者的左肩,标记点指向患者的右侧。探头放置于腹部可以探查到位于胸骨后方的心脏,初始深度设置为约 20cm,可以看到心脏的四腔视图,右心房和右心室位于前方和下

(a)

图 8.7 骨盆的多种腹腔出血病例。(a)游离液体(箭头所示)在膀胱(BL)和子宫(Ut)之间可见(与视频 8.9a 为同一患者)。膀胱后方回声增强。(b)矢状扫描显示广泛的游离液体(箭头所示)和凝块积聚于肠(Bo)袢相邻的膀胱。(c)骨盆的纵向视图显示膀胱破裂的情况。膀胱(三角箭头所示)折叠并包含凝块。膀胱周围大量游离液体(FF)和血凝块积聚。(All figures © A. J. Dean.)(待续)

(b)

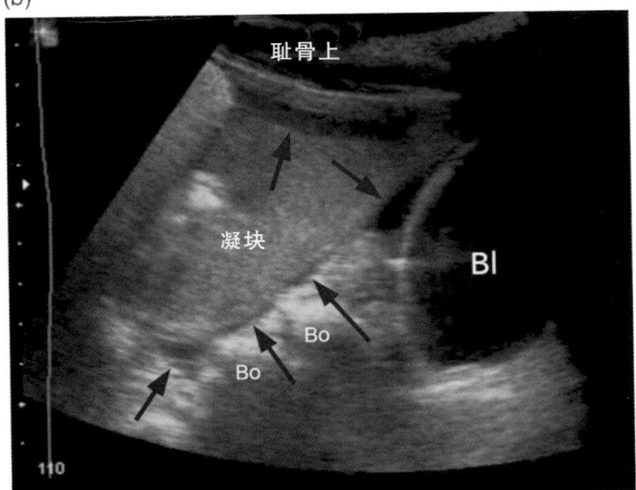

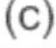

(c)

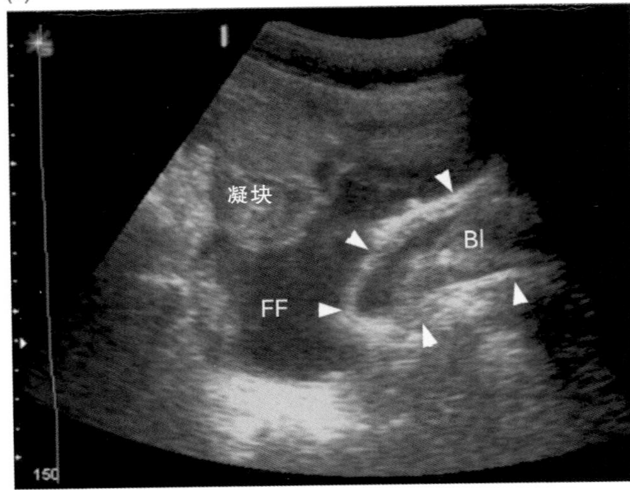

图 8.7(续)

方(即靠近超声屏幕的顶部)(图 8.8)。

通过剑突下视图不能看见心脏的常见原因包括：

• 超声波屏幕的深度设置过浅。

• 探头的角度太陡，指向上腹部，而不是进入胸腔。

• 胃肠道内的气体阻隔在探头和肝脏之间。可以通过突起腹部使肝脏和横膈移位来达到较好的成像效果。要求患者“……深吸一口气并屏住气”，或尝试将探头向右侧移动来获得较好的肝脏视窗。

如果无法获得剑突下视图，则应使用心脏的胸骨旁视图(参见第 4 章和第 5 章)。

FAST 检查中心脏评估的主要目的是评估心包，在正常情况下，心包被视为围绕心脏的单个回声线(图 8.8 和图 8.9，视频 8.10)。心包不能与邻近肝脏的膈肌区分开。心包液在壁层心包膜和脏层心包膜之间呈现黑色条纹状。评估心脏后方的情况非常重要，因为这可能是游离液体最初聚集的位置。没有任何回声的后部区域可能是心外膜脂肪垫；这往往在冠脉附近，与心肌一起移动，具有一定的球状形状，并具有脂肪的特征性回声(细内部条纹)。它们在超重患者中可能非常明显。

心包顶部体积可以慢慢改变，但不能急剧改变，因此心包液体积的变化率远远大于心室容积。在急性创伤中，<100mL 的体积迅速积聚可能导致心包填塞。相反，由于医学疾病导致的>1000mL 的慢性渗出并不罕见。如果看到周围的心包液积聚，应评估右心室的舒张期是否塌陷。右心房的任何塌陷也表明心包内压显著增加。第 33 章介绍了填塞物的超声诊断。由于填塞物的临床症状较晚且不可靠，超声波可以快速识别这种情况，从而可以更及时地进行干预。

扩展的 FAST 检查

扩展的 FAST(e-FAST)检查是传统FAST 的演变。除了寻找游离液体外，e-FAST 还可诊断气胸。第 2 章已详细讨论了这种情况。

FAST 算法

FAST 不能替代 CT，CT 可用于进一步评估具有显著内部损伤风险和 FAST 阴性的患者，以及为具有 FAST 阳性结果但生命体征稳定的患者提供解剖信息，以确定是选择进行手术还是选择保守治疗方案。

对于 FAST 检查阴性且情况稳定患者的管理取决于与患者相关的各种因素，包括预估的疾病发病率、并存疾病、年龄、损伤机制和心理社会问题。地理和特定地点的考虑也很重要，包括 CT 仪器、外科医生和手术室的可用性，以及运输问题和当地创伤中心的方案。在许多情况下，具有稳定生命体征和 FAST 检查阴性的患者应持续观察 4~6 小时，在此期间，他们还要经历重复的 FAST 扫描。如果第二次检查结果仍为阴性并且患者保持良好状态，则可以出院并耐心对其说明需返院治疗的相关注意事项。国际共识会议提出了应按照以下方案开展 FAST 检查：

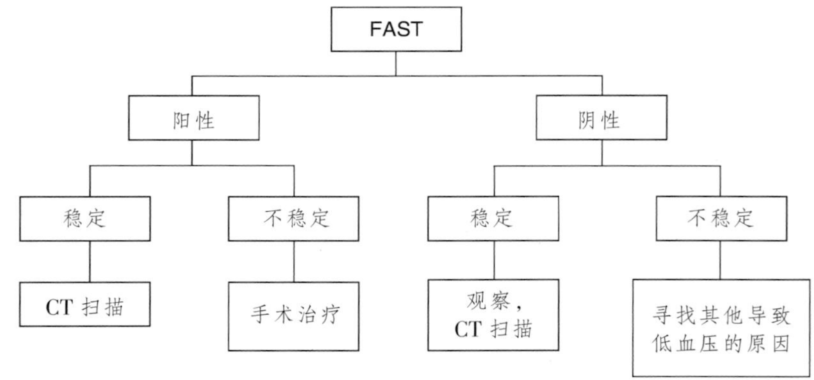

(a)

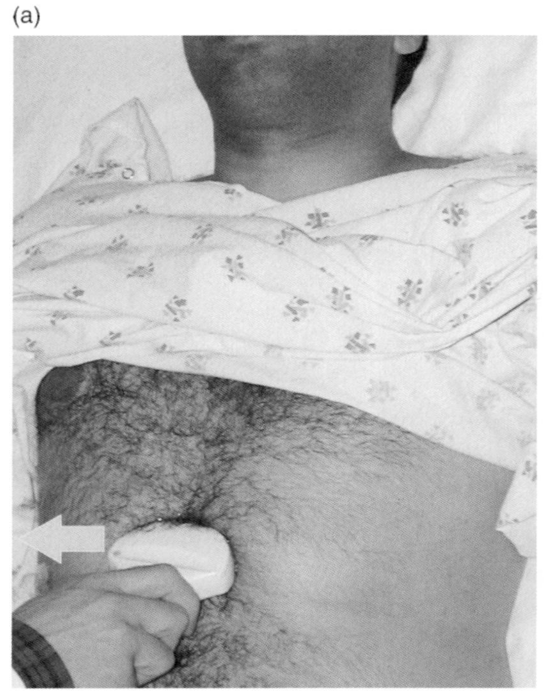

(b)

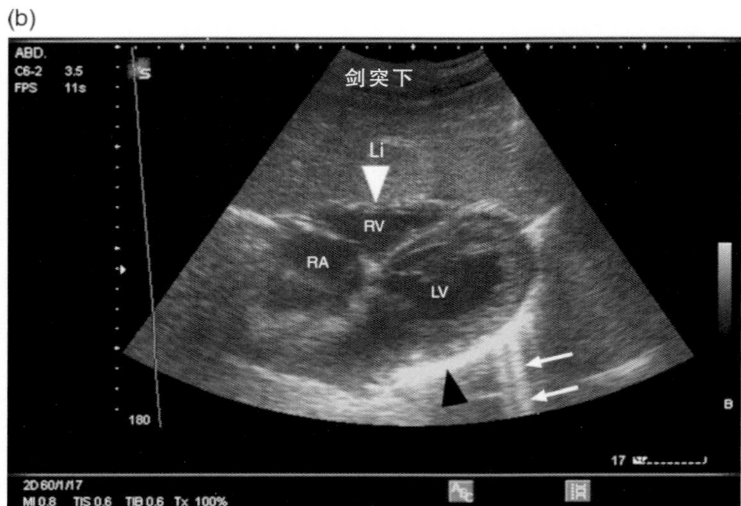

图 8.8　(a)剑突下视图探头的放置。箭头表示探头标记的方向。(b)使用肝脏(Li)作为窗口的典型剑突下四腔视图(RA,右心房;RV,右心室;LV,左心室)。应检查前心包和后心包(分别为白色三角箭头所示和黑色三角箭头所示)是否存在液体。经常在心脏后面看到混响 伪影(箭头所示),并指示脏层胸膜的位置,从而发现潜在的肺实质的存在。注意深度设置为 18cm,以评估后心包。(Figures © A. J. Dean.)

限制和讨论

FAST 的应用也有一些限制。首先,同任何超声评估一样,取决于超声医生的技能。最大的缺陷可能是未能对上述每个潜在间隙进行系统、彻底的实时扫描。虽然正常的解剖结构是可预测的,但损伤是独特的,会导致不同的出血率、出血位置和出血模式。可能妨碍最佳成像的患者相关因素包括个人习惯、肥胖、肠气、皮下气肿和胸廓或腹壁损伤。患者可能出现慢性异常液体积聚,需要与急性出血进行区分。这些通常可以通过临床病史来识别。精通增益设置优化的超声医生可以将腹水(或胸膜渗出液)的绝对无回声与血液的微小回声区分开来。

当遇到低血压患者时,超声医生应该记住"……有血液才能出血"。尽管内脏器官受损,但有严重外部出血的患者可能出现 FAST 阴性。完全塌陷的下腔静脉将支持这种可能性。FAST 检查穿透性腹部创伤

(a)

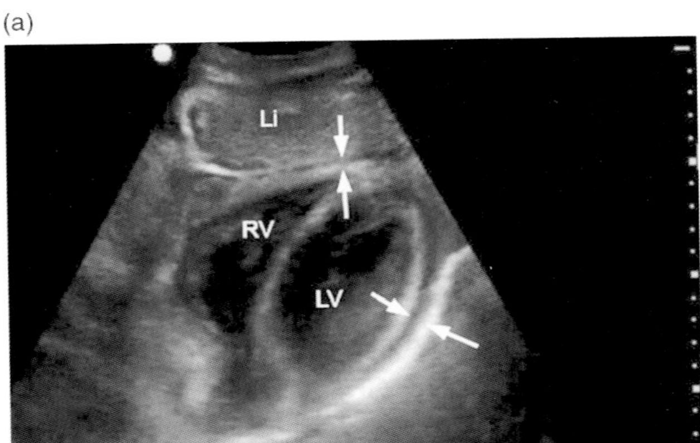

(b)

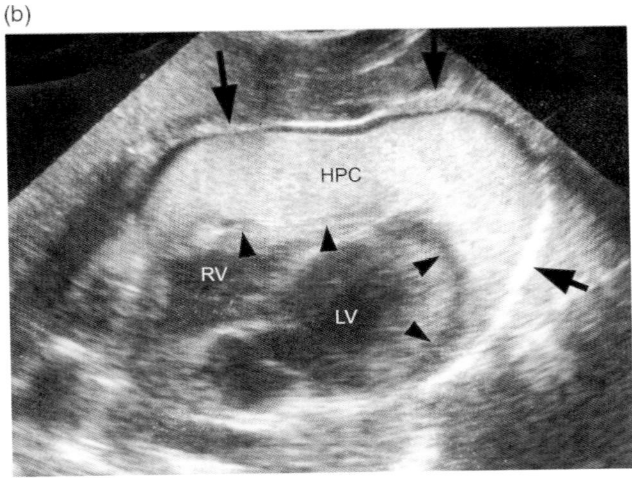

图8.9　(a)心包周围少量血液包绕(箭头之间)。(b)被汽车撞击后几分钟心脏停搏患者的剑突下视图。脏层(三角箭头所示)和壁层心包(箭头所示)之间的潜在间隙充满血凝块(HPC)。基于这些超声检查结果,为患者进行了开胸手术,清除心包积血,生命体征稳定后进行了心脏修复。患者存活并具有完整的神经功能。缩写如图8.8。(Figures © A.J. Dean.)

的敏感性较低。它不能识别腹膜后或盆腔壁出血,并且在识别实体器官损伤本身方面并不准确。FAST检查具有高特异性和低敏感性(见于80%~90%的经验丰富的医生),除非疾病的预测试概率很低,否则其应该更多地用于"诊断"疾病而不是排除疾病。与所有诊断测试一样,FAST应与从临床评估中获得的其他信息集成。

第一次超声结果评估项目试验(SOAP)的结果显示,与没有行FAST的常规创伤治疗相比,进行FAST检查的患者手术治疗时间缩短了64%,CT扫描较少,住院天数减少27%,并发症较少(优势比0.16),与对照组相比,他们的医疗费用减少了35%。尽管有这些发现,*Cochrane Review* 在2013年总结道,没有足够的证据确定FAST是否有益于创伤管理。

虽然多平面CT的广泛应用降低了FAST在许多环境中的作用,但世界上大多数创伤患者仍然在没有CT这种技术的地方接受治疗。即使CT可用,FAST对于多种伤员情况下的分诊也很重要。最近的研究也证明了CT相关可识别的终身癌症的风险,这将促进CT越来越有针对性地使用。这些方式获得的信息与超声获得的信息相结合对于年轻患者(创伤风险最大的人群)来说尤为重要。

经验与教训

• 当开始评估每个窗口时,最好选择较深的地方,而不是表浅的地方。这可以识别解剖标志以及整个区域。对系统内所有潜在间隙进行缓慢的实时扫描。可以对深度进行微调从而探查一些特定结构。

• 如果无法充分评估潜在的间隙或区域,需在超声报告中记录此处。

• 在某些患者中,粘连或其他解剖异常可能会阻止游离液体积聚在常见的潜在间隙。操作医生应该在检查期间保持清晰的"周边视野"用于发现其他区域异常游离液体的积聚。

• 病理性的游离液体往往是"尖状"的,而生理性的游离液体积聚倾向于"圆润"的形状。

• 在LUQ中,应仔细评估脾脏后方和邻近的膈下区域。

• 肾周脂肪具有以下特征(图8.10,视频8.11a和视频8.11b):

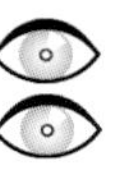

– 是双边的。

– 通过适当的增益调整,其具有脂肪组织的特征性回声。

– 当患者处于卧位时,其形状和大小不会改变。

– 其应该与患者的身体保持一致性。

• 可以将患者置于卧位并重新扫描来确认RUQ或LUQ中是否有游离液体。

• "有血液才能出血"。如果患者休克且FAST阴性,请检查IVC,如果IVC完全塌陷,应考虑其他部位出血。

• 腹部FAST阳性的患者仍然需要评估胸膜和

(a)

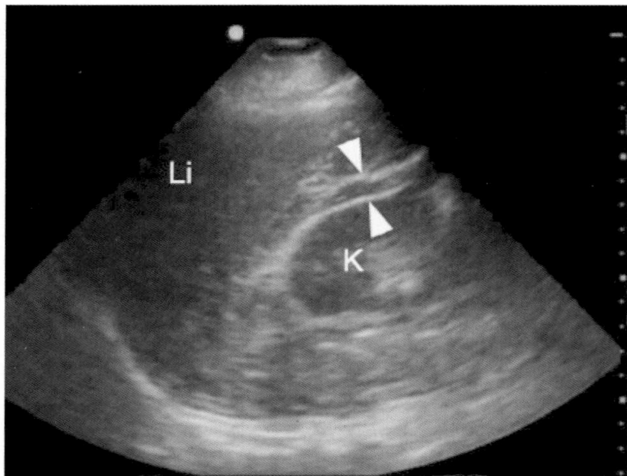

(b)

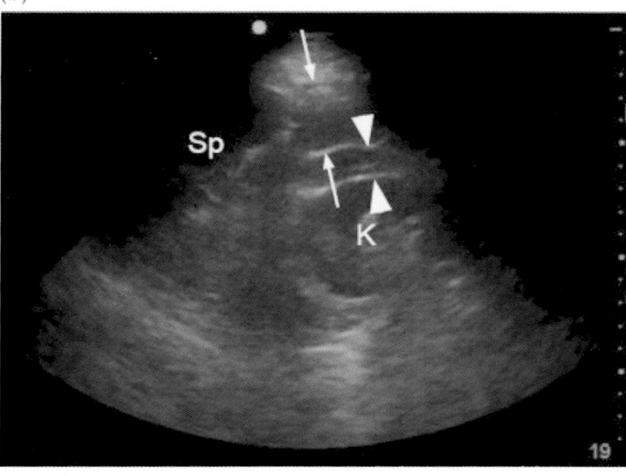

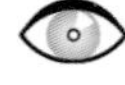
图 8.10 (a)视频 8.11a 中所示的右上象限视图的静止图像。肝脏(Li)和肾脏(K)之间可见具有特征性内部回声(三角箭头之间)的肾周脂肪。(b)来自肥胖患者的图像显示在另一层脂肪(箭头之间)之下的一层肾周脂肪(三角箭头之间),很可能是腹膜外或网膜(与视频 8.11b 中相同的患者)。(Figures © A. J. Dean.)

心包。

- 重复行 FAST 检查可以增加敏感性。
- 凝结的血液不会呈现黑色。寻找黑色未凝结的游离液体区域以明确诊断。

(谭正 译 肖莎莎 校)

延伸阅读

American College of Surgeons (ACS) (1997) Advanced Trauma Life Support for Physicians. ACS, Chicago, IL.

Jansen, J.O., Yule, S.R., Loudon, M.A. (2008) Investigation of blunt abdominal trauma. *Br. Med. J.*, **336**, 938.

Jehle, D., Guraiono, J., Karamanoukian, H. (1993) Emergency department ultrasound in the evaluation of blunt abdominal trauma. *Am. J. Emerg. Med.*, **11**, 342–346.

Yoshi, H., Sato, M., Yamamoto, S. (1998) Usefulness and limitations of ultrasonography in the initial evaluation of blunt abdominal trauma. *J. Trauma Injury*, **45**, 45–51.

Ma, O.J., *et al.* (1993) Prospective analysis of a rapid trauma ultrasound examination by emergency physicians. *J. Trauma Injury Infect. Crit. Care*, **38**, 879–885.

McKenney, M.G., Martin, L., Lentz, K. (1996) One thousand consecutive ultrasounds for blunt abdominal trauma. *J. Trauma Injury Infect. Crit. Care*, **40**, 607–612.

Melniker, L.A., Leibner, E., McKenney, M.G., Lopez, P., Briggs, W.M., Mancuso, C.A. (2006) Randomized controlled clinical trial of point-of-care, limited ultrasonography for trauma in the emergency department: the first sonography outcomes assessment program trial. *Ann. Emerg. Med.*, **48** (3), 227–235.

Rozycki, G.S., *et al.* (1993) Prospective evaluation of surgeons' use of ultrasound in the evaluation of the trauma patient. *J. Trauma*, **34**, 516–527.

Scalea, T.M., Rodriguez, A., Chiu, W.C., Brenneman, F.D., Fallon, W.F., Jr, Kato, K., McKenney, M.G., Nerlich, M.L., Ochsner, M.G., Yoshii, H. (1999) Focused Assessment with Sonography for Trauma (FAST): results from an international consensus conference. *J. Trauma*, **46** (3), 466–472.

Stengel, D., Bauwens, K., Rademacher, G., Ekkernkamp, A., Güthoff, C. (2013) Emergency ultrasound-based algorithms for diagnosing blunt abdominal trauma. *Cochrane Database of Systematic Reviews*, Issue 7, Article no. CD004446.

第 9 章

先进的胃肠超声：识别阑尾炎、气腹、肠套叠和憩室炎

Beatrice Hoffmann, Sara Damewood

随着超声在急诊医学中的作用越来越大，现在有越来越多的胃肠超声检查应用于急诊室中的教学和实践。这些先进的超声检查可以识别急性阑尾炎，并帮助识别急腹症患者的腹腔游离气体，或成人憩室炎和肠套叠。本章将介绍上述疾病的超声诊断。

急性阑尾炎

引言和历史

急性阑尾炎仍然是腹部最常见的外科急症。其具有很高的临床误诊率，因为引起腹痛的其他几种情况可能会出现非常相似的体格检查和实验室检查结果。由于这些原因，临床医生会利用几种影像检查方法提高诊断准确性。

超声被用于诊断急性阑尾炎的第一例病例可以追溯到 1981 年，当时 Preusser 描述了一例 87 岁患者的化脓性阑尾炎的超声检查结果，随后在手术中得到证实。5 年后，阑尾的超声检查技术使用了由 Pyualert 等人提出的“分级压缩”高频探头。该技术在很大程度上建立在这样的概念上，即阑尾等肠组织中的炎症反应会导致肠壁水肿和周围的肠系膜炎症，并降低肠的可压缩性。该技术还创造了一个更好的视野，通过简单地推动上层和含空气的肠道来评估更深层结构的方式，并逐渐将探头推向更深的结构。

1987 年和 1988 年报道了最先测试这项新技术的两项临床试验的结果。在 1987 年包括连续 111 例疑似阑尾炎患者的试验中，Pyualert 及其同事发现超声检查非穿孔性阑尾炎的敏感性为 75%，检查穿孔性阑尾的敏感性为 80%。超声检查阑尾肿块的敏感性为 89%，特异性为 100%。值得注意的是，超声检查改变了 1/4 以上患者的诊断和管理。1988 年，Schwerk 等人对连续 404 例患者进行了超声检查，准确率达 95.5%，阑尾切除术阴性率降低了 50%。这些初步结果令人印象深刻，因为它们接近于今天公认的急性阑尾炎超声诊断标准。此外，这些研究是在 20 世纪 80 年代中期使用超声设备和技术进行的。这支持了这样一种观念，即获得准确的阑尾炎超声检查结果，最重要的可能是操作者的经验和技能。

在接下来的 30 年中，一些大型试验和荟萃分析报道了超声检查急性阑尾炎的敏感性为 78%~88%，特异性为 83%~94%。由技能水平明显较高的操作者进行的研究显示，超声检查急性阑尾炎的敏感性和特异性分别高达 96%和 99%。具有这种精确度的结果与通过 CT 甚至 MRI 检查获得的结果相同，甚至更优。

与 CT 和 MRI 比较

总体而言，CT 和 MRI 都是诊断急性阑尾炎更敏感的诊断工具。然而，特异性常表现为一致性，特别是在比较 CT 和超声检查时。CT 和 MRI 的优势包括不局限于患者的体型和对操作者的依赖性较少，其“手动检查”不像超声检查那样依赖操作者的空间感。操作者只需阅读和解释标准化图像。缺点包括 CT 检查时会暴露于电离辐射，以及 MRI 的不一致可用性。这两种成像方式都比超声更昂贵。超声检查由经过适当培训的操作者执行，应提供初步安全、快速

和可重复的诊断方法，以识别阑尾炎，并能进行腹痛患者的一系列鉴别诊断。

正常超声检查结果

阑尾的解剖位置通常在回肠末端和近端盲肠交界处的右髂窝中。阑尾的基部通常起源于回盲瓣近端约 2cm。盲肠和阑尾的位置有许多潜在的解剖变异，这使得阑尾的超声检查最具挑战性。然而，找到正常的阑尾可能与找到高度超声准确的异常阑尾一样重要，超声检查是早期诊断急性阑尾炎常见的检测手段(表 9.1)。

正常的阑尾很容易用分级压缩技术压缩，并且不显示蠕动活动。正常阑尾通常≤6mm，从前-后(AP)直径的外壁-外壁测量。在这个轴向视图中，压缩时其呈椭圆形结构，正常值为 2~11mm。需注意的是，阑尾的整体轴径是一个重要的急性阑尾炎的超声征象(但目前还不是最具体的)。正常的阑尾壁测量值≤2mm，同样在 AP 视图中测量。这里，阑尾显示为目标标志；外部，较暗的层对应于肠壁的固有肌层，中等和更密集的回声层对应于黏膜下层，而内部，超声波层表示黏膜。在长轴上，阑尾表现为封闭的管状结构。正常阑尾的长度范围为 2~20cm。它通常在儿童时期和青年期较大，随着年龄的增长而减小。必须看到从根部到尖端的整个阑尾，以检测任何节段性炎症(图 9.1 至图 9.3)。需记住，阑尾的底部通常(可预测地)位于回盲瓣的近端，在盲肠的三条系带的会聚点处，就在后内侧壁处。然而，阑尾尖端的位置(炎症可能的起源)和盲肠的位置在实际中可能有很大变化。

扫描技术

阑尾超声检查的方法与其他肠道超声检查的方法基本相同。首先使用曲线 3~5MHz 频率探头进行扫描，该探头可以看见解剖结构和潜在的病理生理

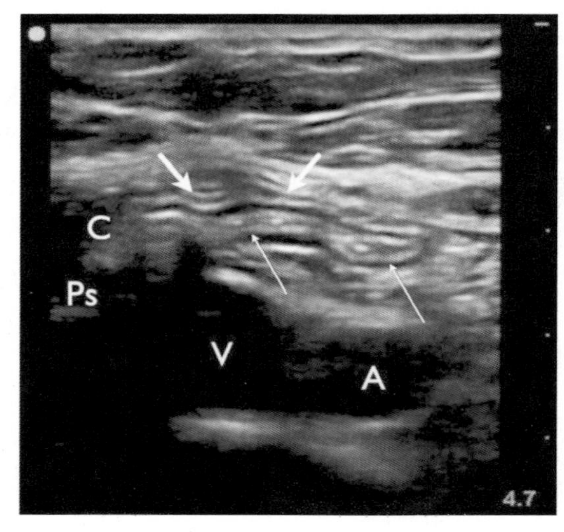

图 9.1　在回肠末端下方(粗箭头所示)可见正常阑尾(细箭头所示)。该阑尾位于髂动脉(A)和静脉(V)的腹侧，以及腰肌(Ps)和盲肠(C)的内侧。

表 9.1　使用超声检查对引起腹痛的常见疾病进行鉴别诊断

常见的鉴别诊断	超声检查结果
克罗恩病	回肠末端(TI)增厚并蠕动，局部疼痛伴 TI 分级压缩，潜在脓肿或瘘管形成
肠系膜淋巴结炎	肿大和触痛的肠系膜淋巴结
肠炎	充满肠液的肠道，具有正常的壁厚和明显的蠕动
肠套叠	内陷肠壁并且含有肠内容物
结肠炎	扩大水肿的结肠壁与肠系膜和网膜条索影
憩室炎	结肠局部壁增厚，伴有条索影和水肿；憩室可能含有食物残渣和空气，被高回声不可压缩的组织包围，这些组织是有炎症的肠系膜和网膜
嵌顿疝	腹膜壁缺损伴有突出的肠道内容物，伴或不伴有肠梗阻
肠梗阻	扩张的肠袢，充满液体，蠕动增加或减少，肠内容物积聚，腹水，肠壁增厚(晚期发现)
肾绞痛/膀胱炎	扩张的肾集合系统，伴或不伴扩张的输尿管，可能有可见的肾结石
输卵管卵巢脓肿、输卵管炎、卵巢扭转、异位妊娠	与子宫相邻的肿瘤或肿块结构，可能发现输卵管环与胎儿(异位)或扩张的管状结构，内部黏膜褶皱(输卵管炎)
腰大肌脓肿或血肿	腹膜后肿瘤

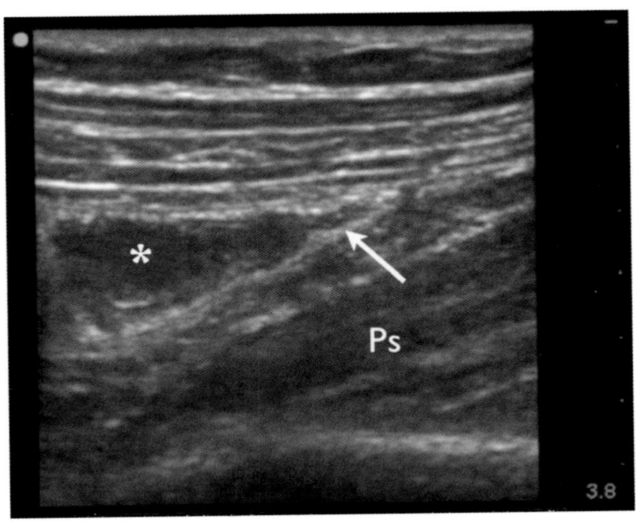

图 9.2　靠近腰肌(Ps)和盲肠(*)的正常近端阑尾(箭头所示)。

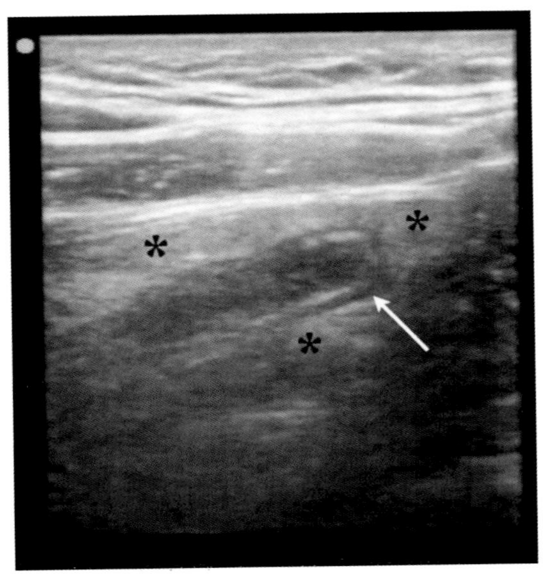

图 9.3　急性阑尾炎。阑尾扩大，带有残留的壁层(箭头所示)和条索影(*)。

学特征。第二步是使用高频线性探头进行扫描分级压缩。第二步的目标是以高分辨率的方式详细评估患者的解剖结构。

考虑到右下腹部解剖结构的复杂性以及盲肠/阑尾位置的易变性，采取系统的方法进行扫描是明智的。

扫描位置

通常，第一步是"自我定位技术"，要求患者指出疼痛最明显的区域。第二步是系统扫描右下象限的解剖结构。对于这部分检查，通过将探头放置在右下腹部，将其移动到侧面区域，并寻找典型的大肠腔来发现周围区域。盲肠通常是右下腹最外侧和最下方的大肠结构，体积大于小肠，通常能比小肠容纳更多的空气，并且会停留在腰大肌上。识别盲肠的其他方法是找到肝脏旁边的结肠肝曲并在下方追踪它。或者，通常在回肠末端和穿过腰肌之后，使用探头从髂血管横向扫描到髂窝。一旦盲肠被找到，应在尖端处寻找阑尾，或在盲肠的后部、内侧，甚至侧部寻找阑尾。如果使用这种技术不能找到阑尾，将探头与髂血管平行定向。阑尾的中间部分可以在髂血管的前面找到，而远端部分浸入骨盆。另一个有价值的区域是回肠末端后面的区域——下回盲区，其是在追踪回肠末端时，确认髂血管外侧和腰肌前区域时可被识别出。一旦发现阑尾，应使用探头施加温度和压力以消除上覆肠袢内气体和粪便，证实阑尾的可压缩性(或其他)。

急性阑尾炎的发现

有关急性阑尾炎诊断的超声检查结果及其敏感性和特异性的详细信息列于表 9.2。

超声检查标准是：①不可压缩的全长阑尾，被压缩时具有圆形(非椭圆形)的直径，轴径≥6mm；②可视化阑尾；③阑尾周围条索影伴高回声，阑尾系膜处水肿的肠系膜脂肪围绕着阑尾；④当探头直接置于阑尾上时，施加压力时感到局部疼痛(图 9.4 至图9.6)。

表 9.2　超声检查结果提示阑尾炎

发现	敏感性(%)	特异性(%)
阑尾直径> 6mm	100	68
确定盲肠	100	37
圆形直径	100	37
不可压缩	97	20
围绕阑尾的高回声肠系膜脂肪	86	97
阑尾局部疼痛	86	68
缺乏腔内气体	85	79
增加阑尾灌注	79	31
游离腹腔液	60	58
粪石	28	96
肠系膜淋巴结肿大	20	70

经验与教训

有几个阶段的阑尾炎症可以用超声检查显示。这些阶段可分为非坏死阶段和坏死阶段，如表9.3所列。

在女性中，阑尾可以与右侧卵巢相邻，并且可以在盆腔超声检查中发现阑尾炎。为了识别后腹部阑尾，可能需要患者体位为左侧卧位并通过侧面视图接近盲肠。后腹部阑尾位于盲肠后方。最后，膀胱充盈尿液时，可以将右下腹部象限的结构移位到外侧骨盆或中腹部。

偶尔，阑尾的近端部分阻塞可能出现阻塞性阑尾炎，导致节段性阑尾炎和随后发生阑尾炎。阑尾的近端可能看起来正常，而末梢发炎。必须探查阑尾的整个长度，以免错过节段性阑尾炎。

在阑尾破裂的情况下，由于典型的靶标和回声环结构的丧失，阑尾可能看起来正常、塌陷或难以识别。液体和水肿以及右下腹部肿块可能围绕该区域。

右下腹的小肠袢可能被误认为是阑尾。记住要观察小肠和阑尾之间是否有蠕动，也要观察阑尾周围是否有阑尾炎的征象，如充血和脂肪条索影。

其他炎症过程可能被误认为是阑尾炎(参见表9.1)。当进行阴道内超声检查时，短轴视图中扩张的输卵管可能与阑尾炎具有相似的外观，但是存在黏膜褶皱，这是在阑尾炎中看不到的。输卵管卵巢脓肿和憩室炎也可导致右下象限脂肪条索影。

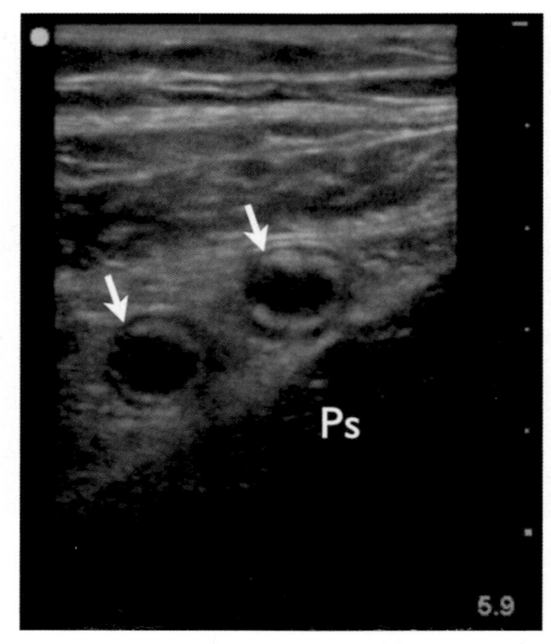

图9.5 弯曲的发炎阑尾(箭头所示)位于腰肌(Ps)上，伴条索影。

气腹

引言和历史

虽然气体已经成为超声图像采集和识别的障碍，但是对气体的超声特征和生理表现的理解有助于解释正常和异常的腹部超声。空气与声波结合会产生混杂伪影，容易定位，根据位置，可以确定是生理性

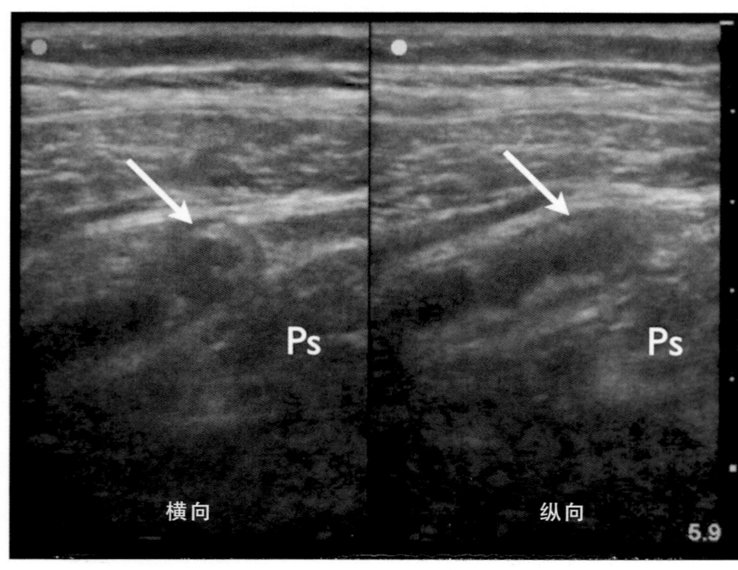

图9.4 腰肌(Ps)上阑尾(箭头所示)的横向和纵向视图。

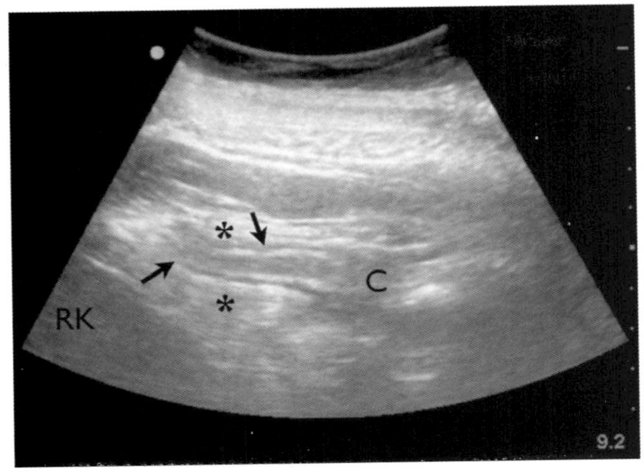

图 9.6　急性阑尾炎伴肠系膜条索影(*)和盲肠(C)。该阑尾靠近右肾(RK)和右肝叶。

还是病理性气体。空气伪影通常可以在含有空气的胃肠道以及在充满空气的肺的呼吸期间探查到。腔外、腔内或壁内空气被认为是病理性的,且可能是唯一表明急变过程的病理学发现。

来自德国的 Seitz 和 Reisling 于 1982 年首次描述了一组行腹腔穿刺术后向腹腔内注射空气的患者腹腔内游离气体的超声检查结果。即使腹腔游离气体体积低至 1mL, 超声发现气腹的敏感性为 100%。这项研究首次报道了许多腹腔外游离气体的超声检查结果和游离气体特征。研究人员继续评估了大约 4000 例急诊腹痛非创伤患者,超声检查的敏感性达到 90%,特异性为 100%。25 年后,Moriwaki 等人评估超声检查在创伤腹痛患者中的表现, 发现超声对 483 例患者的急性气腹症有 85%的敏感性和 100%的特异性。在过去的 30 年中, 一些较小的试验证实了 Seitz 和 Reisling 的这些最初的发现。

扫描技术和位置

首先患者为仰卧位,床头部倾斜至 30°仰角。线性阵列探头朝向头部并放置在右上腹部, 探查肝脏前方的腹膜间隙以显示游离气体, 气体将显示典型的腹膜增强回声(图 9.7 和图 9.8)。然后将患者置于 45°左侧卧位,探头置于腋中线,肝脏与腹膜的腹侧界面上方, 气体将在肝脏和腹膜界面内显示为高回声伪影,并且不会随着呼吸而移动。与从肺向肋膈角扩张伴随吸入并遮盖上腹部的生理性空气伪影相比,可以看到胸膜-腹膜间隙(图 9.8)。探头尾端轻轻施压可将气体从前腹膜凹陷挤压到腹膜的其他区域,随着压力的释放,混响伪影会重新出现。最初由 Seitz 和 Reisling 描述, 对于这种现象,Karahan 等人提出“剪刀动作”一词。腹腔内所有区域均可见游离气体,通常聚集或迁移至腹膜高点。腹膜后游离气体

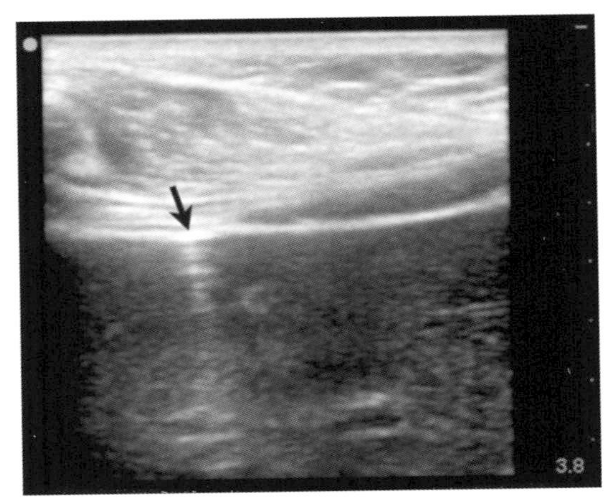

图 9.7　在具有混杂伪影的肝脏腹膜处检测到小的高回声游离气体(箭头所示)。

表 9.3　阑尾炎和超声检查结果的分期

阑尾炎的阶段	超声检查结果
非坏死阶段	
卡他性阑尾炎	可发现阑尾增大且不可压缩,所有壁层都是可区分的并且显示出血流增加
阑尾蜂窝织炎	无法区分扩大和增厚的完整壁层,阑尾周围区域结构血流增加,通常在阑尾周围和盲肠周围出现水肿和炎症
坏死阶段	
坏疽性阑尾炎	双侧超声检查显示所有壁层难以区分,无血流灌注,且阑尾通常在轴向视图上的直径较大
穿孔性阑尾炎	超声检查结果多变;通常显示壁层缺失,壁厚不一致,或检测到壁完全缺失,识别到液体或空气夹杂物以及脓肿的形成。如果发生严重的炎症和脓肿形成,周围结构可能变得无法识别

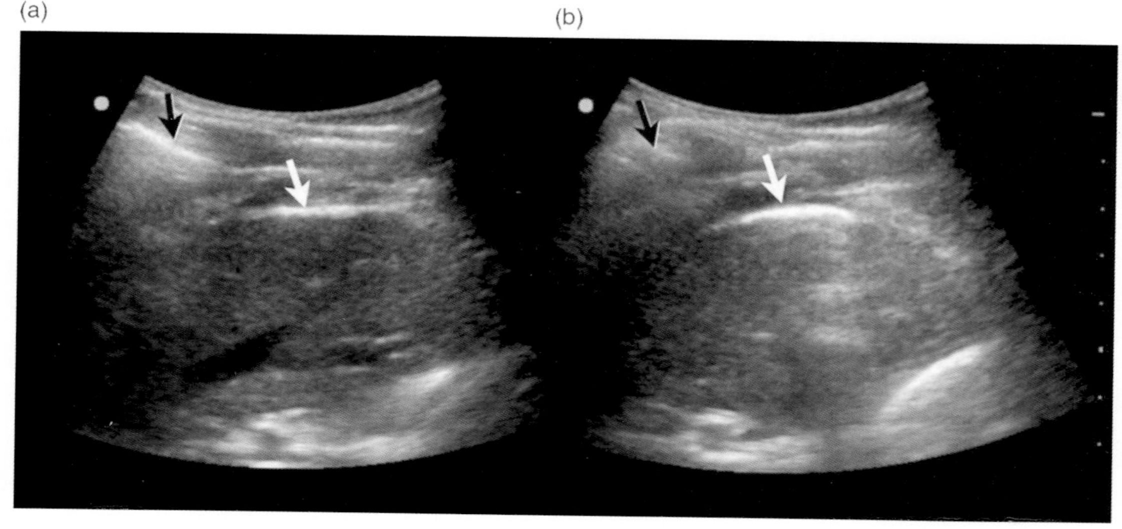

图 9.8　吸气时(左图)右上象限腹腔内的游离空气(白色箭头所示)和肺部(黑色箭头所示)在吸气时产生胸膜-腹膜阶(图像的左侧)。这种现象在呼气时不太明显(右图)。

具有类似的特征，但通常不会随着患者重新定位而移位。在 Nürnberg 等人的一份报告中,腹膜后游离气体最常见于右肾腹侧,但可在左肾、主动脉、IVC、十二指肠和胰腺周围显示混杂回声。

经验与教训

在最初扫描上腹部区域时，因为气腹很容易从视野中移位，仅对腹部施加轻微的压力也会导致假阴性研究。腹膜腔以外其他位置的气体也会出现相似的混杂伪影。皮下和肌肉内的气体可能被误认为是气腹。然而,在这些情况下,混杂伪影不会随着探头的压力而消散。通过监测呼吸并从腹膜识别膈肌,可以将游离气体与肺部空气区分开来。真正的气腹不会随着呼吸而改变。空气在十二指肠和其他部位与腹膜内游离气体不同,前者会随着蠕动而移动,并且不会穿过肝脏的腹面。

一般来说,当患者仰卧时,气腹表现为左前肝叶和前腹壁之间有混杂伪影;当患者躺在左侧时,气腹在右肝叶和内胸壁之间。腹膜后游离气体经常聚集在右肾。与气腹一样有混杂伪影,然而该伪影不会因患者变换体位而消失。

肠套叠

引言

肠套叠在成人中较少见,而在儿童中常见。当一部分肠管内陷进入相邻的肠段时发生，相关的肠系膜、神经和血管与肠道一起伸缩,导致血流受压并导致节段性肿胀和阻塞。年龄<2 岁的儿童常会发生肠套叠，最近的一篇评论文章引用了欧洲急诊科的数据,报道每千名儿童发病率为 0.75~1.0。成人也可能发生肠套叠,特别是在有肿瘤的情况下,且大多数病例发生在小肠。

扫描技术和位置

肠套叠最常见的部位是回盲肠。因此,对肠套叠结肠的探查始于右下腹或患者疼痛区域。如果患者无法提供可靠的病史(通常是儿童患者),则需要逐步探查整个结肠。开始时，应使用高频线性阵列探头，应用分级压缩以消除不必要的肠道气体。如果需要深度穿透,可以使用曲线探头。高频线性探头可以看到肠壁的病理改变,并且通常能区分三个肠壁层。

超声检查结果

肠套叠最容易被超声检查识别。其通常在结肠的横向视图中被发现，并且呈现为复杂的圆形，具有由低回声外缘组成的同心回声环。其内部是肠的内陷部分和相关的肠系膜脂肪的内腔，而外部是肠的接收外部（图 9.9 和图 9.10）。

一旦横向识别出肠套叠，就可以在组织上使用多普勒来显示肠道的血流量。通过将探头缓慢旋转 90°，在矢状平面中看到受影响的节段。通常，通过高回声伸缩可以看到内陷肠道的一部分出现在时常呈水肿和相对低回声的肠段内。

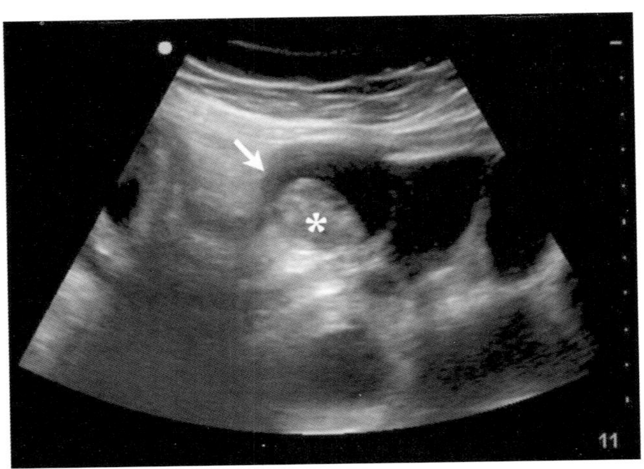

图 9.9 回肠肠套叠的图像。箭头所示为肠套叠，星号（*）所示为肠套叠肠段。

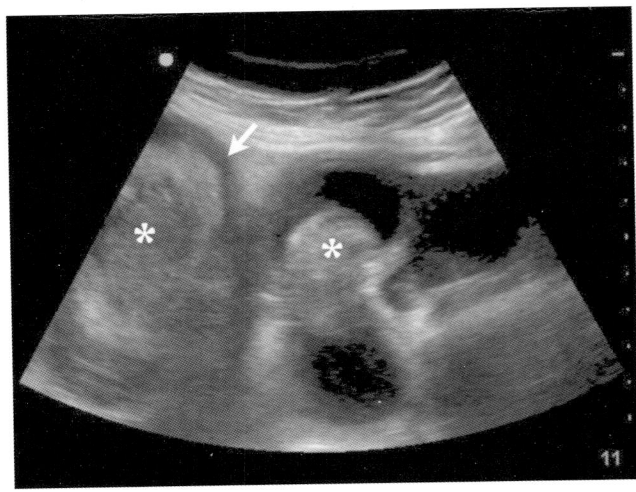

图 9.10 大肠肠套叠。左侧星号（*）在横向视图中显示目标体征和肠套叠；右侧星号（*）显示纵向的肠套叠。箭头所示为肠壁外壁。

经验与教训

根据大小、位置和有无肠脂垂，可以将小肠与大肠区分开来。像睾丸扭转一样，肠套叠可能是间歇性的，因此患有真正疾病的患者可能检查结果是正常的，同时还应考虑引起腹痛的其他原因。

憩室炎

引言

急性结肠憩室炎是中老年患者腹痛的常见原因。憩室是大肠中弱肠壁区域的外包。这些小袋状结构可能发炎和阻塞，导致憩室炎，有时伴有脓肿形成和微穿孔。腹部 CT 能以接近 100%的特异性检测急性结肠憩室炎，对于经验丰富的超声操作者来说，超声检查是十分有用的工具，可快速获得并轻松重复（无辐射）以研究肠道病变，并且可能是无并发憩室炎的替代成像工具。

扫描技术和位置

憩室病的最常见位置是乙状结肠，也可能发生在结肠的任何部位。右侧憩室炎在西方国家成人中较少见，目前在亚洲年轻患者中发现，并且是先天性的。理论上应该探查大肠的整个长度，但从左下象限或患者所述疼痛位置开始，使用大型曲线探头扫描腹部以获得有价值的区域图像。在此步骤之后，应使用高频线性阵列探头以逐步的方式扫描肠道，同时注意对每个区段稍施加压力以消除肠道气体。

病理

憩室炎表现为小袋状结构，低回声壁，从增厚的结肠壁延伸出来，有结肠炎的表现（图 9.11 和图9.12），袋内有回声物质，可能是粪便或空气（图 9.13）。这种低回声结构内的高回声区域可能看起来与肾脏相似，并被称为“假肾脏”征，由 Parulekar 首先定义。

受累的肠壁长度会变厚和呈现水肿，通常厚度 >4mm（见图 9.12）。有问题的憩室通常会有周围的回

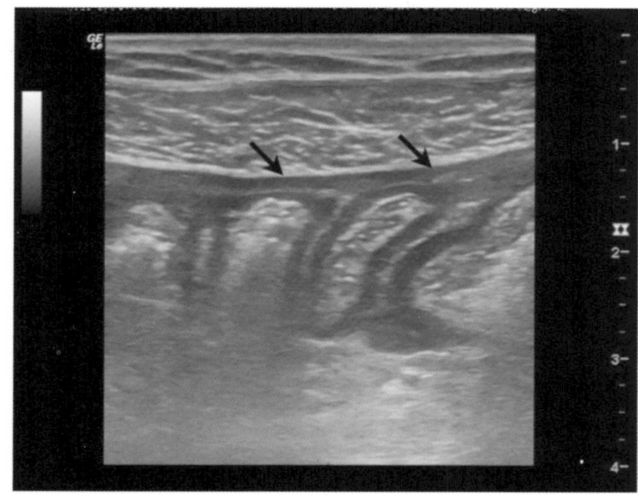

图 9.11 具有水肿性肠壁的结肠炎，显示肠壁肿胀（箭头所示）。

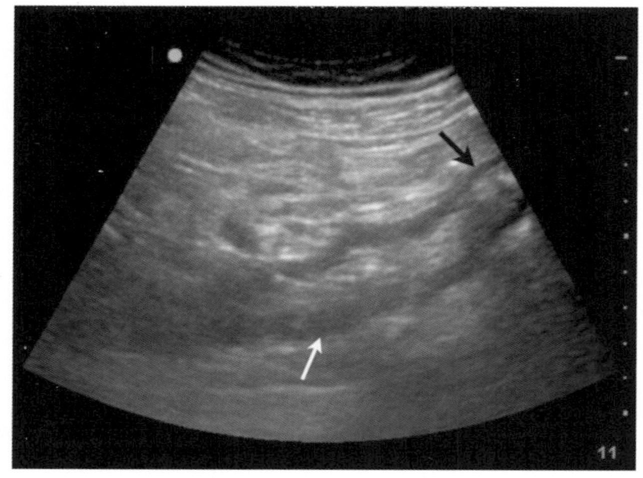

图 9.12 结肠炎，肠壁扩大和肿胀区域（白色箭头所示）逐渐减少，炎症减少，肠壁厚度降低（黑色箭头所示）。

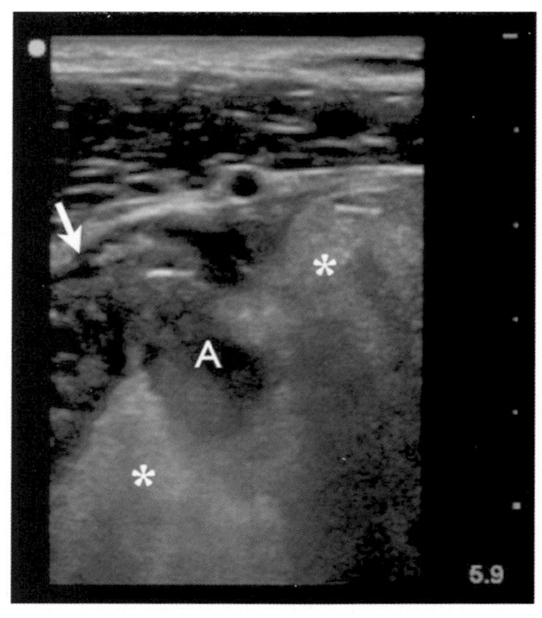

图 9.13 急性憩室炎伴水肿性大肠（箭头所示），其中的炎性憩室有脓肿形成（A），并伴有条索影（*）。

声脂肪条索影（见图 9.13）。憩室炎经常发生微穿孔，并且有可能发生较大的穿孔，导致脓肿甚至气腹。脓肿将作为与憩室相邻的低回声积液出现，具有空气阴影和混杂伪影。瘘管或脓肿可能形成并且会连接到相邻的肠袢。瘘管可以可视化作为低回声线性管连接憩室、结肠和脓肿（图 9.14）。

经验与教训

应注意在受累的肠段上施加轻微的力量，以使

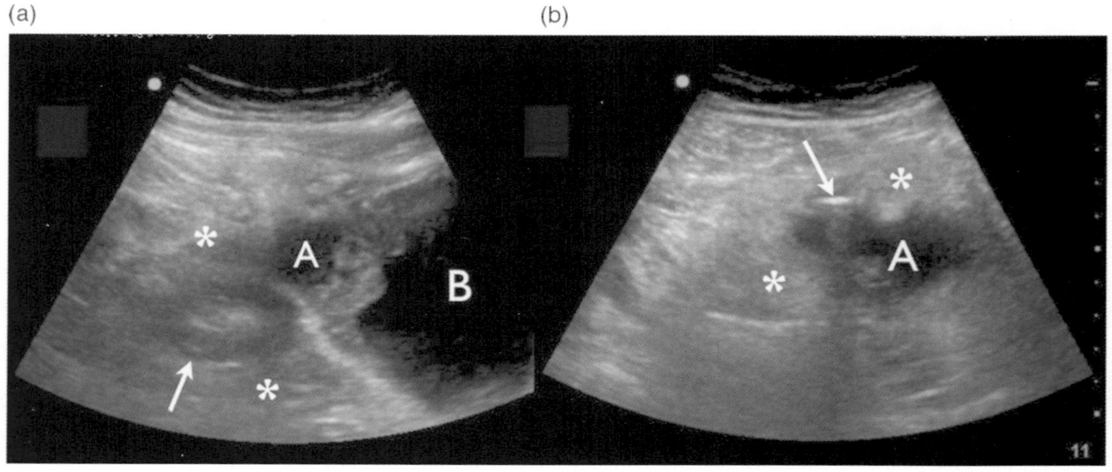

图 9.14 (a)伴有脓肿形成（箭头所示）和组织炎症（*）的憩室炎图像。B，膀胱；A，流体口袋。(b)骨盆中带有游离液体（A）的条索影（*）和带有气-液平面的微穿孔（箭头所示）。

患者能够耐受超声检查，以及让研究者充分观察病理结果。肠外镇痛通常有所帮助。阑尾炎和右侧憩室炎有类似的临床表现，但这两种情况的管理是不同的。右侧憩室炎通常可以保守治疗，而阑尾炎仍然是外科急症。因此，应尽可能为右下腹疼痛的患者实现清晰的阑尾超声显像。

当使用床旁超声时，可能会遇到其他常见的超声检查结果，如急性胰腺炎或伴有假性囊肿的胰腺炎（图 9.15）或肠梗阻（图 9.16）。通常需要医生具备更高级别的扫描知识来识别这些病症并将这些发现与临床表现相关联。

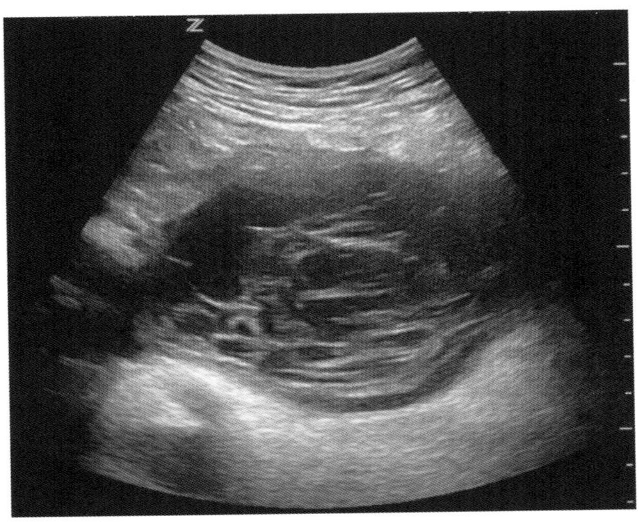

图 9.15 大的复杂胰腺囊肿。

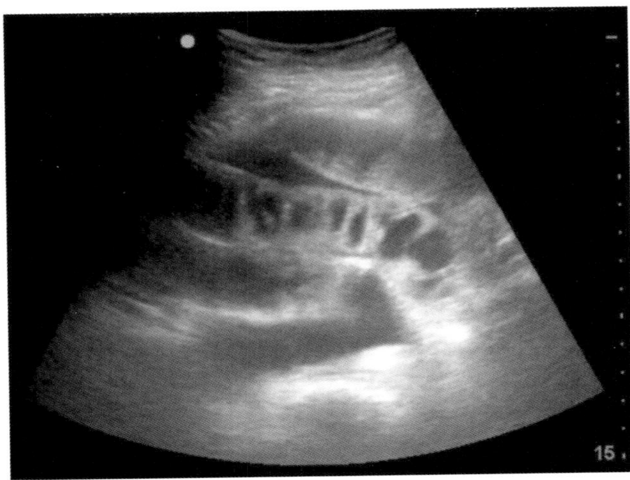

图 9.16 肠梗阻，伴肠壁增厚、肠内容物沉积和腹水。

（谭正 译 肖莎莎 校）

延伸阅读

Binnebösel, M., Otto, J., Stumpf, M., *et al.* (2009) [Akute Appendizitis – Moderne Diagnostik. Der chirurgische Ultraschall] (article in German). *Chirurgia*, **80**, 579–587.

Buckley, O., Geoghegan, T., O'Riordain, D.S., *et al.* (2004) Computed tomography in the imaging of colonic diverticulitis. *Clin. Radiol.*, **59**, 987.

Hoffmann, B., Nürnberg-Westergaard, M. (2012) Focus on abnormal air: diagnostic ultrasonography for the acute abdomen. *Eur. J. Emerg. Med.*, **19** (5), 284–291.

Hollerweger, A. (2006) Acute appendicitis: Sonographic evaluation. *Ultraschall. Med.*, **27**, 412–426.

Huppertz, H., Soriano-Gabarró, M., Grimprel, E., *et al.* (2006) Intussesception among young children in Europe. *Pediatr. Infect. Dis. J.*, **25**, S22–S29.

Jüngling, A., Holzgreve, A., Kaiser, R. (1998) [Indications for appendectomy from the ultrasound-clinical viewpoint] (article in German). *Zentralbl. Chir.*, **123** (Suppl. 4), 32–37.

Karahan, O., Kurt, A., Yikilmaz, A., Kahriman, G. (2004) New method for the detection of intraperitoneal free air by sonography: scissors maneuver. *J. Clin. Ultrasound*, **32**, 381–385.

King, W.C., Shuaib, W., Vijayasarathi, A., Fajardo, C.G., Cabrera, W.E., Costa, J.L. (2015) Benefits of sonography in diagnosing suspected uncomplicated acute diverticulitis. *J. Ultrasound Med.*, **34** (1), 53–58.

Kori, T., Nemoto, M., Maeda, M., *et al.* (2000) Sonographic features of acute colonic diverticulitis: the 'dome sign'. *J. Clin. Ultrasound*, **28**, 340–346.

Lianos, G., Xeropotamos, N., Bali, C., Baltoggiannis, G., Ignatiadou, E. (2013) Adult bowel intussusception: presentation, location, etiology, diagnosis and treatment. *G. Chir.*, **34** (9-10), 280–283.

Moriwaki, Y., *et al.* (2009) Ultrasonography for the diagnosis of intraperitoneal free air in chest-abdominal-pelvic blunt trauma and critical acute abdominal pain. *Arch. Surg.*, **144**, 137–141.

Nürnberg, D., Mauch, M., Spengler, J., Holle, A., Pannwitz, H., Seitz, K. (2007) Sonographic diagnosis of pneumoretroperitoneum as a result of retroperitoneal perforation. *Ultraschall. Med.*, **28**, 612–621.

Parulekar, S.G. (1985) Sonography of colonic diverticulitis. *J. Ultrasound Med.*, **4**, 659–666.

Preusser, R. (1981) [Ultrasonic diagnosis of acute suppurative appendicitis: a case report (author's translation; article in German). *Wien. Klin. Wochenschr.*, **93** (18), 587–588.

Puyalert, J.B., Rutgers, P.H., Lalisang, R.I., de Vries, B.C., van der Werf, S.D., Dörr, J.P., Blok, R.A. (1987) A prospective study of ultrasonography in the diagnosis of appendicitis. *N. Engl. J. Med.*, **317** (11), 666–669.

Puylaert, J.B. (1986) Acute appendicitis: US evaluation using graded compression. *Radiology*, **158**, 355–360.

Puylaert, J.B. (2012) Ultrasound of colon diverticulitis. *Dig. Dis.*, **30** (1), 56–59.

Raymond-Dufresne, É., Ghanayem, H. (2012) Towards evidence-based emergency medicine: best BETs from the Manchester Royal Infirmary. BET 2: Can emergency physicians safely rule in or rule out paediatric intussusception in the emergency department using bedside ultrasound? *Emerg. Med. J.*, **29** (10), 854–855.

Rettenbacher, T., Hollerweger, A., Macheiner, P., Rettenbacher, L., Tomaselli, F., Schneider, B., Gritzmann, N. (2001) Outer diameter of the vermiform appendix as a sign of acute appendicitis: evaluation at US. *Radiology*, **218** (3), 757–762.

Schwerk, W.B., Wichtrup, B., Maroske, D., Rüschoff, J. (1988) [Ultrasonics in acute appendicitis. A prospective study] (article in German). *Dtsch. Med. Wochenschr.*, **113** (13), 493.

Seitz, K., Reisling, K.D. (1982) Ultrasound detection of free air in the abdominal cavity. *Ultraschall. Med.*, **3**, 4–6.

Valentino, M., Serra, C., Ansaloni, L., Mantovani, G., Pavlica, P., Barozzi, L. (2008) Sonographic features of acute colonic diverticulitis. *J. Clin. Ultrasound*, **37**, 457– 463.

Wang, N., Cui, X.Y., Liu, Y., Long, J., Xu, Y.H., Guo, R.X., Guo, K.J. (2009) Adult intussusception: a retrospective review of 41 cases. *World J. Gastroenterol.*, **15** (26), 3303–3308.

第 10 章

通过超声评估下腔静脉的血容量

Anthony J. Dean

背景

肾脏病学家最初使用超声评估透析患者的下腔静脉(IVC)直径和塌陷程度。随后,心脏病学家将其作为右心房压力的替代参数进行研究,并且最近它被重症监护医生和急诊医生用作迅速评估血管容量状态的无创工具。在怀疑血管内容量状态明显异常(耗尽或超负荷)的患者中,IVC 评估可以快速确认容量状态。

例如,该检查通常用于诊断未明确的患者,可能涉及多器官系统(例如,休克、呼吸困难、原因不明的低血压),在这种情况下,IVC 评估通常是较宽泛的超声检查的一个组成部分,可能包括心脏、肺、胸膜腔和腹膜腔 (参见第 33 章)。因为超声检查具有无创性、快速、可反复检查的特点,因此在评估患者的进展和(或)对治疗的反应方面是有价值的。评估 IVC 所需的技能相对容易掌握,但是同大多数床旁超声检查一样,虽然可以使评估更快、更可靠,但也可能因粗心大意而错过潜在隐患。

IVC 是身体最主要的血容量血管。因此,其主要作用是充当储库,提供准备好的血液供应以填充心脏舒张期的右心。出于这个原因,并且由于髂静脉和右心房之间的压差很小,该血管相对较大(直径大于主动脉),在非体积过载状态下,该壁是柔韧和可收缩的。IVC 的直径随心脏和呼吸周期而变化。

关于心动周期,IVC 在舒张早期开放三尖瓣后立即塌陷,并且大多数在心室舒张末期心房收缩时扩张。在轻度颈内静脉充血不足的情况下,通常更易于理解生理学教科书中描述的颈内静脉三重波形。

在评估 IVC 可收缩性时,区分心脏和呼吸周期非常重要。后者时间更长,IVC 在呼气期间最大限度地扩张,并且多数在吸气期间塌陷。

大量文献描述了超声检查获得的 IVC 参数与血管内容量和心脏充盈压之间的关系。更强有力的证据表明,在特定的患者(其 IVC 尚未完全扩张)中,血管内容量增加将导致 IVC 直径增加、血管呼吸变异减少、横截面形状变得更圆,血管内容量减少则产生相反的效果(除非 IVC 已完全流空)。

超声技术

检查 IVC 最好使用 2~4MHz 相控阵或曲线探头观察。IVC 评估通常使用两个窗口:传统窗口是剑突下,另一个是通过右肋间隙的窗口。在这两种情况下,超声波都通过肝脏传播。

剑突下视图的缺点是,许多患者的肝脏窗口很小或不存在,并且需要探头加压获得足够的视角,患者可能不能耐受,特别是腹部突出和(或)呼吸短促的患者。对比而言,肋间窗口下方有大面积肝脏,并且在该位置应用探头不太可能阻碍呼吸。肋间法的主要缺点是获得 IVC 视图所需的技术技能需要更熟练的灵活性和操作能力。

无论选择哪个窗口,第一任务是识别 IVC,并将其与上腹部的其他管状结构区分开来,最重要的是主动脉。为了准确地区分这两种血管,两者都应在单个横向图像中识别。两种血管将在椎体阴影前的横截面中看到(图 10.1)。由于主动脉穿过膈肌进入第

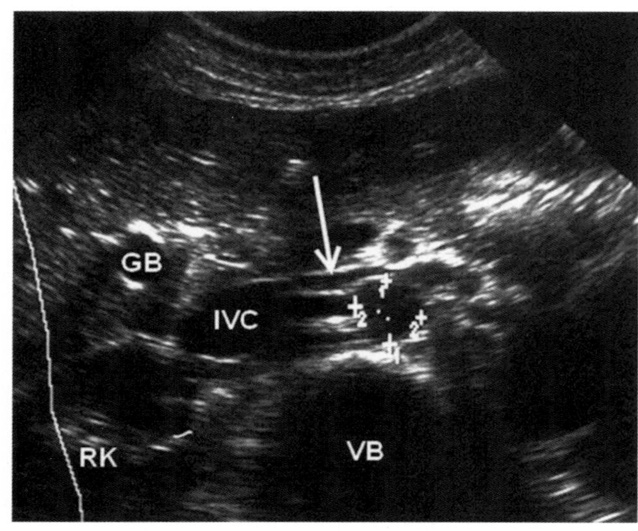

图 10.1 肾血管水平的腹部横向图像。可以看到椎体(VB)具有延伸到图像底部的特征性阴影。在主动脉(卡尺)附近可见下腔静脉(IVC)。可见右肾(RK)和胆囊(GB)。箭头所示为左肾静脉。在其下方可见右肾动脉。

12 胸椎椎体水平周围的后胸部,其可能被肺部遮挡,因此通常需要在该水平识别这两种血管(图 10.2)。然后可以实时追踪 IVC,以进入右心房。

IVC 直径和塌陷的评估通常在肝静脉下方进行(通常记作"横膈下方 1~3cm")。表 10.1 比较了 IVC 和主动脉的超声特征。寻找 IVC 的另一种技术是获得心脏的剑突下横向视图,然后向下转动探头,证明右心房实时过渡到 IVC。

缺乏经验的超声医生最常见的错误是将其他一些结构当作 IVC, 尤其是在 IVC 完全塌陷时的严重低血容量状态。常会将主动脉当成 IVC(图 10.9 和视频 10.8),而肝静脉、门静脉、胆囊和胸腔积液也可能被误认(图 10.6)。在横向平面中识别主动脉和 IVC,准确识别 IVC,并实时观察其进入右心房(图 10.3)。

血管脉动不能用于识别 IVC,如上所述,IVC 是脉动性血管(视频 10.3)。根据经验,在心脏舒张开始时快速向内移动的下腔静脉搏动可以与主动脉搏动区分开来,而心脏收缩开始时最明显的运动是向外的(见图 10.9)。然而,这种区别,只有通过大量 IVC 超声检查操作才能可靠识别。

纵向平面和横向平面均有潜在的缺陷,只能通过互补平面中的超声评估来识别这些缺陷(表 10.2)。因此,有必要始终评估两个平面中的 IVC。

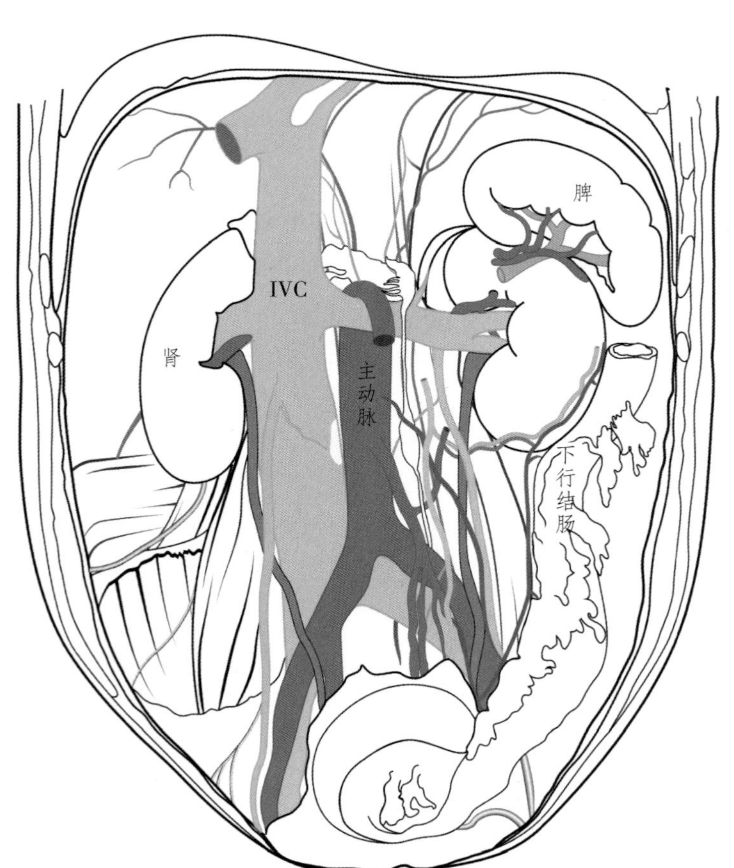

图 10.2 大血管的解剖,展示了关键的解剖学特征和相对位置。注意,主动脉进入腹腔 IVC 下方大约 4 个椎体水平。在膈肌裂孔之上,主动脉通常因为插入肺而看不到。(扫码看彩图)

表 10.1　IVC 和主动脉的超声特征

IVC	大动脉
患者的右侧	患者的左侧
连接右心房	如果在膈肌上方可见，则可看到其通过心脏后方
通过紧邻心脏的膈肌(大约 T8 椎体)离开腹部	进入靠近椎体的腹部下部(大约 T12 椎体)。在膈肌和心脏后面有时可能会看到降主动脉
可压缩，通常为卵形	不可压缩，圆形
较薄的血管壁	较厚的血管壁
肝静脉下方没有分支	腹主轴和肠系膜动脉构成主动脉前方
尺寸可变，通常较大(除非严重低血容量)	较小(除非动脉瘤)
通常呼吸变异	没有呼吸变异
脉动(呼吸和心跳逐搏变化)	脉动(仅逐搏变化)

纵向平面

心脏病学家最常选用纵向平面测量 IVC。它可以快速识别压迫 IVC 的其他外在结构(最常见的是膈肌或肝脏；图 10.4，视频 10.4 和视频 10.5a、视频 10.5b)，还提供了肝静脉汇合的视图，使测量能够低于这一点。相反，对于经验不足的超声检查者来说，不易于找到塌陷的 IVC 和(或)可能错误地识别该平面中的主动脉。IVC 在呼吸循环期间从纵向平面滑落也是常见的，导致对 IVC 塌陷指数(IVC-CI)的过高估计。

横向平面

横向平面评估允许同时识别 IVC 和主动脉。它还允许在整个呼吸循环中看到血管的最大直径。然而，需要更多技能来确定适合肝脏血管的测量水平。另外，可能无法识别血管的外在压缩，导致低估 IVC 直径和(或)过高估计 IVC-CI。关于定量评估，有必要始终评估两个平面中的 IVC。

(a)

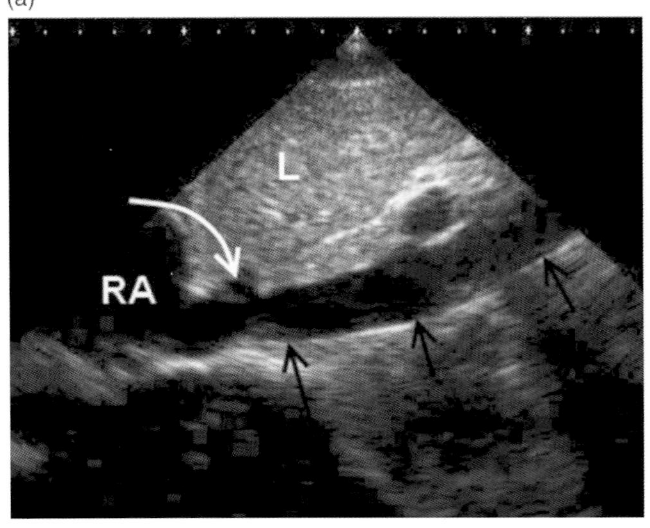

(b)

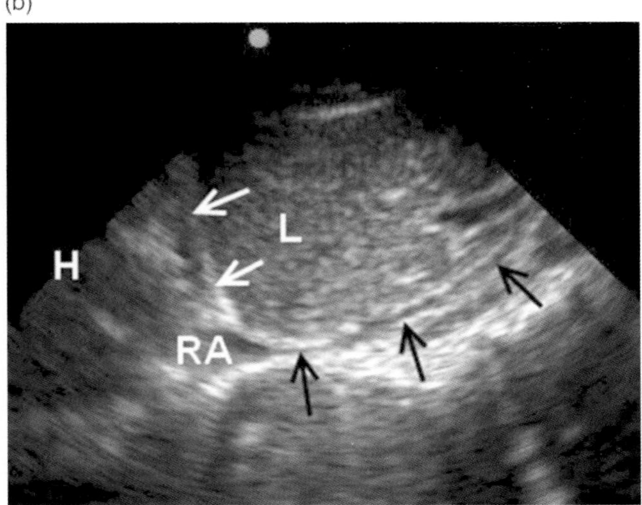

图 10.3　IVC(黑色箭头所示)的两个纵向视图，可以看到其进入心脏(H)的右心房(RA)。(a)IVC 填充良好，结构易于识别。肝静脉由弯曲的白色箭头表示。(b)IVC 几乎是狭缝状的，很容易被忽视。可以看到肝脏(L)低于膈肌(白色箭头所示)。视频 10.1 和视频 10.2 实时显示了这两项 IVC 检查。

表 10.2 用于扫描和测量 IVC 的纵向平面与横向平面的优劣势对比(优势特征以粗体显示)

纵向	横向
可以精确确定肝静脉下方的距离	需要通过距肝静脉的距离对水平面进行目视估计
可直接看到血管狭窄的情况,或看到压迫 IVC 的外部结构	狭窄和外部压迫可能无法识别
可在单个图像/平面中直接观察 IVC进入右心房	检查 IVC 需要更多技能和经验:通过扫描平面实时跟踪结构
不谨慎的超声医生可能会将主动脉误认为 IVC,尤其是 IVC 塌陷时	**允许超声医生在单个图像中"正确识别"IVC 和主动脉**
气缸切线效应:扫描平面可能通过血管的左右呼吸运动从 IVC 中间脱落	**可以通过呼吸循环直接观察血管的最宽部分**
无法对 IVC 形状进行定性估计	定性评估 IVC 形状:"全面的""正常(卵形)"或"狭缝状"

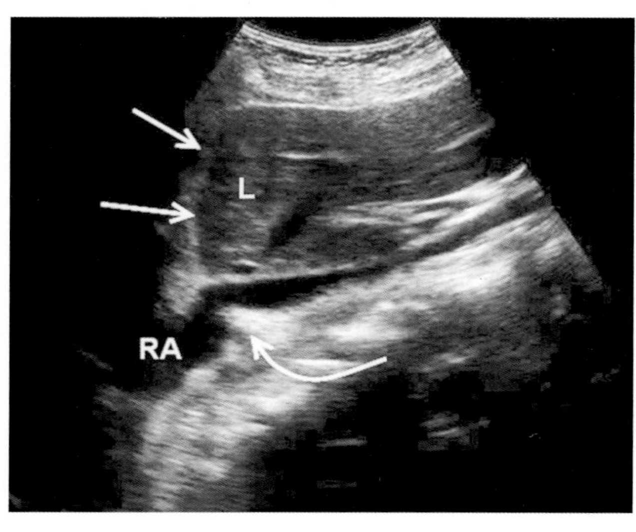

图 10.4 IVC 的纵向视图,后壁有明显的畸形(弯曲的白色箭头所示),很可能是横膈。在横向视图中,这可能被误认为是静脉塌陷。白色箭头所示为膈肌。L,肝;RA,右心房。视频 10.4 实时演示了该项检查。

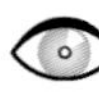

获取 IVC 测量值

可通过不同部位来测量 IVC,包括下腔静脉-右心房(RA)交界处,在肝静脉的交界处下方以及左肾静脉的分叉处。大多数超声科医生在肝静脉交界处下方 1~3cm 进行测量。

IVC-CI 测量可以使用静止图像获得的 B 模式图像,在吸气和呼气期间测量(图 10.5),或通过 M 模式跟踪,采样束通过血管中间穿过呼吸道循环(见图 10.6)。M 模式扫描速度应设置得尽可能慢些,以期尽可能多地评估完整的呼吸循环。无论是横向平面还是纵向平面用于进行 M 模式测量,采样平面都应放置在一个位置,使得它在整个呼吸循环中保持在肝静脉下方。超声医生不应该试图随着肝静脉的运动上下移动探头。

虽然为了使吸气的负胸膜腔内压标准化,已经提出了各种方法,但几乎不可能使患者气道因素标准化。因此,大多数重症监护医生和急诊医生在患者仰卧时进行测试,同时平静呼吸。$IVCD_{min}$ 的测量在吸气期间发生,并且使用最小的识别直径。$IVCD_{max}$ 是呼气期间的最大可识别直径,通常发生在心房收缩时。电子标尺放置在穿过 IVC 中心的内壁上。

解释超声检查

对 IVC 进行定性(形状)和定量(绝对大小和塌陷指数)评估。

定性评估

IVC 的形状通常可以传递关键信息。例如,随着血管内容量减少,IVC 的横截面变得越来越平坦,最终在整个呼吸和心脏周期中变成狭缝状,并伴有严重的低血容量(见图 10.3,视频 10.3 和视频 10.6)。相比之下,高血容量患者的 IVC 倾向于呈圆形且直径不变(图 10.7 和视频 10.7)

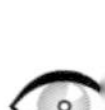

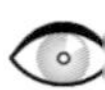

通过实践练习,可以快速识别 IVC 的外观,其是具有最小的呼吸和心脏变化的圆形,或完全平坦的,

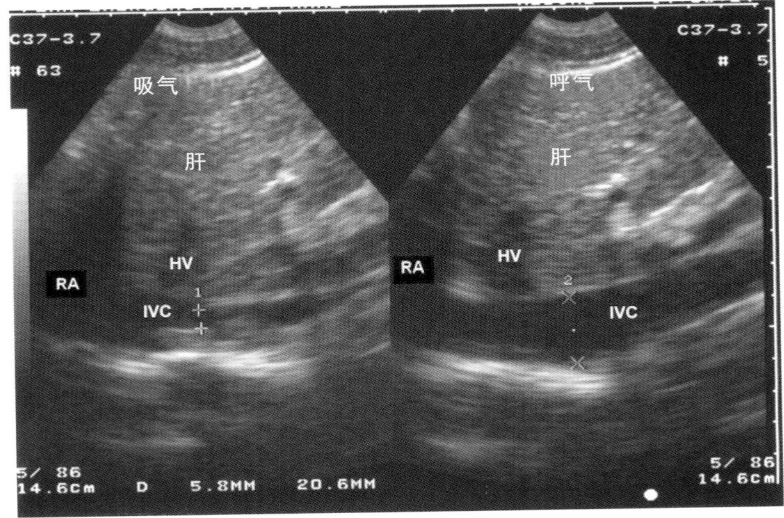

图 10.5　在测量 IVC 塌陷的传统方法中，吸气（左图）和呼气（右图）时，血管（IVC，卡尺之间）在肝静脉（HV）下方的纵向平面上成像。电子标尺的直径分别为 5.8mm 和 20.6mm，高于正常塌陷指数约 70%。RA，右心房。

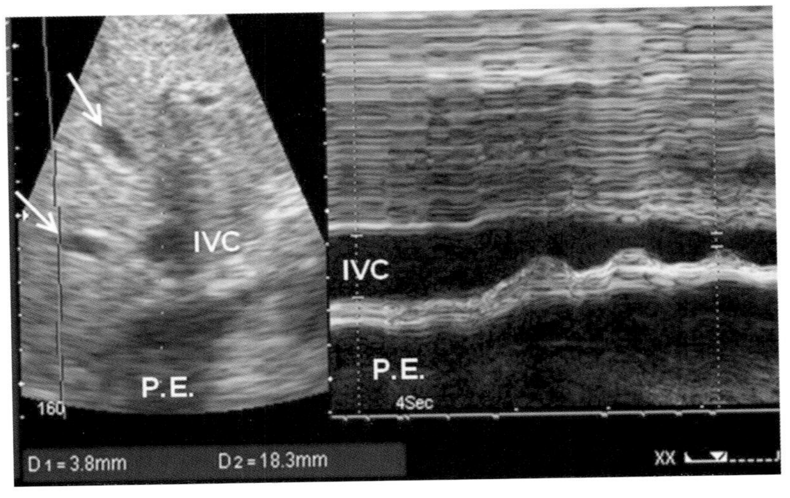

图 10.6　左图：B 模式静止图像，显示下腔静脉（IVC）、胸腔积液（P.E.）和肝静脉（箭头所示）的横向视图。右图：相应的 M 模式图像显示大约塌陷 80%。超声医生必须小心，不要将胸腔积液误认为是 M 模式图像上的 IVC。通过较慢的扫描速度可以改善该图像，允许超过一个完整的呼吸循环。

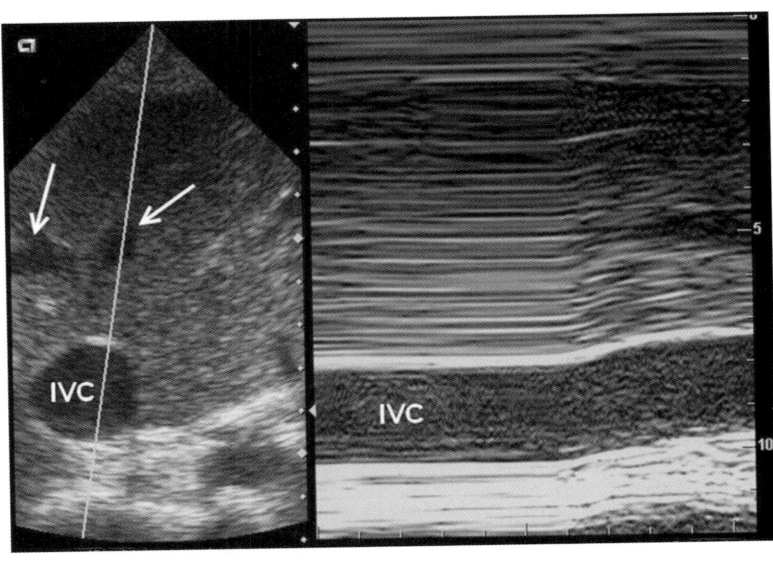

图 10.7　多发性下腔静脉（IVC）横向视图的 M 模式图像。箭头所示为肝静脉。与视频 10.7 比较。

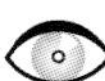

或通过这两个极端之间的各种渐变来识别。根据血管出现的平坦程度，可以快速进行临床判断以进一步评估扩容或利尿对患者是否有帮助。

定量评估

绝对值大小和塌陷指数都可以用作 IVC 的定量测量。当对 IVC 进行单独测量以评估血管内状态时，绝对值大小通常记录为呼气期间的峰值直径(IVCDe)。最近美国超声心动学家协会标准提出将 21mm 作为 IVC 直径的正常上限。相反,<9mm 的直径高度提示低血压患者或休克患者血管内容量显著减少。经验丰富的超声科医生了解正常的 IVC 直径变化很大，并且熟悉不会导致容量过载的 IVC 最大直径数值，以及不会出现血管内容量减少的最小直径数值。例如,有慢性充血性心力衰竭的患者,尽管有相对较大的 IVC，但临床上仍可能出现容量衰竭。患者的习惯和调节也影响 IVC 直径，身高和有氧条件与较大的 IVC 相关。尽管对呼气过程中的"正常" IVC 直径缺乏共识,但仍然有强力的证据表明,在特定的患者中,容量扩张导致 IVCDe 增加,而容量消耗导致 IVCDe 减少。

在呼吸循环中,IVC 的直径在低血容量状态中增加，而在高血容量状态中减小。这种变化的度量是 IVC 塌陷指数(IVC-CI),使用以下公式计算(图 10.8):

$$IVC\text{-}CI=(IVCD_{max}-IVCD_{min})/IVCD_{max}$$

其中 $IVCD_{max}$ 是最大 IVCD，在呼气时测量；$IVCD_{min}$ 是最小的 IVCD,在吸气时测量。

虽然不存在正常 IVC-CI 的绝对临界值,但正常健康受试者中的 IVC-CI 通常为 25%~75%。当该值接近极值时，单独的 IVC-CI 的临床效用最大。当 IVC-CI 用于评估对治疗的动态响应时，序列值可以确保朝向目标进展(例如,具有"饱满"IVC 的患感染性休克的患者,其 IVC-CI 低于 25%)。

对于越来越多的 IVC 塌陷,使用 IVC-CI 可能具有误导性，认识到这一点十分重要。例如,IVC 直径为 3mm 且塌陷至 2mm 的患者已经是严重低血容量，尽管 IVC-CI 仅为 33%。在这种情况下,更有说服力的参数是 IVCDe 和血管狭缝状。

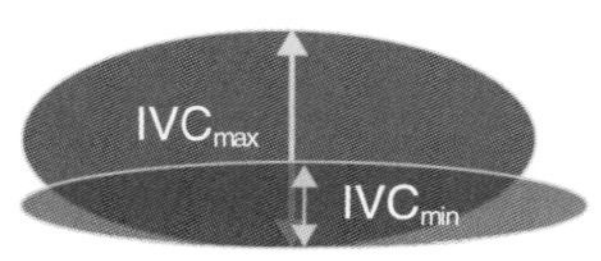

图 10.8 用于计算 IVC 塌陷指数的关系示意图。

特殊的情况

儿科 IVC 评估

儿童的 IVC 评估将 IVC 直径与主动脉直径进行比较,以便调整大小和状态。与成人相反,测量通常在肾动脉水平进行。容量充足的儿童 IVC 应与相邻的主动脉直径相同或更大。与主动脉相比,如果 IVC 偏小,临床医生可认为该患儿为低血容量。

模拟容量过载

IVC 扩张的几种原因与血管内容量无关。幸运的是，只有少数急性休克病例是由于体积超负荷造成的。虽然较大的 $IVCD_{max}$ 或接近 0 的 IVC-CI 通常是高血容和(或)充血性心力衰竭的结果,但是导致心脏充盈或前向血流受损的其他病症具有类似的超声外观。包括正压通气、心脏压塞、三尖瓣或肺动脉瓣膜病、肺动脉高压(由慢性心肺病或急性病理如肺栓塞引起)、右心室梗死和左侧心力衰竭。

许多患有心室肥大和(或)慢性心力衰竭的患者需要高充盈压,这可通过一条充盈的 IVC 体现出来。此外，应谨慎解释肝纤维化或肝硬化患者的肝 IVC 测量结果，因为 IVC 对硬化肝实质的广泛附着可能限制 IVC 塌陷的能力。

虽然可以通过超声波识别，但经验较少的床旁超声医生可能并不熟悉这项技术。因此,高血容症的超声检查结果(如同大多数诊断检查)应根据患者的临床情况进行解释。对于熟悉它们的超声医生,应该进行容积反应性测试(参见第 33 章和第 36 章)。

模拟低血容量

导致空 IVC 错误印象的条件较少，并且这些条件往往更容易识别。压迫 IVC 的腹腔内肿块(通常是肝脏)可能会在横向平面成像时产生低血容量状态的假象。如上所述,这类肿块应该可在纵向平面中识别。

如在腹腔室综合征中所见，腹内压增加可导致 IVC 压迫并导致错误识别容量耗尽状态。在这种情况下，高中心静脉压的存在应通过对颈内静脉和上腔

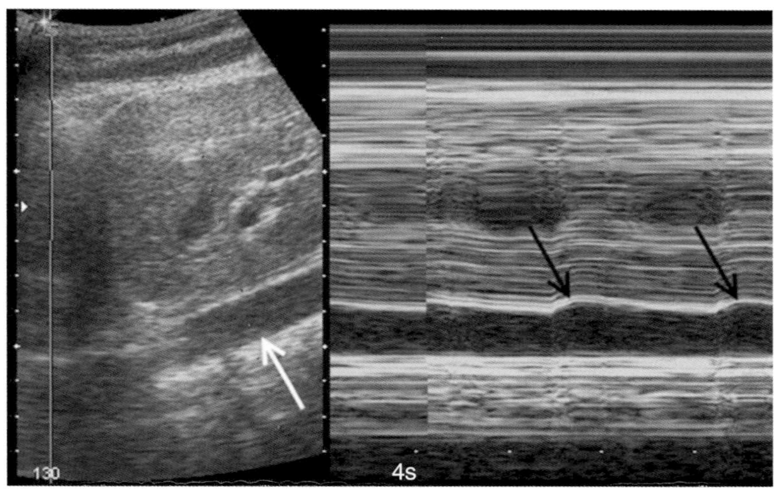

图 10.9　B 模式图像显示主动脉的纵向视图(白色箭头所示)，这被误认为是 IVC。主动脉有较厚的壁，在右侧的 M 模式图像中，它可以通过收缩开始时的快速向外运动(黑色箭头所示)识别。视频 10.8 显示纵向主动脉。

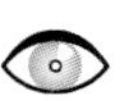

静脉的超声评估来确认。

正压通气的效果

正压通气以多种方式改变 IVC 参数。通过阻止静脉回流到胸腔增加了 IVC 直径，并且通过逆转呼吸循环中通常的压力变化，消减了 IVC-CI 评估的效用。研究表明，通气患者的 IVC-CI 显著低于患者撤离呼吸机时的 IVC-CI，因此，IVC-CI> 10%~20%可能是流体响应休克的指标。

然而，关于正压通气的效果尚未达成共识。相反，在正压通气中塌陷的 IVC 几乎总是意味着低血容量。

经验与教训

• 虽然有许多病症可导致容量过载以外的明显 IVC 增宽，但 IVC 塌陷不会导致病理性血管内容量损耗，从而需要进行容量复苏。这使得 IVC 评估成为初步评估任何不确定诊断休克患者的有力工具。

• 始终在横向和纵向平面上扫描 IVC。

• 应始终确定 IVC 和主动脉。IVC 应在相对于主动脉的适当位置被识别为管状结构，并且实时追踪以进入右心房。

• IVC-CI 的测量对于塌陷或狭缝状 IVC 的患者无效。在几乎所有的情况下，狭缝状外观或最大直径<5mm 的定性鉴定表明严重的低血容量。

• IVC 评估在插管患者中的用途有限，除非发现 IVC 未充盈，在这种情况下，患者几乎总是显示容量减少。

• 由于 IVC 直径具有随心跳和呼吸变化的特点，因此在估计 IVC-CI 时使用呼吸变异度非常重要，而不是心跳搏动变化。为了更好地理解这一点，M 模式扫描速度应设置为“低速”。

(谭正　译　肖莎莎　校)

延伸阅读

Ando, Y., Yanagiba, S., Asano, Y. (1995) The inferior vena cava diameter as a marker of dry weight in chronic hemodialyzed patients. *Artif. Org.*, **19** (12), 1237–1242.

Bendjelid, K., Romand, J., Walder, B., Suter, P., Fournier, G. (2002) Correlation between measured inferior vena cava diameter and right atrial pressure depends on the echocardiographic method used in patients who are mechanically ventilated. *J. Am. Soc. Echocardiogr.*, **15**, 944–949.

Brennan, J.M., Blair, J.E., Goonewardena, S., *et al.* (2007) A comparison by medicine residents of physical examination versus hand-carried ultrasound for estimation of right atrial pressure. *Am. J. Cardiol.*, **99** (11), 1614–1616.

Carr, B.G., Dean, A.J., Everett, W.W., Ku, B.S., Mark, D.G., Okusanya, O., Horan, A.D., Gracias, V.H. (2007) Intensivist Bedside Ultrasound (INBU) for volume assessment in the intensive care unit: a pilot study. *J. Trauma Injury Infect. Crit. Care*, **63** (3), 495–502.

Chen, L., Hsiao, A., Langhan, M., Riera, A., Santucci, K.A. (2010) Use of bedside ultrasound to assess degree of dehydration in children with gastroenteritis. *Acad. Emerg. Med.*, **17** (10), 1042–1047.

Feissel, M., Michard, F., Faller, J.P., Teboul, J.L. (2004) The respiratory variation in inferior vena cava diameter as a guide to fluid therapy. *Intensive Care Med.*, **30**, 1834–1837.

Levine, A.C., Shah, S.P., Umulisa, I., *et al.* (2010) Ultrasound assessment of severe dehydration in children with diarrhea and vomiting. *Acad. Emerg. Med.*, **17** (10), 1035–1041.

Lyon, M., Blaivas, M., Brannam, L. (2005) Sonographic measurement of the inferior vena cava as a marker of blood loss. *Am. J. Emerg. Med.*, **23**, 45–50.

Mark, D.G., Ku, B.S., Carr, B.G., Everett, W.W., Okusanya, O., Horan, A., Gracias, V.H., Dean, A.J. (2007) Directed bedside transthoracic echocardiography: preferred cardiac window for left ventricular ejection fraction estimation in critically ill patients. *Am. J. Emerg. Med.*, **25** (8), 894–900.

Mitaka, C., Nagura, T., Sakanishi, N., Tsunoda, Y., Amaha, K. (1989) Two-dimensional echocardiographic evaluation of inferior vena cava, right ventricle, and left ventricle during positive-pressure ventilation with varying levels of positive end-expiratory pressure. *Crit. Care Med.*, **17** (3), 205–210.

Pershad, J., Myers, S., Plouman, C., Rosson, C., Elam, K., Wan, J., Chin, T. (2004) Bedside limited echocardiography by the emergency physician is accurate during evaluation of the critically ill patient. *Pediatrics*, **114**, e667–e671.

Rudski, L.G., Lai, W.W., Afilalo, J., Hua, L., Handschumacher, M.D., Chandrasekaran, K., Solomon, S.D., Louie, E.K., Schiller, N.B. (2010) Guidelines for the echocardiographic assessment of the right heart in adults: a report from the American Society of Echocardiography endorsed by the European Association of Echocardiography, a registered branch of the European Society of Cardiology, and the Canadian Society of Echocardiography. *J. Am. Soc. Echocardiogr.*, **23** (7), 685–713.

Stawicki, S.P., Braslow, B.M., Panebianco, N.L., *et al.* (2009) Intensivist use of hand-carried ultrasonography to measure IVC collapsibility in estimating intravascular volume status: correlations with CVP. *J. Am. Coll. Surg.*, **209** (1), 55–61.

Wallace, D.J., Allison, M., Stone, M.B. (2010) Inferior vena cava percentage collapse during respiration is affected by the sampling location: an ultrasound study in healthy volunteers. *Acad. Emerg. Med.*, **17** (1), 96–99.

Yanagawa, Y., Nishi, K., Sakamoto, T., Okada, Y. (2005) Early diagnosis of hypovolemic shock by sonographic measurement of inferior vena cava in trauma patients. *J. Trauma*, **58**, 825–829.

第 11 章

妊娠早期的急诊超声检查

Andrew M. Kestler, John L. Kendall

引言

本章针对所有为妊娠早期急性盆腔症状进行评估的临床工作者。目前,国际上认为,临床医生应该在临床实践中进行超声操作的培训,包括卢旺达和利比里亚等偏远且资源匮乏的地区。为了能够熟练掌握相关技能,除了学习本章的理论知识外,还需要在指导下进行实际操作。

早期妊娠超声检查是临床医生操作的超声检查的重要内容,原因如下:第一,早期妊娠并发症很常见。第二,McRae 等学者的一项系统性回顾性研究表明,临床医生操作的超声检查对于检测宫内妊娠具有极高的特异性(接近 100%),因此可以间接排除异位妊娠。第三,对于排除异位妊娠和需要手术干预的患者来说,临床医生进行的超声检查可以缩短评估时间。

适应证

早期妊娠急诊超声检查的主要目的是明确合并腹痛和(或)阴道出血的妊娠患者是否为宫内妊娠(IUP)。IUP 的识别可以有效地排除异位妊娠(之后的章节会讨论罕见病例)。在出现先兆流产或意外流产时,超声检查可以为临床决策提供依据——包括计算妊娠日期。

检查方法

经腹或经阴道超声检查在早期妊娠患者中都有使用。经腹超声(TAU)检查是首选,且患者更容易接受,它可以同时评估腹腔内肝肾周或者其余部位是否有游离液体。经阴道检查更具有侵入性,而且要求医生熟悉腹部超声检查的同时掌握经阴道超声(TVU)检查的技能。如果 TAU 可以提供足够的有效信息,则没有必要再进行 TVU 检查。但是,TVU 检查可以提供分辨率更高的图像,其在识别 IUP 上有更高的特异性。

TAU 在膀胱充盈的状态下更容易获得清晰的视图,TVU 则相反,检查时需要排空膀胱。许多医院在进行 TAU 检查时会通过 Foley 导尿管为患者注入液体来充盈膀胱,而当操作者精通 TVU 时,则可以避免这项操作。

经腹超声(TAU)检查

曲阵探头效果最好,但也可以使用相控阵探头。操作者将探头的顶端放在被检查者的耻骨联合处,探头横向摆置,标志点朝向被检查者的右侧(图 11.1 和视频 11.1)。通过从上到下缓慢的扇形扫描可以清晰地看到膀胱和子宫。超声检查时先进行纵向扫描,可以系统地显示子宫颈及子宫底,将探头缓慢向两侧滑动可发现卵巢及其他附件。然后探头顺时针转动 90°,以横向观察子宫。从一端到另一端的横向扫描通常可显示整个盆腔,包括双侧的附件以及子宫(图 11.2 和视频 11.2)。检查中要考虑到固定的解剖结构:阴道在膀胱后方,与子宫颈相毗邻,而后与子宫相毗邻[图 11.2(b)和视频 11.2]。识别 IUP 即明确孕囊在子宫腔内,避免误诊:即识别出了妊娠但没有鉴别出孕囊在宫外。

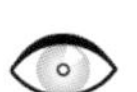
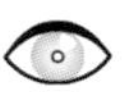
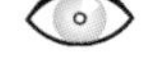

(a)

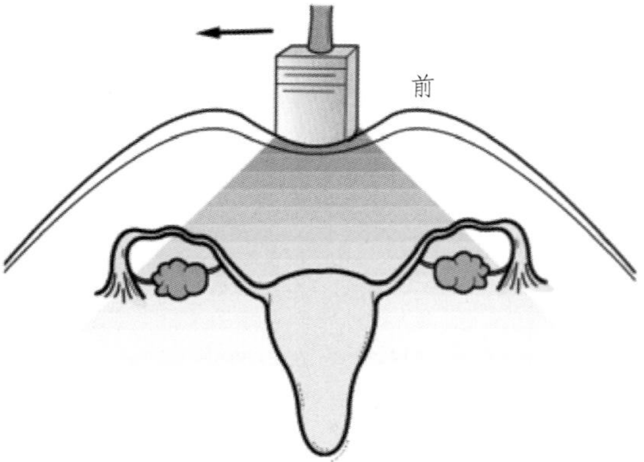

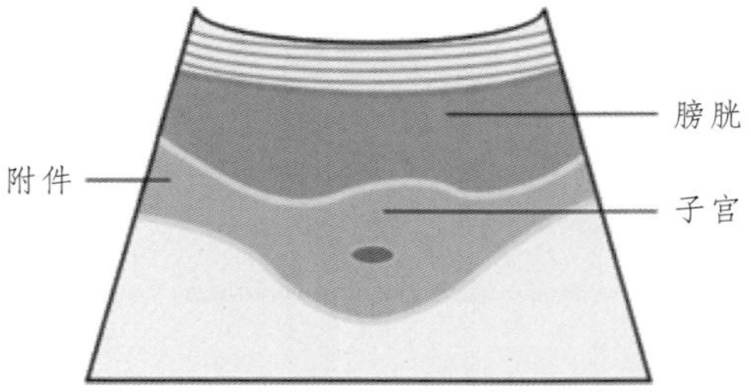

(b)

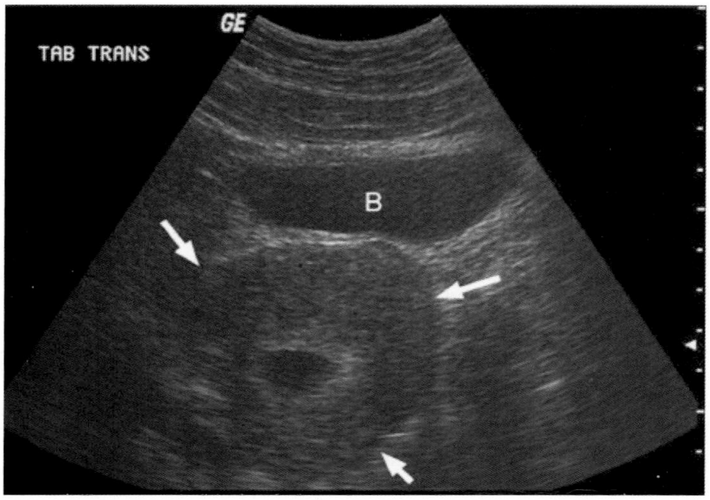

图 11.1 (a)经腹超声检查横向扫描示意图。(b)经腹超声检查横向扫描所得到的超声图像:可见子宫(箭头所示)在膀胱(B)后方,子宫肌层(相对低回声)包裹子宫内膜(相对高回声),其内为无回声的非特异性宫内囊。

经阴道超声(TVU)检查

如果 TAU 检查无法明确宫内妊娠,那么则需要进行 TVU 检查。与 TAU 相比,TVU 能提早约 1 周识别宫内妊娠。盆腔检查与 TVU 体位一致,因此,为提高效率,临床医生进行的 TVU 应在盆腔检查之前或之后立即进行。患者取截石位,双脚置于脚踏上,如果没有盆腔检查台,可以让患者屈曲双腿,臀部支撑以抬高骨盆。如果没有骨盆的支撑,则难以将探头手柄向后,无法从前方及上方观察子宫。将耦合剂涂抹在探头上,然后将探头套上外部有润滑油的一次性消毒避孕套。将探头沿矢状面缓慢插入阴道,标示点朝上。由于 90%的患者子宫前倾,所以当探头沿着阴道前壁进入,最终放置在阴道前穹隆时,操作者可以在屏幕上获得清晰的子宫图像(图 11.3)。当患者子宫后倾时,探头置于阴道后穹隆(参见图 11.3)。将探头从一侧向另一侧轻轻移动,可以获得双侧髂内血管之间的整个盆腔横截面影像(视频 11.3)。然后将探头逆时针旋转 90°,获得子宫短轴视图(图 11.4 和视频 11.4)。初学者对经阴道超声的图像可能难以辨别方向,但有一定经验后会适应。临床医生实行经阴道超声的基本目的是明确或排除 IUP,但是如果具备足够的经验,可以同时对附件进行系统的检查。

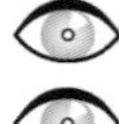

超声图像表现

正常妊娠

临床超声医生应该熟悉不同妊娠期的超声图像特征,见表 11.1。尽管蜕膜内征和双环征很常见,但

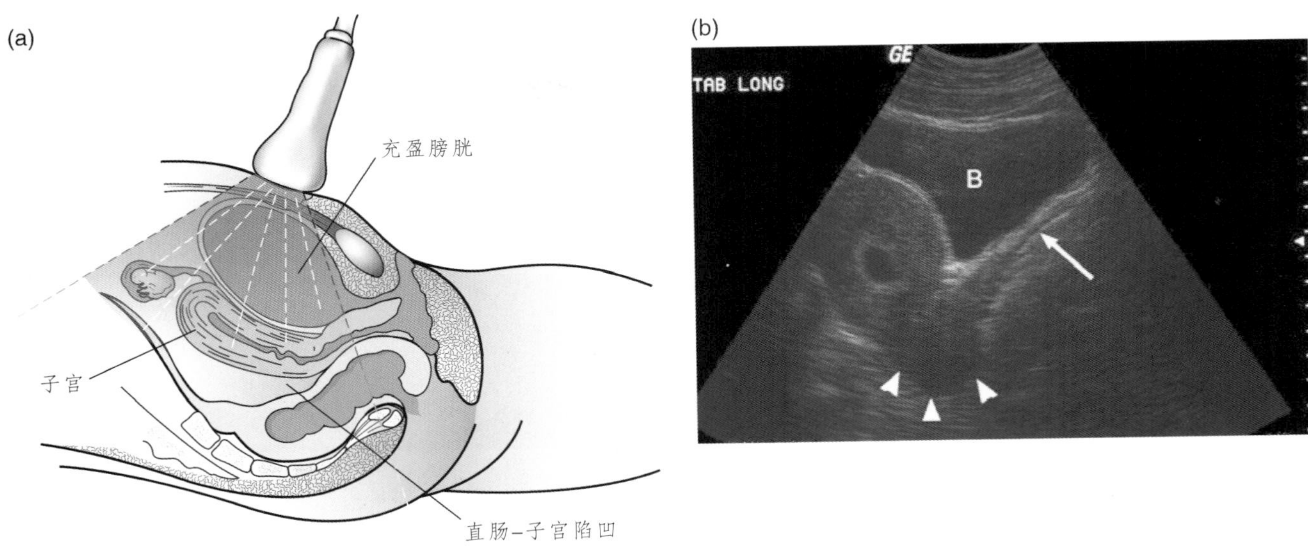

图 11.2 (a)经腹超声检查纵向扫描示意图。(b)图 11.1 同一患者经腹超声检查纵向扫描所得到的超声图像：膀胱(B)后可见阴道及阴道内褶皱(箭头所示)，直肠-子宫陷凹在腹腔内为位置依赖性结构，位于宫颈后方(三角箭头所示)，同样可见宫腔内非特异性液暗区。

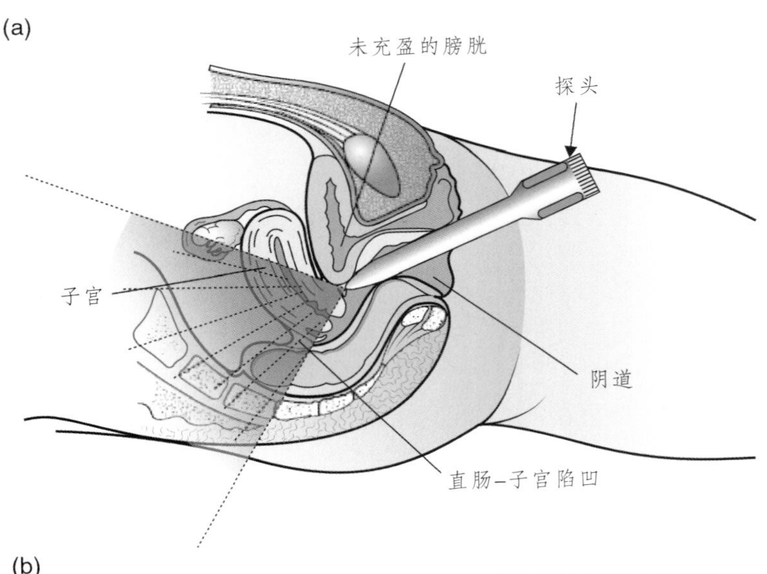

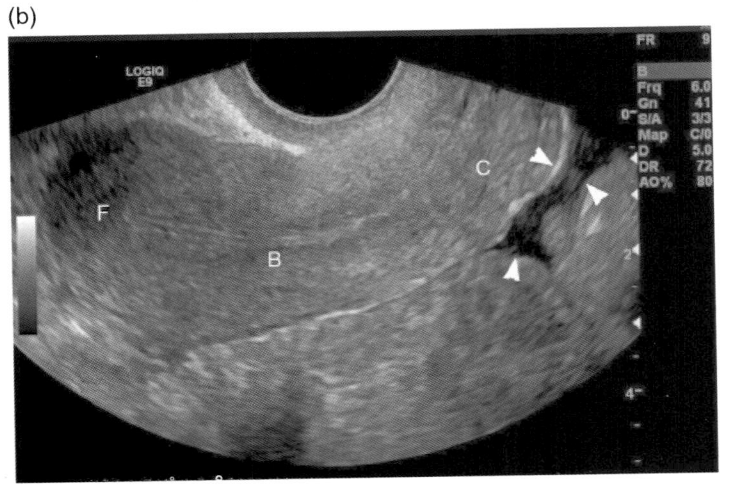

图 11.3 (a)经阴道超声检查的矢状位示意图。(b)非妊娠状态所见的经典阴道妇科超声检查矢状位超声图像。可见子宫颈(C)、子宫体(B)和子宫底(F)。子宫内几乎没有子宫内膜，这表明患者刚刚结束月经或已经绝经。注意直肠-子宫陷凹中的少量液体(三角箭头所示)。如果患者妊娠试验阳性，提示可疑异位妊娠。

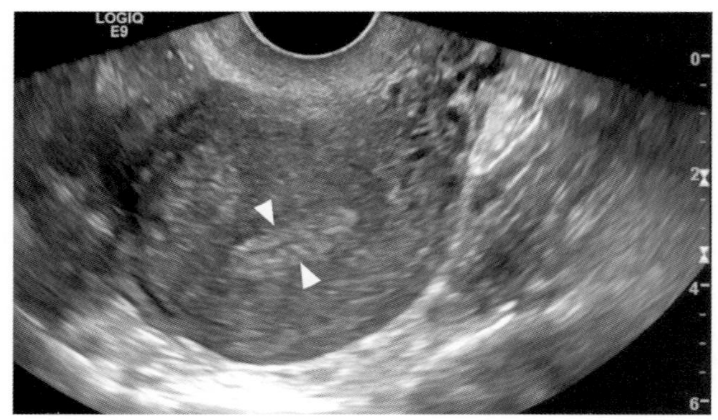

图 11.4　经阴道超声检查的横向超声图像,探头呈冠状位。可见一层较薄的子宫内膜(箭头所示)。

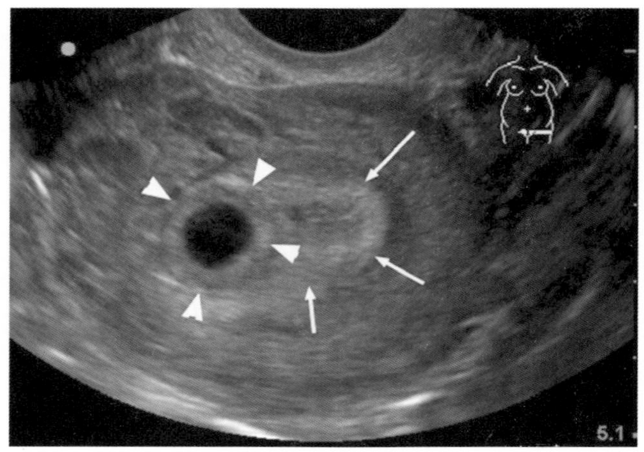

图 11.5　经阴道超声检查子宫冠状位超声图像，可见双环征(双层子宫蜕膜)、子宫内膜的内层(三角箭头所示)及外层(箭头所示),该超声图像无宫内妊娠的确切依据。

是它们具有主观性，且当临床医生进行超声检查时无法为 IUP 提供确切的依据，因此本章不进一步描述(图 11.5)。IUP 的确切依据是卵黄囊(图 11.6)和(或)胚点(图 11.7)。虽不是必需的,但亦可测量胎儿顶臀径(CRL)和胎心搏动(图 11.8)。妊娠 8 周开始,胎心率(FHR)的正常范围为 120~160bpm。在此之前,FHR 通常在 90~100bpm。正常妊娠的子宫肌层厚度至少为 5mm(参见“误区”下内容)。

孕龄计算

为了辅助临床决策,超声医生应该熟知如何通过胎儿测量来确定孕龄。早期妊娠中孕囊(图 11.9)和顶臀径(图 11.10)最常用,前者准确性不高。许多超声机根据几个孕囊测定的平均值(平均孕囊直径;MSD)来计算孕龄。中晚期妊娠测量包括双顶径 (BPD)(图 11.11)和股骨长度(FL)(图 11.12)。

异常表现

虽然临床超声医生的主要目的不是明确异位妊娠，但在超声检查过程中一些异常表现可以为异位

表 11.1　IUP 可观察到的不同声像的时期

超声图像表现	经阴道超声	经腹超声
蜕膜内征	4~5 周	N/A
双环征	5 周	6 周
卵黄囊 *	5~6 周	6~7 周
胚点 *	5~6 周	6~7 周
胎心搏动 *	6 周	8 周

* 如有,可确诊宫内妊娠。

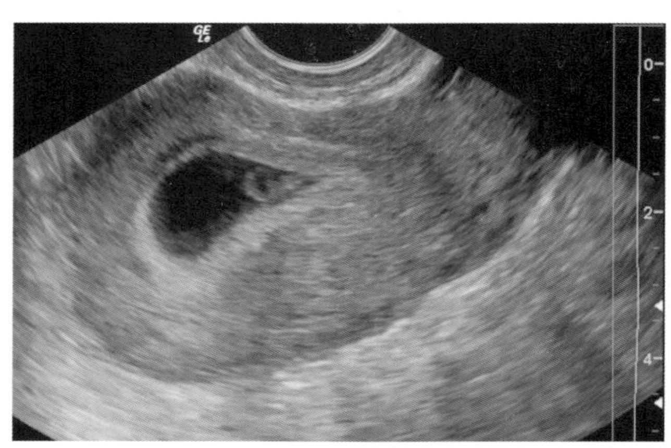

图 11.6　经阴道超声检查矢状位超声图像，可见卵黄囊和胚点。双环征仍隐约可见。

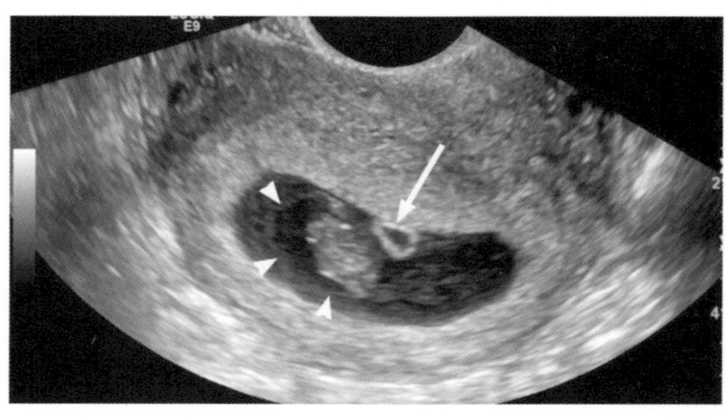

图 11.7　经阴道超声检查的横向超声图像,可见卵黄囊(箭头所示)和胚点。羊膜(三角箭头所示)与卵黄囊分离。

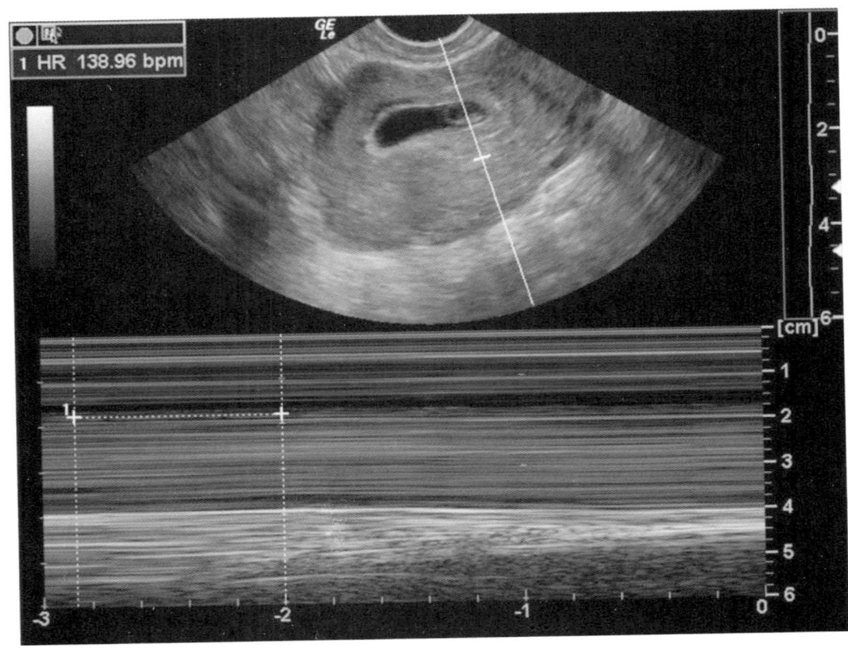

图 11.8　经阴道超声检查的 M 模式超声图像，胎心率 138bpm。

(a)

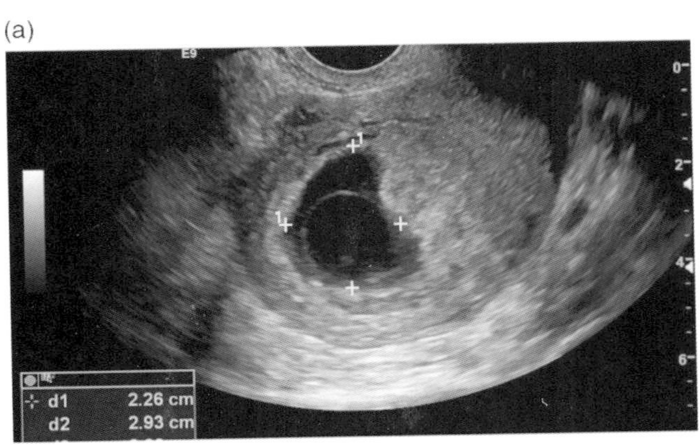

(b)

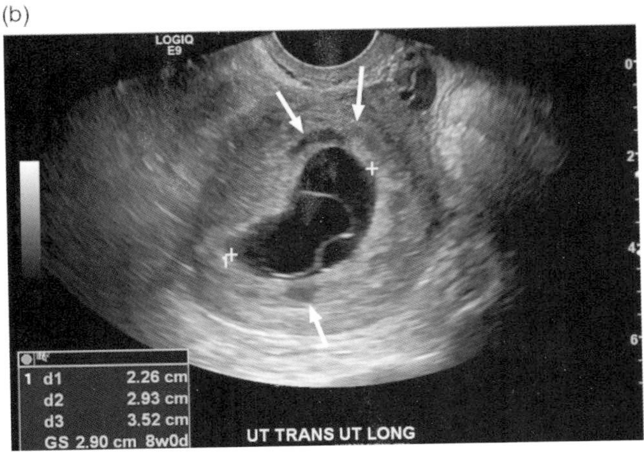

图 11.9　经阴道超声检查测量平均孕囊直径(MSD)的冠状位(a)及矢状位超声图像(b)。两图中均可见羊膜囊(非卵黄囊；见图 11.7)。这一阶段缺乏 IUP 的足够证据，结合子宫内膜内侧明显的液化或出血等子宫内膜不均质回声的表现（箭头所示），提示异常 IUP 或者不能存活的 IUP。

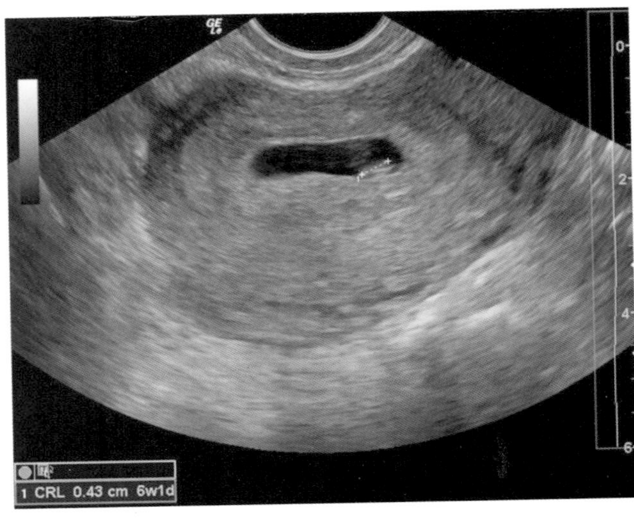

图 11.10　胎龄为 6 周+1 天胎儿的顶臀径(CRL)测量。

妊娠的诊断提供依据。相关的表现包括附件包块或盆腔/腹腔内游离液体。异位妊娠破裂可表现为广泛的血凝块，要识别血凝块需要最佳的增益设置和丰富的经验。血凝块表现为非均质软组织回声，与肠管和腹膜脂肪不同。为了鉴别附件包块，超声医生应该熟悉正常卵巢在超声下的表现(图 11.13)。盆腔积液量可分为 3 类。少量：少于子宫(未增大)长度的 1/3，通常少于 15mL，可为生理性(图 11.14)；中量：超过子宫长度 1/3，未达 2/3(图 11.15)；大量：超过子宫长度 2/3。在不能确诊 IUP 时，积液量越大，异位妊娠可

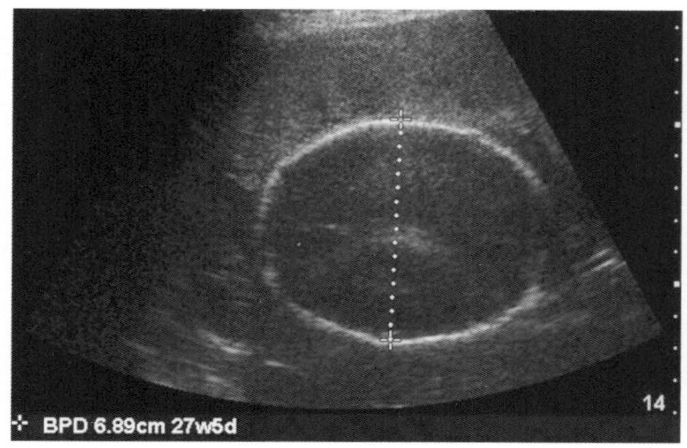

图 11.11 经腹部超声检查测量胎龄为 27 周+1 天的胎儿双顶径(BPD)。增益设置过低。测量时应从一侧头骨板的内侧缘测量至另一侧的外侧缘。

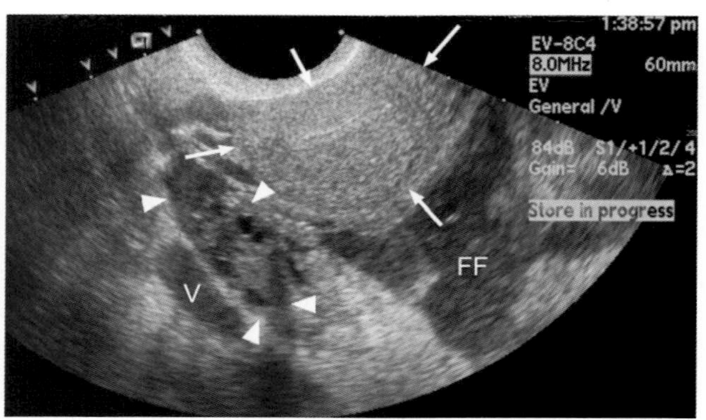

图 11.13 经阴道超声检查非妊娠状态的子宫及毗邻的右侧卵巢超声图像(三角箭头所示)。卵巢常与髂内静脉(V)毗邻。盆腔内大量非均质游离液体(FF)提示异位妊娠破裂。

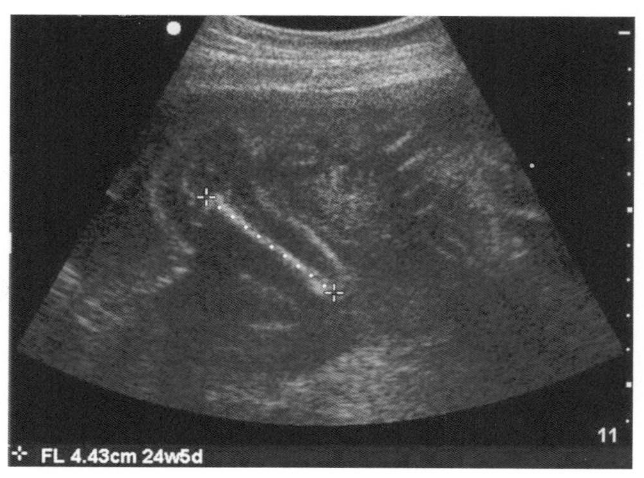

图 11.12 胎龄为 24 周+5 天胎儿的股骨长(FL)测量。

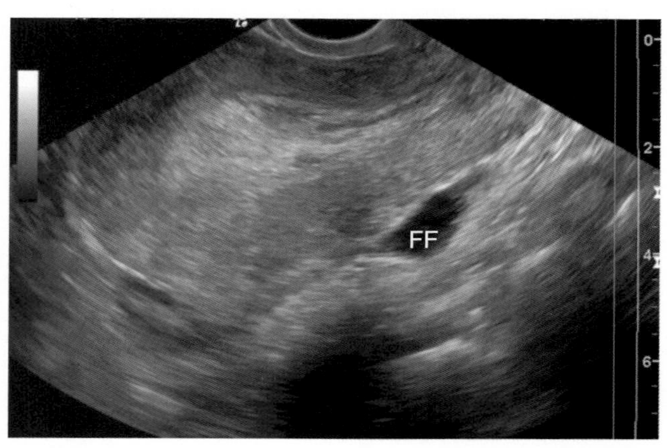

图 11.14 经阴道超声检查提示直肠-子宫陷凹内少量(生理性)游离液体(FF)的纵向超声图像。

能性越高。游离液体达上腹部(需检查肝肾隐窝以及脾肾间隙)或者盆腔复合性游离液体(图 11.16 至图 11.18)提示异位妊娠破裂的可能性很大。明确异位妊娠的金标准是识别在子宫外的孕囊(图 11.19),但是仅 10%~24%的患者能识别到子宫外的孕囊。

虽然确认其他异常妊娠通常需要专业超声医生的指导,但是临床超声医生同样应该熟悉。排除异位妊娠后,明确其他异常妊娠就是“急”而非“紧急”了。孕龄 7 周仍未发现胎心活动提示胎儿死亡(已确认 IUP)。妊娠 8 周前胎心率可以低于 120bpm,而妊娠 8 周后若胎心率仍持续低于 120bpm 提示异常妊娠。子宫内非均质物质声像提示不完全流产、异位妊娠时形成的假孕囊(图 11.20)或葡萄胎。空子宫的推断要

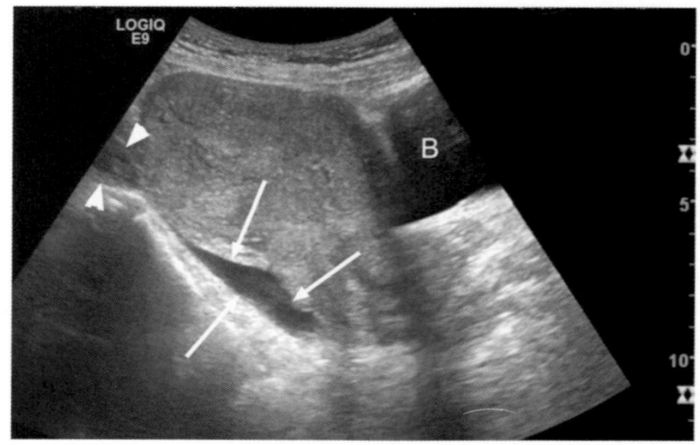

图 11.15 经阴道超声检查提示直肠-子宫陷凹内适量的游离液体(箭头所示),子宫内无可识别的蜕膜反应(子宫内膜)。异常的游离液体形态上倾向于“尖角”,与膀胱内(B)或肠管内(三角箭头所示)的液体形态不一致。

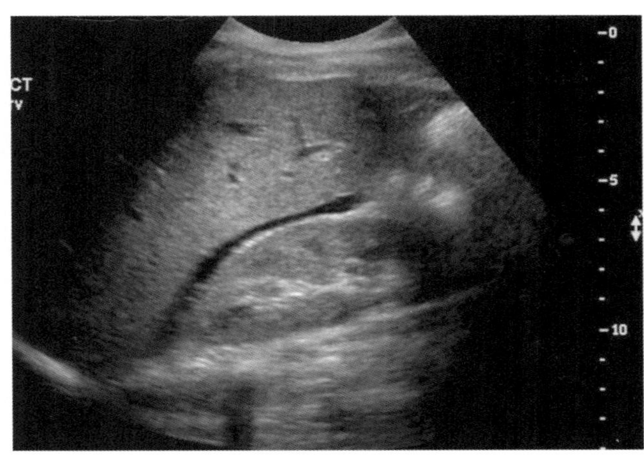

图 11.16 一位异位妊娠患者的 Morrison 囊(肝肾隐窝)的右上象限有游离腹腔积液。

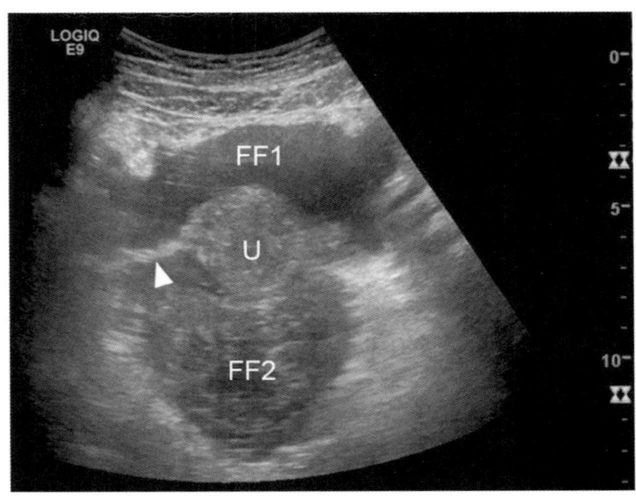

图 11.17 经腹部超声检查提示子宫内无内容物,可见子宫及子宫韧带 (三角箭头所示) 的前方 (FF1)、直肠和子宫间隙(FF2)被大量游离非均质液体包裹。

结合定量人绒毛膜促性腺激素(β-hCG)以及其他临床和超声图像表现(参见下文)。孕囊直径>20mm,未见胚芽,提示孕卵萎缩或空孕囊(图 11.21)。葡萄胎的超声声像可表现为部分胎盘呈"葡萄状"囊状改变以及子宫内弥漫性非均质密度回声(子宫内"暴雪"征)(图 11.22),或其他非特异表现。

教训

超声检查应结合临床。最常见且严重的误区就是理所当然地认为正常的卵黄囊、胚胎、胎心搏动、胎儿运动在宫腔内。严格遵守 IUP 诊断的金标准以及之前孕囊相关图像中介绍的固定解剖关系有助于我们规避风险。当孕囊位置过高(输卵管间质部或者"宫角"异位妊娠)或过低(宫颈异位妊娠)时超声医生均应警惕。上述异位妊娠部位比较少见,但常导致严重出血,因此风险极高。为评估这些部位的异位妊娠,应测量孕囊周围每个平面子宫肌层的厚度(囊胚上方"覆盖层"),正常情况下子宫肌层厚度应>5mm(图 11.23)。诊断过程中按标准严格评估卵黄囊、胚点、胎心搏动,有助于避免 IUP 时假孕囊(图 11.24)的误诊。临床或超声检查提示异位妊娠,但同时超声检查发现了 IUP 的证据时应警惕异位双胎妊娠。曾有文献报道,异位双胎妊娠的发生率为 1/30 000,但实际上异位双胎妊娠的发生率大概为 1/3600, 而在接受生育治疗的女性中概率高达 1/100。

"不确定扫描"

在早期妊娠的女性中,20%的超声检查是不确定的。超声图像可以为宫腔内未见内容物或者宫腔内可见孕囊,但未见清晰的胚点或卵黄囊(图11.25)。这

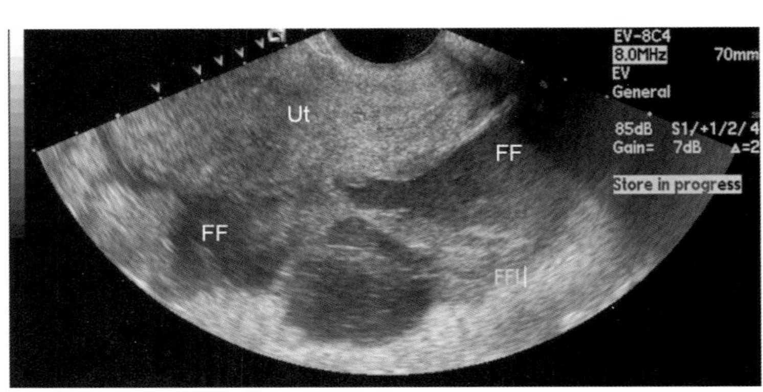

图 11.18 经阴道超声显示子宫内无蜕膜反应,直肠-子宫陷凹内大量非均质游离液体(FF)。

(a)

(b)

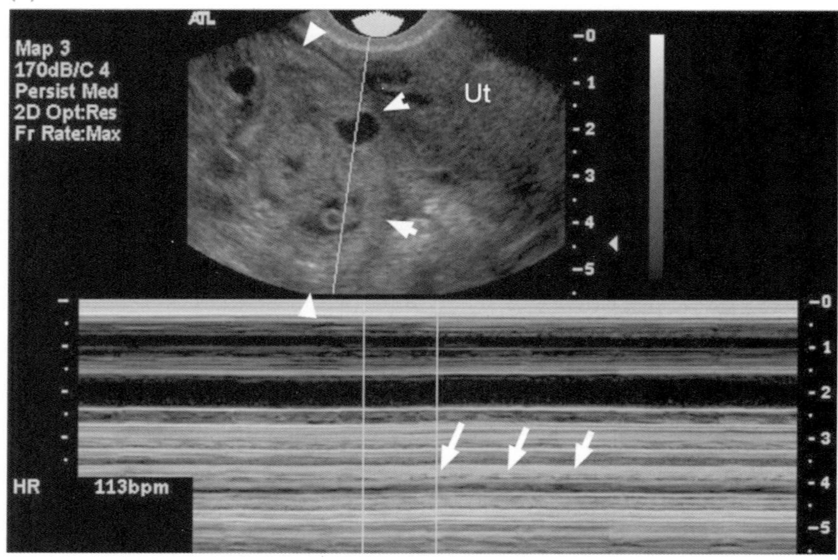

图 11.19 (a)经阴道超声显示与空子宫(UT)毗邻的右侧附件(RT ADN)内可见巨大包块,包块内可见宫外卵黄囊。(b)同一病例的更多细节:巨大附件包块(三角箭头所示)内可见卵黄囊与胚点。M 模式超声显示有胎心活动(箭头所示)。

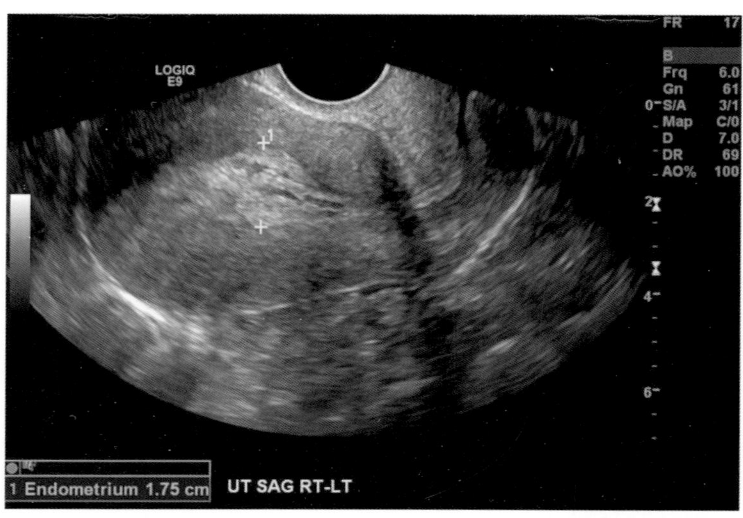

图 11.20 经阴道超声纵向超声图像,一位不完全自然流产患者子宫内的非均质子宫内膜(卡钳之间)。

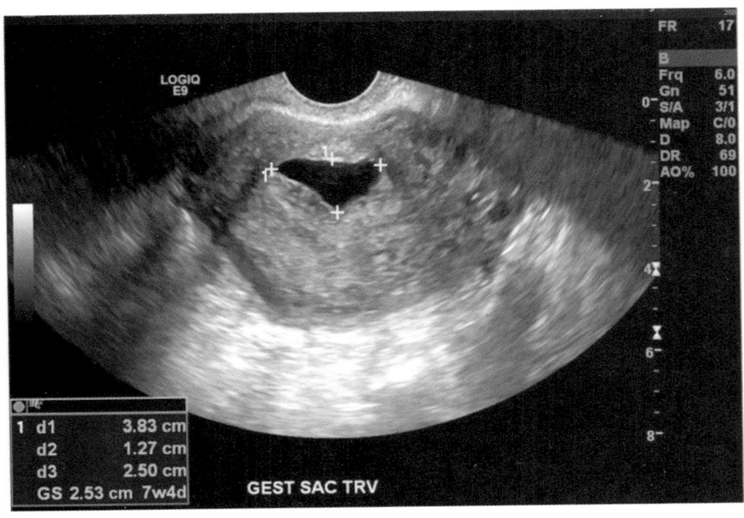

图 11.21　妊娠 7 周+4 天大小的非特异性宫内孕囊测量超声图像。未见相对应的胚胎。不良的蜕膜反应以及孕囊的不规则边界提示死胎或无胚妊娠。

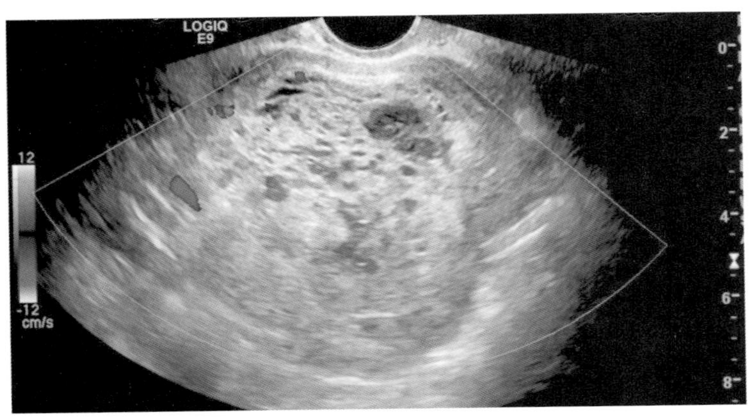

图 11.22　典型的葡萄胎超声图像。(扫码看彩图)

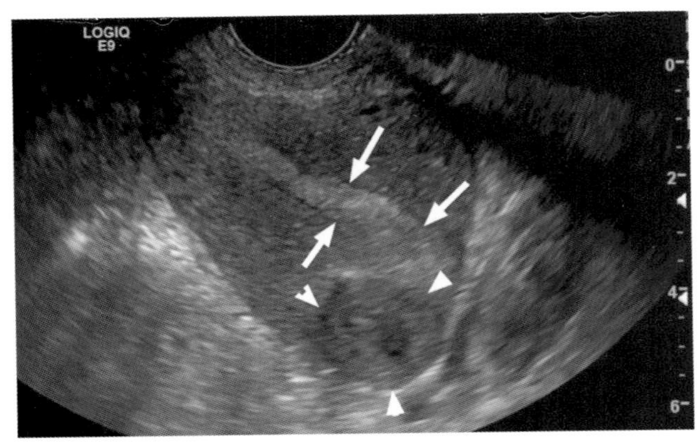

图 11.23　经阴道超声检查提示子宫扭转患者间质部妊娠(三角箭头)。孕囊周围无子宫肌层覆盖。可见子宫肌层(箭头)。

些超声影像既不能反映正常的早期妊娠（<5.5 周），也不能反映异位妊娠。这种情况下，需测量血清 β-hCG 水平(参见下文)。在许多中心，一旦出现“不确定扫描”，在患者离院前应请超声专科医生进行会诊。在 Tayal 的研究中，对“不确定扫描”的 300 例患者进行了跟踪，最终 53%为死胎，29%为 IUP，15%为异位妊娠，3%结局未知。

总体流程

管理“不确定扫描”的流程基于血清 β-hCG 水平以及“鉴别水平”的概念进行。正常情况下，血清 β-hCG 每 2~3 天升高一倍，到 8~12 周达到一个稳定水平。“鉴别水平”是指超声检查中探及双环征时血清 β-hCG 的水平。鉴别水平受化学分析方法、超声检查方法、超声设备、超声医生技能水平的影响：文献报道经阴道超声检查的范围为 1000~2000IU/L，经腹超声检查为 3000~6500IU/L。研究和发表的流程中通常采用经阴道超声检查，鉴定水平范围为 1500~

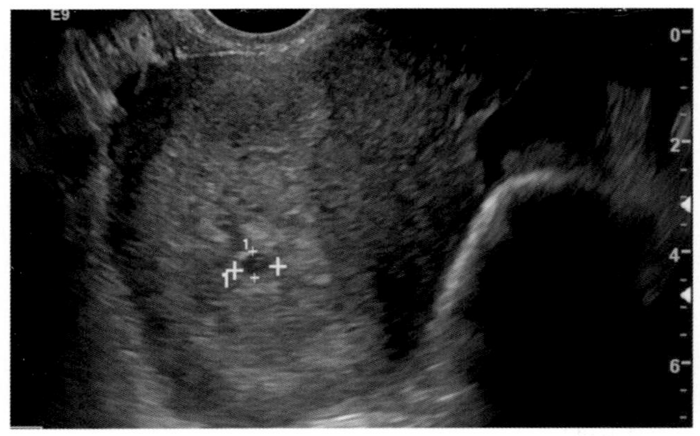

图 11.24　经阴道超声假孕囊超声图像。注意异位妊娠时激素变化导致的显著蜕膜反应。

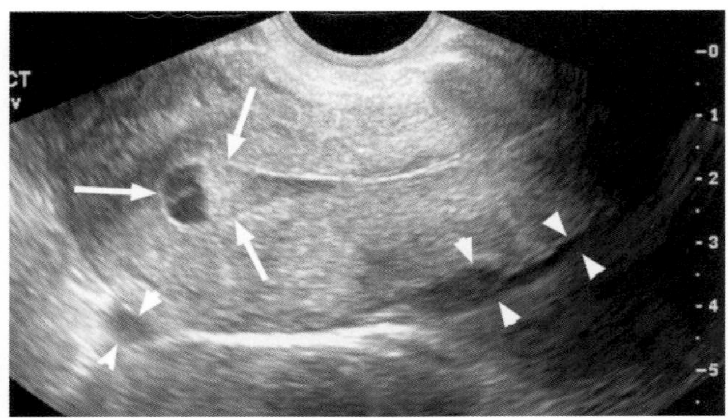

图 11.25　EVU 检查超声图像：提示子宫内非均质物质，包括无明确宫内妊娠特征的可疑孕囊（箭头所示）。尽管直肠-子宫陷凹内的游离液体（三角箭头所示）会让人们将宫内假孕囊误认为异位妊娠，但蜕膜反应低提示无胚胎妊娠可能。

2000IU/L（图 11.26）。血清 β-hCG 远低于鉴定水平并不降低异位妊娠的风险，也不能降低识别异位妊娠的概率。在一项研究中表明，在急诊科就诊的有盆腔症状的早期妊娠患者中，血清 β-hCG 水平低于 1000IU/L 的患者与高于 1000IU/L 的患者相比，异位妊娠的风险增加了 4 倍。同时需要注意，双环征并不是 IUP 的决定性标志，因此当患者的超声检查中仅探及双环征，则需进一步的临床判断。具体超声声像征（卵黄囊、胚点、胎心搏动）与 β-hCG 定量检查之间尚无确定性线性相关性。

流程根据临床设备及可利用资源的情况而异。有部分超声医生不能接触到经阴道超声设备，或者没有接受经阴道超声检查的培训。经腹超声检查探及的宫内妊娠较经阴道超声检查滞后约 1 周，因此经腹超声检查出现不确定的可能性更大。若出现不确定扫描时不能立即完善 β-hCG 水平检查，可采取更保守的策略，例如留院观察。

措施

图 11.26 提供了早期妊娠时腹痛或阴道出血的管理流程。总的来说，早期妊娠超声检查从时间和精准性两方面都大大有助于临床决策，但是超声医生必须认识到，约 20%的患者在结束评估时仍没有明确诊断。临床医生进行的超声检查中，在有腹痛和阴

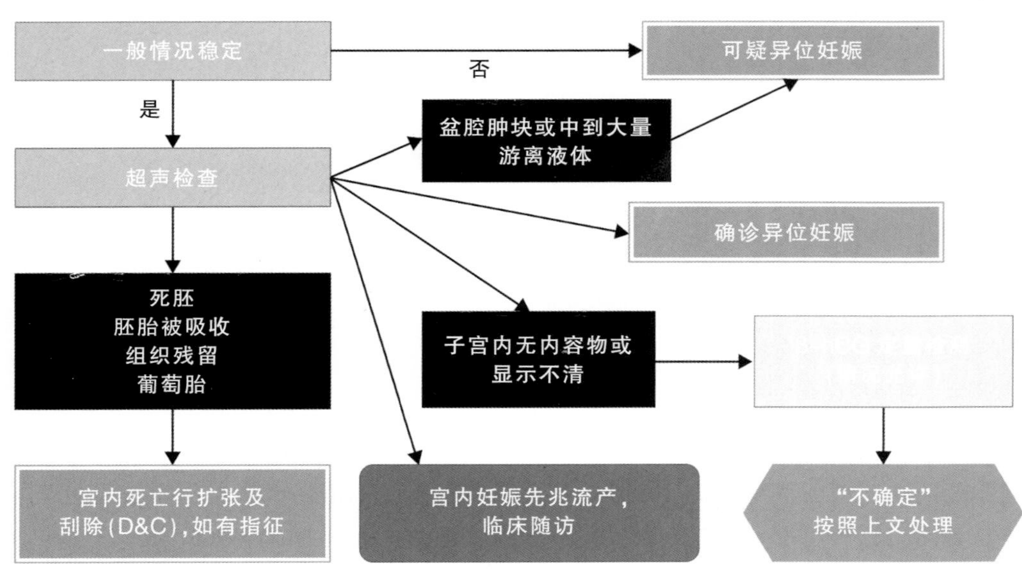

图 11.26　早期妊娠腹痛或阴道出血的推荐管理流程。

道出血的早期妊娠患者中,IUP 的诊断率为 70%。绝大多数患者的出院诊断为先兆流产或者不明原因的下腹痛。因此有必要对患者进行适当的随访,并考虑鉴别诊断。早期妊娠患者生命体征不稳定时,若发现腹腔有游离液体或者宫腔内无内容物，可以快速诊断异位妊娠，并在没有超声专科医生会诊的情况下予以管理。生命体征稳定的患者发现有异位妊娠时需妇产科紧急会诊（根据当地诊疗流程决定是否进行超声会诊)。不伴有异位妊娠表现但有其他异常表现的患者需要及时的门诊超声检查与妇产科随诊，对新的病情变化及加重有明确的预防措施。扫描结果不确定的患者出院后应每 2~3 天检查血清 β-hCG 水平直到明确诊断。

（高明 译　樊麦英 校）

延伸阅读

American College of Emergency Physicians (2003) Clinical Policy: Critical Issues in the Initial Evaluation and Management of Patients Presenting to the Emergency Department in Early Pregnancy. *Ann. Emerg. Med.*, **41**, 123–133.

American College of Emergency Physicians (2009) Policy Statement: Emergency Ultrasound Guidelines. *Ann. Emerg. Med.*, **53**, 550–570.

Kaplan, B.C., Dart, R.G., Moskos, M., *et al.* (1996) Ectopic pregnancy: prospective study with improved diagnostic accuracy. *Ann. Emerg. Med.*, **28**, 10–17.

Mahony, B.S., Filly, R.A., Nyberg, D.A., *et al.* (1985) Sonographic evaluation of ectopic pregnancy. *J. Ultrasound Med.*, **4**, 221–228.

McRae, A., Edmonds, M., Murray, H. (2009) Diagnostic accuracy and clinical utility of emergency department targeted ultrasonography in the evaluation of first-trimester pelvic pain and bleeding: a systematic review. *Can. J. Emerg. Med.*, **11**, 355–364.

Panebianco, N.L., Shofer, F., Fields, J.M., Anderson, K., Mangili, A., Matsuura, A., Dean, A.J. (2025) The utility of transvaginal ultrasound in the ED evaluation of complications of first trimester pregnancy. *Am. J. Emerg. Med.*, **30** (6), 743–748.

Rempen, A (1988) Vaginal sonography in ectopic pregnancy. A prospective evaluation. *J. Ultrasound Med.*, **7**, 381–387.

Rodgerson, J.D., Heegaard, W.G., Plummer, D., Hicks, J., Clinton, J., Sterner, S. (2001) Emergency department right upper quadrant ultrasound is associated with a reduced time to diagnosis and treatment of ruptured ectopic pregnancies. *Acad. Emerg. Med.*, **8** (4), 331–336.

Tayal, V.S., Cohen, H., Norton, H.J. (2004) Outcome of Patients with an Indeterminate Emergency Department first-trimester pelvic ultrasound to rule out ectopic pregnancy. *Acad. Emerg. Med.*, **11**, 912–917.

第 12 章

中晚期妊娠的超声检查

Elena Skomorovsky, John Gullett, David C. Pigott

引言

超声检查是评估妊娠首选的影像学方法。目前早期妊娠评估很普遍，但中晚期妊娠时临床医生操作的超声检查并不常见。尽管如此,对于妊娠患者急性疾病的管理,有几项技术被认为是有价值的。在资源匮乏的情况下，这项检查在识别复杂分娩状况的患者中能够起到很大作用。

本章将集中讲述超声在中晚期妊娠合并出血、肿瘤、腹痛、分娩等情况时的管理应用。同时介绍在这一妊娠阶段出现包括前置胎盘或需判断胎儿存活情况、胎龄、胎位情况下的紧急诊断。

通用技术

经腹部超声图像

在中晚期妊娠的大多数检查中，经腹部超声检查(TAU)能够胜任。这个时期子宫变大并充满了液体,这时选择标准曲线探头或线控阵探头均合适,但曲线探头更佳。

正常情况下中晚期妊娠时子宫清晰可见。膀胱充盈有助于区分子宫下段和子宫颈(图 12.1)。

经阴道超声图像

尽管经阴道超声检查有利于在观察前置物(如胎盘)时评估子宫下段和子宫颈,但仍然较少用于中晚期妊娠。该技术参见第 11 章。当观察前置胎盘时应注意探头不要插入太深。涉及前置胎盘时,这种只

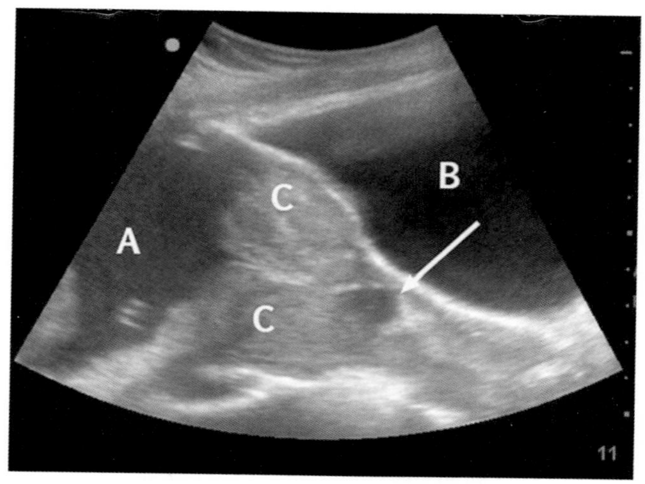

图 12.1 子宫纵向图像显示包含羊水的子宫下段(A)及子宫颈(C)位于膀胱(B)后方,阴道内有少量的积液(箭头所示)。

将探头进入阴道口的半“会阴”的方法不是绝对禁忌,但最好请经验丰富的超声医生完成。

中晚期妊娠:正常表现

胎龄

对于伴随急性病程的所有妊娠患者，确定胎龄对于及时明确胎儿存活率至关重要。35 周前的生产为早产。胎儿存活率因地区而异（一般在 20 周左右），但存活率是决定分娩或延迟分娩的重要因素。在中晚期妊娠中,许多技术可以用于计算胎龄。最简单的就是测量股骨长、双顶径以及头围来计算胎龄,这项方法在妊娠的不同时期准确性不同，晚期妊娠时准确性最差。多种方法结合判断可提高准确性,但

在急性病程中，任何一种方法都应该有效预测胎龄。

双顶径

胎儿双顶径（BPD）是利用单一方法预测胎龄的一线方法。对于正常胎儿颅骨可精确到 7~11 天内。胎儿颅骨轴向视图可获得以下标志：

- 中位线的大脑镰。
- 双侧后方的高回声豆状脉络丛。
- 双侧中央位置的低回声丘脑毗邻双侧镰状体。
- 镰状体前方毗邻的低回声透明隔膜。

测量尺应置于一侧颞部颅骨外侧至另一侧颞部颅骨内侧（图 12.2）。大多数的超声仪器都可以根据测量的双顶径来计算胎龄。

股骨长

由于解剖结构简单，因此测量股骨长（FL）是一项适合应用于急诊科的技术，可计算 10 周以上的胎龄。10 周后，其精确度在±2.8 周内。通过识别脊柱，找到骨盆/髋部，随后即可识别股骨。测量时应沿股骨干长径，只测量股骨的骨性部分（图 12.3）。骨骼发育不良会导致结果有误差。当一项检查不准确时应使用多种方法来评估。

头围

在多项指标提示胎儿发育不良的情况下，头围（HC）仍是一项评估胎龄的可靠技术。标志与轴向平面和双顶径一致。测量尺位于前颅骨及后颅骨之间，圆形测量尺沿颅骨外围测量（图 12.4）。

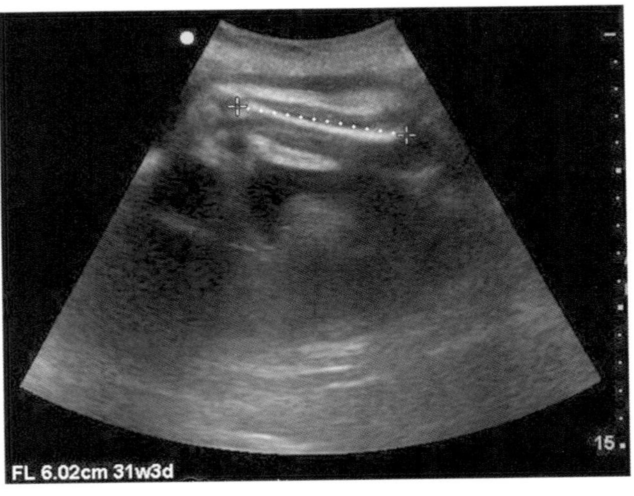

图 12.3　股骨长的测量，注意测量范围只包含股骨干骺端之间的距离。在该图中深度设置可更浅，以避免浪费空间。

胎心活动

胎心率（FHR）是评估胎儿健康状况的重要指标，但应当注意，单独的超声胎心检查不能替代胎儿测量。不同妊娠期胎心测量的方式一致。识别心脏后选择 M 模式，光标线放置在胎心的位置，此时胎心活动最强烈。M 模式显示心脏特有的规律性收缩活动。

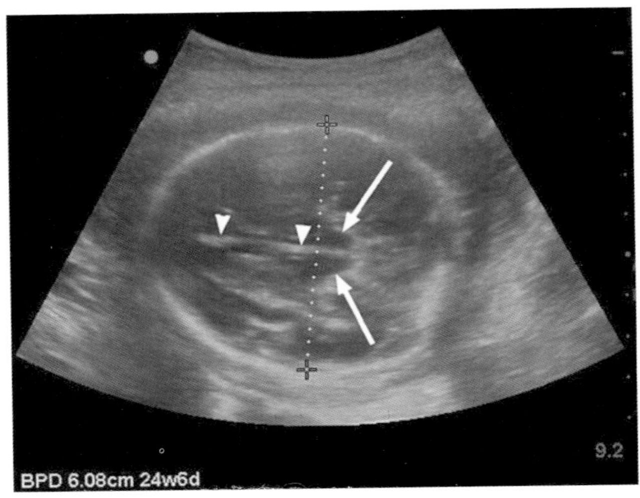

图 12.2　在丘脑（箭头所示）平面上测量双顶径，测量尺置于一侧颅骨外侧至另一侧颅骨内侧之间，同时可见胼胝体（三角箭头所示）。

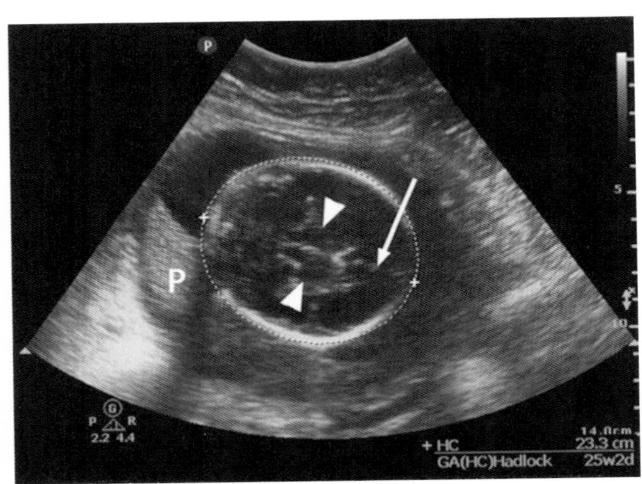

图 12.4　头围的测定，同样在丘脑平面（三角箭头所示）。可见胎盘（P）及胼胝体（箭头所示）。注意妊娠后期子宫肌层消失，该图中多处位置子宫肌层与胎盘之间的间隙显示不清，因此，胎盘早剥早期可能在超声检查中无法识别。

将测量尺放置于两次相邻的收缩波形上可计算出胎心率(图 12.5)。

胎位

当产妇进入产程，胎位对于确定能否顺利生产非常重要。早期检查能发现臀位，有利于医生为复杂分娩提供准备，或在等待产科会诊前应用宫缩抑制剂。

胎儿的脊柱在超声上具有特征性的外观，并能识别胎儿的方向。找到胎儿的头部和骨盆均可识别胎位。如果胎头位于子宫底部，那么胎儿为臀位。最常见的臀位为单臀位，胎儿的下肢上举，与头部一同位于子宫底部。当胎儿下肢向下而不是与胎头位置一致时提示为完全臀位。

横位同样可以根据脊柱识别方向，横位可能导致肩先露。在妊娠过程中，异常的胎位常能自行纠正，但进入产程时异常胎位可导致复杂分娩或需要进行剖宫产。

胎盘位置

为排除前置胎盘，胎盘位置的检查是每一位进入急诊科的产程活跃的产妇应该完善的基本检查，尤其是在无法立即获得产科会诊的情况下。胎盘为与子宫壁内侧紧密相连的高回声物质。经腹部超声检查通常可以获得整个胎盘的超声图像。仔细检查胎盘边缘有助于临床医生确定胎盘的位置是正常(前壁、后壁、子宫底部)还是异常(低位、边缘性前置胎盘、部分性前置胎盘、完全前置胎盘)(参见图 12.1)。如前所述，当发现胎盘低位时，应使用常用的扫描仪进行经阴道超声检查。

宫颈评估

宫颈的评估常用来预测早产。矢状面上，子宫颈位于膀胱后方，阴道与妊娠的子宫之间。宫颈管处可见细高回声线性超声图像。可根据宫颈的长度与厚度来对其进行评估。测量宫颈长度时应从宫颈内口测量至宫颈外口（图 12.6），妊娠 24 周前若宫颈长度<2.5cm 为过短，提示妊娠 35 周前早产的风险较高。也可观察宫颈消失的情况，表现为宫颈管的逐渐缩短直至消失。目前宫颈超声评估仍未对临床医生授权，因此，尽管宫颈检查为临床决策提供了很多重要信息，但使用这项技术时仍应当慎重。

羊水评估

羊水体积(AFV)的评估有助于鉴别胎膜早破、羊水过少/羊水过多、先天性缺陷。许多胎儿疾病可能与羊水体积的减少或增多有关，例如从先天性缺陷到围生期的不良结局。评估羊水体积最简单的方法是单一最大羊水暗区深度测定(SDP;也称最大垂直深度，MVP)，该方法要求寻找羊水最大深度，并测量该暗区垂直于子宫壁的深度，不包括任何胎儿或脐带的测量(图 12.7)。MVP 的正常值是 2~8cm，测量值

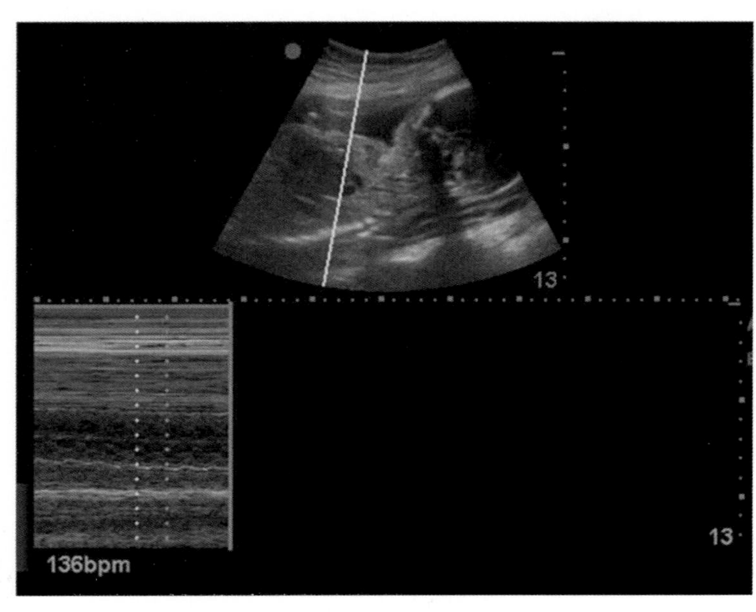

图 12.5 M 式下测量胎儿心率，测量尺置于两次相邻的收缩波形上。

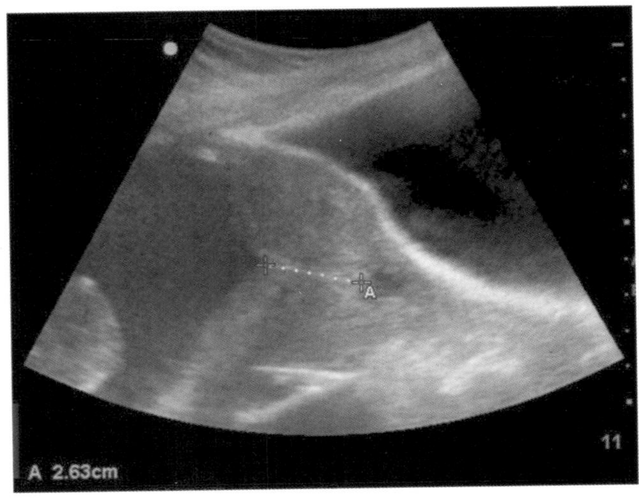

图 12.6 宫颈长度的测量:从宫颈内口测量至宫颈外口。

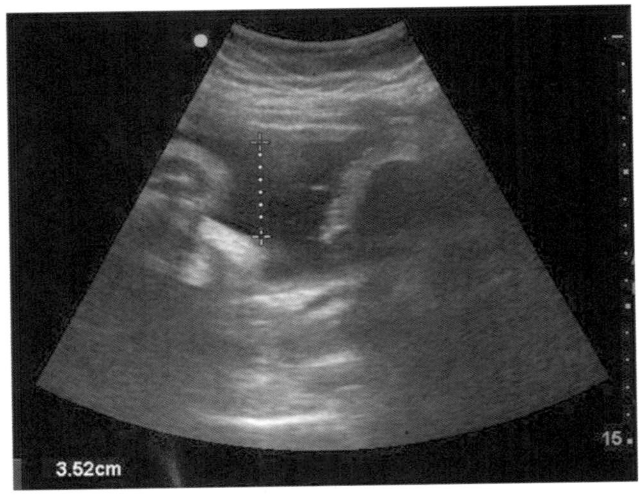

图 12.7 单一最大羊水暗区深度测定,正常范围为 2~8cm。

<1cm(称为"1cm 规则")提示羊水过少。

中晚期妊娠:异常表现

胎儿死亡

有一些超声检查表现提示胎儿已经死亡,例如胎心可见却无胎心活动。另有一些表现提示胎儿即将发生不可避免的死亡,例如羊水缺乏。如果胎儿能够存活,有这些异常表现时需要紧急产科会诊。因此,对于早产、胎膜早破(PPROM)的患者应立即评估胎儿存活能力。

葡萄胎

葡萄胎常在早期妊娠时就可诊断,但若缺乏妊娠期检查,仍有部分患者到晚期才发现。葡萄胎诊断标准包括异常升高的血清 β 人绒毛膜促性腺激素(β-hCG)水平(>120 000),由于大量绒毛膜水肿所致子宫内的"暴雪"征及"葡萄串"征,而无正常胎儿结构,子宫内充满非均质物质。葡萄胎通常需要外科手术干预,行扩张和清宫术,随后连续监测血清 β-hCG 水平并密切随访。

胎盘早剥

胎盘早剥通常表现为腹痛、胎动减少,伴或不伴随阴道出血,体格检查时腹部紧张有压痛,伴或不伴随休克。出血可表现为阴道出血或内出血及隐匿性出血。后者可延迟诊断,对母亲和胎儿均有严重影响,并可导致严重并发症,例如弥散性血管内凝血(DIC)。不能依赖超声检查明确胎盘早剥,需结合临床表现。若临床怀疑胎盘早剥,超声检查有胎盘下方暗液区或血肿有助于明确诊断及尽快完成产科会诊。

前置胎盘

当胎盘位置较低(距宫颈口<2cm)时应考虑前置胎盘(图 12.8 和图 12.9)。经阴道超声检查诊断前置胎盘的准确率高达 96%~98%,优于经腹超声检查。

子宫破裂

子宫破裂是任何宫内侵袭性操作的潜在并发症,如子宫扩张、清宫术或自愿终止妊娠手术。这些操作的损伤可能在早期并不明显,但常延迟出现。子宫破裂可导致威胁生命的大出血或腹膜炎。超声检查并不能直接发现子宫破裂口,但应注意间接表现。如在可疑临床表现的情况下行超声检查可见腹腔或盆腔的血肿或游离液体,应高度怀疑子宫破裂可能。

组织残留

组织残留(RPOC)包括自然流产或选择流产、分娩后胎盘及(或)胎儿组织在子宫内的残留。超声检查无法分辨自然流产后子宫内的血肿或出血是来源于残留的胎儿还是胎盘。当流产或分娩后超声检查在子宫内膜腔内发现有高密度回声物质,且患者有

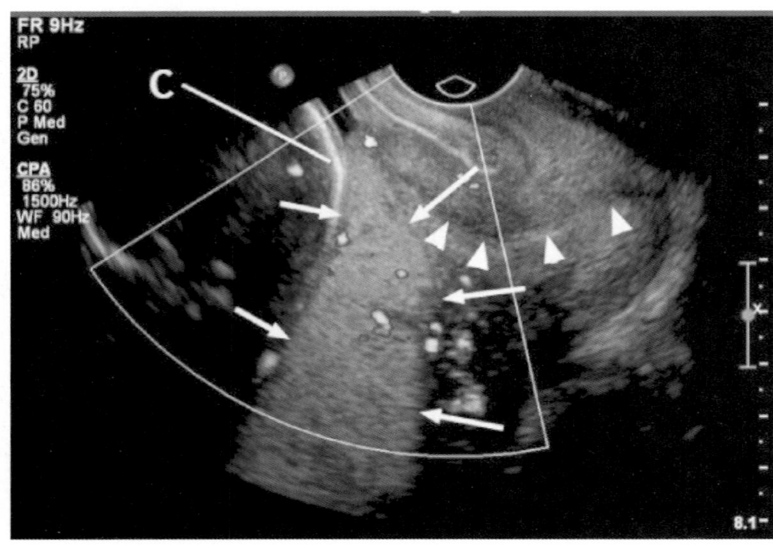

图 12.8 部分性前置胎盘的经阴道超声纵向超声图像。宫颈内口(三角箭头所示)被胎盘(箭头所示)部分覆盖。可见胎儿颅骨(C)。(扫码看彩图)

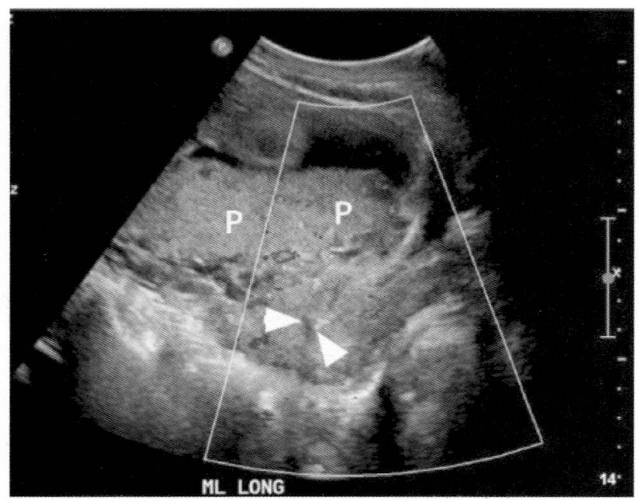

图 12.9 经腹超声纵向超声图像,可见前置性胎盘,胎盘(P)完全覆盖了宫颈内口(三角箭头之间)。(扫码看彩图)

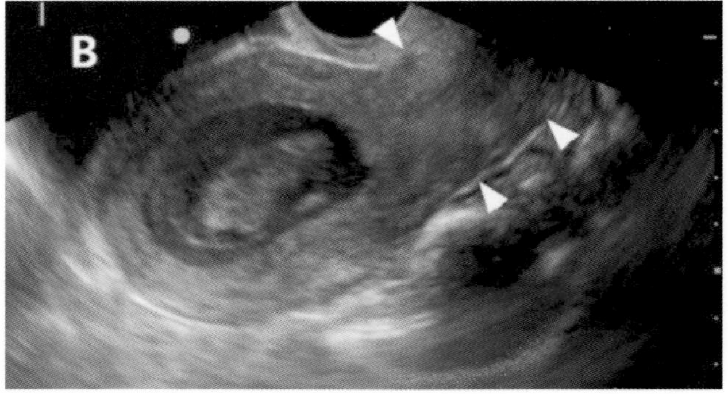

图 12.10 经阴道超声纵向超声图像,提示宫颈(三角箭头之间)和子宫内有残留组织。患者1个月前自然流产,后持续有腹痛及阴道流血。可见膀胱(B)。理想状态下,残留组织应在进行阴道内扫描前清除。

腹痛和持续阴道出血时,应当考虑宫内组织残留。使用功能性多普勒评估残留组织的血流情况可以对需要手术干预的患者进行危险分层(图 12.10)。

总结

正如临床医生操作的其他超声检查一样,中晚期妊娠并发症的超声评估需要操作者具备足够的经验,同时操作者应认识到自己的局限性,对于不具备时效性的诊断需要请影像学专业医生进行评估。临床医生操作的超声检查具有目标导向性,当无影像学专科医生和(或)妇科/产科资源有限时,诊疗医生的超声检查能为妊娠期患者的管理提供更多的重要信息。

(高明 译 樊麦英 校)

延伸阅读

American College of Emergency Physicians (2001) ACEP emergency ultrasound guidelines - 2001. *Ann. Emerg. Med.*, **38** (4), 470–481.

Ananth, C.V., Wilcox, A.J. (2001) Placental abruption and perinatal mortality in the United States. *Am. J. Epidemiol.*, **153** (4), 332–337.

Crane, J.M., Hutchens, D. (2008) Transvaginal sonographic measurement of cervical length to predict preterm birth in asymptomatic women at increased risk: a systematic review. *Ultrasound Obstet. Gynecol.*, **31** (5), 579–587.

Elsayes, K.M., Trout, A.T., Friedkin, A.M., Liu, P.S., Bude, R.O., Platt, J.F., Menias, C.O. (2009) Imaging of the placenta: a multimodality pictorial review. *Radiographics*, **29** (5), 1371–1391.

Filly, R.A., Hadlock, F.P. (2000) Sonographic Determination of Menstrual Age, in Ultrasonography in Obstetrics and Gynecology, 4th edition (ed. P.W. Callen), WB Saunders, Philadelphia.

Hadlock, F.P., Deter, R.L., Harrist, R.B., Park, S.K. (1984) Estimating fetal age: computer-assisted analysis of multiple fetal growth parameters. *Radiology*, **152**, 497.

Hadlock, F.P., Harrist, R.B., Martinez-Poyer, J. (1991) How accurate is second trimester fetal dating? *J. Ultrasound. Med.*, **10**, 557.

Hadlock, F.P., Harrist, R.B., Shah, Y.P., *et al.* (1987) Estimating fetal age using multiple parameters: a prospective evaluation in a racially mixed population. *Am. J. Obstet. Gynecol.*, **156**, 955.

Hill, L.M., Guzick, D., Hixson, J., *et al.* (1992) Composite assessment of gestational age: a comparison of institutionally derived and published regression equations. *Am. J. Obstet. Gynecol.*, **166**, 551.

Hohler, C.W. (1984) Ultrasound estimation of gestational age. *Clin. Obstet. Gynecol.*, **27** (2), 314–326.

Lazarus, E., Hulka, C., Siewert, B., *et al.* (1999) Sonographic appearance of early complete molar pregnancies. *J. Ultrasound Med.*, **18** (9), 589–594.

Lazebnik, N., Lazebnik, R.S. (2004) The role of ultrasound in pregnancy-related emergencies. *Radiol. Clin. North Am.*, **42** (2), 315–327.

Manning, F.A., Hill, L.M., Platt, L.D. (1981) Qualitative amniotic fluid volume determination by ultrasound: Antepartum detection of intrauterine growth retardation. *Am. J. Obstet. Gynecol.*, **139**, 254.

Manning, F.A., Platt, L.D. (1980) Antepartum fetal evaluation development of a fetal biophysical profile score. *Am. J. Obstet. Gynecol.*, **136**, 787.

Ott, W.J. (2005) Reevaluation of the relationship between amniotic fluid volume and perinatal outcome. *Am. J. Obstet. Gynecol.*, **192**, 1803.

Oyelese, Y., Smulian, J.C. (2006) Placenta previa, placenta accreta, and vasa previa. *Obstet. Gynecol.*, **107** (4), 927–941.

第 13 章

妇科急诊超声：腹部或盆腔疼痛的非妊娠期女性患者

Martha Villalba, Michael Lambert

引言

超声是妇科目前评估急性盆腔或腹部疼痛原因的最佳显像模式。超声评估快速、准确、经济有效，可在患者的床边操作并且避免暴露于电离辐射。本章将重点介绍卵巢囊肿、卵巢扭转和输卵管卵巢脓肿，并着重阐明卵巢扭转和输卵管卵巢脓肿是否需要手术干预的情况。卵巢囊肿是妇科非妊娠期患者最常见的引起急性盆腔疼痛的原因。

子宫、卵巢、卵泡和囊肿

子宫是位于膀胱和直肠之间的一个梨形器官，由底部、体部和颈部组成。青春期后的子宫长约8cm，宽约5cm，厚约3cm，并由外层的浆膜层、中间的肌层和子宫内膜三层组织结构组成。90%以上患者的子宫体部朝向腹壁（即前倾位）。少数患者的子宫体部朝向脊柱（即后倾位）。如果子宫体部和颈部之间形成一个角度并且体部指向前，则称之前倾前屈位；如果体部指向后，则称之后前倾后屈位（图 13.1）。卵巢会随着激素水平的改变而发生周期性的变化。因此，判断一个患者是否处于她的经期就显得很重要。在月经期有5~8个卵泡形成。在月经周期的第10天会产生一个优势卵泡，其直径可长至2.5cm。在促性腺激素高峰的作用下，优势卵泡发育成熟并排卵。排卵后，卵泡壁塌陷，剩余部分则形成黄体。在超声下，黄体的测量直径约1.5cm并且呈现为不规则的厚壁。如果运用彩色多普勒，可以见到黄体周围呈火环征而中央呈流空状态。黄体将不再分泌激素，若卵子未受精则黄体发生退化。这一过程会随着月经的来潮而不断重复（图 13.2）。

卵巢囊肿

定义

绝大多数的卵巢囊肿都是生理性的。超声下表现为单房，无回声且边缘光滑清晰。尚无明确的标准通过直径大小将囊肿与生理性的卵泡区分开来，但权威人士认为，卵泡的任何一个层面直径>2.5cm即可认为其是囊肿。育龄期女性最常见的卵巢囊肿类型是“功能性囊肿”，通常是一个正常的卵泡在月经周期中未正常排卵或退化而形成的。一系列其他类型的囊肿类型有上皮囊肿、卵巢旁囊肿、囊腺瘤和输卵管积水（表 13.1）。训练有素而又经验丰富的医生可仅通过超声将90%以上的囊肿明确诊断。

临床表现

卵巢囊肿随时可能表现出症状。疼痛可以是突发的，这种情况一般是卵巢囊肿突然破裂，或者是亚急性的，这种情况一般是卵巢囊肿在逐渐增大。卵巢囊肿破裂可能导致腹膜炎、症状性低血压和腹胀，提示需要紧急评估。

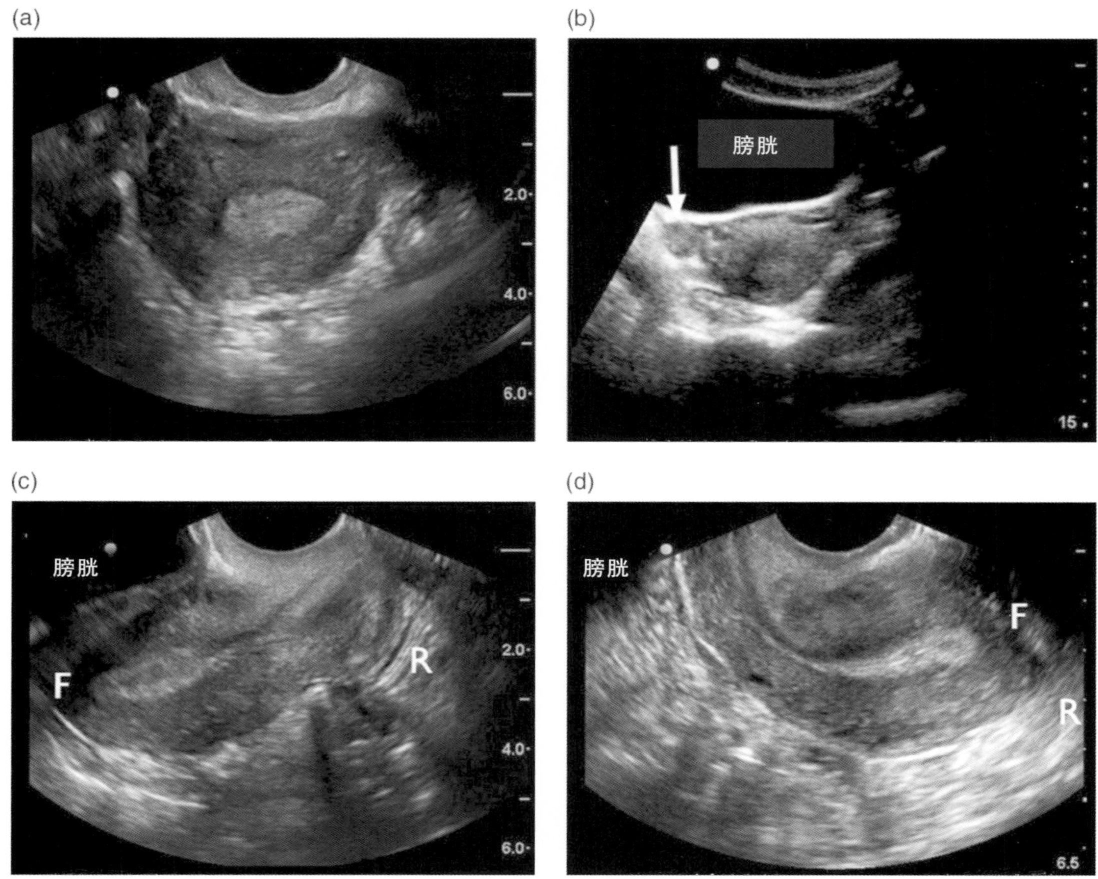

图 13.1　子宫的超声图像。(a)经阴道子宫冠状面图像。相对强回声的子宫内膜周围是均质的厚子宫肌层。(b)经腹腔子宫横向图像。可见右侧卵巢(箭头所示)。(c)经阴道矢状面正常前倾位子宫图像，基底部(F)位于前方(图像左侧)，可见子宫内膜和子宫肌层的区别。(d)经阴道矢状面子宫后倾图像。注意基底(F)朝向后方(图像右侧)。在图(c)和图(d)中，直肠(R)在右侧可见。

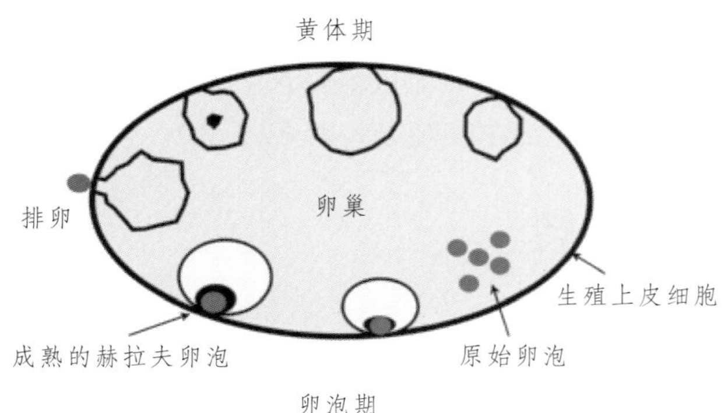

图 13.2　典型的卵巢周期为 28 天，图中从右侧的生殖上皮细胞顺时针开始。注意这里没有哪种结构被称为“囊肿”。只有最大直径>2.5cm 的结构才能叫作囊肿。小一些的边缘清楚且无回声的结构被称为“卵泡”，以避免误导临床医生和使患者焦虑。关于功能性囊肿的超声特征后文会再进行描述。

表 13.1　毗邻卵巢的常见囊肿类型

1.卵泡
2.功能性卵巢囊肿
3.卵巢旁囊肿
4.卵巢皮样囊肿
5.子宫腺肌瘤
6.浆液性囊腺瘤
7.黏液性囊腺瘤
8.输卵管积水
9.癌
10.交界瘤

超声表现

卵巢囊肿可以在超声下很容易识别，无论是经腹途径还是经阴道途径。经腹途径图像能更好地了解骨盆和腹部的结构，以及腹腔内的并发症(如破裂产生的游离液体或输尿管梗阻引起的肾积水)。另一方面，高频的阴道内探头可以非常接近卵巢本身，从而使图像具有更高的分辨率。

了解卵巢囊肿的超声图像形态，有助于与正常成人卵巢的超声图像特征进行比较，并对盆腔内卵巢的解剖关系进行检查。通常，正常大小的卵巢平均长 2.5~5cm，宽 1.5~3cm，厚 0.6~1.5cm。它位于骨盆内，位于髂内血管的内侧(图 13.3 至图 13.5)。如果在卵泡期，超声下可能在卵巢组织内看到几个卵泡。

功能性卵巢囊肿呈圆形、无回声、边缘平滑的单房结构。它们能将邻近的卵巢组织挤至周围（图 13.4)，大小从 2.5cm 至>15cm 不等，通常为低回声或无回声，后方增强。随着囊肿变大，周围的卵巢间质组织逐渐消失，以至于很难在超声上观察到。

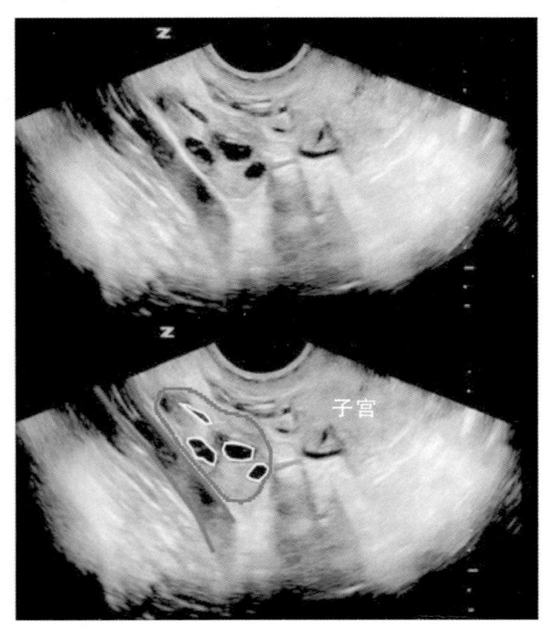

图 13.3 这是两幅相同的图像，下面这幅图像使用彩色标注。此图为正常卵泡位于卵巢内的阴道内视图。位于盆骨处的超声探头指向患者右侧附件，图像左侧可见右髂血管(蓝色)以及位于髂血管和子宫之间的卵巢(黄色)。其中可见一些卵泡(白色)。增加图像增益设置(髂血管未显示为黑色)，减少深度可增加分辨率。正常的卵巢实质组织和正常的子宫肌层回声相同或稍弱。(扫码看彩图)

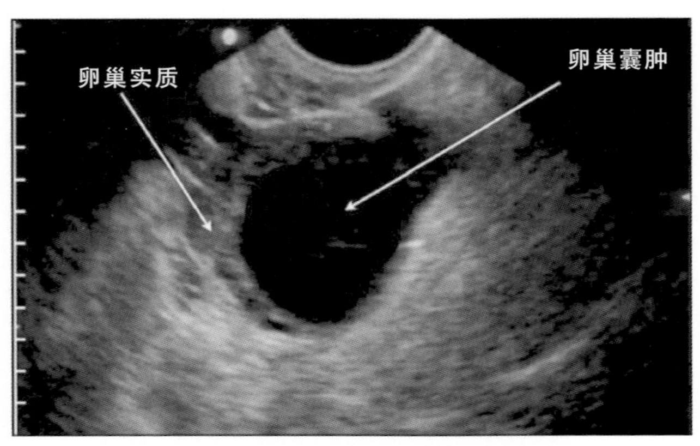

图 13.4 经阴道超声显示一个大的无回声且边缘光滑的卵巢囊肿，其直径超过 6cm，周围有卵巢组织。

卵巢囊肿或黄体出血是比较常见的。退化的黄体在卵母细胞释放后可以随血液重新膨胀，形成典型的超声改变。急性期，新鲜血液是无回声的，但当血液凝固后，就会形成有混合回声的血栓。溶栓治疗后，残余的纤维蛋白链使血凝块呈网状外观(图 13.6)。与恶性或脓肿相关的隔膜不同，纤维蛋白链不穿过囊肿腔，且外观更细腻(厚度<3mm)。最后，与实体肿块不同，血液凝块会随着血块的收缩形成凹状外壁。这些特征的存在提示出血性囊肿的诊断。囊肿破裂时，囊肿壁塌陷破裂，盆腔内可见游离液体(见图 13.6)。

对于囊肿的处理与其大小相关，建议超声报告中注意提示>5cm 的囊肿。这些患者应每年进行随访。囊肿尺寸为 2.5~5cm 的患者不需要随访，而>7cm 的囊肿考虑到囊肿壁难以检测完全，应进行 MRI 检查。盆腔囊性结构的鉴别诊断见表 13.2。

卵巢扭转

临床表现

与睾丸相似，卵巢扭转或旋转可首先导致静脉回流受阻(在较低的压力下即可发生)，然后导致动脉灌注障碍。卵巢扭转通常发生于年轻的育龄女性。在正常大小的卵巢中(<15mL，或约 2cm×2cm×3cm)，它是非常罕见的。黄体是导致卵巢增大的常见原因。其他原因包括其他类型的卵巢肿块和多囊卵巢综合征，以及服用孕激素治疗后的卵巢过度刺激综合征。在儿童中，过长的输卵管也与扭转有关。

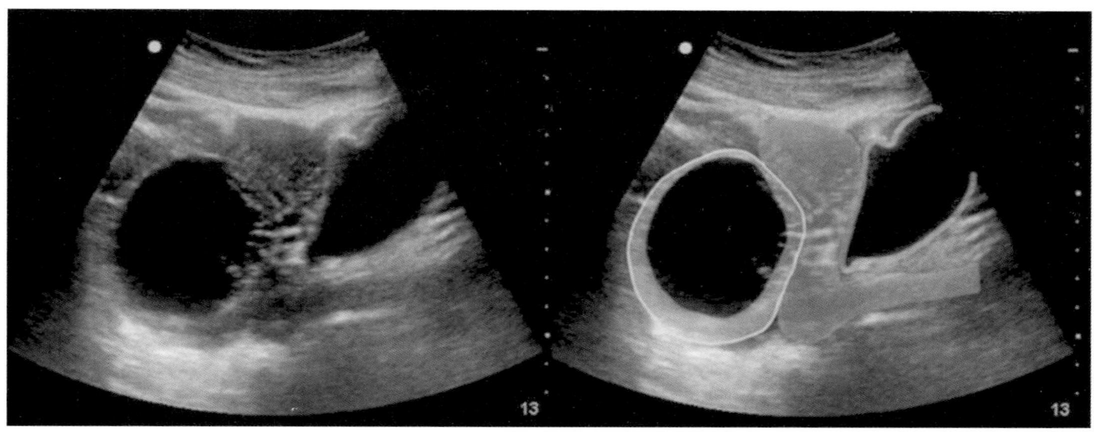

图 13.5　两个相同的图像,右边图像使用彩色标注。经腹矢状面超声显示卵巢巨大无回声囊肿伴周围卵巢组织(黄色)。相邻的子宫以蓝色显示,膀胱以绿色显示。(Figure courtesy of Beatrice Hoffmann MD.)(扫码看彩图)

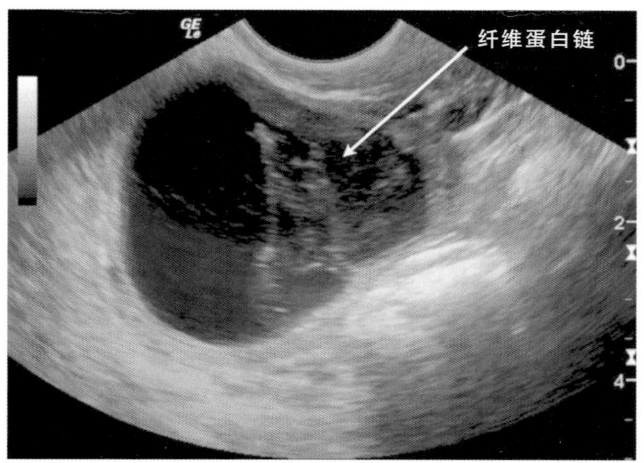

图 13.6　亚急性出血性卵巢囊肿,凝血块纤溶后形成纤维蛋白链状结构。该过程常导致囊肿内的分隔。

表 13.2　盆腔囊性肿块的鉴别诊断

1.卵巢囊肿和肿瘤(参见表 13.1)
2.卵巢扭转
3.输卵管卵巢脓肿
4.输卵管积水
5.异位妊娠
6.憩室炎伴脓肿
7.阑尾炎
8.泌尿系结石伴输尿管扩张或膀胱膨出
9.末端回肠炎伴脓肿
10.子宫内膜异位
11.肠系膜和网膜囊肿

卵巢扭转的症状和体征是多样化的。典型的表现开始于严重的、定位不良的下腹部疼痛,然后在接下来的几个小时内疼痛愈发剧烈。然而,临床表现也可以更隐匿。在一项回顾性研究中发现,疼痛的持续时间可从数小时到数周, 许多患者表现为非特异性恶心和呕吐。大多数患者只有极少的腹部和盆腔检查发现,也没有腹膜体征。

超声表现

最常见的超声表现是卵巢增大。如上所述,这是引起扭转的最重要的诱因,随着血管损伤的发生,静脉和淋巴引流受损导致水肿和卵巢体积的增加 (图 13.7),形成了恶性循环。增大的卵巢也可以显示出多个较大的外周滤泡,或有囊状或实性外观,有时有不均匀的碎片和隔膜(见图 13.7)。

多普勒超声

在可能出现卵巢扭转的情况下, 使用双功能和彩色多普勒超声是很重要的。然而, 在其使用过程中,临床医生的超声诊断应谨慎,其原因如下。卵巢有双重血供, 分别来自卵巢动脉和子宫动脉的卵巢支。这样的丰富血管可以掩盖血流受损的迹象。此外, 异常结构或卵巢内出血的出现可干扰多普勒的粗略探查。由于前面提到的血管损害的进展,有许多报告表明,手术证实卵巢扭转时仍存在动脉血流。患者有可能出现自发复位, 所以即使确实存在动脉血流灌注,他们仍处于卵巢再扭转的高风险中。根据经

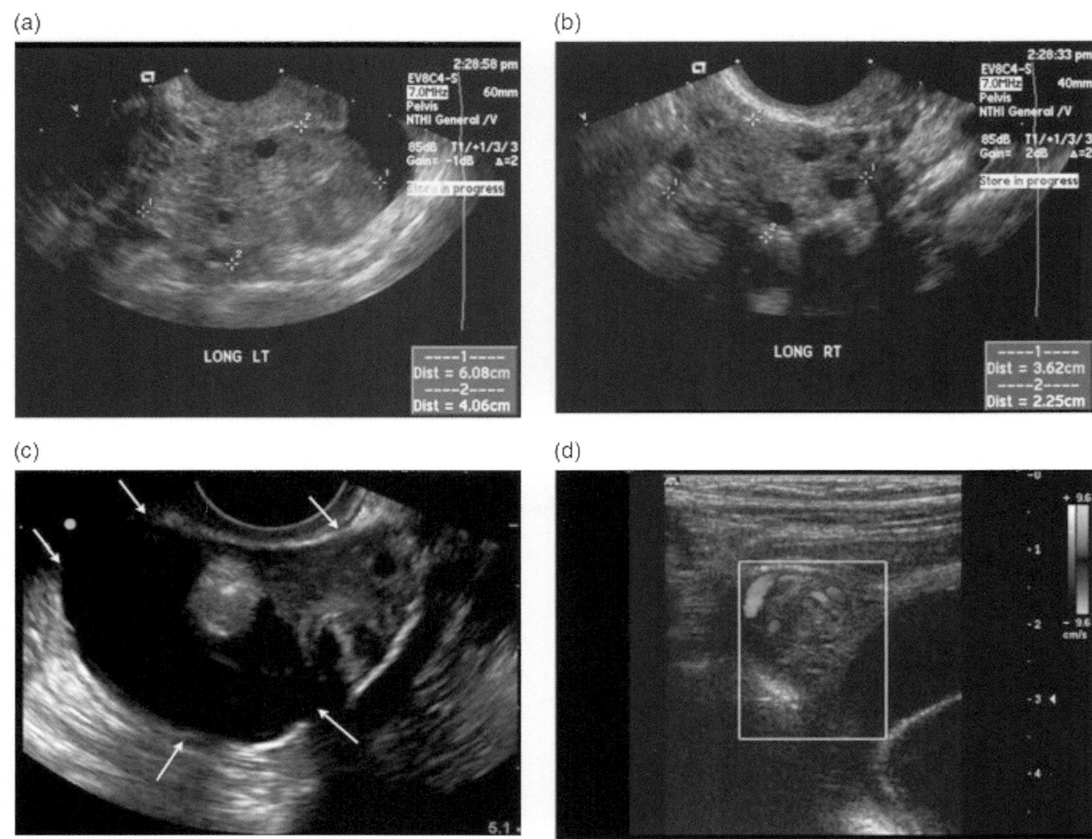

图 13.7 卵巢扭转。(a)增大的左侧卵巢,体积为 6cm×4cm,图像右侧可见组织水肿和周围游离液体。(b)同一患者的右侧卵巢外观和大小正常。(c) 增大的扭转卵巢 (箭头所示), 图像的右侧和下方有巨大的卵巢囊肿和游离液体 (Image courtesy of Beatrice Hoffmann MD.)。(d)漩涡征(Image courtesy Dr S.B.Vijayraghavan, Coimbatore, India)。

验,如果临床高度怀疑扭转存在,多普勒血流即使没有问题也并不排除扭转。最能确定的情况是多普勒下发现一个正常大小的卵巢, 因为没有卵巢增大的扭转是非常少见的。

有效的多普勒检查需要操作者具备丰富的经验和高超的技术。血管的探测应当跨多个切面,因为这将增加检测到血流的概率, 静脉实质血流应被仔细搜寻并记录。由于血细胞的随机运动,频谱多普勒表现为围绕基线上下的低速、无搏动性的血流频谱。彩色血流图像可用于卵巢中心与外周血流量的对比,以此帮助预测卵巢活性。一个研究小组进行了一项小型研究,发现没有活性的卵巢是没有中心血流的,但有活性的卵巢其中心血流则可被检测到。

最后一个探查的区域是血管蒂,包括输卵管、子宫阔韧带和供应卵巢的血管。超声文献描述了确切的扭曲血管蒂高度提示卵巢扭转。在沿着血管蒂轴线的灰阶图像中,可以看到同心低回声环,呈现出蜗牛壳或"珠串"的外观。在彩色多普勒成像中,血管蒂表现为漩涡征(见图 13.7)。在一项小型研究中,缺少血流的扭转的蒂部提示卵巢无活性。

输卵管卵巢脓肿及盆腔炎性疾病

定义

输卵管卵巢脓肿(TOA)是指化脓灶位于卵巢、输卵管及其周围结构的一组疾病。这是急性盆腔炎症(PID)发作的最常见后果。据估计,美国每年有 100 万女性患有急性盆腔炎,并有 15%会进展为 TOA。另外,据报道, 每年因 PID 住院的患者有近 1/3 患有 TOA,这相当于每年有近 10 万名女性住院治疗。TOA 可以由邻近器官的感染扩散而来,如阑尾炎、憩室炎。其他的罕见病因包括放线菌病、结核或黄色肉芽肿性炎。

临床表现

盆腔炎症(PID)发生在致病微生物从阴道迁移到上生殖道时。典型的表现包括腹痛、盆腔疼痛、阴道分泌物、发热和白细胞增多，类似于 TOA，但在盆腔不会发现实质的包块。遗憾的是，大量被确诊为 PID 的患者没有以上任何症状。在一项研究中发现，35%的患 TOA 的女性无发热，23%的患者白细胞计数正常。PID 的临床疾病谱范围包括亚临床子宫内膜炎到严重的输卵管炎、输卵管积水、输卵管积脓、输卵管卵巢脓肿、盆腔腹膜炎和肝周围炎，表现各异，并且如前所述，并不能靠临床表现诊断。因此，需要影像学在 PID 的范围内鉴别出 TOA。两个应用最广泛的 TOA 影像学检查是超声和 CT。临床医生对使用何种手段诊断 TOA 作为"金标准"尚存争议。据研究，CT 的敏感性(78%~100%)高于超声检查(75%~82%)。然而，CT 的耗费较昂贵且有辐射。超声基于其易于在床旁获取、节约成本且无辐射的优点，可作为合适的初步诊断影像。

超声表现

PID 时，正常子宫内膜和肌层的回声结构扭曲、边缘模糊不清(图 13.8 和图 13.9)。当脓液在输卵管内积聚时，输卵管出现肿胀[图 13.8(a)、13.10 和图 13.11]。肿胀的输卵管可表现为增厚的壁上有内褶皱，称为齿轮征(参见图 13.11)。卵巢也可能增大和扭曲，表现为混合性附件软组织包块(参见图 13.9)。通常在这些混合性包块附近可见无回声区，可能是由于游离液体或输卵管积液及积脓所致[参见图 13.8(a)和图 13.9]。

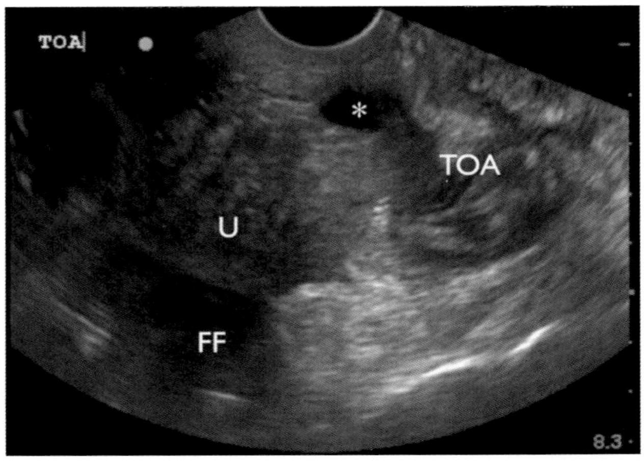

图 13.9 PID 和 TOA。未见可辨认的子宫内膜(U)和子宫肌层结构。子宫后方可见游离液体。图示混合性的左侧附件包块(TOA)和输卵管积脓(*)。

TOA 和 PID 总结

盆腔炎症疾病范围从轻症到 TOA。临床上女性怀疑 PID 应该进行盆腔超声检查以确定是否为 TOA。有些高度怀疑 TOA 的患者如超声未能诊断可进一步行 CT 或 MRI 检查。大多数 TOA 患者可使用广谱抗生素

(a)

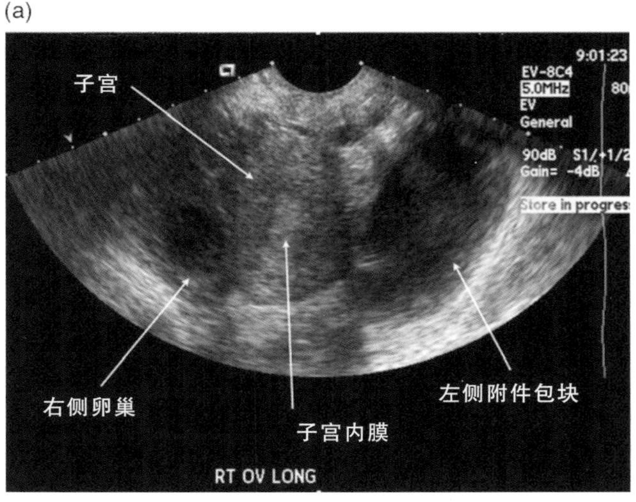

(b)

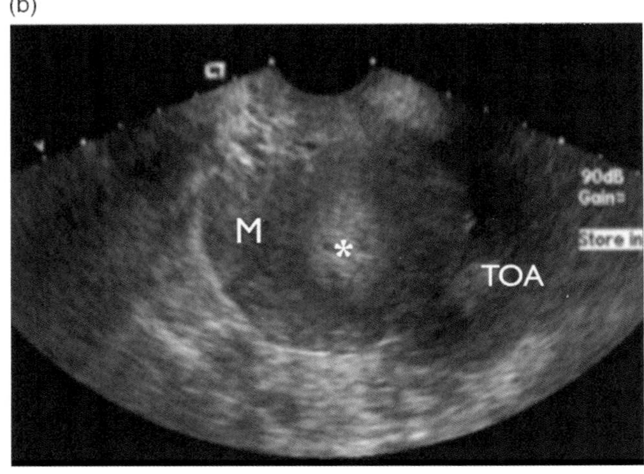

图 13.8 两例输卵管-卵巢脓肿的经阴道横向图像。(a)子宫内膜(EMS)和周围肌层之间的分界线模糊不清。有大量低回声不均匀液体聚集，包含在光滑的边缘内，符合输卵管积脓的表现。(b)子宫肌层(M)和子宫内膜(*)之间的界限更加模糊。图像的右侧(患者的左侧附件)有不均质回声的游离液体(呈"尖"状)，即输卵管卵巢脓肿(TOA)。

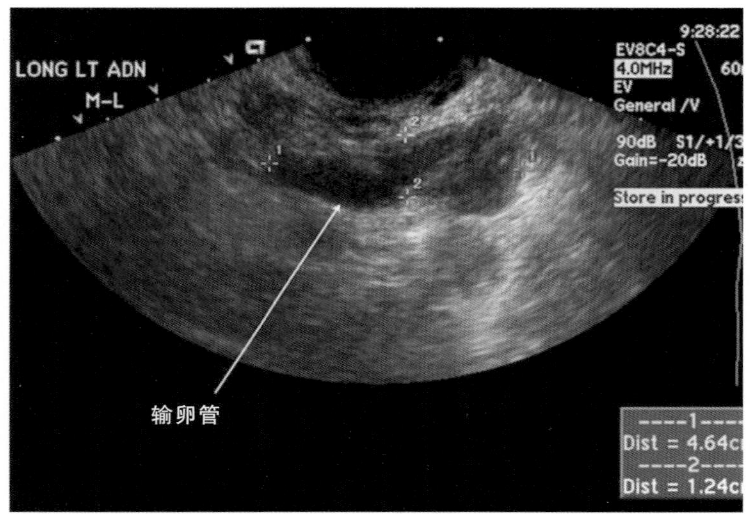

图 13.10 输卵管积液。经阴道超声纵向图像显示扩张的输卵管呈特征性的折叠管状结构，内部充满液体，以及清晰可见的强回声厚壁。

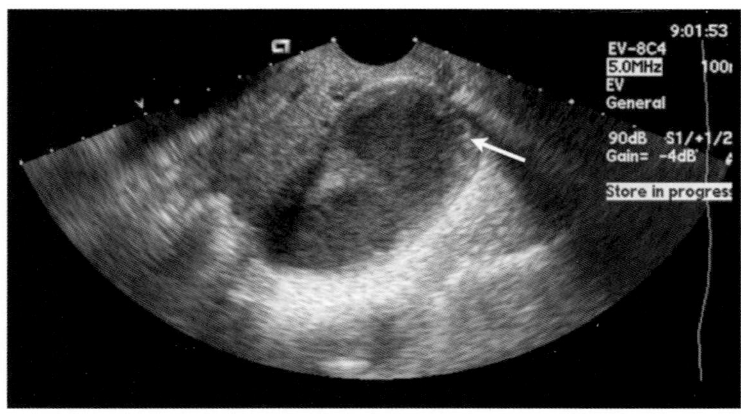

图 13.11 输卵管积脓。阴道内超声矢状面图像显示扩张的输卵管壁增厚伴齿轮现象（箭头所示）和低频率内部回声，提示与脓性物质相关。

和密切观察进行保守治疗。但大概30%患者需要行手术或脓肿引流。TOA的确切尺寸可预测患者是否需要进行手术干预。这时应申请紧急妇科会诊。

经验与教训

• 采用经腹入路开始超声检查。对于许多疾病，经阴道扫描可以提供额外或更详细的信息。

• 进行经阴道检查时，需有监护人在场。

• 血流的存在并不能排除卵巢扭转或扭转后复位。

• 超声探头可用于在直视下轻微“触诊”可疑区域。同样的，询问患者“痛得最厉害的地方”可以引导超声医生至病灶的位置。

• 将拇指放在探头指示器上，以确保探头的平面和角度正确。

• 遵守当地的经阴道探头清洗指南。

（黄莹 译 曹彦 校）

延伸阅读

Agency for Healthcare Research and Quality (2006) Management of Adnexal Masses. Evidence Report/Technology Assessment, No. 130. Agency for Healthcare Research and Quality, Rockville, ME.

Albayram, F., Hamper, U.M. (2001) Ovarian and adnexal torsion: spectrum of sonographic findings with pathologic correlation. *J. Ultrasound Med.*, **20** (10), 1083–1089.

Baltarowich, O.H., Kurtz, A.B., Pasto, M.E., Rifkin, M.D., Needleman, L., Goldberg, B.B. (1987) The spectrum of sonographic findings in hemorrhagic ovarian cysts. *Am. J. Roentgenol.*, **148**, 901–905.

Blaustein, A. (1977) Noneoplastic cysts of the ovary, in *Pathology of the Female Genital Tract* (ed. A. Blaustein), Springer-Verlag, New York.

Hall, D.A. (1983) Sonographic appearance of normal ovary, of polycystic disease, and of functional ovarian cysts. *Semin. Ultrasound*, **4**, 149.

Hosek, W.T. OB/GYN ultrasound, in *Sonoguide* (ed. B. Hoffmann) Copyright ACEP, 2008. Available at: http://www.sonoguide.com/obgyn.html. Accessed 13th October 2015.

Houry, D., Abbott, J.T. (2001) Ovarian torsion: a fifteen-year review. *Ann. Emerg. Med.*, **38**, 156–159.

Landers, D.V., Sweet, R.L. (1983) Tubo-ovarian abscess: contemporary approach to management. *Rev. Infect. Dis.*, **5**, 876–884.

Morgan, A. (2001) Adnexal mass evaluation in the emergency department. *Emerg. Med. Clin. North Am.*, **19**, 799–816.

Pena, J.E., Ufberg, D., Cooney, N., Dennis, A.L. (2000) Usefulness of Doppler sonography in the diagnosis of ovarian torsion. *Fertil. Steril.*, **73**, 1047–1050.

Vijayaraghavan, S.B. (2004) Sonographic whirlpool sign in ovarian torsion. *J. Ultrasound Med.*, **23** (12), 1643–1649.

Villalba, M.L., Bang, H., So Minna, MacKenzie, J.D., Ledbetter, S., Rybicki, F. (2005) An ovary with a twist: a case of interesting sonographic findings of ovarian torsion. *J. Emerg. Med.*, **29** (4), 443–446.

Wiesenfeld, H.C., Sweet, R.L. (1993) Progress in the management of tuboovarian abscess. *Clin. Obstet. Gynecol.*, **36**, 433–444.

第 14 章

肝胆超声

Resa Lewiss

引言

伴有右上腹痛和上腹痛的急诊患者经常需要进行肝胆病因学评估。在这种情形下,床旁超声定位是一种快速、有效的评估手段。

急诊肝胆超声的历史

在过去的 30 年中,超声在多种类型的肝胆疾病评估方面,已完成了从新概念到成为首选评估方法的转变。1978 年,《放射学调查》(*Journal of Investigative Radiology*)的一篇报告指出,超声可以取代口服胆囊造影作为胆道成像的基本方式。到 1980 年,《新英格兰医学》(*New England Jounal of Medicine*) 上的一篇文章推荐超声作为"疑似胆囊结石疾病" 的可选择诊断技术。1988 年,Jehle 进行的回顾性研究表明,急诊室床旁超声对急性结石性胆囊炎的诊断具有高度敏感性和特异性。这一发现在 1994 年 Schlager 发布的前瞻性研究的结论中进一步得到支持。在过去的 10 年中,超声应用于肝胆成像已经得到了广泛的认可,从 2009 年急诊医师训练指导委员会(CORD)的共识文件将胆道超声列为急诊医学住院医师培训的核心操作中,可见一斑。

超声在肝胆系统的病理诊断

临床超声检查能帮助医生了解患者治疗过程中的一些重点问题。例如,在肝胆系统疾病中,它可用于明确是否存在胆结石、胆囊周围积液或胆道梗阻,具体取决于超声医生的经验和训练水平。

超声在肝脏评估方面比较宽泛且缺少重点,可能不适于急诊科评估。例如,在病毒性肝炎中,肝脏为低回声,这需要超声医生了解肝组织的细微变化。虽然对肝脏的评估可能最终成为床边检查的标配,但它目前不在本章的讨论范围。

放射科医生与临床医生行超声检查的对比

一些研究已经比较了床旁超声与在放射科进行的胆囊超声图像, 推荐将放射超声作为"金标准"。Miller 和 Kendall 均指出急诊医生能够很好地识别胆结石,并认为敏感性分别为 94%和 96%。Scruggs 回顾性分析了 575 例病例的床旁超声诊断胆结石,报道指出,急诊医生检测胆结石的敏感性为 88%,阳性预测值为 91%。

超声、CT 和 HIDA 扫描

尽管超声、CT、肝胆亚氨基酸闪烁成像(HIDA)在胆道疾病中的应用很广泛, 但是对这几种评估方式的比较,还缺乏已发表的文章进行说明,尤其是在急症诊断方面。2007 年发表在《超声临床》(*Ultrasound Clinics*)的一篇综述,支持选择超声作为胆囊和胆道的初步评估手段。当超声在技术上受到限制,或如胆道梗阻等病因在超声成像下不能明确的情况下,可行增强 CT、放射性核素或磁共振进行补充。

正常胆囊

基础知识

进行胆道超声检查时应使用低频(3~5MHz)换能器。肝脏作为声窗,胆囊将呈现为充满液体的囊性结构。胆囊的大小是多变的，在餐后状态可以很小(长 3cm),甚至完全萎缩(图 14.1 和图 14.2)。胆囊应行纵向和横向扫描，胆囊的前壁最好在胆囊的横切面测量。除了餐后状态下萎缩的胆囊,正常的胆囊壁厚<3mm。胆总管在肝门处位于门静脉前方,同时也是方叶的左缘。肝门通常位于胆囊窝内侧。右胆管容易找到,可以在聚焦扫描时测量。可以通过连接胆囊颈与右门静脉的中叶裂来定位右胆管(参见图 14.1)。右胆管的内径测量正常值应该<6mm,或以患者的年龄除以 10 计算,此两者内径值以较大者为准。

注意事项

• 胆囊可以位于中线至腋中线之间的任何位置。它的横轴和纵轴也可以有很大的差异,例如胆囊底部的变异度大,可以从患者的左边旋至右边,而纵轴则指向患者的右髂骨嵴。因此,要快速而高效地定位胆囊需要有丰富的经验、最佳的增益设置和一个系统的扫描流程。

• 胆囊常常位于肝缘下,因此,这个结构(肝脏边缘)应在整个胆囊定位过程中显示出来(参见图 14.1)。

• 从探头标记指向患者右侧到要精确识别周围标志物这个过程中,为了得到理想的超声图像,可能需要旋转探头。在检查一个结构时,通常要把深度设置得比预计值更深一些，以拓宽给定平面的搜索区域。而当找到既定结构时,深度就可以调浅一些了。

• 患者仰卧位，从患者的上腹部开始缓慢沿肋缘移动探头,直至观察到胆囊。

• 如果胆囊不能很好地显像，可让患者深吸气后屏气,使肝下缘低于肋缘再连续扫描。让患者取左侧卧位,也可达到同样的效果。其他可考虑的体位包括患者直立位,或患者跪坐位。

• 如果上述方法显像仍不满意，可将探头向前移动至前胸下部肋间,在肋间隙扫描。

• 通常通过测量胆囊前壁来评估胆囊壁的厚度,胆囊后壁与腹膜脂肪和肠管连续,在这些结构的干扰下不如前壁测量精确(参见图 14.1 和图 14.2)。由于胆囊侧壁沿着超声波的方向有平行回声的阴影,因此测量也不准确(图 14.3)。

• 胆总管管径较细而不易被定位。通常表现为门静脉前方双轨征,或两条高回声平行线。当胆总管显像困难时,可嘱患者取左侧卧位并深吸气,这样有助于显像。如前所述,肝门在解剖上位于胆囊内侧，所以在深吸气时，上腹部含肝脏的声窗有助于胆囊的识别。

胆石症

基础知识

胆结石在超声下表现为胆囊内部的强回声伴后方声影(图 14.4 至图 14.8)。胆结石在大小和数量上可有很大差异。除了嵌顿在胆囊颈部及漂浮的结石(胆固醇结石)外,大多数结石都会聚集在胆囊的特定部位。小结石(<2mm)通常不会有声影,但是如果小结石的数量足够多,也可产生“窗帘状”的线状回声(图 14.6 至图 14.8)。

注意事项

• 小结石很容易被忽视，但是它们更容易嵌顿在胆囊颈和胆总管内，因此其临床意义与大结石相当或更大。扫查胆囊后壁及颈部时,可能需要通过优化增益、调节深度及聚焦来发现这些结石。

• 发生在胆囊颈部的梗阻性结石临床意义最大。但是由于胆囊颈部结石位置较深、胆囊的解剖变异、胆囊侧壁的阴影、相邻充盈的小肠等干扰因素的存在,胆囊颈部的结石也是最容易被忽略的。如果条件允许的话，从多个角度仔细探查胆囊颈部使检查完善、全面是很有必要的(视频 14.1)。

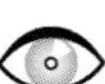

• 在超声显像下,胆囊息肉与胆结石很相似,但是胆囊息肉不伴回声且紧密黏附胆囊壁（图 14.9),因此息肉是不会随体位改变而移动的。改变患者的体位有助于将息肉与结石鉴别开来。

• 胆泥淤积表现为胆囊内低振幅回声，但后方无声影(图 14.10)。胆泥淤积与胆汁交界处表面有着

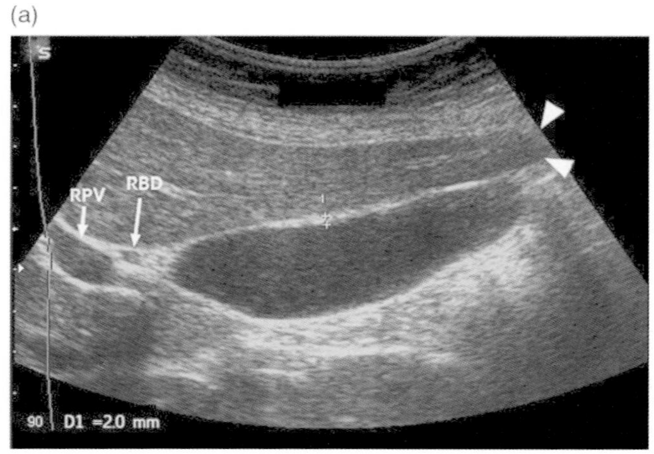

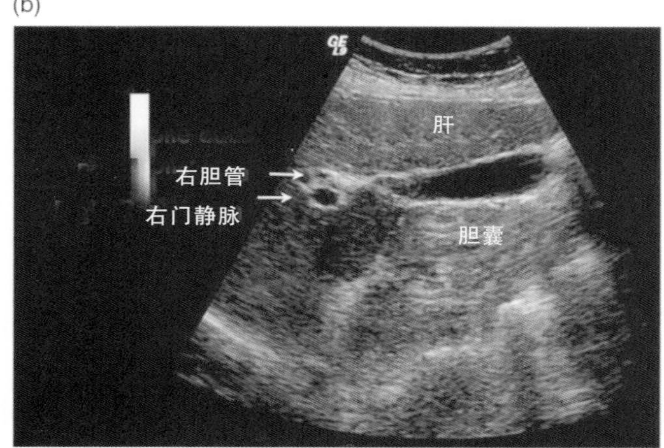

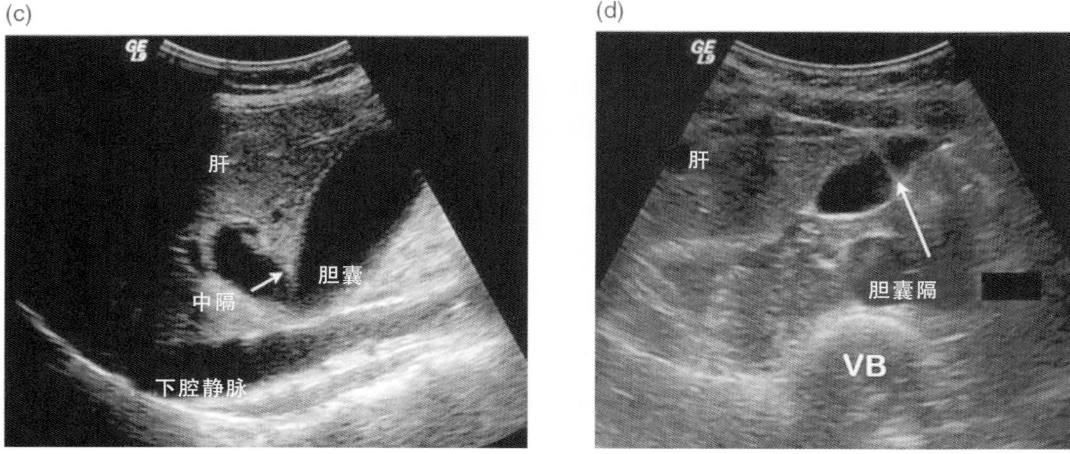

图 14.1 正常胆囊的形状、轴线和位置的超声图像可有很大的差异。(a,b)可见到由胆囊颈部延伸到门静脉的纤维带(肝中裂),肝中裂由右门静脉(RPV)、右肝动脉和右胆管(RBD)组成,形成典型的“三联征”。正常的胆囊前壁回声像是光滑、平整而边界清楚的。在图(a)中,肝边缘由三角箭头表示。(c)纵向图像显示有间隔的折叠的胆囊,以及其与下腔静脉(IVC)的关系。(d)横向图像呈现双腔胆囊的表现,并可见椎体(VB)前方的 IVC。

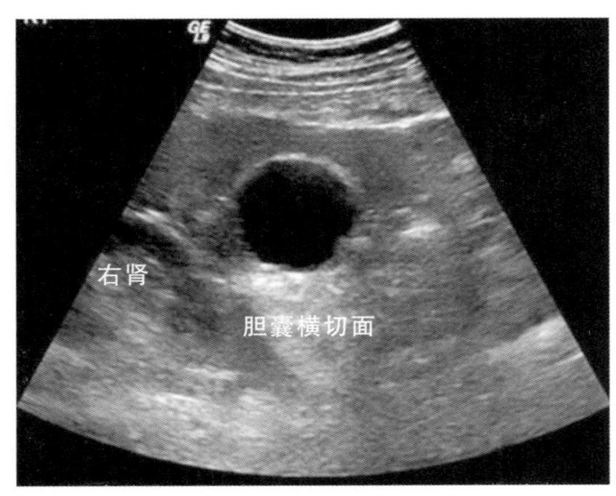

图 14.2　正常胆囊横向图像。右肾前内方的经典位置，是测量胆囊壁厚度的理想位置。可见到光滑、平整、清楚的线状回声的胆囊前壁。如文中所述，胆囊后壁和侧壁难以进行精确的测量。

奇特的卷曲形状。胆泥淤积是胆结石形成和沉积的第一步，容易发生于禁食患者，但也可很快得到完全缓解。但其与胆绞痛和急性胆囊炎的发生关系尚不明确。

“壁-声-影”征，即 WES 征，见于慢性结石充填型胆囊，内部无胆汁回声（图 14.11 和图 14.12）。有此情况的患者可发作急性胆囊炎，其显像可与其他更严重的情况类似，如陶瓷样胆囊（参见下文）。

急性胆囊炎

基础知识

超声诊断急性胆囊炎基于以下一系列表现：胆结石，胆囊壁增厚，胆囊周围积液，胆总管扩张以及超声墨菲征。随着胆囊壁炎症的进展，胆囊壁水肿、胆囊周围积液和明显的坏疽性坏死相继出现（图 14.4 至图 14.6，图 14.13 和图 14.14）。胆囊外科疾病引起的胆囊壁水肿表现为不规则增厚和密度不均匀的回声。有时可在胆囊内看到脱落的黏膜。急性胆囊炎引起的胆囊壁增厚和医源性胆囊壁增厚在本质上是不一样的，急性胆囊炎引起的增厚是不规则且不连续的。胆囊周围积液的表现为直接围绕胆囊周围的低回声到无回声线性条纹。超声墨菲征是指将超声探头放置在患者胆囊上方，从而诱发患者疼痛。可以通过在距离胆囊较远处稍用力加压探头而没有压痛得到证实。

注意事项

• 胆囊壁增厚也可以是餐后胆囊的正常表现。许多全身性疾病也可引起胆囊壁增厚，包括充血性心力衰竭、肾衰竭、容量负荷过重、肝炎、腹水和 HIV。应注意明确胆囊壁增厚是否为以上相关疾病引起胆囊炎的征象。

超声征象的预测价值

许多研究已经阐明了不同超声表现诊断急性胆道疾病的敏感性和特异性。研究者一致认为，超声墨菲征在发现胆囊结石和胆囊壁增厚时，具有高度的敏感性和特异性。同样，未发现超声墨菲征和结石时，阴性预测值也达到了 95%。

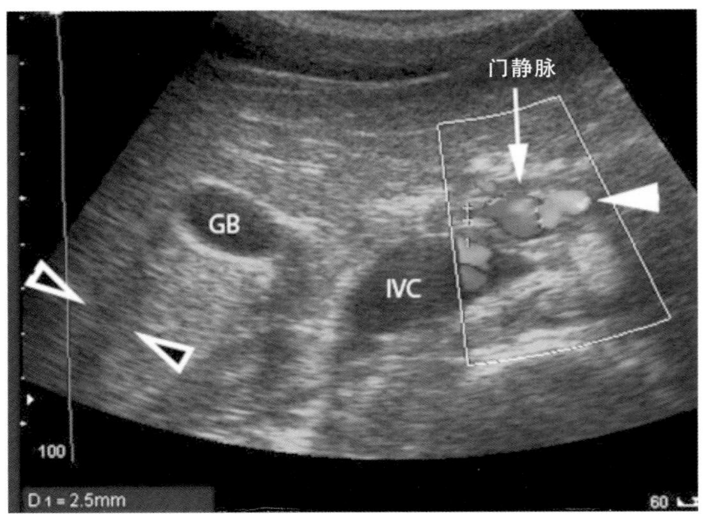

图 14.3　肝门的横向视图，可见门静脉、肝固有动脉（三角箭头所示）、胆总管（直径 2.5mm）位于胆囊的内侧（患者左侧），这些结构都在肝方叶内。注意，下腔静脉（IVC）的边缘有彩色血流成像。正如白色轮廓箭头所示，胆囊侧壁可见伪影，这也是不能使用其精确测量胆囊壁的原因。（Image © A.J. Dean.）（扫码看彩图）

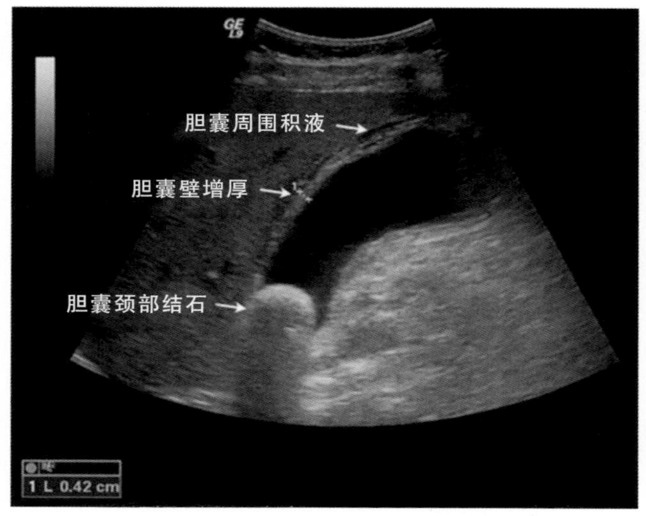

图 14.4 胆囊纵向视图,可见一巨大结石嵌顿在胆囊颈部。胆囊壁不规则增厚,伴有水肿而呈分层状。在此病例中,胆囊周围积液和水肿的胆囊壁相连,然而由于两者都是急性胆囊炎的表现,因此关于两者的区别在临床上仍有争议。

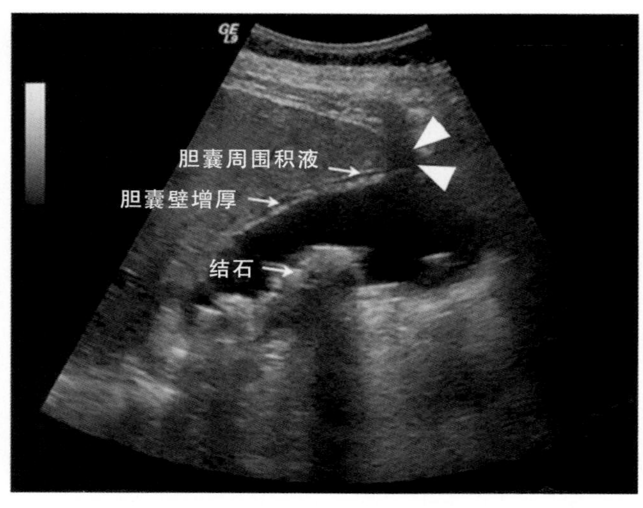

图 14.5 胆囊纵向视图,以肝缘(三角箭头所示)定位,可见肝缘下方肿大的胆囊。胆囊内有几个伴有声影的结石,但是胆囊壁没有明显的增厚,不规则的胆囊壁增厚或水肿都定性为急性胆囊炎的征象。

特殊情况

非结石性胆囊炎

非结石性胆囊炎在非住院患者中罕见。超声表现与急性胆囊炎相似,可有胆囊壁增厚、胆囊周围积液、超声墨菲征。非结石性胆囊炎的高危因素包括糖尿病、败血症、免疫力低下、肠外营养与机械通气。

坏疽性胆囊炎

气肿性胆囊炎由胆囊壁内的产气细菌繁殖引起,可能导致胆囊气体性坏疽。不对称增厚的胆囊壁、局限性胆囊周围积液或边界清晰的胆囊壁扭曲等超声表现均提示坏疽性胆囊炎。由于气体的存在,胆囊壁可有细微的混合性回声伪影。胆囊可能被有回声的脓肿充填。应注意高龄和糖尿病是危险因素。

陶瓷样胆囊

陶瓷样胆囊是慢性胆囊炎的胆囊壁由于钙盐的

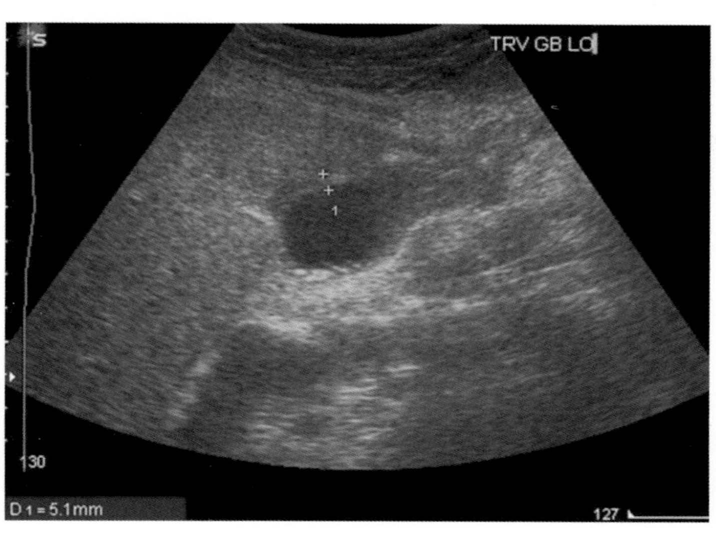

图 14.6 胆囊横向视图,可见内有多个伴有声影的小结石,可通过其非连续回声灶特点与胆泥进行区分。尽管胆囊壁最厚的部位仅为 5.1mm,但不规则增厚的胆囊壁仍可提示胆囊炎。此超声图像的增益设置过高,稍低一些的增益设置可有助于发现结石后方微弱的声影。(© A.J. Dean.)

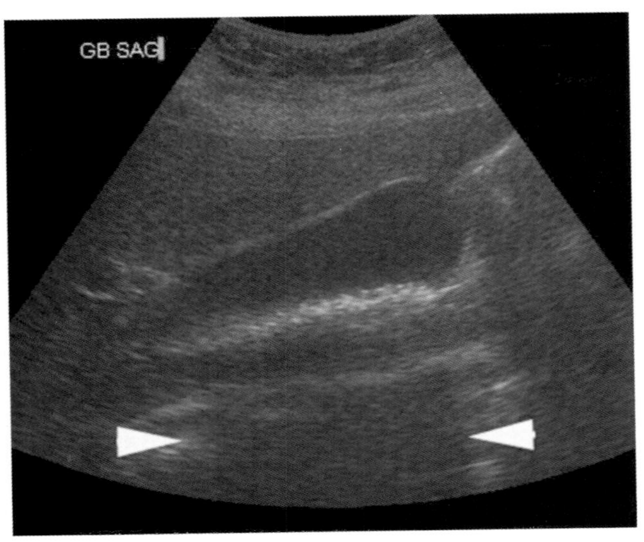

图 14.7　胆囊纵向视图，内有多发小结石。聚集的声影提示结石（三角箭头所示）。（© A.J. Dean.）

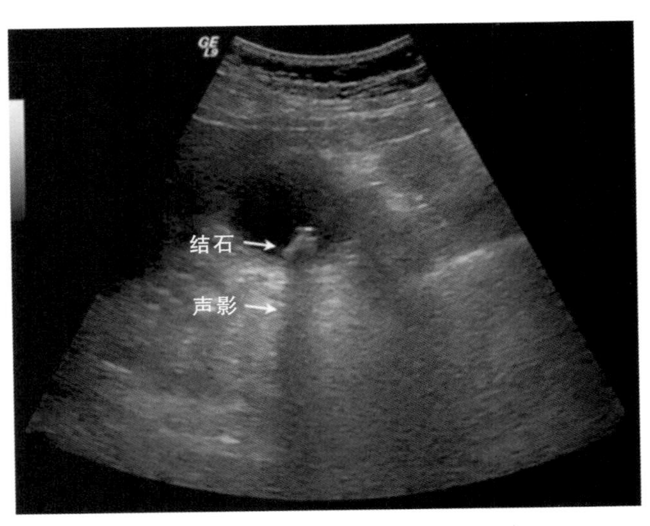

图 14.8　胆囊横向视图，内有单个结石声影。胆囊壁显示不清，提示胆囊壁增厚，但从图中角度不能很好地显示增厚。

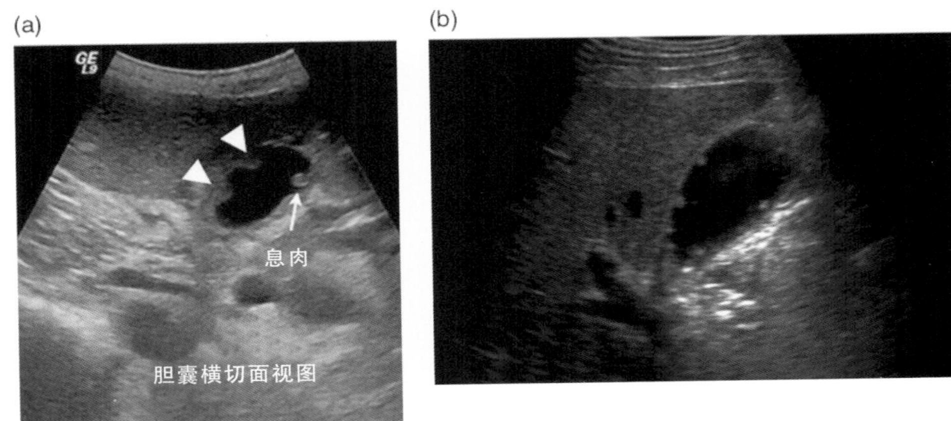

图 14.9　(a)可见一带蒂息肉，通过其后方无声影可与胆结石鉴别。在对面的胆囊壁上，有两个无蒂息肉（三角箭头所示）。(b)胆囊多发息肉（视频 14.2）。（© A.J. Dean.）

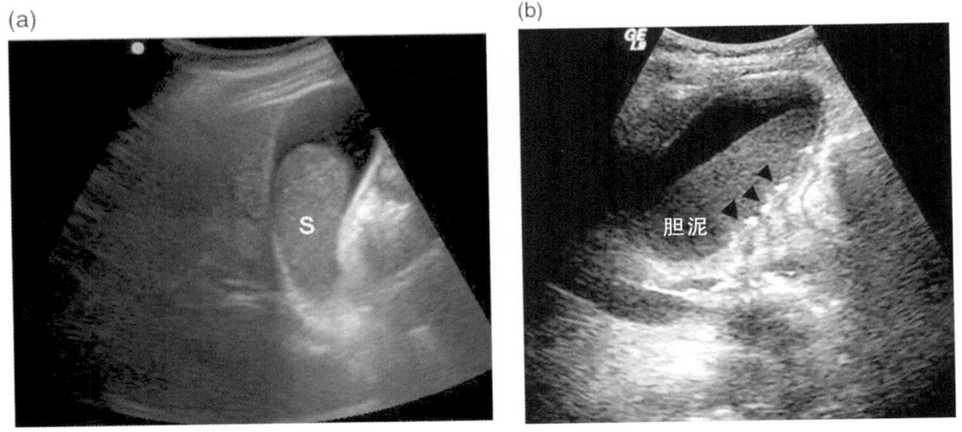

图 14.10　两张胆泥图像。(a)胆泥表现为特殊的奇异形状，而胆囊看起来是正常的。(b)纵向视图还显示多个附壁小结石（三角箭头所示）。胆囊前壁不规则增厚，提示胆囊炎。[Image(a)，© A.J. Dean.]

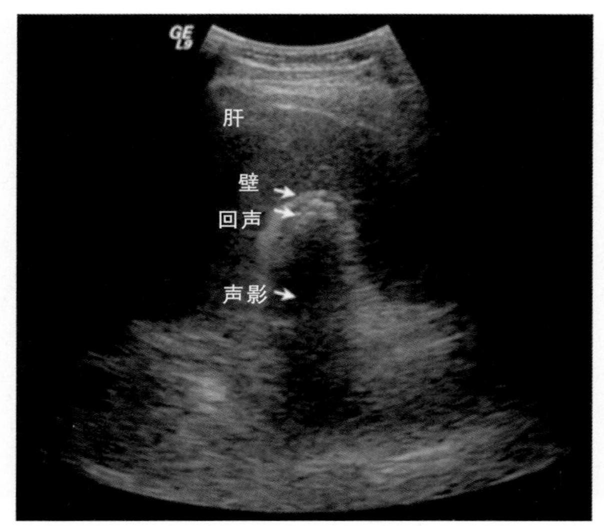

图 14.11　胆囊横向视图，显示 WES 征，提示慢性结石充填型胆囊，内部无胆汁回声。

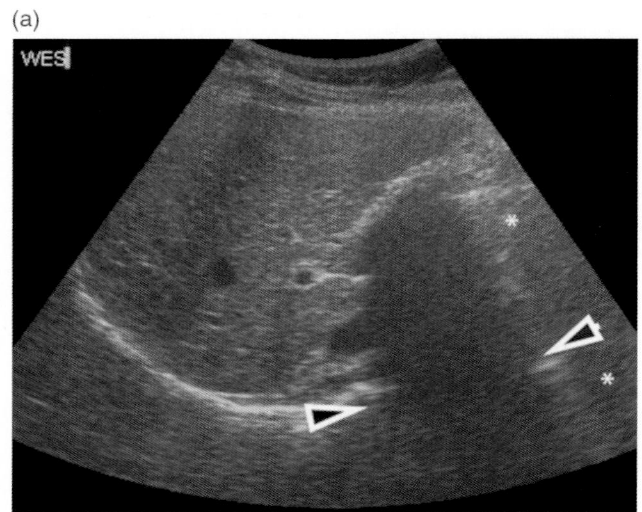

图 14.12　另一例 WES 征的横向视图(a)和纵向视图(b)。由于没有胆汁，经验不足的超声医生可能难以找到胆囊。通过优化增益设置，肝内血管呈现为全黑色，多发结石产生均匀(深黑)的声影(三角箭头所示)，而肠气(* 标记)为不均匀声影。(Images © A.J. Dean.)

沉积，呈现为弥漫性高回声结构。如果慢性胆囊炎的胆囊内有结石，则易与 WES 征混淆。鉴于陶瓷样胆囊和胆道癌之间存在一定的联系，故应行进一步检查，CT 常作为下一步评估的手段。

胆道梗阻

基础知识

胆总管直径>6mm 提示可能有胆道梗阻，可能是继发于胆管内结石(胆总管结石)(图 14.15 和图 14.16)。胆总管梗阻也可能是因为受到外部肿块压迫，大多数情况下是由胰腺(如胰腺癌)引起。比较少见的是由胆道狭窄而引起的胆总管扩张，尽管胆道狭窄可能是由胰腺癌或胰腺炎、胆管内复发结石的慢性刺激引起的，但大多数是由于医源性因素造成的。胆总管紧邻门静脉，可凭借其内有无彩色血流将其与周围血管结构区分开来。值得注意的是，摘除胆囊和老年患者的胆总管直径通常都>6mm。许多临床医生都把“患者年龄除以 10”mm 来作为患者正常胆管直径的上限。例如 75 岁患者，其胆管直径正常最高值应该是 7.5mm。

注意事项

• 胆总管会随着年龄的增长而增粗，在老年患者，直径>6mm 的胆总管可能并不意味着胆囊有病理改变。

• 胆道的梗阻性结石可能在超声下表现出胆囊炎的特点，结石性胰腺炎也同样如此。常需要行实验室检查和进一步的影像学检查以明确诊断。

目前超声作为临床决策工具的应用价值

大量研究已经证实急诊超声在确定急性胆道疾病方面的可靠性。最好是用是或否的方式来回答重

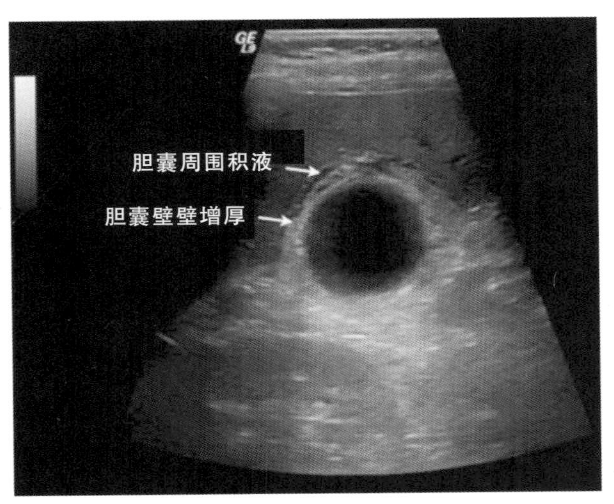

图 14.13　胆囊结石的横向视图。可见非均质回声胆囊壁，伴局灶性水肿以及胆囊周围积液。

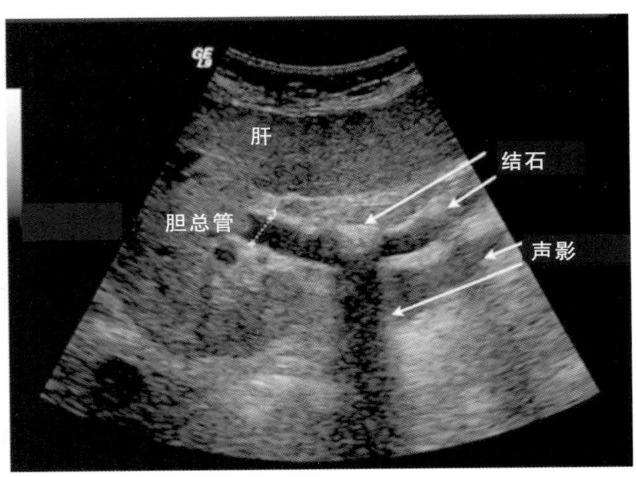

图 14.15　胆总管结石：扩张的胆总管的纵向视图，可见管腔内两个结石声影。

(a)

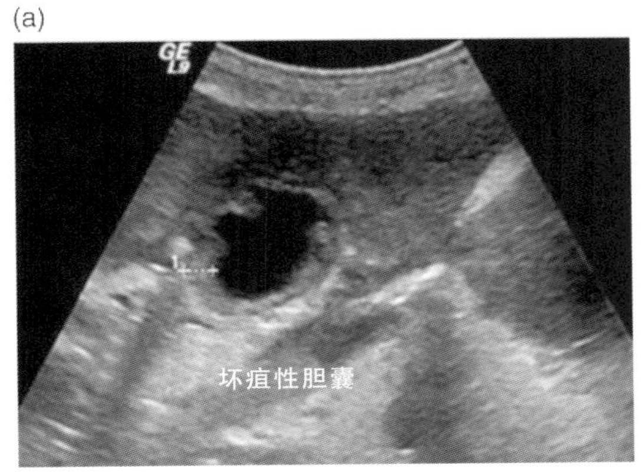

(b)

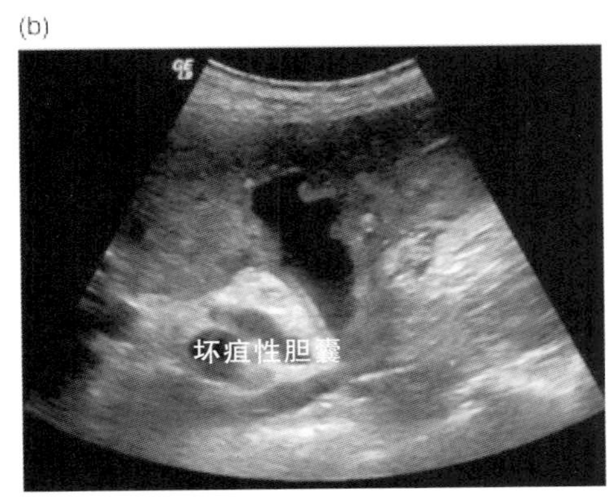

图 14.14　坏疽性胆囊的横向视图(a)和纵向视图(b)，显示伴有坏死和腔内黏膜脱落的晚期胆囊炎。

(a)

图 14.16　胰头肿瘤引起的胆总管梗阻和肝内胆汁淤积症(IHC)。(a)横向视图显示肝门静脉(PV)与内含直径>2cm 胆泥的胆总管(CBD)(与 1cm 深度标志物相比)。胆泥压迫门静脉和下腔静脉(三角箭头所示；VB，椎体)(视频 14.3，该图像采集来源)。(b,c)彩色多普勒血流图下严重 IHC 的图像，可确认图(a)中扩张的管道不是血管。图像中央的这种情况，有时称之为“多管”征。(c)在外周可以看见“双轨”征和“猎枪”征(箭头所示)。(Images © A.J. Dean.)(待续)(扫码看彩图)

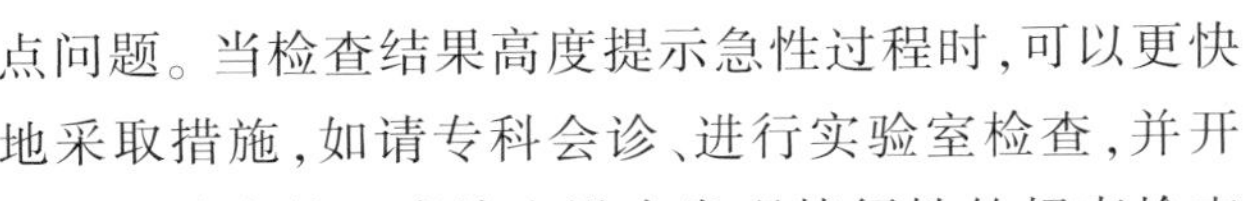

点问题。当检查结果高度提示急性过程时，可以更快地采取措施，如请专科会诊、进行实验室检查，并开始干预治疗等。当检查没有发现特征性的超声检查结果时，提示不太可能是急性胆道疾病。当预试验概率高、床边扫查受到限制或检查结果模棱两可时，可能需要行进一步的 CT、MRI 或 HIDA 扫描等检查。

(b)

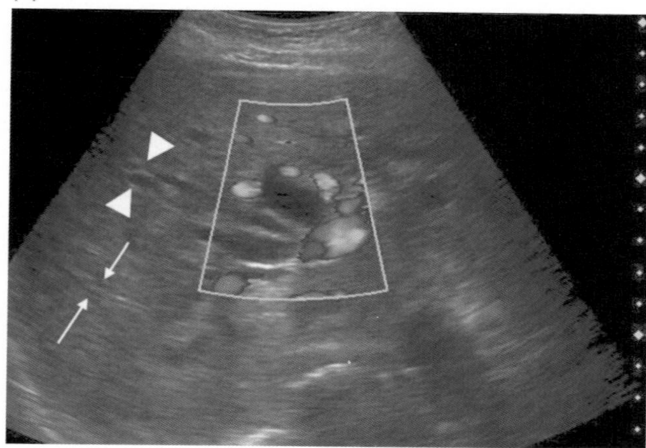

(c)

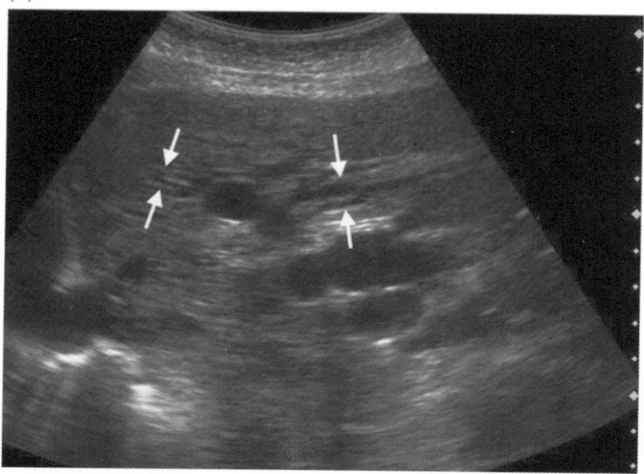

图 14.16(续)

总结

在过去的20年里,超声被认为是肝胆疾病评估的一线成像手段。在临床超声医生看来,超声具有安全、易操作和结果精确的特点。认识到技术上的限制很重要,当结果模棱两可时通常需要进行影像学评估,通常选择CT扫描作为下一步检查。

(黄莹 译 曹彦 校)

延伸阅读

Berk, R.N., Leopold, G.R. (1978) The present status of imaging of the gallbladder. *Invest. Radiol.*, **13** (6), 477–489.

Billittier, A.J., Abrams, B.J., Brunetto, A. (1996) Radiographic imaging modalities for the patient in the emergency department with abdominal complaints. *Emerg. Med. Clin. North Am.*, **14** (4), 789–850.

Cooperberg, P.L., Burhenne, H.J. (1980) Real-time ultrasonography. Diagnostic technique of choice in calculous gallbladder disease. *N. Engl. J. Med.*, **302** (23), 1277–1279.

Jehle, D., Davis, E., Evans, T., Harchelroad, F., Martin, M., Zaiser, K., Lucid, J. (1989) Emergency department sonography by emergency physicians. *Am. J. Emerg. Med.*, **7** (6), 605–611.

Kendall, J.L., Shimp, R.J. (2001) Performance and interpretation of focused right upper quadrant ultrasound by emergency physicians. *J. Emerg. Med.*, **21** (1), 7–13.

Miller, A.H., Pepe, P.E., Brockman, C.R., Delaney, K.A. (2006) ED ultrasound in hepatobiliary disease. *J. Emerg. Med.*, **30** (1), 69–74.

Rubens, D.J. (2007) Ultrasound imaging of the biliary tract. *Ultrasound Clin. North Am.*, **2** (3), 391–413.

Schlager, D., Lazzareschi, G., Whitten, D., Sanders, A.B. (1994) A prospective study of ultrasonography in the ED by emergency physicians. *Am. J. Emerg. Med.*, **12** (2), 185–189.

Scruggs, W., Fox, J.C., Potts, B., Zlidenny, A., McDonough, J., Anderson, C.L., Larson, J., Barajas, G., Langdorf, M.I. (2008) Accuracy of ED beside ultrasound for identification of gallstones: retrospective analysis of 575 studies. *West. J. Emerg. Med.*, **9** (1), 1–5.

Shah, K., Wolfe, R.E. (2004) Hepatobiliary ultrasound. *Emerg. Med. Clin. North Am.*, **22** (3), 661–673.

Spence, S.C., Teichgraeber, D., Chandrasekhar, C. (2009) Emergent right upper quadrant sonography. *J. Ultrasound Med.*, **28** (4), 479–496.

第 15 章

肾脏超声

Lisa Munro Davies

引言

对于侧腰部疼痛或腹部疼痛的患者，床旁超声是一种有用的检查工具。主要用于探查梗阻性输尿管结石继发的肾积水。也可以用来排除腹主动脉瘤(AAA),这是一个重要的、“不能忽视”的诊断(参见第 7 章)。

肾脏超声检查包括评估肾脏、输尿管(达到它们可见的程度)和膀胱。除了探查肾积水,肾脏超声检查可以进行肾衰竭、无尿和一些尿路感染患者的鉴别诊断。腹部/盆腔 CT 在检测这些患者时更为敏感,也是替代病理诊断的检查。然而,超声具有提供快速信息的优势,并且患者不必暴露于电离辐射。

肾脏解剖和超声解剖

肾脏是成对的腹膜后器官，位于椎旁沟内的后外侧下肋骨深处。左肾位于脾脏下方,通常跨越 T11 至 L2 椎体水平。右肾位于肝脏下方,大约比左肾低一个椎体水平。肾脏的上极相对于下极稍微向后和向内倾斜。

肾由皮质层、髓质和肾窦 3 层构成(图 15.1 至图 15.3)。皮质紧贴于囊(Gerota 筋膜)下面。Bertin 柱是延伸到延髓的皮质投影。这些肾柱将肾锥体分开,肾锥体在超声波上呈特征性低回声表现，特别是在年

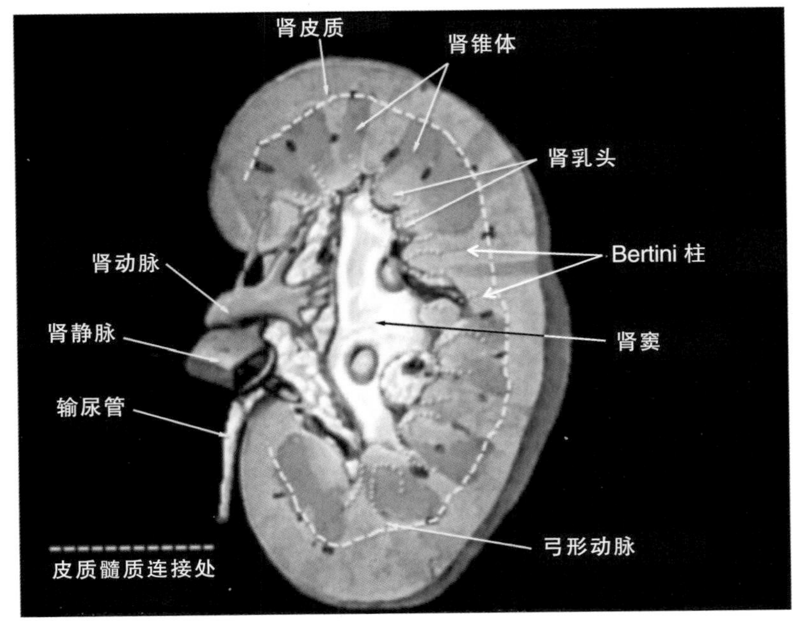

图 15.1 正常的肾脏解剖结构。虚线表示皮质髓质连接处。肾窦包括集合系统,脉管系统和肾窦脂肪。(Figure ⓒ Matt Nixon and Sonoguide; repnduced with permission from Beatrice Hoffmann.)(扫码看彩图)

(a)

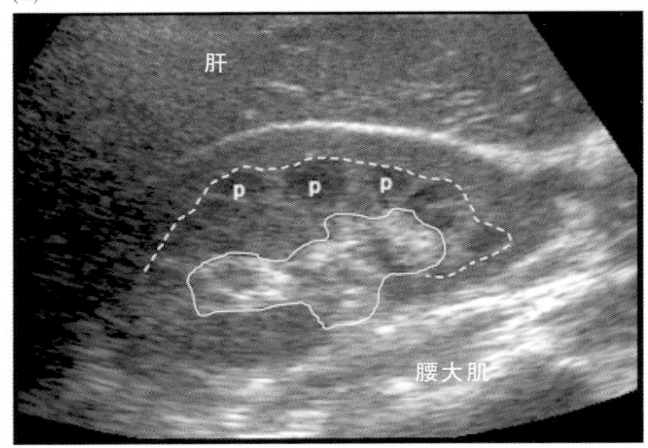

(b)

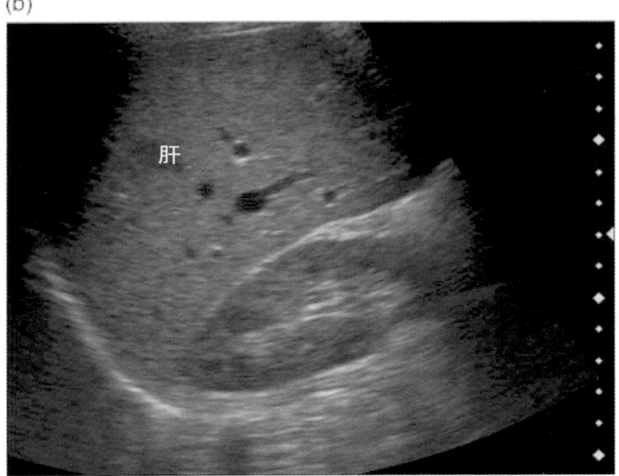

(c)

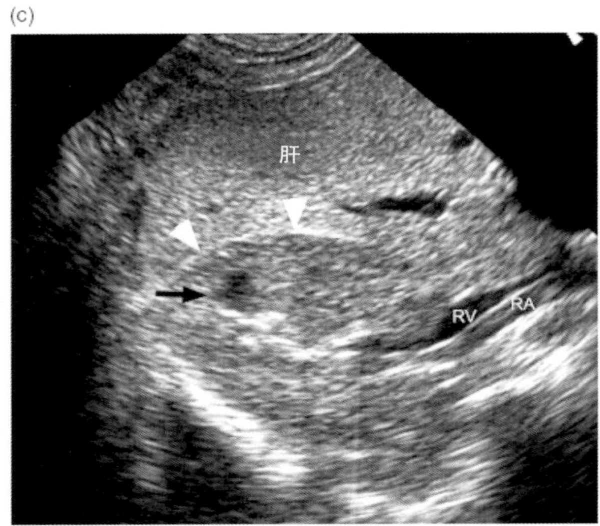

图 15.2　右肾图像。(a)虚线表示皮质和髓质之间的边界。在这条线内,可以看到几个低回声肾锥体(p)。(b)纵向图像,其中肾锥体和肾窦较不明显。肾脏的深度表明该视图是利用肝脏作为声窗,从前侧位获得。(c)正常右肾的横向视图,可看到一个明显的肾锥体(黑色箭头所示)。肾脏比肝脏回声稍低,由 Gerota 筋膜(白色三角箭头)隔开。肾静脉(RV)和肾动脉(RA)自肾门处进入肾脏。(All figures © A. J. Dean.)

轻患者中,它们可能被误认为肾囊肿(图 15.2)。如果没有优化增益设置,皮质–髓质相连可能难以辨别。每个肾锥体的顶端形成乳头,将尿液排泄到相应的肾小盏中。肾小盏合并形成肾大盏,合并形成肾盂;后者通过肾门逐渐进入近端输尿管。肾盂和输尿管之间的过渡是肾盂输尿管连接部(UPJ),通常在肾盂水平,但在肾外型肾盂患者可位于远端。UPJ 是输尿管结石阻塞的常见部位。总的来说,肾小盏、肾大盏、血管和周围脂肪组织构成了肾脏的高回声中心区域肾窦。集合系统和输尿管通常通过每分钟主动蠕动几次排出尿液,一般超声下看不到,除非肾积水时被尿液扩张。

多种结构通过肾门进出,包括血管、淋巴管和输尿管。输尿管穿过腰大肌,经盆腔侧壁的髂骨下降,然后向前和向内,通过形成膀胱三角形中的两个角,即输尿管膀胱连接部(UVJ)进入膀胱。但由于骨性遮挡,进行下腹部扫查时,输尿管难以在骨盆入口下方扫查到,但在体重指数较低的患者中,经验丰富的超声医生能够追踪至骨盆内。在严重尿潴留的情况下,膀胱可以延伸至脐水平。

扫描技术

通常使用 3~5MHz 的腹部探头扫描肾脏。左肾和右肾的扫描技术略有不同。

扫描右肾时,患者取仰卧位。在许多情况下,可能使用肝脏作为显示声窗扫查整个肾脏。探头标记指向上方或后方(图 15.4),但是最佳纵向图像通常是在探头与肋骨平行的情况下获得的。当获得良好的图像时,超声医生可调整探头,实时扫描整个器官。然后将探头逆时针旋转 90°,肾脏在横向平面上从一极到另一极系统地扫描(参见图 15.2;视频 15.1 和视频 15.2)。

左肾需要靠后的声窗显示(图 15.3 和图 15.5),不通过脾脏作为声窗而直接扫查。可让患者取卧位[图 15.5(b)]或坐位。同样,肾脏在纵向和横向两个平面都被扫查。应该检查两个肾脏以便比较,并确保患者确实有两个肾脏,因为对单侧马蹄形或盆腔肾脏有不同的处理方式。

通过将探头紧贴于耻骨上(参见第 8 章;图 8.6 和视频 8.8a~c 了解男性膀胱和女性膀胱的纵向和横

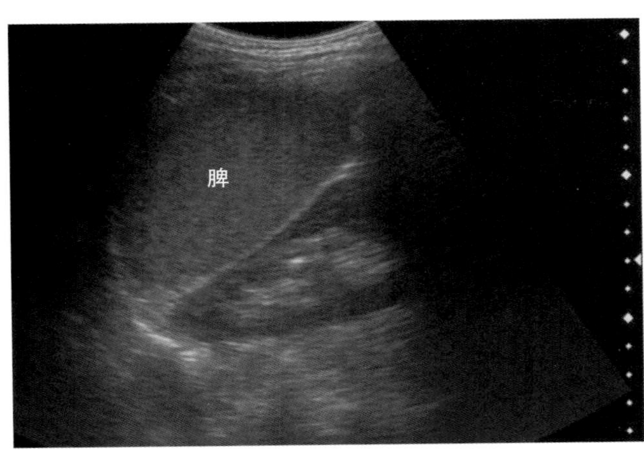

图 15.3 左肾上半部分的纵向视图。因为正常的脾脏比肝脏的视野更受限制，肾脏下极被肠内气体干扰。所以通常通过侧面直接获得左肾，特别是下极的图像。(Figure © A. J. Dean.)

向图像)，膀胱一般很容易观察到。扫查膀胱最常见的问题是增益过高。这导致无法区分膀胱后方的重要问题，特别是输尿管积水、输尿管结石、膀胱结石声影或游离液体声影(图 15.6)。

病理

输尿管结石

急诊肾脏超声常用于确定是否存在表现为肾盂积水和(或)输尿管积水的梗阻性泌尿系疾病。虽然结石常见于膀胱后面的 UVJ 处，但超声检查可能无法发现结石。然而，存在镜下血尿的情况下，相较于“金标准”的腹部/盆腔 CT，床旁超声的单侧肾积水诊断输尿管结石的敏感性为 83%，特异性为 92%。

尽管与 CT 相比，超声诊断输尿管结石的特异性较差，并且无法确定大多数结石的大小和位置，但超声提供了床旁的即时信息，并且使患者免受电离辐射的影响。这对于反复发作肾绞痛的年轻患者尤为重要。超声也可提供有关结石排出可能性的预后信息，例如没有肾积水，可以预示结石较小。

超声可见肾积水，表现为高回声的肾窦内的无回声区(图 15.7 和图 15.8；视频 15.4 和视频 15.5)。肾积水根据超声结果的严重程度进行分级，其与梗阻程度以及梗阻存在时间有关。表 15.1 描述了一个四级分级系统。肾积水也常用“轻度(1 级)”“中度(2 级)”和“重度(3 级)”三个等级来描述。后一种分级系统结合了表 15.1 中所述系统的前两个等级。小的、部分梗阻的结石可能不会导致肾积水，而 4 级肾积水通常仅见于高度、慢性输尿管梗阻的患者。呕吐或其他原因脱水可能会阻止肾积水的发展，补液后可再次扫查。相反，妊娠或膀胱扩张可能在没有结石的情况下导致肾积水(通常是双侧)。偶尔会看到充满液体的肾外型肾盂。除非在肾窦内出现肾积水，否则不是阻塞的证据[图 15.8(d)]。

结石在超声中，呈高回声声像，后部伴声影(图 15.9；视频 15.6)。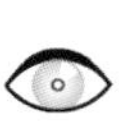肾窦的回声往往与周围的脂肪无法区分，只有通过声影才能识别出结石。输尿管结石通常位于 UVJ 处，这些位置通过超声很容易识别(图 15.10；视频 15.5b 和视频 15.7)。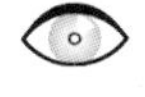增益需要调节到使得膀胱显示为全黑，这样远处增益降低，膀胱后方的结构为完整灰阶图像，而不是全亮的灰色或者白色，在一些显示不清的病例中，由于结石产生“闪烁现象”，可以使用能量多普勒扫查 UVJ。

我们应当在横向平面扫查膀胱三角区时寻找输尿管开口(图 15.11 和视频 15.8)，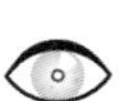彩色取样框应该尽可能小但又可以仅仅包括到膀胱后壁区域，彩色血流量程应该调到低水平，并且在不出现伪影的情况下，彩色增益也应该尽量调高，这样我们可以同时评估左右侧输尿管。输尿管的蠕动率很高，在大量喝水

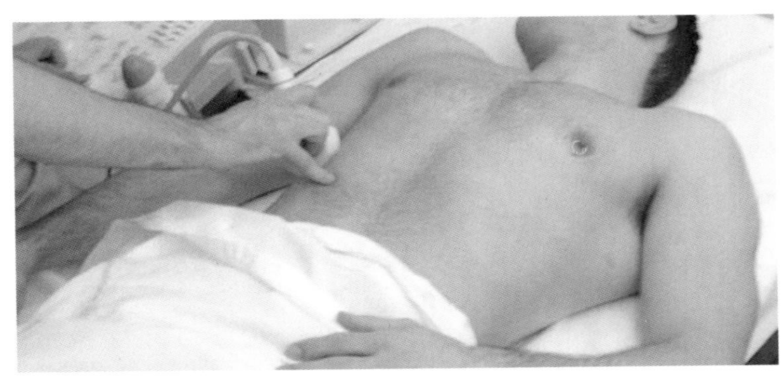

图 15.4 利用肝脏作为声窗扫查右肾的常用探头位置。(Figure © A. J. Dean.)

(a)

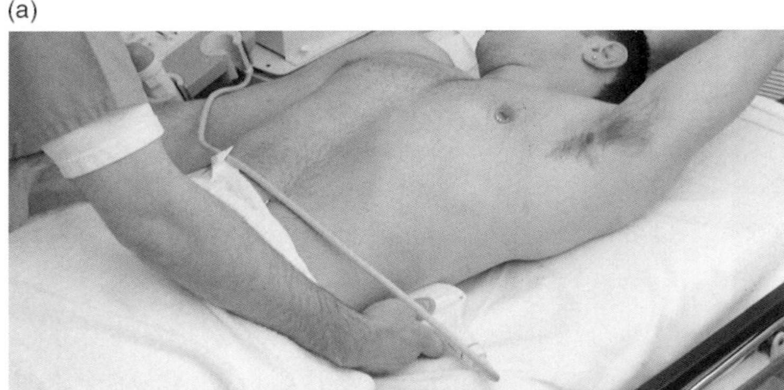

(b)

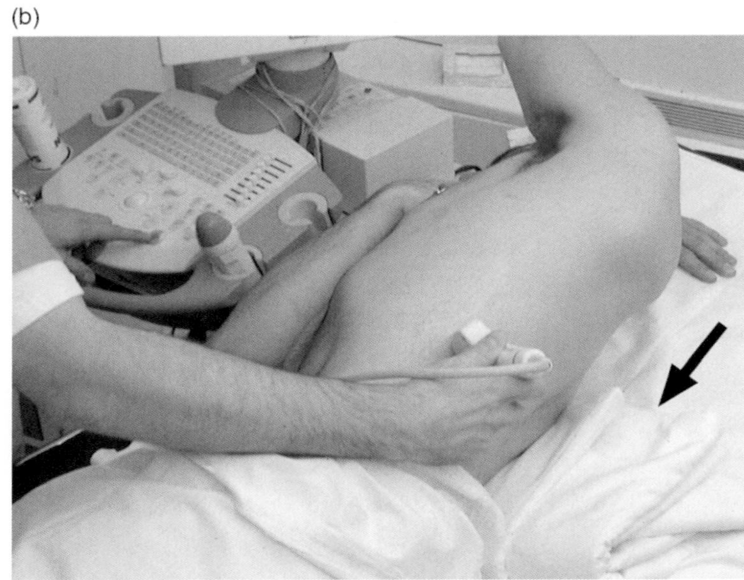

图 15.5 扫查左肾的常用探头位置。换能器通常比右肾置于更后方。(a)患者仰卧时可以获得足够的图像。(b)有时可能需要将患者置于侧卧位,并在对侧肋下放置一个垫枕(黑色箭头所示)以扩大左侧肋间隙。(Figure © A. J. Dean.)

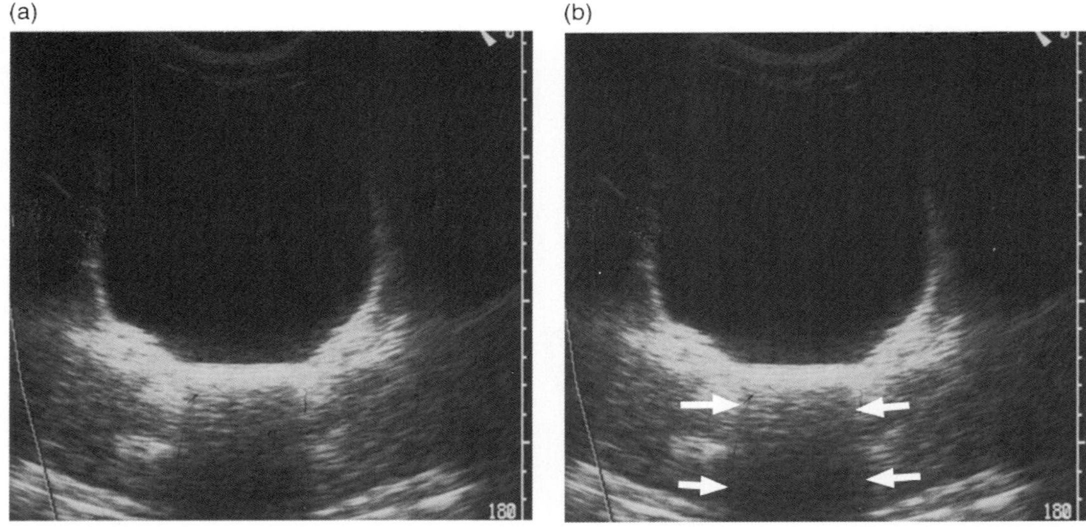

图 15.6 膀胱后部声场增强的效果。(a)对于正在进行尿潴留评估的患者,此图像解释为"膀胱膨胀,或正常"。(b)由于未减少增益而使后部声场增强,多层结石的强回声以及后方声影(箭头所示)会被掩盖。(Figure © A. J. Dean.)

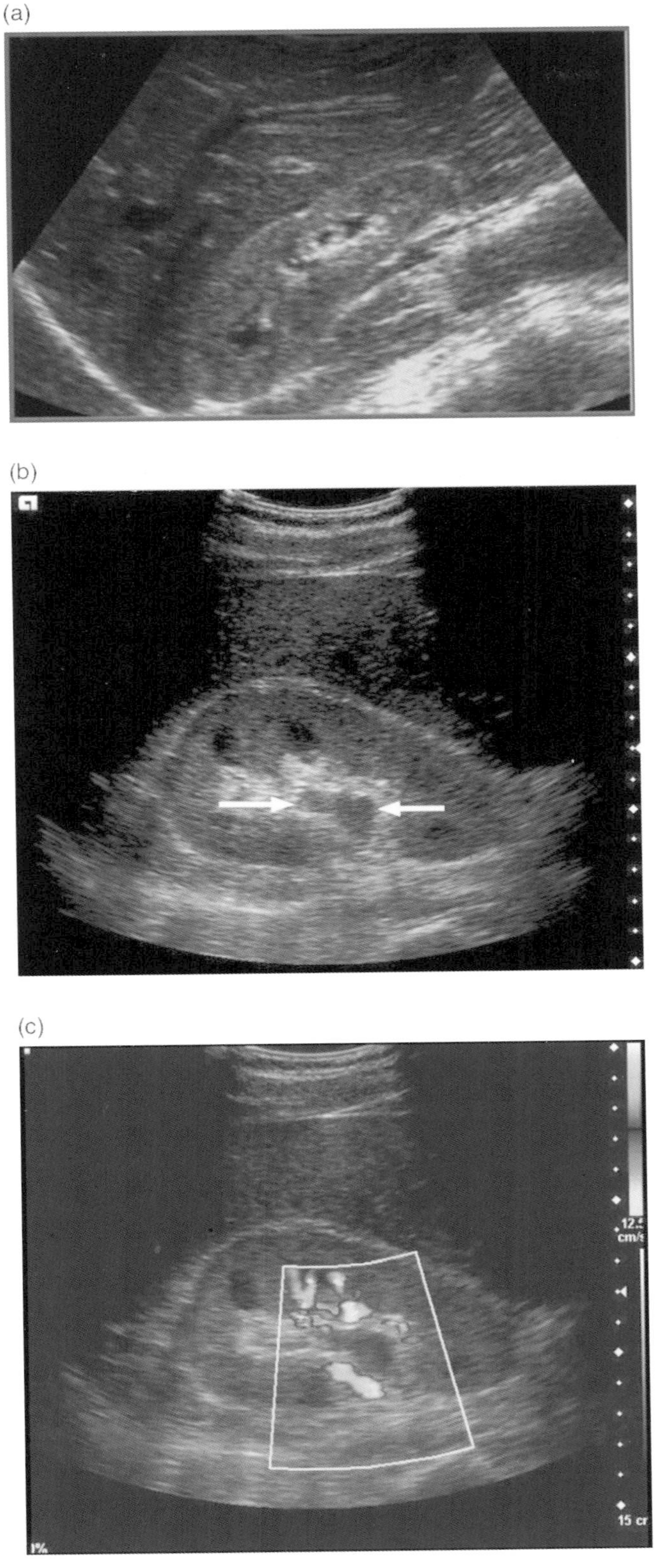

(a)

(b)

(c)

图 15.7 (a,b)轻度肾积水的两个示例,容易被忽略或误认作肾血管,需要实时确认或使用彩色血流多普勒(c)鉴别(视频 15.3)。(扫码看彩图)

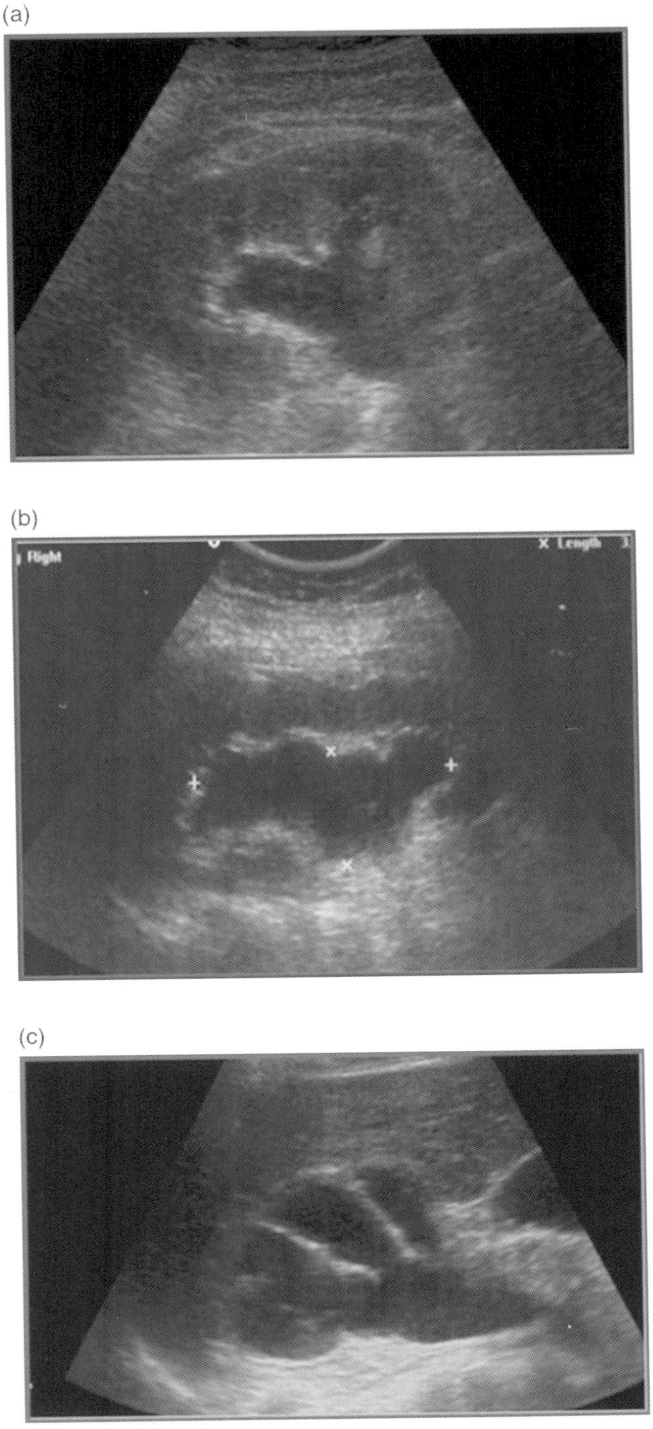

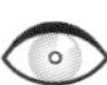

(a)

(b)

(c)

图 15.8 中度(a)和重度(b,c)肾积水的 3 个示例。(待续)

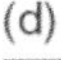

(d)

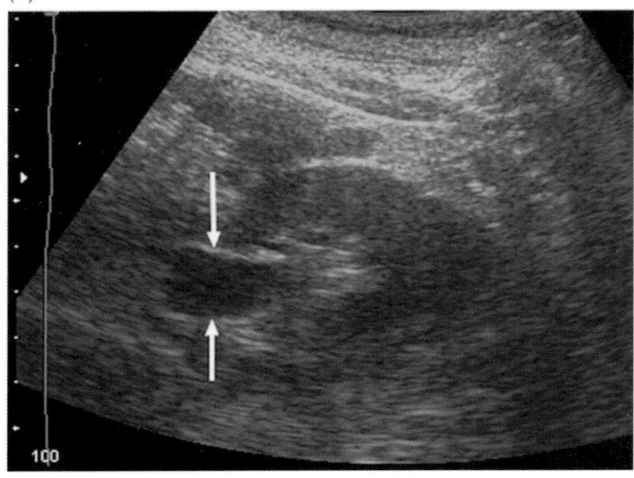

图 15.8(续)　(d)可以看到左肾的肾外肾盂(箭头所示)。没有肾积水的证据。(Figures © A. J. Dean.)

表 15.1　肾积水的分级

1 级(早期或轻度)	肾内集合系统的最小分离
2 级(中度)	肾盂轻度扩张,没有肾盏扩张(图 15.7b)
3 级(重度)	肾盂扩张伴肾盏扩张(图 15.8a 和图 15.8b)
4 级(重度,慢性阻塞)	肾积水伴肾实质变薄(图 15.8c)

的患者中,可以看到每分钟发生数次。在阻塞侧开口处看不到射流,而对侧输尿管应正常排出。部分性阻塞可以是任何形式的,包括增加或减少的流动,有时呈连续滴出。

肾脏感染

尽管在某些情况下肾盂肾炎可能导致皮层低回声区或皮髓分界模糊,但超声无法可靠地诊断肾盂肾炎。肾脓肿在肾实质内表现为低回声区。在肾周脓肿时可看到肾周的低回声液体(图 15.12)。

慢性肾衰竭

在慢性肾衰竭患者中,肾脏常常呈现为萎缩的高回声(图 15.13)。

肾囊肿

肾囊肿可以位于肾脏的任何区域,但通常它们位于肾脏外周。良性囊肿薄壁,无回声,界限分明,不

(a)

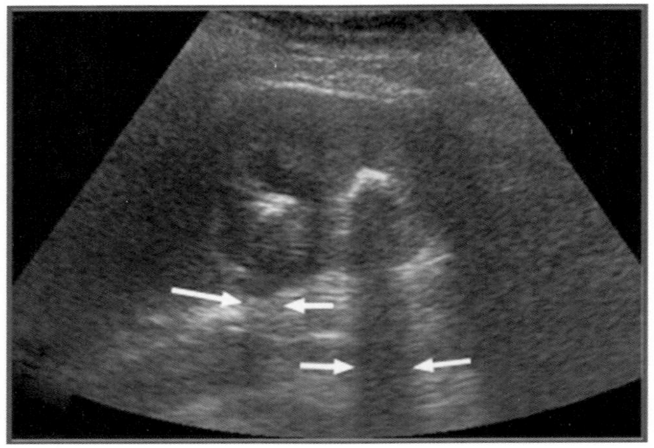

(b)

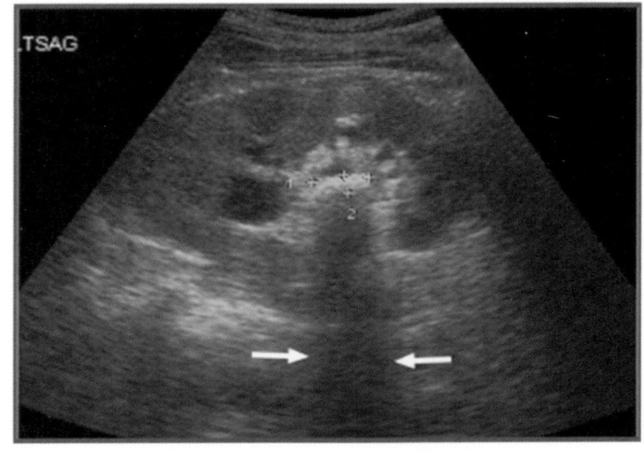

图 15.9　(a,b)肾结石的 2 个示例,其回声特征与肾窦脂肪相似,如后方有声影(箭头所示)可鉴别为结石。(b)轻度肾积水,提示除肾结石外还存在输尿管结石。肾脏的评估同时需要近场(用于评估肾脏结构的最佳分辨率)和远场(用于评估声影)视图。(Figures © A. J. Dean.)

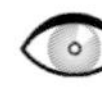

需要行进一步检查(图 15.14;视频 15.9)。具有不规则边界、分隔、钙化或不均匀回声密度的囊肿应进行进一步的影像学检查和泌尿专科会诊。位于肾窦内的囊肿不应被误认为肾积水。肾包膜下囊肿可以长到很大,并可能被误认为是肝囊肿,甚至是胆囊。多囊肾病患者可能有多个不同大小的囊肿,在超声成像时可看到其压迫相邻肾实质并使其变薄(图 15.15;视频 15.10)。

肾癌

肾癌在超声检查中有不同的表现。任何不明原因的肿块或肾脏结构破坏都应考虑进行影像学检查

(a)

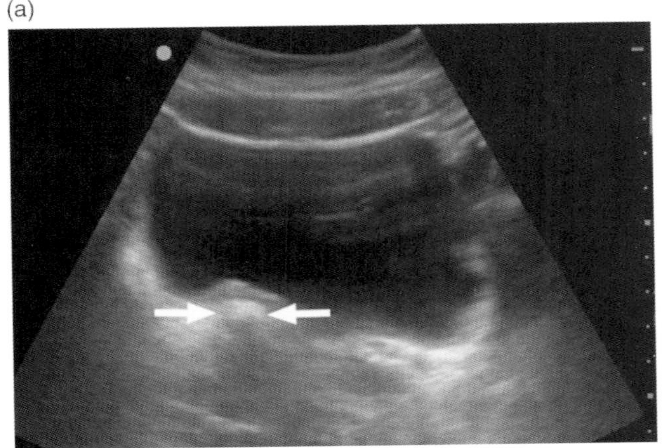

(b)

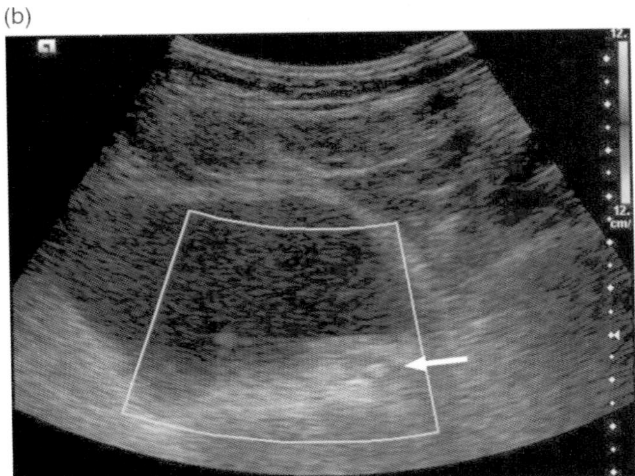

(c)

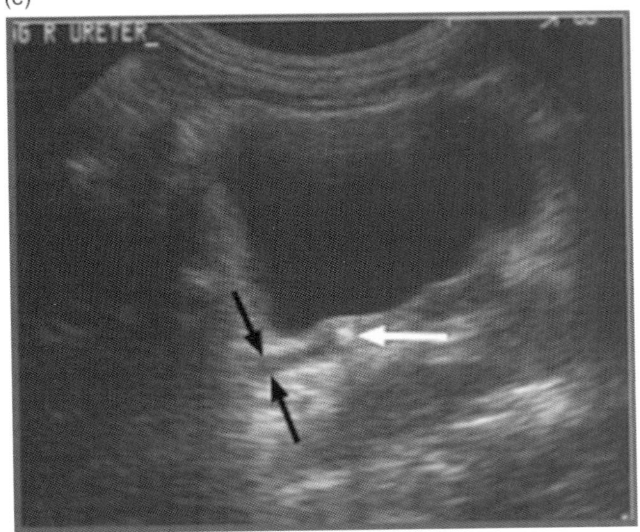

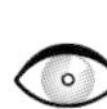

图 15.10　输尿管膀胱连接处结石的 3 个示例(白色箭头所示)。(a,b)如横向图像所示,经常可见到周围水肿。(c)(与视频 15.7a 相同)结石位于轻度扩张的输尿管平面(黑色箭头所示)。(Figures ⓒ A. J. Dean.)(扫码看彩图)

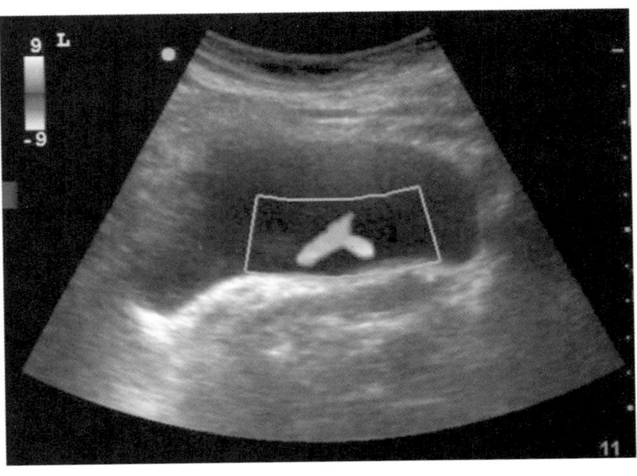

图 15.11　双侧输尿管喷射。请注意将彩色多普勒窗口适当调小(以避免低帧率),血流量调低(±9cm/s)以获得低流量信号。整体深度设置不必太深。(Figure ⓒ A. J. Dean.)(扫码看彩图)

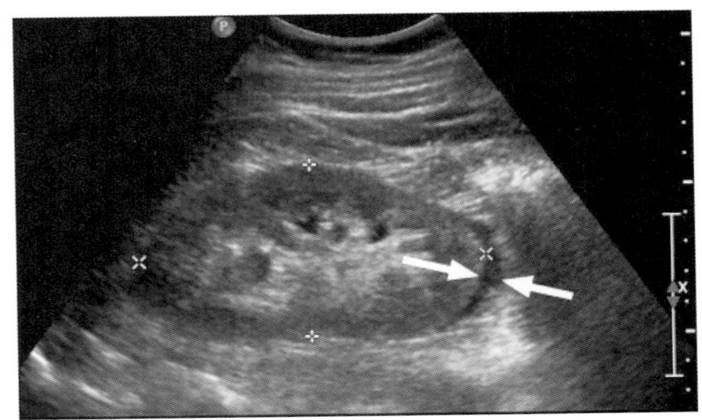

图 15.12　此例肾周积液(箭头之间),由输尿管结石导致尿路瘤(也有轻度肾积水)引起。在肾盂肾炎的情况下,也可看到类似的肾周积液的超声表现。(Figure ⓒ A. J. Dean.)(扫码看彩图)

(图 15.16)。

膀胱功能不全

在膀胱和膀胱容量评估时，许多临床设置大有用处：

- 对于耻骨上疼痛或排尿困难的患者，当超声检查时发现大量尿液残留时,怀疑膀胱流出道梗阻。
- 出现急性肾损伤(急性肾衰竭)的患者应扫查排除梗阻性原因。
- 在考虑诊断为脊髓损伤或马尾神合征的患者中,排空后尿潴留为 100~200mL 应进行影像学评估。

除了容量测量外，超声常检查出前列腺肥大或肿瘤(图 15.17)、逼尿肌肥大[图 15.19(b)]和(或)小梁/憩

(a)

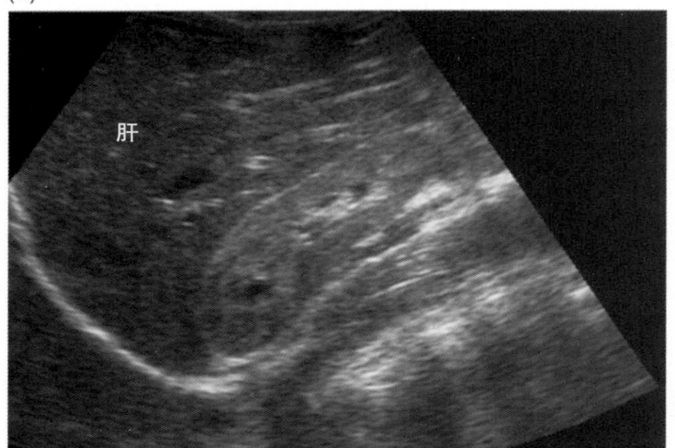

(b)

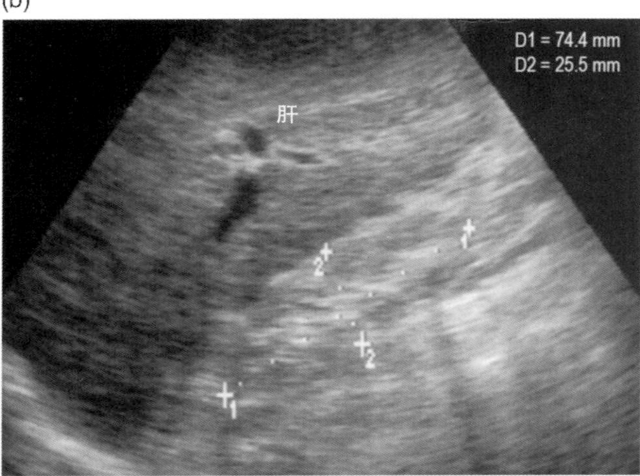

图 15.13　(a)轻度肾脏疾病(MRD)病例,肾脏大小正常,呈轻度高回声。(b)MRD 进展,肾脏严重萎缩,呈高回声(以卡尺表示)。(Figures © A. J. Dean.)

室增厚的膀胱壁弥漫性增厚(也提示慢性梗阻)[图 15.19(c);视频 15.12],以及膀胱结石和膀胱肿瘤[图 15.18 和图 15.19(c)]。

为了测量膀胱容积，将 3 个切面上的膀胱尺寸相乘。通常使用乘以 0.7 的校正因子,有人主张使用其他的校正因子或不乘以校正因子。在健康状况下,膀胱可完全排空，有逼尿肌功能障碍的老年患者可能残留 50~100mL 尿液。由膀胱外观（光滑与骨小梁±憩室)和残留尿液膀胱壁厚度所提示诊断的各种神经源性疾病不在本文的讨论范围内。

膀胱肿块和异物

当气囊充气时,Foley 导管在超声波上有特征性表现(图 15.19)。膀胱结石呈高回声,伴后方阴影[图

(a)

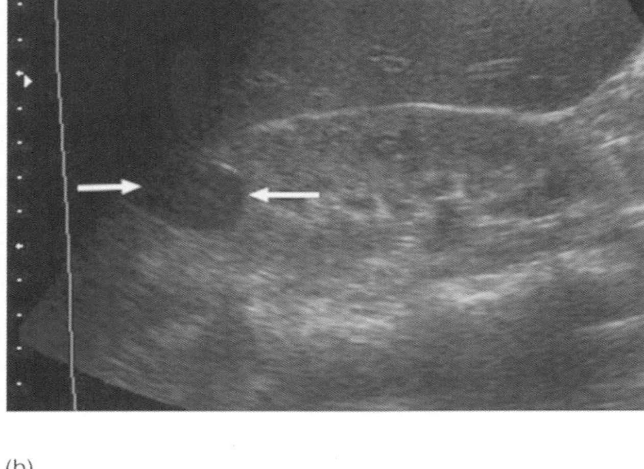

(b)

(c)

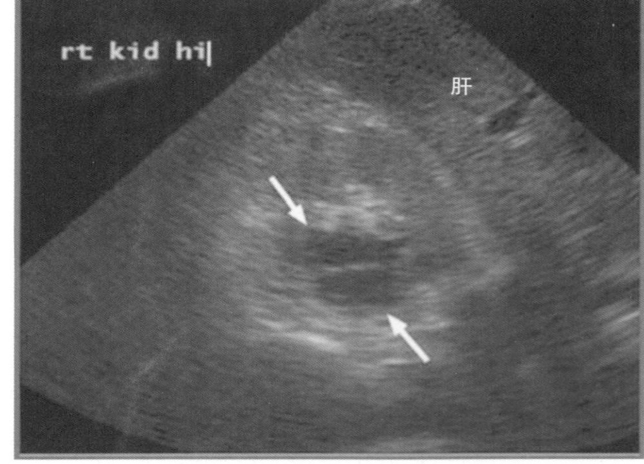

图 15.14　(a,b)两例单纯性肾囊肿(箭头所示;GB,胆囊)。(c)具有不规则边界和内部分隔的复杂囊肿。这需要进一步的检查。(Figures © A. J. Dean.)

15.19(c);视频 15.12]。超声可以看到膀胱和前列腺肿瘤(图 15.17)。调整增益,从不同的角度扫查通常可将肿瘤与偶然在膀胱中观察到的伪影(最常见的是旁瓣)区分开来。

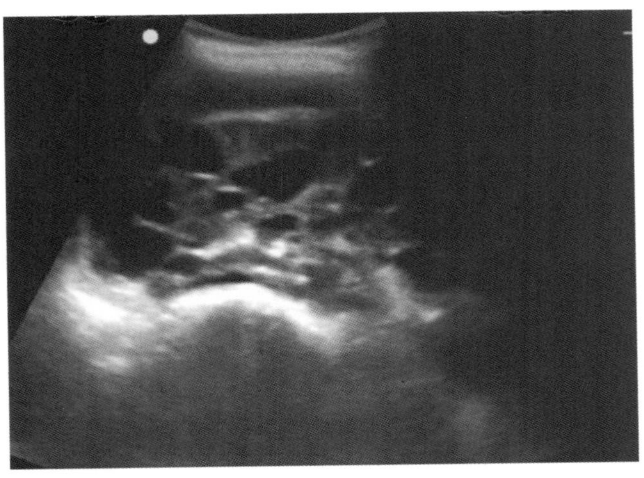

图 15.15 1 例多囊肾(视频 15.10)。在静态图像上疑似严重肾积水,但在肾窦脂肪外可以看到囊肿,并且实时图像显示液体是不连续的。(Figures © A. J. Dean.)

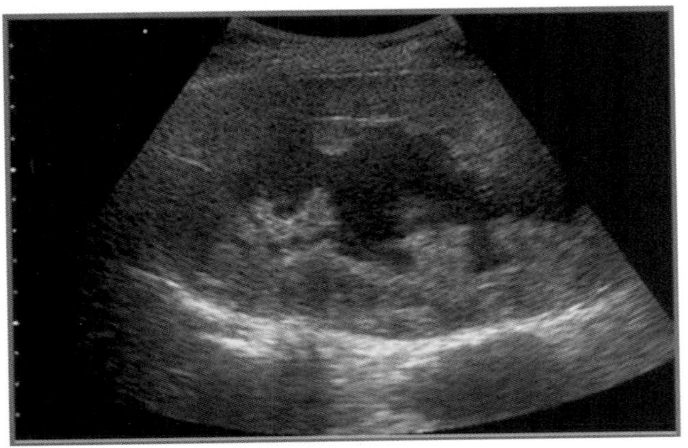

图 15.16 1 例肾细胞癌。高度不规则的无回声区不应与单纯的囊肿或肾积水相混淆。(Figure © A. J. Dean.)

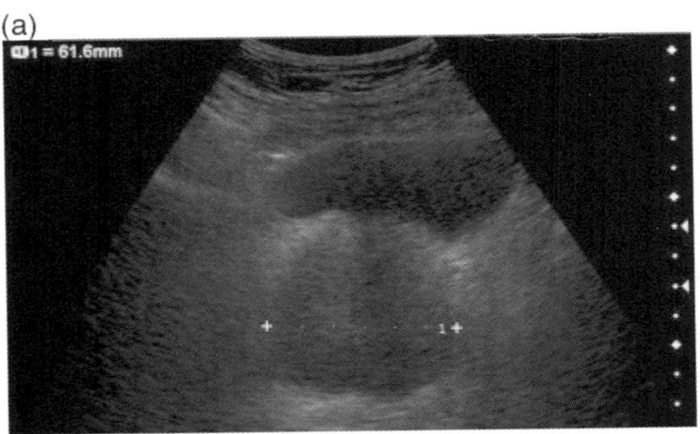

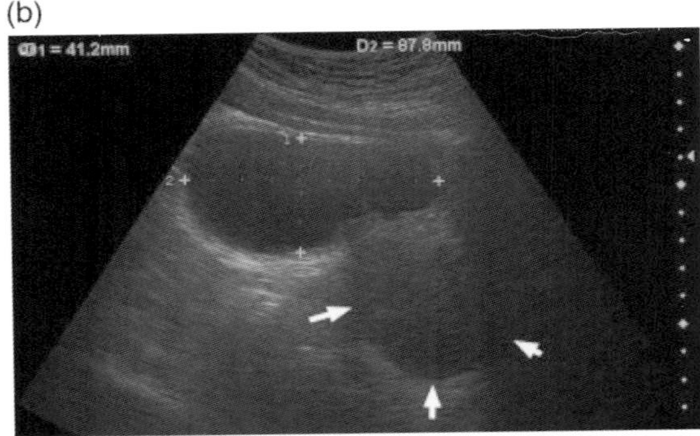

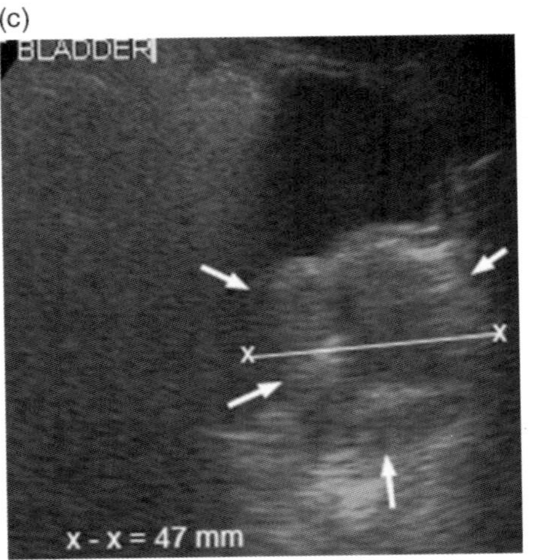

图 15.17 前列腺肥大的横向(a)和纵向(b)图像。前列腺边缘光滑。在图(b)中,正在测量膀胱的残留量,并且可看到前列腺轻度向外生长。在老年患者中,前列腺下缘经常被骨性的耻骨联合声影遮住。该近似球形的前列腺按照半径为 3cm 计算,其体积约为 160mL(通常范围为 15~30mL)。(c)增大的前列腺有不规则的分叶和边缘(箭头所示)。(d)巨大的前列腺突入膀胱内腔(三角箭头所示)(视频 15.11)。图(c)和图(d)中的病变疑为肿瘤。如图(c)所示,>50 岁的男性约有 50%存在前列腺钙化。(Figures © A. J. Dean.)(待续)

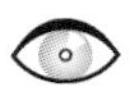

经验与教训

- 在所有情况下都应扫描双侧肾脏和膀胱:发现单侧缺失或严重的肾脏疾病会影响治疗方案。
- 膀胱的(阳性)发现在超声上是十分明显的,并且经常影响治疗。
- 为了评估肾积水,患者应适当补液,但不需膀胱过度膨胀或主动利尿。
- 与灰阶成像一样,使用多普勒进行成功的肾脏和膀胱评估需要了解和应用相关的旋钮设置。
- 降低增益设置可扫查膀胱后方结构。
- 虽然超声评估输尿管结石的准确性不如 CT,但超声可显著降低电离辐射,而对结果没有任何影响。超声也可能有助于识别并发症发生风险较高的患者,对较低或较高发病率的患者进行危险分层。

(d)

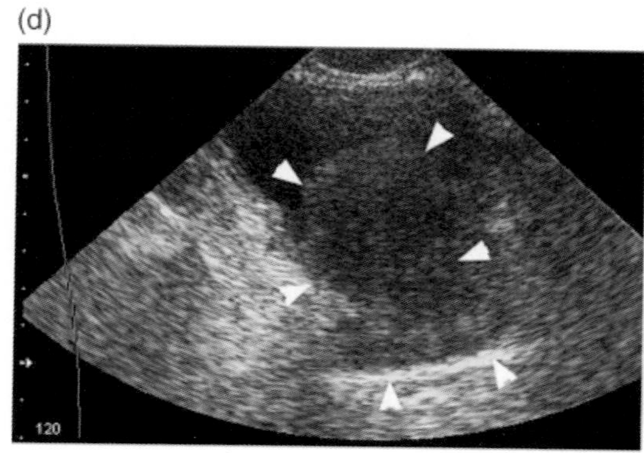

图 15.17(续)

(a)

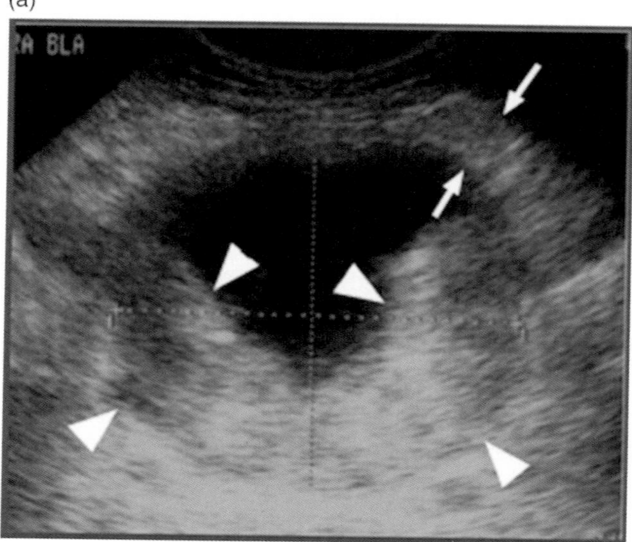

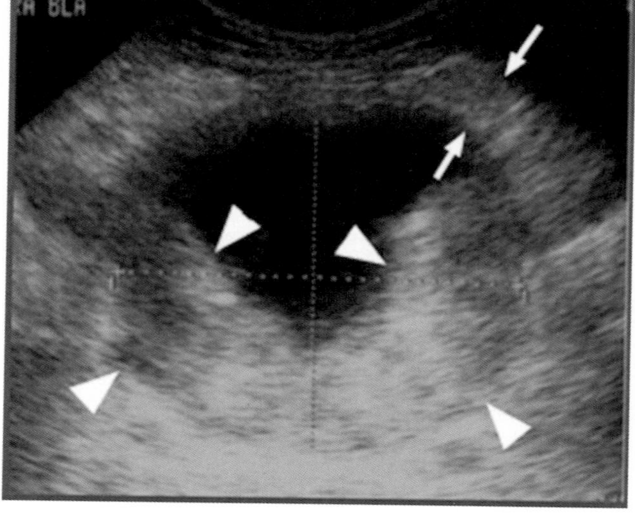

(b)

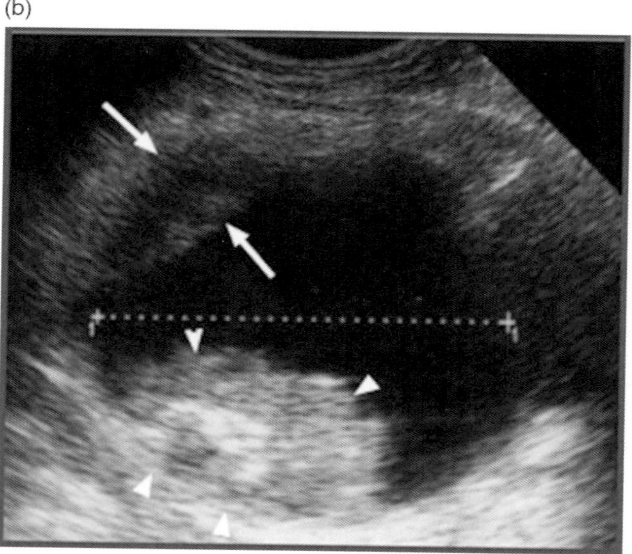

图 15.18　膀胱癌的横向(a)和纵向(b)视图(三角箭头之间)。未受侵犯的膀胱壁(箭头所示)显示增厚,提示慢性流出道梗阻。(Figures © A. J. Dean.)

(a)

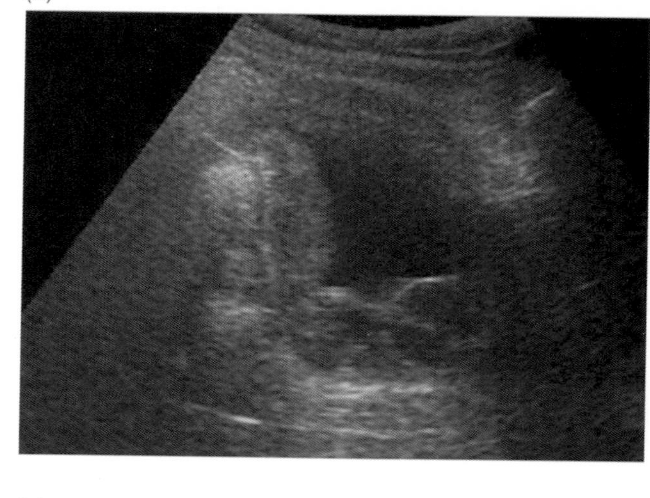

(b)

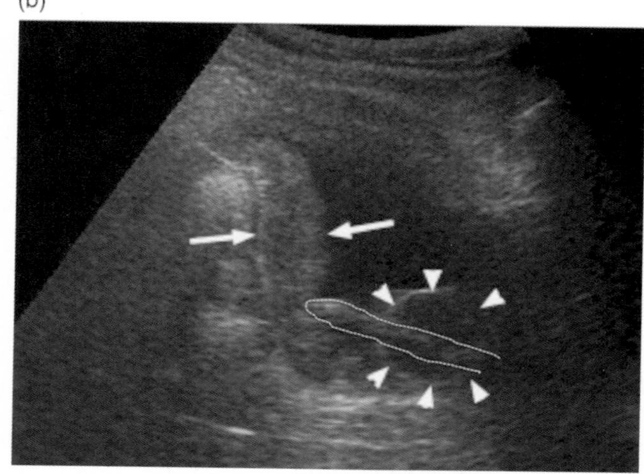

(c)

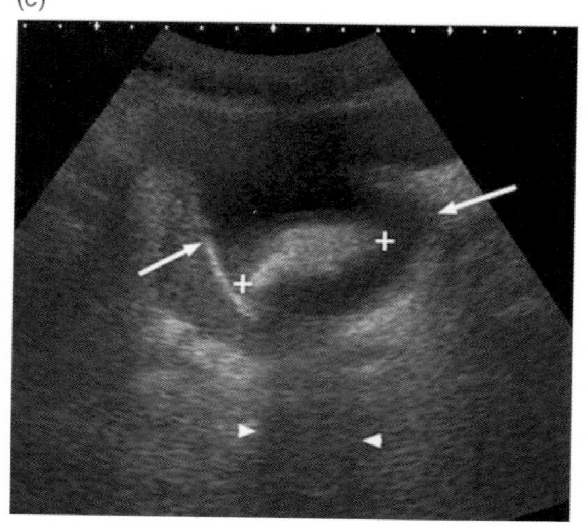

图 15.19　(a)急性尿潴留患者留置 Foley 导管的膀胱纵向图像。(b)三角箭头所示为气囊。注意肥厚的膀胱壁(箭头所示)。(c)(参见视频 15.12)在膀胱憩室(箭头所示)内可见一大块结石,后方伴声影(三角箭头所示)。在左箭头下有一处局灶性增厚的区域,提示局部炎症或感染。(Figures © A. J. Dean.)

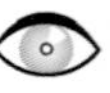

(黄莹 译　曹彦 校)

延伸阅读

Gaspari, R.J., Horst, K. (2005) Emergency ultrasound and urinalysis in the evaluation of flank pain. *Acad. Emerg. Med.*, 12 (12), 1180–1184.

Goertz, J.K., Lotterman, S. (2010) Can the degree of hydronephrosis on ultrasound predict kidney stone size? *Am. J. Emerg. Med.*, 28 (7), 813–816.

Kelly, C.E. (2004) Evaluation of voiding dysfunction and measurement of bladder volume. *Rev. Urol.*, 6 (Suppl. 1), S32–S37.

Pei, Y., Obaji, J., Dupuis, A., Paterson, A.D., Magistroni, R., Dicks, E., Parfrey, P., Cramer, B., Coto, E., Torra, R., San Millan, J.L., Gibson, R., Breuning, M., Peters, D., Ravine, D. (2009) Unified criteria for ultrasonographic diagnosis of ADPKD. *J. Am. Soc. Nephrol.*, 20 (1), 205.

Smith-Bindman, R., Aubin, C., Bailitz, J., *et al.* (2014) Ultrasonography versus computed tomography for suspected nephrolithiasis. *N. Engl. J. Med.*, 371, 1100–1110.

第 16 章

急诊阴囊超声

J. Matthew Fields

引言

急性阴囊疼痛和(或)肿胀是常见的急诊主诉，超声是评估的重要组成部分。因为它能识别睾丸扭转(最紧急的阴囊急症状态),以及许多其他情况的诊断,包括附睾炎、睾丸炎、精索性膀胱炎(也称精索炎)、睾丸附件扭转、阴囊脓肿、睾丸肿瘤、疝气,或者创伤引起的血肿或睾丸破裂，由主治医生实施的床旁超声可以对病情进行快速诊断。

方法和解剖学

睾丸超声在患者仰卧位时进行，将一条卷好的毛巾放在患者的下肢之间用于抬高阴囊，另一条毛巾从阴囊下方通过横跨大腿隔离出阴囊用于超声检查（图16.1),高频(10MHz)线性探头上应覆盖保护套(如检查手套)以确保卫生。睾丸评估从睾丸模式的B模式可视化开始,一定要全面扫描每个睾丸。

在正常情况下,阴囊壁通常为2~8mm,睾丸大小约4cm×3cm×2.5cm。睾丸是均匀回声的,除了在长轴上为强回声的纵隔睾丸外，附睾的头部附着在睾丸的上极与精索相邻,体部和尾部通常不显示,除非有炎症(图16.2)。附睾很少显影,除非有鞘膜积液。向头侧移动探针可以看到精索一直延伸到腹股沟韧带。

经B模式评估后，睾丸血流可通过脉冲多普勒利用彩色、能量、频谱进行评估,能量多普勒在检测低流态时比彩色多普勒更敏感，而且有助于显示静脉血流(扭转的最敏感方法)。当使用彩色和能量多

(a)

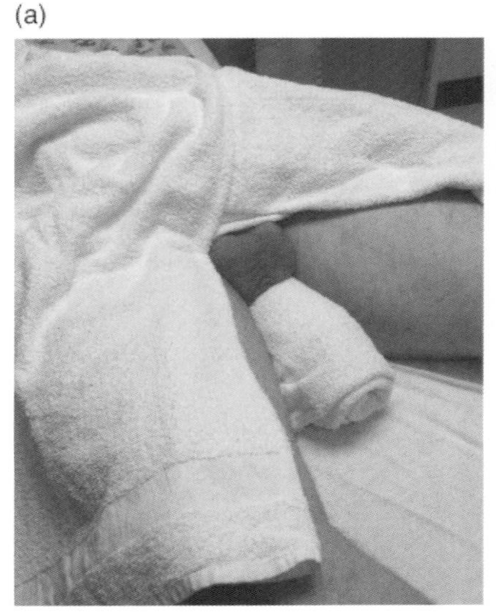

(b)

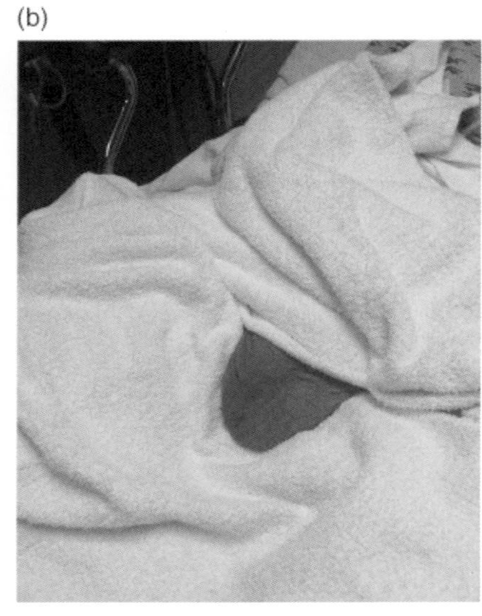

图 16.1 (a)将一条卷好的毛巾放在患者的下肢之间用于抬高阴囊。(b)另一条毛巾从阴囊下方通过横跨大腿隔离出阴囊用于超声检查。

(a)

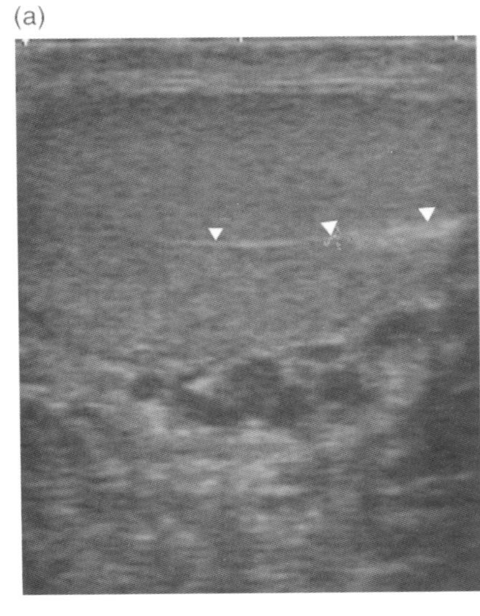

(b)

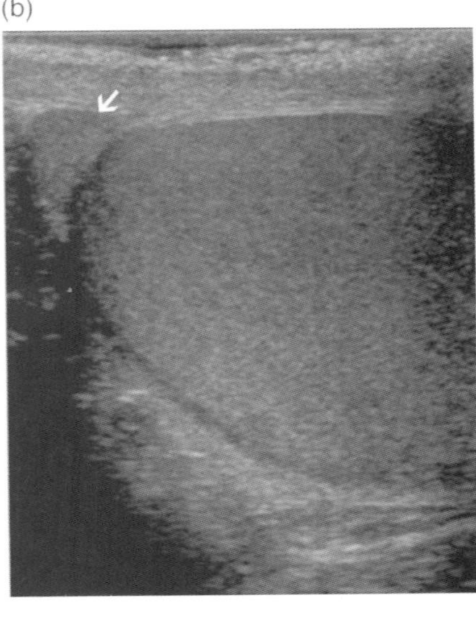

图 16.2　均匀回声的健康睾丸。(a)纵隔睾丸被视为高回声条纹(三角箭头所示)。(b)附睾头位于睾丸的上极附近(箭头所示)。

普勒时，采样场可以同时放置在两个睾丸上或分别放在每个睾丸上，使用分割屏幕进行比较(图 16.3)，频谱多普勒可以针对在彩色和能量多普勒上看到的任何血流区域来确定是动脉血还是静脉血（图 16.4)。动脉血流定义为有收缩期峰值速度(PSV)和最小舒张期速度(MDV)的单向血流(见图 16.4)，动脉血流的特征是阻力指数（RI)=(PSV−MDV)/PSV。在健康状态下，正常睾丸动脉的 RI 值波动于 0.48~0.75，但它随着缺血而上升。静脉血流是一种不变的低速信号，由于血细胞的非层流运动，其通常是双向的(见图 16.4)。

当使用多普勒时，超声医生应该熟悉如何调节增益、比例(脉冲重复频率)和采样栅极大小。墙式过滤器很少有帮助，应该关闭。良好的扫描技术需要符合人体工程学的设置和手部稳定性来减少误差。

睾丸扭转

睾丸扭转的救治率从症状出现后 3 小时开始下降，需进行快速诊断。临床医生实施的超声检查有助于快速诊断，尤其是在影像医生不在场的情况下。

睾丸扭转的超声征象可分为 B 型和多普勒型(表 16.1)。最早的 B 模式发现是由于血管淤血引起的睾丸扩大(图 16.5)。随着扭转的推进，正常的均匀回声逐渐减少，并出现局部的水肿、出血和坏死。用彩色多普勒或能量多普勒检查，受影响的睾丸血流将减少或消失(见图 16.5)。静脉灌注丧失在动脉血流消失之前出现，这是最敏感的超声发现，但识别正常睾丸静脉内的血流是有难度的，即使是经验丰富的超声医生，这一操作也具有一定挑战性。由于舒张

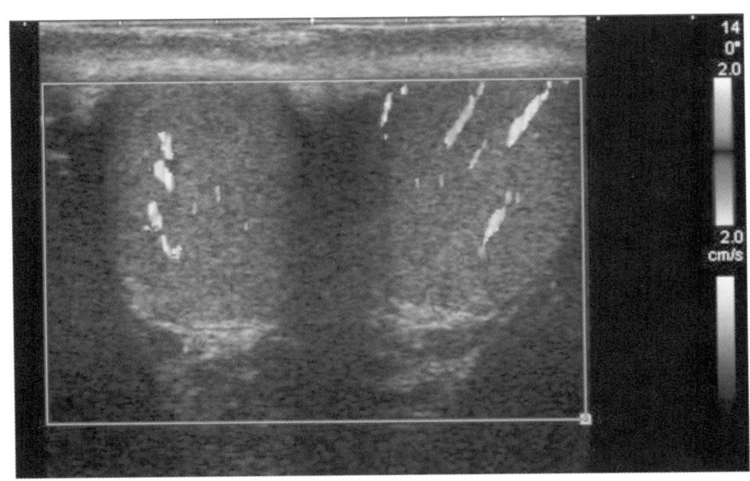

图 16.3　彩色多普勒同时显示睾丸(“好友视图”)的回声特征、尺寸和血流量。这种情况下的两个睾丸都有着正常的均匀回声血流。(扫码看彩图)

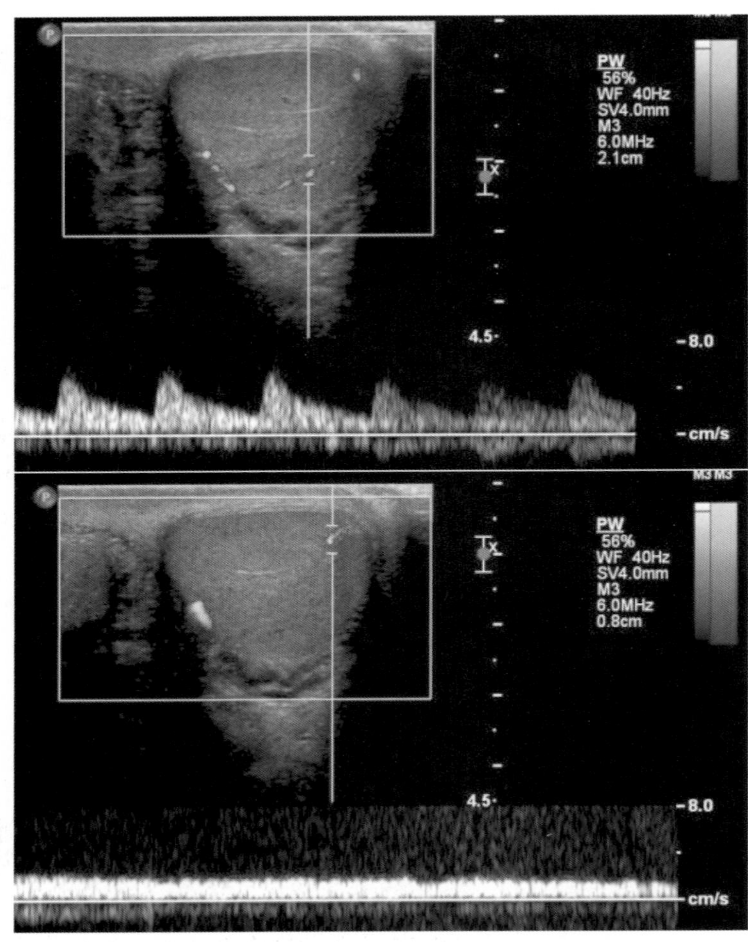

图 16.4 动脉(上图)和静脉(下图)频谱多普勒追踪。静脉血流的减少常常是扭转的第一个征兆。(扫码看彩图)

期血流减少，动脉评估可能显示 RI 的增加(>0.75)。随着扭转进展，动脉血流减少(与对侧比较)或检测不到(见图 16.5)。在自发或人工去扭转的情况下，血流最初会变为充血，除非梗死已经发生(图 16.6)。

尽管床旁超声可确定扭转，但缺乏发现并不能完全排除它。首先，睾丸被 3 条不同的动脉灌注——睾丸动脉、输精管动脉和提睾肌动脉，它们在附睾尾部汇合。提睾肌动脉位于精索外，故不受扭转的影响。其他两条动脉在一定的逆转度下不完全闭塞。另外，在许多扭转中，反应性充血与持续缺血性损伤/梗死会出现多普勒血流分析中的“相互抵消”现象，导致表面上的“正常”流动，使得一些患者的超声检查完全正常。这样的患者明显存在扭转的高风险，并且通常不会有良好的结果。即使是影像学专家进行操作，超声检查也只有 86%~97%的敏感性。因此，床旁超声医生应慎重地排除这一诊断。如果患者疼痛加剧，床旁超声也可用于重复检查，或在床旁手动复位后提供灌注的客观证据。

教训

• 潜在的教训包括将退行性充血(如之前讨论)和睾丸包膜血流误诊为睾丸，还有，运动伪影可以造

表 16.1 睾丸扭转的 B 模式和多普勒检查表现

发现时间	B 模式表现	多普勒表现
早期	正常或增大	频谱多普勒显示静脉血流减少或消失
中期	体积增大伴横纹肌样水肿	上述发现+动脉血流减少导致的频谱多普勒 RI 值增高
晚期	回声消失、出血、坏死	上述发现+能量多普勒和频谱多普勒的动脉血流减少

(a)

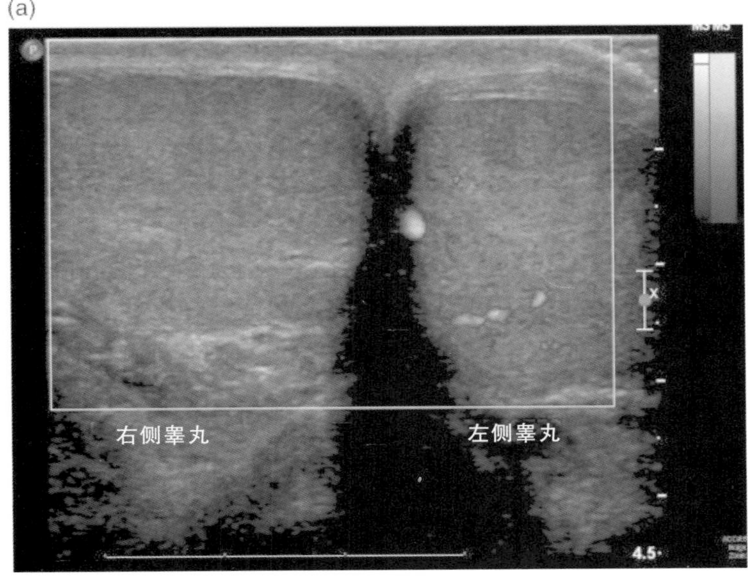

(b)

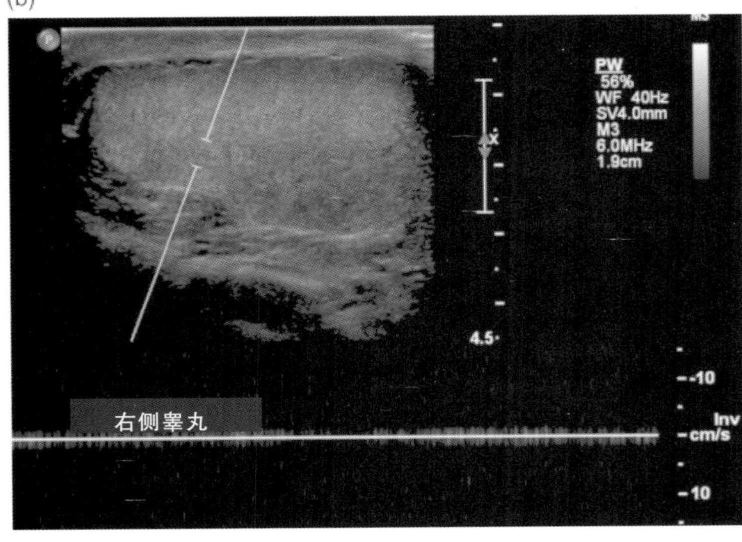

图 16.5　(a)右侧睾丸扭转伴能量多普勒信号丢失，体积增大，保留回声结构，提示扭转是早期出现的。(b)睾丸扭转，频谱多普勒无法检测到动脉或者静脉血流。(扫码看彩图)

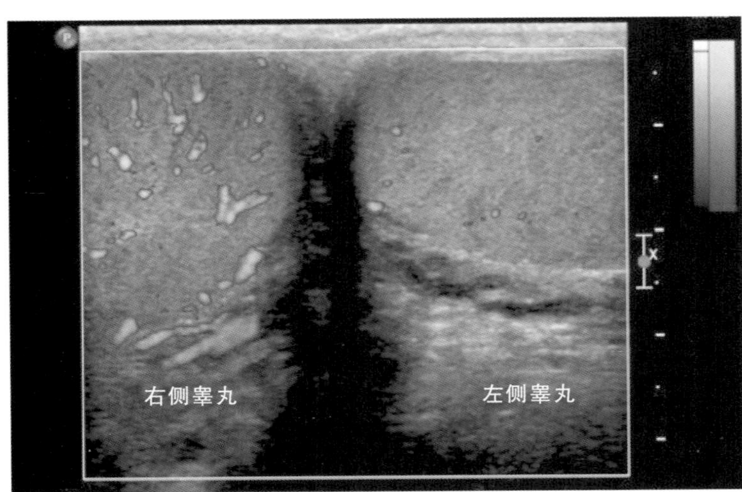

图 16.6　与图 16.5 为同一病例，在床旁人工矫正后，先前扭转的右侧睾丸充血。(扫码看彩图)

成血流流动的假象。

睾丸不适的其他原因

附睾炎是附睾的炎症，也是阴囊内炎症最常见的原因。超声显示附睾头部肿大和充血，经常伴有阴囊积液(图 16.7)。对侧比较是有益的，除非症状是双侧的。应评估整个附睾，因为在某些情况下，炎症可能是局限的。炎症导致睾丸血流增加，而扭转时血流减少。睾丸炎存在时，睾丸可见血流量增加、肿胀和回声消失(见图 16.7)。久治不愈的睾丸炎，在有限可膨胀膜内的水肿可能导致缺血和梗死。此外，精索也会发炎(称为精索炎)，与附睾炎同时存在或者单独出现，前者可能是患者睾丸不适的主要原因(图 16.8)。

睾丸附件位于附睾头附近，在正常状态下很难见到，在扭转时(最常见于青春期前的男性)，它变大，因此更容易看到。鞘膜积液处血流丧失，有时，附睾旁炎症也会发生。

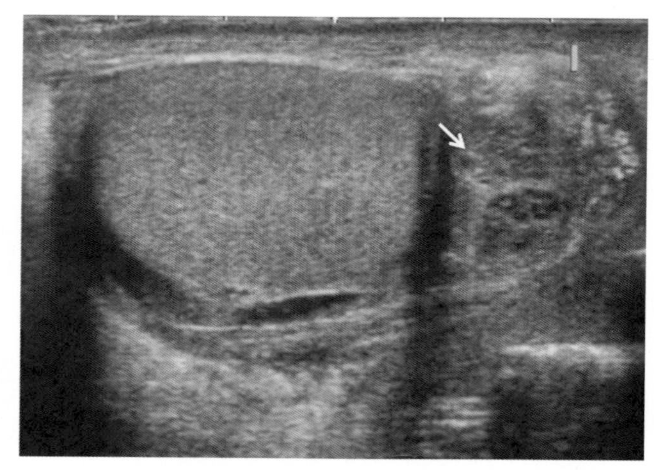

图 16.8　精索炎。可见精索孤立性肿胀和炎症(箭头所示)。

阴囊内疝可通过超声观察(图 16.9)，超声检查时，如果肠道没有绞窄，它将继续显示蠕动。如果患者做瓦尔萨尔瓦动作，也可看到疝的动态变化。

(a)

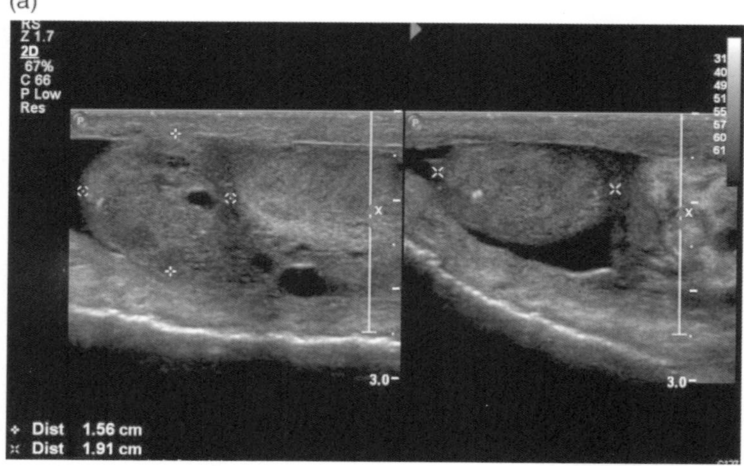

(b)

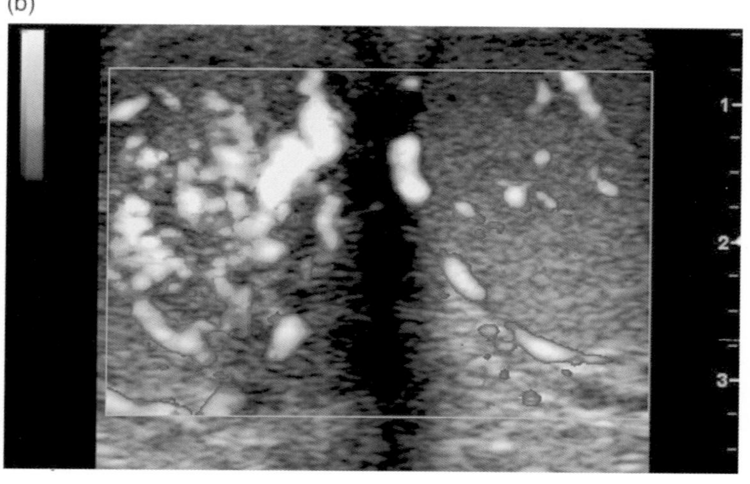

图 16.7　(a)附睾头增大的附睾炎(用卡尺测量，左侧和右侧)。(b)睾丸炎在能量多普勒下显示睾丸水肿和睾丸血流增加。(扫码看彩图)

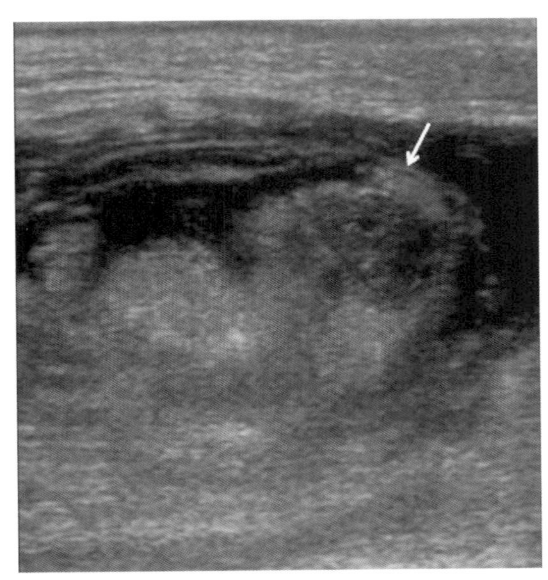

图 16.9 肠袢(箭头所示)疝入腹股沟管。

睾丸外伤会导致睾丸断裂或囊内血肿（图 16.10),后一种情况可能导致由于动脉血流中断进一步引起的睾丸损伤、水肿、缺血和梗死恶性循环,类似于严重睾丸炎。这两种情况都会导致不均匀的回声现象,出血从最初的强回声转为无回声(纤维蛋白溶解后)。

附睾囊肿通常都是偶然发现的,30%为老年男性。除非有症状,否则很少需要进一步的处理。临床背景导致阴囊积液、囊肿、血肿的超声表现不同,但只有阴囊积液回声是完全消声的。精索静脉曲张和精子囊肿超过了本章的范围,但是都不难鉴定。

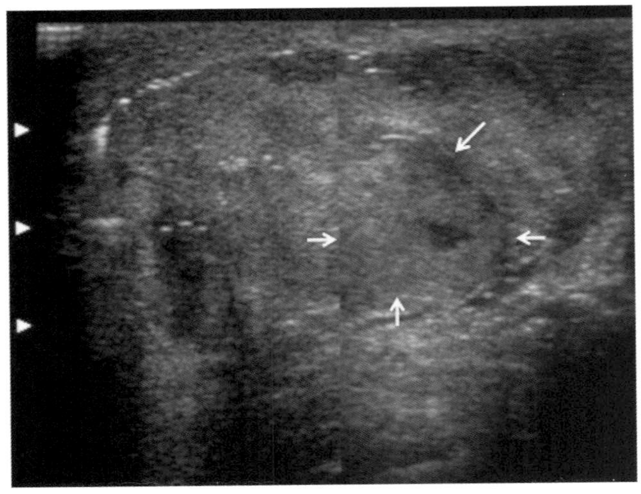

图 16.10 由于钝性创伤而破碎的睾丸。血肿破裂,出血部位如箭头所示。

有时,睾丸的超声检查会显示增生、间质不规则或微石症。这些发现提示肿瘤,因此,泌尿外科和影像科医生应该为患者做进一步的评估。每个超声波场有≥5 个的微钙化被认为是异常的,患者通常需要每年进行超声复查。肿块大小不同，呈囊性或实质性。睾丸间质肿瘤常表现为非均质性,有局灶性水肿或出血(图 16.11)。

总结

床旁超声是睾丸疾病诊断的一个重要组成部分,它很容易在床旁进行,可诊断睾丸疼痛的多种病因。尽管超声可以做出快速诊断,但急诊医生在排除

(a)

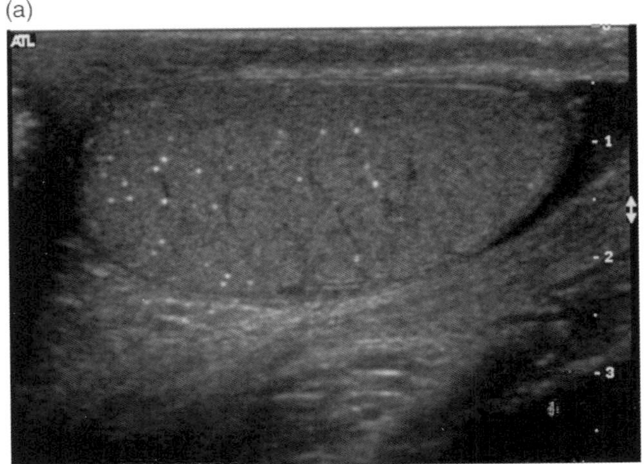

(b)

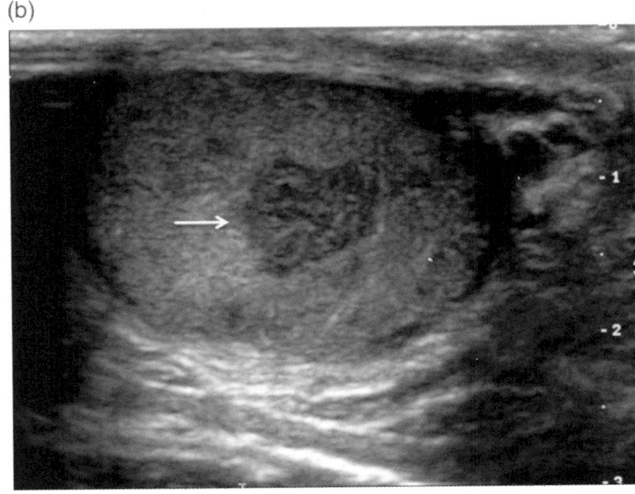

图 16.11 (a)睾丸有间质不规则和钙化,可能是肿瘤征象。(b)睾丸间质不规则及中央不规则低回声提示精原细胞瘤(箭头所示)。

异常情况尤其是扭转时仍需谨慎。

（肖莎莎 译　谭正 校）

延伸阅读

al Mufti, R.A., Ogedegbe, A.K., Lafferty, K. (1995) The use of Doppler ultrasound in the clinical management of acute testicular pain. *Br. J. Urol.*, **76** (5), 625–627.

Barada, J., Weingarten, J., Cromie, W. (1989) Testicular salvage and age-related delay in the presentation of testicular torsion. *J. Urol.*, **142** (3), 746–748.

Blaivas, M., Brannam, L. (2004) Testicular ultrasound. *Emerg. Med. Clin. North Am.*, **22** (3), 723–748, ix.

Bomann, J.S., Moore, C. (2009) Bedside ultrasound of a painful testicle: before and after manual detorsion by an emergency physician. *Acad. Emerg. Med.*, **16** (4), 366.

Middleton, W., Thorne, D., Melson, G. (1989) Color Doppler ultrasound of the normal testis. *Am. J. Roentgenol.*, **152** (2), 293.

第 17 章

下肢及上肢超声

David Lewis, John Gullett

下肢

下肢的超声包括腹股沟、髋关节、大腿、膝盖、小腿、足和踝关节。在这些部位有许多可能发作的急性损伤,包括(但不限于)运动员腹股沟急性损伤、隐匿性髋部骨折、股四头肌或腘绳肌撕裂、膝关节韧带损伤、小腿疼痛、肌腱损伤、踝关节韧带损伤、关节积液和肿胀腿。

在第 28 章和第 22 章中分别对下肢骨折和跛行儿童的评估进行了详细的描述。

大多数下肢结构可以用高频率线性探头来观察,但对于更深层的结构,可能需要使用曲线探头。

腹股沟

急诊医生需熟悉股三角的超声影像,以腹股沟韧带为界,外侧为缝匠肌,内侧为长收肌。然而,通常需要关注的是股静脉,而不是肌肉和肌腱。

超声常用于评估运动员的慢性腹股沟疾病(不在本章的讨论范围内),包括隐匿性腹股沟疝和内收肌肌腱病。然而,在急性情况下,青少年主要易患的是肌肉撕裂、撕脱骨折和骨挫伤。

技术

临床检查指导超声检查,根据运动受限引发的疼痛来识别可能的损伤部位,步骤包括:

- 将探头放在压痛区域上。
- 识别肌肉群并寻求明显的肌肉损伤或血肿。
- 探头横向定向,然后纵向地靠近肌肉到达损伤部位。

病理学

在跑步运动中,内收肌容易受伤。超声可以用来识别损伤部位并对损伤进行分级。在青少年,应特别注意髂前下棘(AIIS)的股直肌插入,它是急性撕脱伤和骨挫伤的常见部位(图 17.1)。超声可显示撕脱碎片、骨骺分离和血肿。

髋关节

髋关节超声主要诊断隐匿性髋部骨折、髋关节积液和腰大肌肌腱损伤。

技术

- 患者仰卧于检查床。
- 将探头横向放置在股骨近端。
- 将探头向前移动,直到股骨颈进入视野。
- 沿股骨颈轴线旋转探头,向内侧移动以显示

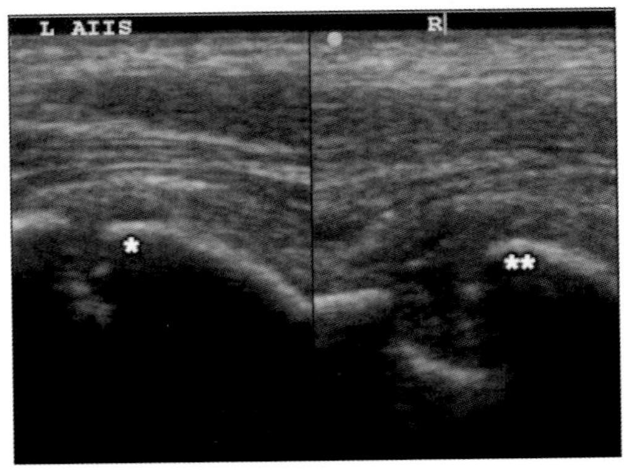

图 17.1 正常股直肌插入术(*)。右髂前下旋撕脱术(**)。

前关节囊、股骨头和髋臼。

- 确定髂腰肌肌腱的鉴别(图 17.2)。

病理学

髋关节积液可以看到关节囊腔远离股骨颈。股骨颈向上凸出提示积液。测量股骨颈与囊壁之间的最大距离,与对侧髋关节比较,不对称或绝对值>5~10mm 为异常,提示存在积液(图 17.3)。股骨颈非移位性骨折在普通的 X 线片上很难发现,怀疑股骨颈骨折,当 X 线片正常或不确定时,可以使用超声。在这种情况下,积液(关节血肿)的存在高度提示隐匿性股骨颈骨折。

教训

- 超声不能查明积液的病因。
- 没有髋关节积液不能排除化脓性关节炎

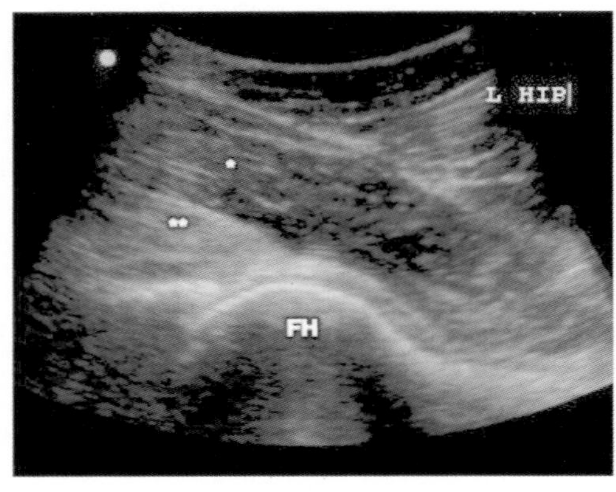

图 17.2　成人髋关节,显示髂腰肌(*)和髂腰肌肌腱(**)。FH,股骨头。

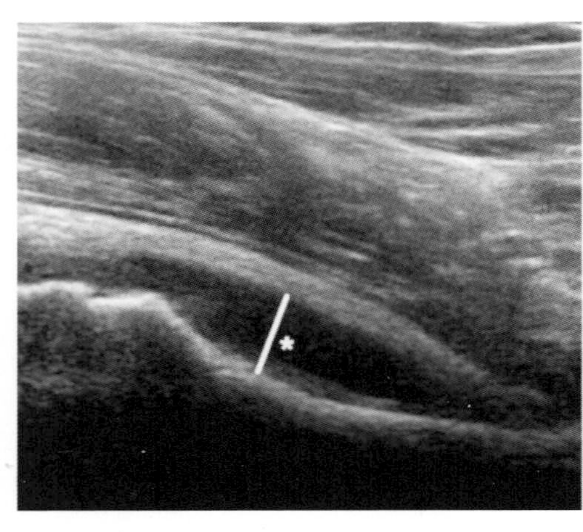

图 17.3　髋关节积液(*)。

大腿

大腿可分为后群(腘绳肌)、前群(股四头肌)和中间群(内收肌)。大腿肌肉损伤是由于过度伸展/收缩或钝性挫伤("腿伤")所致。

技术

- 临床检查指导超声评估。
- 肌肉组织在横向和纵向上都被识别和评估,其次是近端和远端。

急性病理学

- 腘绳肌撕裂。
- 股直肌撕裂。
- 股四头肌挫伤,肌内血肿(图 17.4 和图 17.5)。

经验和教训

- 对侧肌间隔的比较观察可能有一定帮助。
- 进行"快速扫描",从肌群近端到远端横向移动探头,往往会更容易发现病灶。
- 早期评估(<12 小时)可能无法显示较小的撕裂伤。

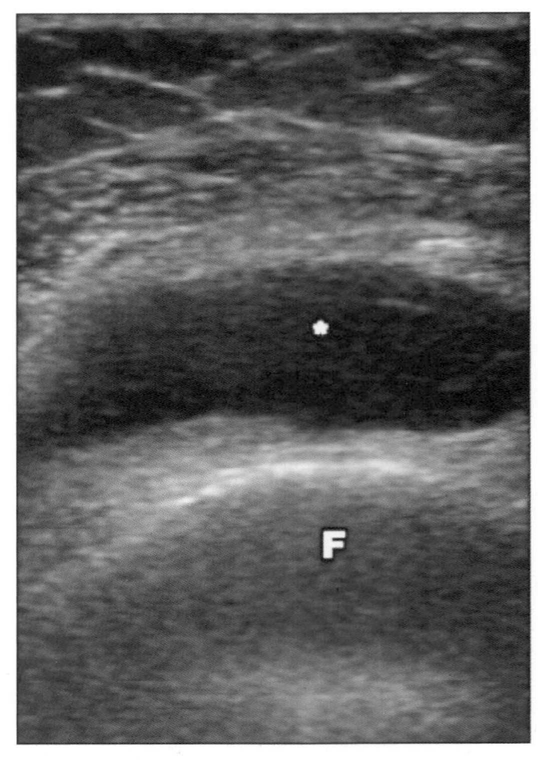

图 17.4　大腿横向图像显示股四头肌血肿(*)。F,股骨。

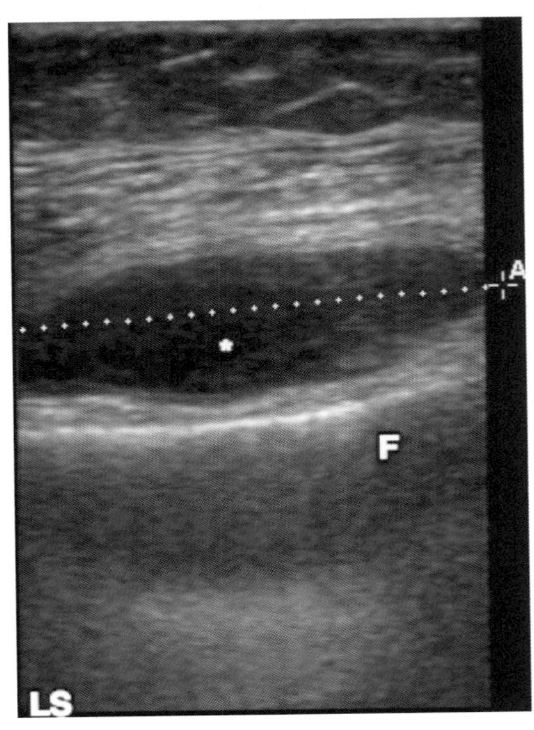

图 17.5　大腿纵向图像显示股四头肌血肿(*)。F,股骨。

- 过大的探头压力可能会掩盖小血肿。

膝关节

非创伤性膝关节肿胀患者，超声可用于鉴别黏液囊炎和关节积液,可用于指导关节抽液。超声也有助于鉴别膝后部肿胀的原因。

外伤后，超声可用来检查侧副韧带和评估关节血肿，髌腱变性是一种导致膝关节前部疼痛的慢性疾病,超声诊断简便易行。

技术

- 患者仰卧于检查床,膝关节弯曲 30°,用卷起的毛巾支撑。
- 病史和临床检查可指导聚焦超声评估。
- 髌腱在横向和纵向平面上进行评估(图 17.6)。
- 检查肌腱完整性、增厚(>5mm)和低回声性，评估与膝关节不相关的髌前和髌下滑囊炎，而对于髌上滑囊炎,85%成年人的髌上滑囊炎与膝关节相关。
- 静止和内翻/外翻扭伤时,纵向评估内侧副韧带和外侧副韧带(图 17.7)。
- 关节血肿和(或)关节间隙开放提示韧带断裂。

(a)

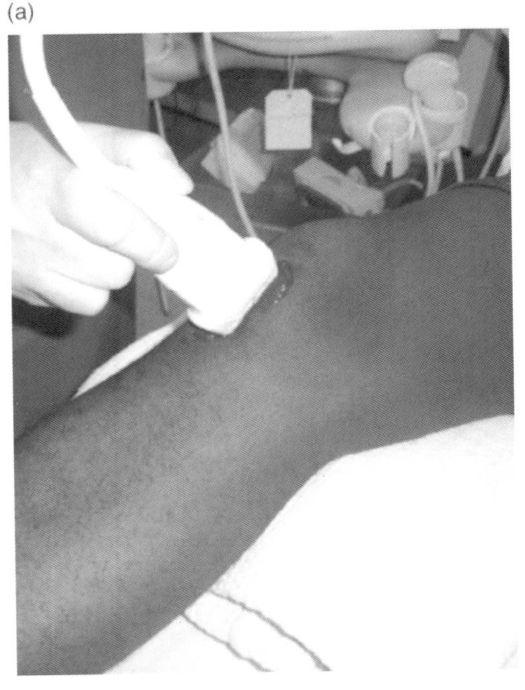

(b)

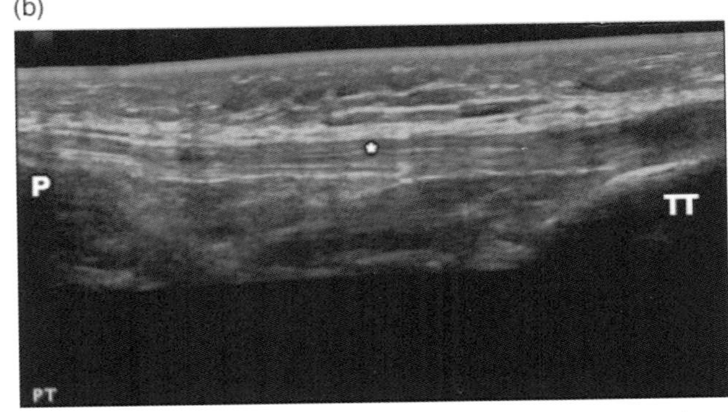

图 17.6　(a)探头放置于髌骨肌腱的纵向视图。(b)膝关节前部的纵向视图显示髌骨韧带(*)。P,髌骨;TT,胫骨粗隆。

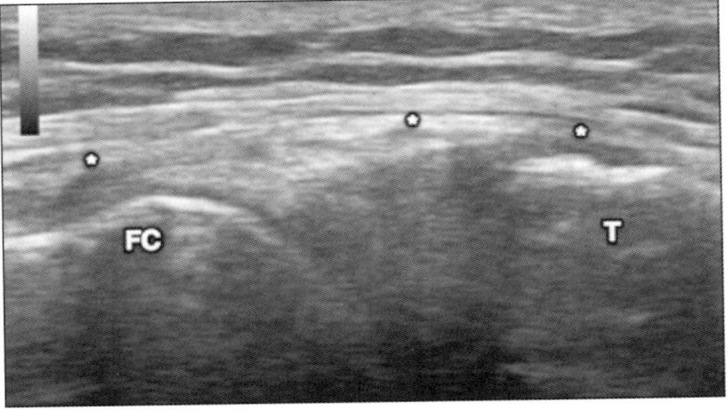

图 17.7　内侧膝关节的内侧副韧带(*)。FC,股骨髁;T,胫骨。

• 评估膝关节后窝(腘窝)最好让患者取仰卧位,膝关节可伸直,半膜肌腓肠肌间滑囊炎(贝克囊肿)可见于内侧腓骨后面的这两个肌肉之间。贝克囊肿破裂表现为小腿肿胀、疼痛、红肿和皮下组织积液的存在。

病理

• 髌腱末端病。
• 滑囊炎。
• 侧副韧带损伤。
• 关节血肿。
• 贝克囊肿(图 17.8)。

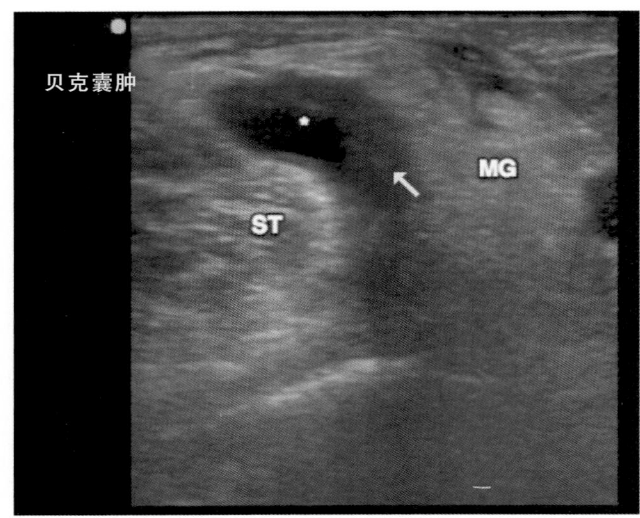

图 17.8　膝关节后部的贝克囊肿(*)。ST,半膜肌肌腱;MG,腓肠肌内侧头。

跟腱

跟腱是由比目鱼肌和腓肠肌融合形成的,它的前缘平坦,后缘凸出,正常肌腱的前后径为 5~6mm。许多滑囊紧密连接而成。跟骨囊位于皮肤和远端的肌腱之间。跟骨后囊位于其上方的肌腱深处。

大部分跟腱断裂发生在嵌入点以上 5~6cm,跟腱因慢性肌腱病而变得脆弱。肌腱交界处的健康肌腱可发生高强度撕裂,撕裂通常与类固醇、肾脏疾病和喹诺酮类药物的使用有关。

技术

• 患者取俯卧位,双脚末端悬空[图 17.9(a)]。
• 在横向、纵向平面上评估跟腱[图 17.9(b)]。

(a)

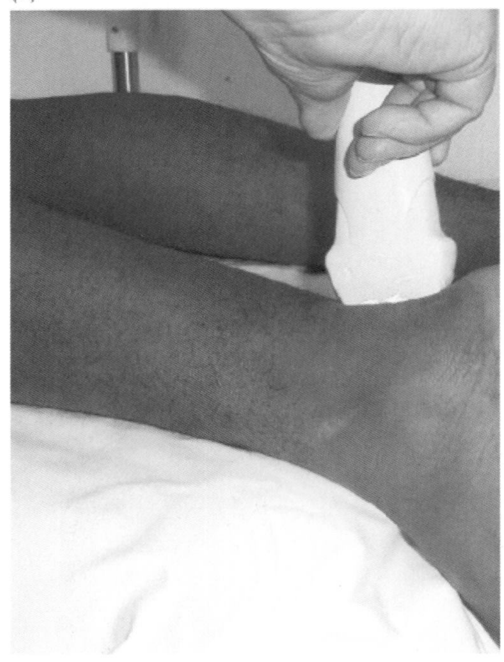

(b)

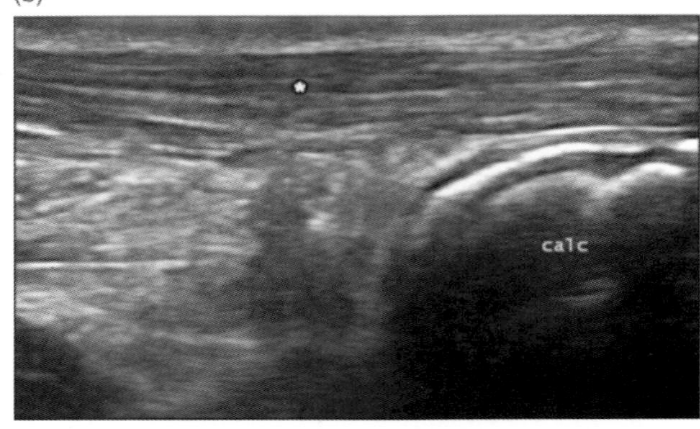

图 17.9　(a)探头放置于后踝显示跟腱。(b)后踝的纵向视图显示跟腱(*)。calc,跟骨。

正常肌腱会出现带状,呈典型的高回声图像。

• 观察肌腱完整性、梭形增厚(>6mm)和低回声。
• 评估滑囊内是否存在液体。
• 踝关节在被动背屈过程中的动态检查可用于肌腱分离的评估。

病理学

跟腱断裂(图 17.10)。

踝

在急性情况下,踝关节超声的主要征象包括踝关节严重扭伤的韧带评估及关节积液的诊断。通常,

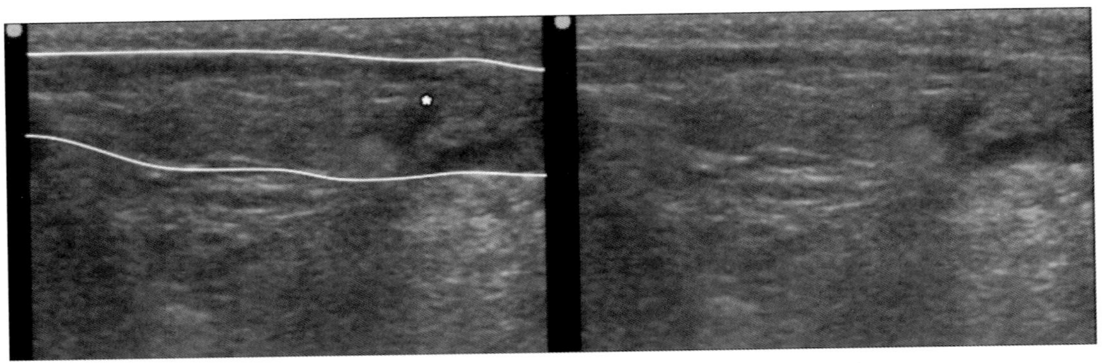
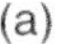

图 17.10　跟腱断裂的纵向视图。左侧图像显示肌腱(白线)和断裂部位(*)。

85%的严重踝关节扭伤累及侧韧带，即距骨前韧带(ATFL)、距腓后韧带(PTFL)与跟腓韧带(CFL)。

技术

距腓前韧带(ATFL)：

- 患者取仰卧位,膝关节屈曲,脚平放在检查床上,踝关节轻微翻转[图 17.11(a)]。
- 将探头放置在腓骨远端并横向定位，韧带在外踝和距骨之间可见[图 17.11(b)],评估其外观并寻找液体或血液。
- 应用前抽屉应力，来观察距骨和外踝的分离情况。

跟腓韧带(CFL)与距腓后韧带(PTFL)：

- 患者取仰卧位,膝关节屈曲,踝关节屈伸。
- 探头纵向定位 CFL、横向定位 PTFL。

踝关节：

- 应从前位观察踝关节。
- 将探头放在胫骨远端的纵向平面上，向远端移动探头并观察胫骨和距骨之间的前隐窝。正常踝关节可见少量滑液。>3mm 或与对侧踝不对称的视为积液(图 17.2 和图 17.3 为关节积液示例)。

病理学

- ATFL 断裂(图 17.12)。
- 踝关节积液。

小腿

患者经常出现急性小腿疼痛和肿胀,床旁超声不仅能排除近端深静脉血栓形成(DVT)(参见第 18 章),还可以另外做出鉴别诊断。

(a)

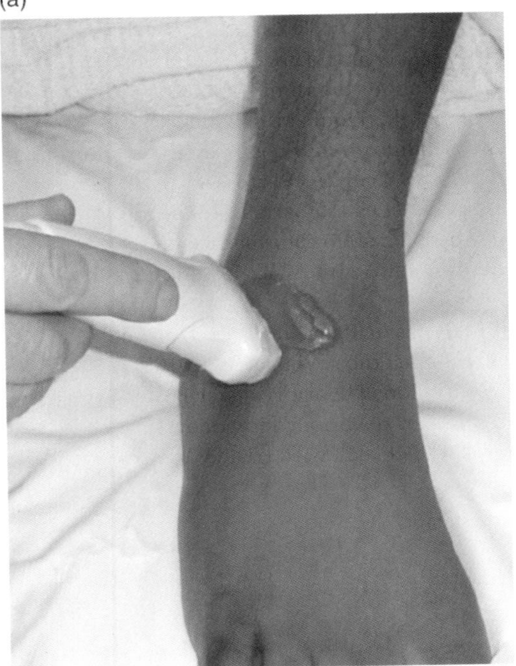

(b)

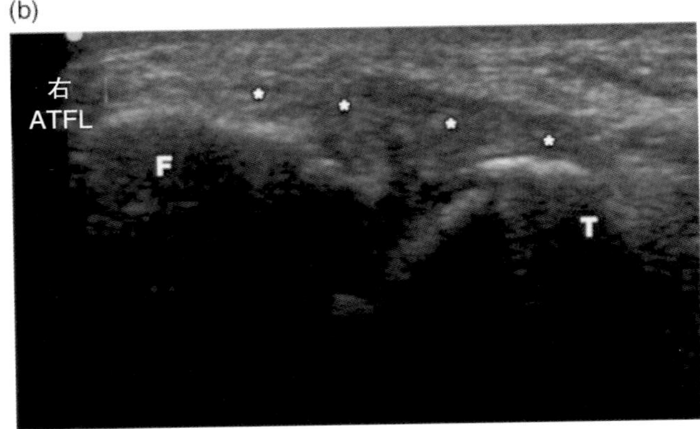

图 17.11　(a)探头位置显示距腓前韧带(ATLF)。(b)距腓前韧带(*)。F,腓骨;T,距骨。

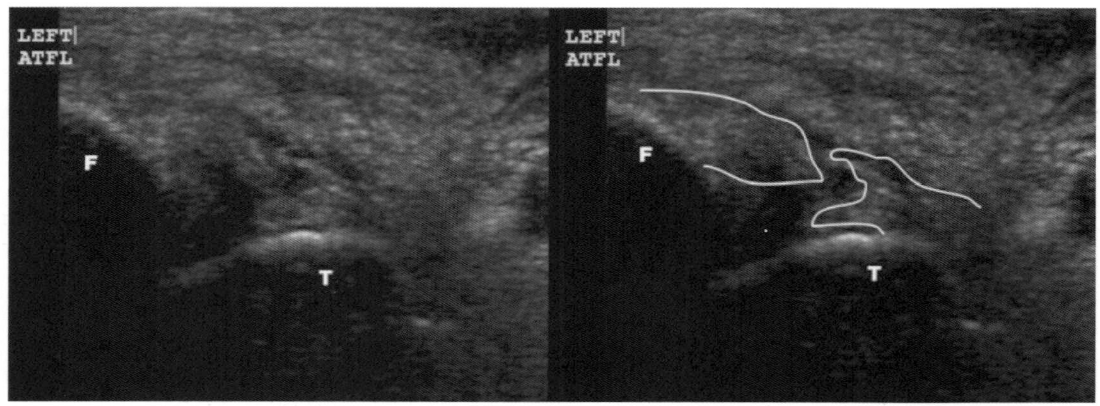

图 17.12 距腓前韧带(ATFL)断裂,右图为 ATFL 断裂的轮廓。F,腓骨;T,距骨。

小腿疼痛或肿胀的鉴别诊断包括浅表血栓性静脉炎、贝克囊肿破裂、蜂窝织炎、皮下血肿、肌内血肿、小腿肌肉撕裂、跟腱病和跟腱断裂。

技术

虽然病史和体格检查可以指导超声评估,但建议采用全面的"肿胀下肢"方案:

- DVT 扫描(参见第 18 章)。
- 膝关节积液。
- 膝关节后部的贝克囊肿(参见图 17.8)。
- 小腿皮肤和皮下组织蜂窝织炎(图 17.13)、脓肿和血肿。
- 小腿肌肉血肿、撕裂或水肿。
- 跟腱。

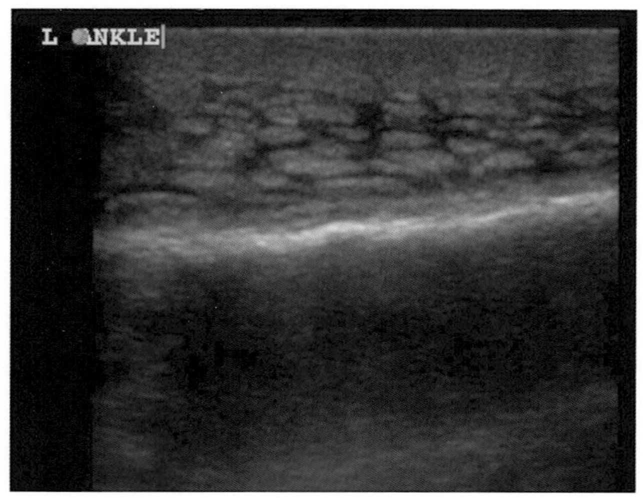

图 17.13 典型的鹅卵石水肿:下肢蜂窝织炎。

上肢

床旁超声在临床上常用于评估上肢急性损伤。这些损伤包括非创伤性肩痛、肩部损伤、肱二头肌断裂、肘关节积液、前臂骨折、掌骨骨折肌腱损伤、异物与掌跖脓肿评估。超声在骨折及异物处理中的应用分别在第 28 章和第 30 章中详细介绍。

肩

肩关节超声在技术上具有挑战性,需要医生具有丰富的经验才能正确诊断。与所有的床旁超声研究一样,它的使用是服务于病史和体格检查的。大量与肩关节相关的测试诊断价值都比较低。超声可用于肩袖撕裂或肌腱下肩峰滑囊炎和肌腱病之间的鉴别。

技术

- 患者坐在椅子或凳子的一侧来提供最大的肩部运动范围。
- 把机器放在患者待检查肩关节的同侧。这样,超声医生和患者都可以看到屏幕。演示正常解剖结构和异常状况都是有帮助的,这也将改善患者的检查体验。
- 超声医生在检查过程中站在患者后面,用手提供支撑力量(图 17.14 和图 17.15)。

患者体位 1(探头位置;图 17.16):肩部内收,上臂外翻,肘部屈曲,手腕完全旋后,将探头横向放置在肱二头肌沟上,在沟内识别肱二头肌肌腱的长头(图 17.17)。

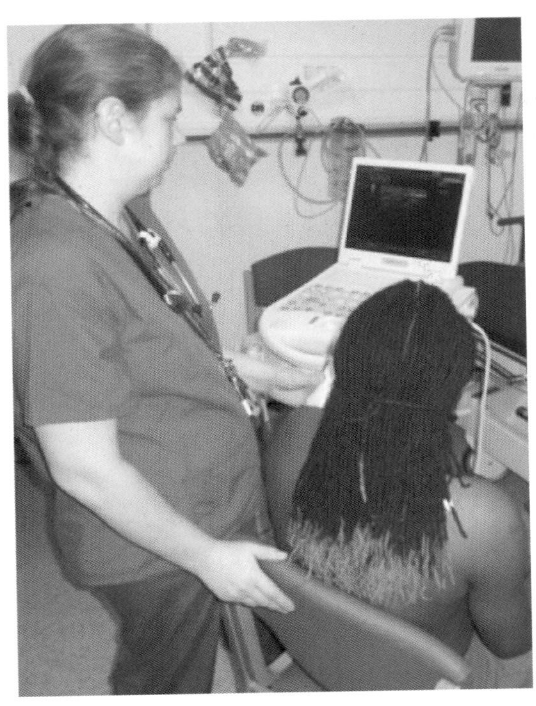

图 17.14　肩部超声。患者体位准备。

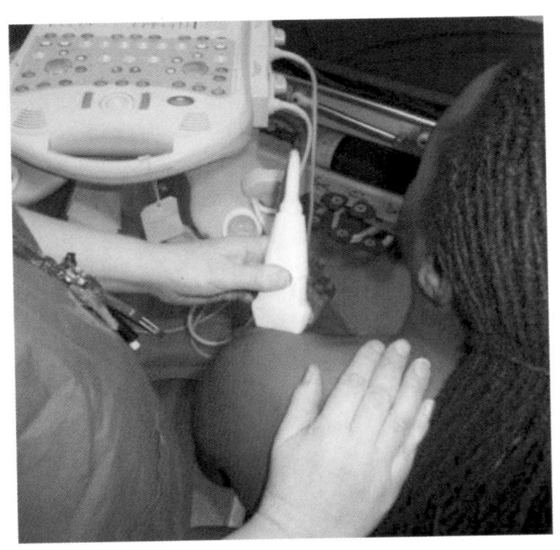

图 17.15　肩部超声,超声医生用手支撑患者的肩部。

• 正常肌腱厚度在 5~10mm 之间。将探头沿肱二头肌肌腱向下移动至胸大肌的嵌入点，沟内肱二头肌肌腱缺失提示肌腱断裂。

• 探头在纵向平面上检查肱二头肌肌腱,足跟/足趾探头角度将补偿各向异性(图 17.18)

• 注意肌腱周围的任何液体的存在，在肱二头肌肌腱鞘内常可见少量液体，较大的量可提示肱二头肌肌腱的病理性改变或可能反映肩关节内存在病理性改变。

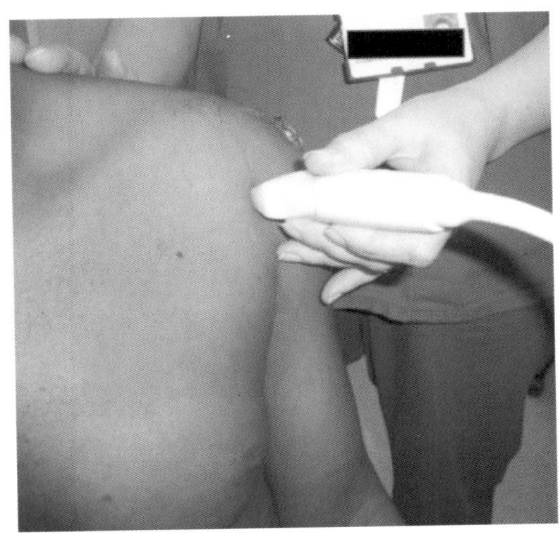

图 17.16　肩部超声。在超声检查过程中的患者体位 1。

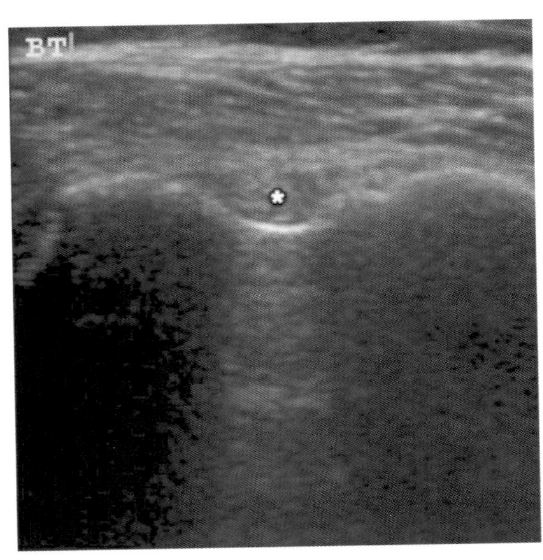

图 17.17　肱二头肌沟的图像,显示横向肱二头肌肌腱(*)。

患者体位 2(探头位置;图 17.19):肩关节内收，上臂外旋,肘部弯曲,手腕完全向上。将探头横向放置在肱二头肌沟上。观察肩胛下肌腱,从喙突下面进入视野。在肩胛骨向外侧旋转时,屏幕显示肩胛下肌腱从肩内侧向外侧移动(图 17.20)。

• 90°旋转探头交叉检查肩胛下肌，使肌腱的多重特性得以可视化。

• 将患者返回到体位 1,将探头移动到肱二头肌沟上方观察肩袖间隔、肩胛下肌和冈上肌之间的间隙,在肱二头肌肌腱长头附近(图 17.21)。

• 冈上肌的前游离缘部分位于肱二头肌肌腱关

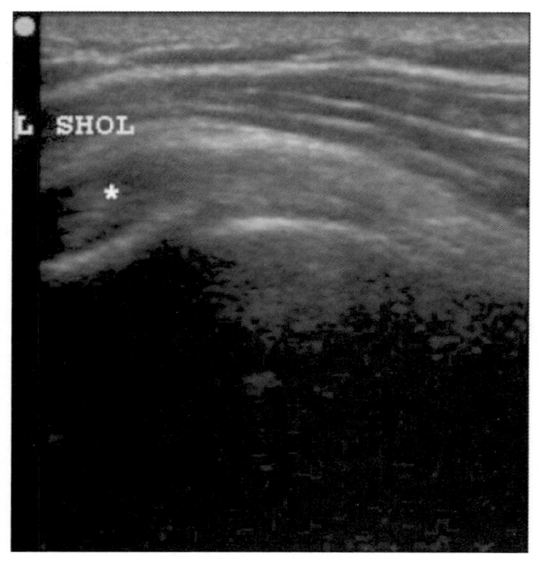

图 17.18 左肩纵向视图，肱二头肌肌腱显示各向异性(*)。

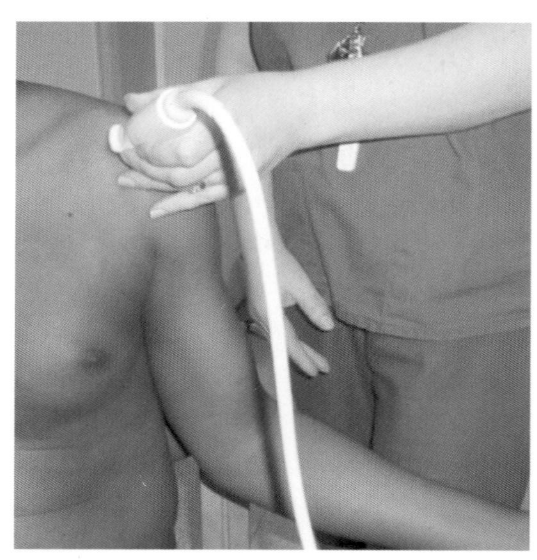

图 17.19 肩部超声。在超声检查过程中的患者体位和探头位置 2。

节内，是常见的撕裂部位(图 17.22)。

患者体位 3(探头位置；图 17.23)：肩部内翻，内旋，手在身体同侧后兜部位，后掌，将探头置于冈上肌的冠状面上，显示肩峰图像。

• 沿着冈上肌至其在大粗隆处的附着点，观察“鸟喙”现象(图 17.24)。

• 肩峰下囊位于三角肌和冈上肌之间，检查是否有液体或水肿(图 17.25)。

• 评估冈上肌的凸度。凸出的缺失提示冈上肌

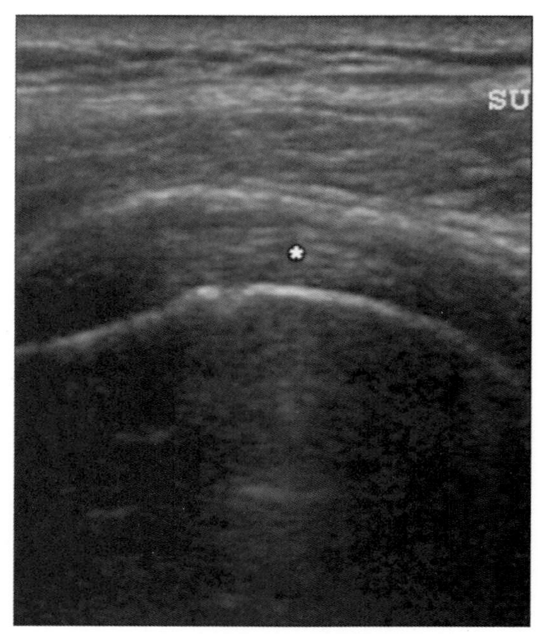

图 17.20 从纵向角度观察肩胛下肌(*)。

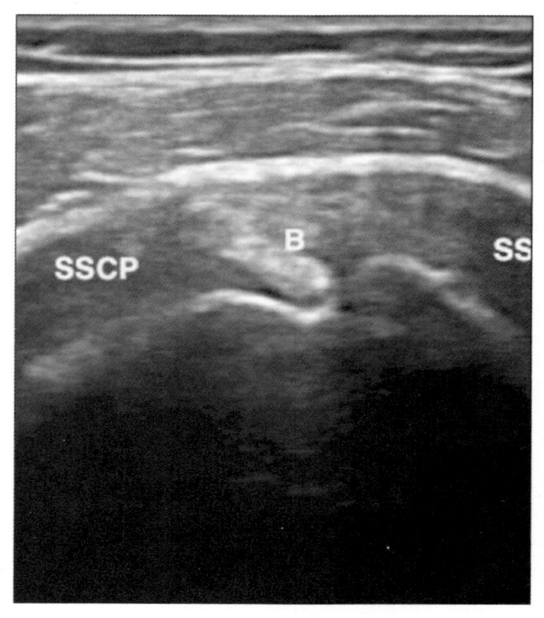

图 17.21 肩袖间隔图像，显示肩胛下肌(SSCP)与冈上肌(SS)之间的间隙；肱二头肌肌腱长头占位(B)。

全层撕裂。评估冈上肌腱的外观。检测撕裂厚度(图 17.26)。

• 增厚和低回声提示肌腱病变(图 17.27)。

• 高回声斑点或声影提示钙化性肌腱炎(图 17.28)。

• 向后移动探头以评估冈下肌。90°旋转探头交

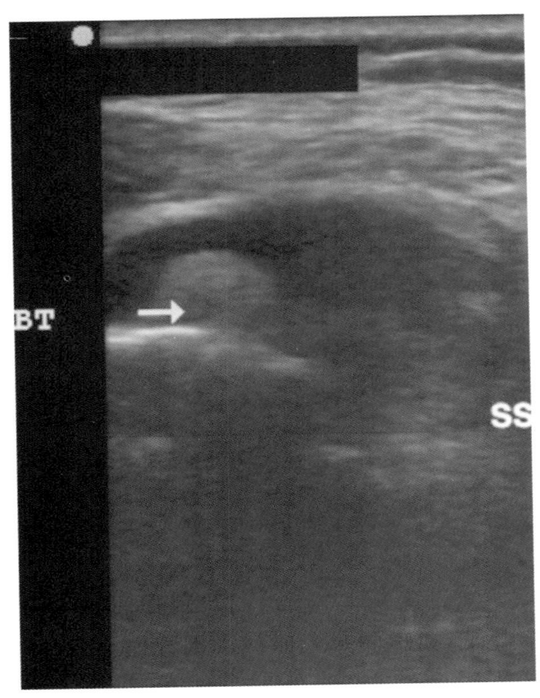

图 17.22 肱二头肌肌腱(BT,箭头所示)和冈上肌的游离缘(SS)。

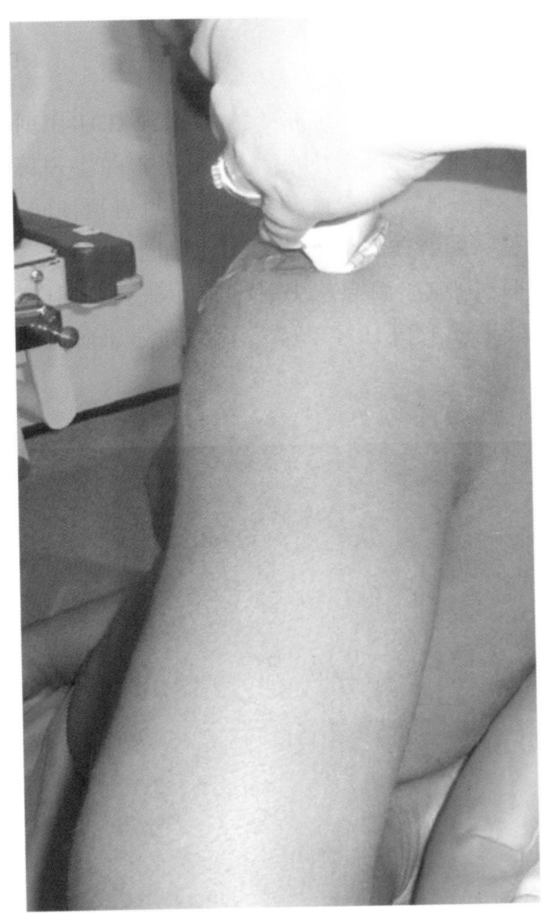

图 17.23 肩部超声检查过程中的患者体位 3。

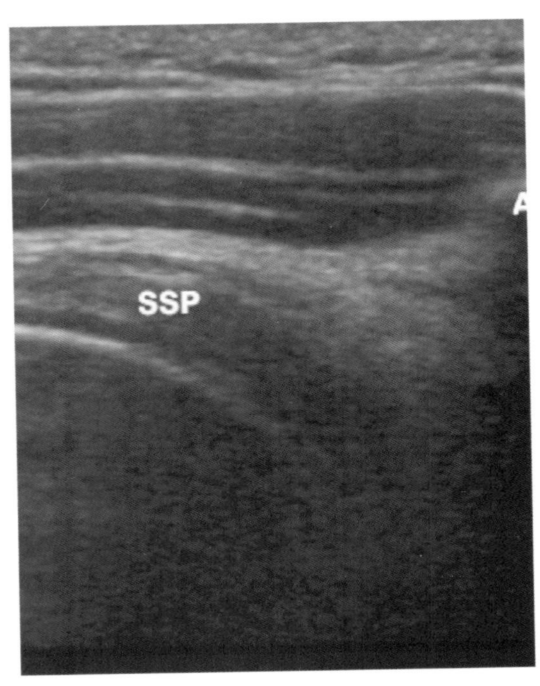

图 17.24 冈上肌腱(SSP);(A)肩峰。

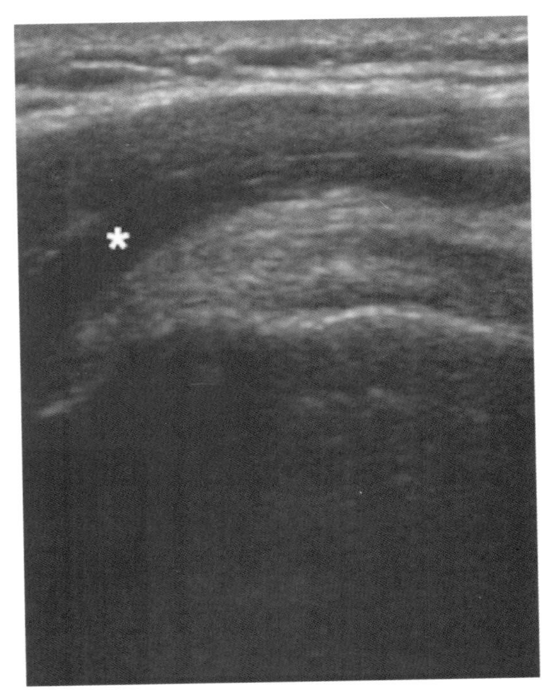

图 17.25 肩峰下滑囊炎伴液体(*)。

叉评估肌腱。在两个层面仔细评估病理区域。

患者体位 4(探头位置;图 17.29):肩峰下碰撞性的动态检查。

- 将探头固定在冈上肌的冠状面上,显示肩峰。

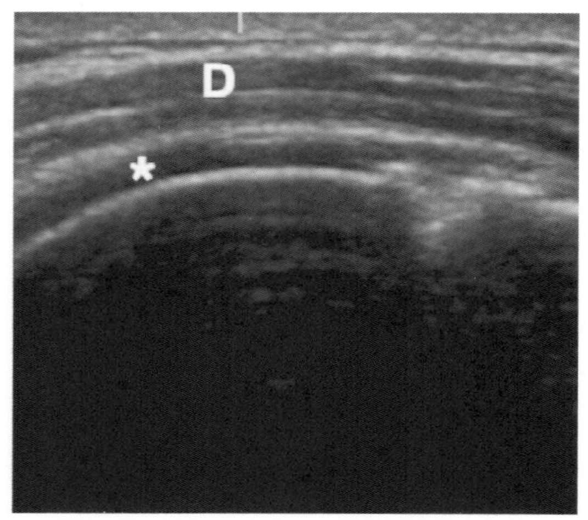

图 17.26 冈上肌全层撕裂。D,三角肌;(*)缺失的冈上肌。

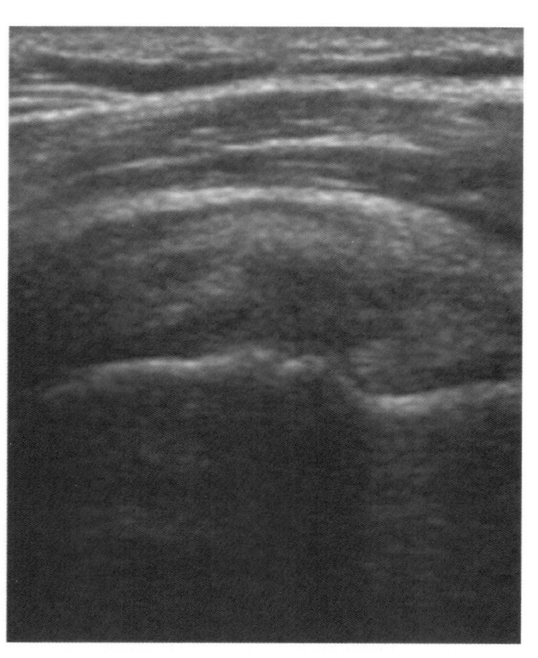

图 17.27 冈上肌腱病。

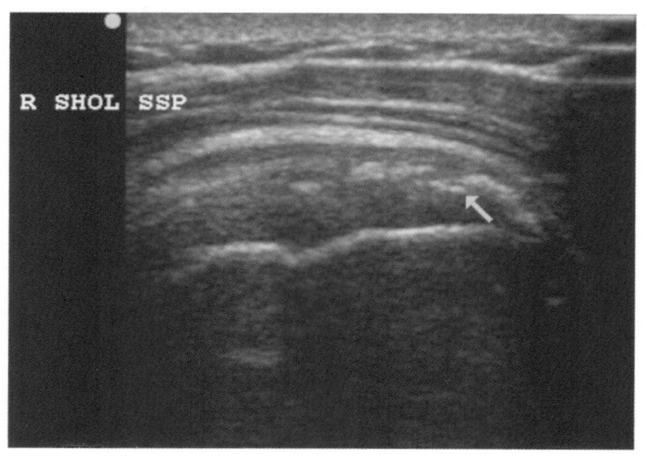

图 17.28 冈上肌腱(SSP)钙化性肌腱炎(箭头所示)。

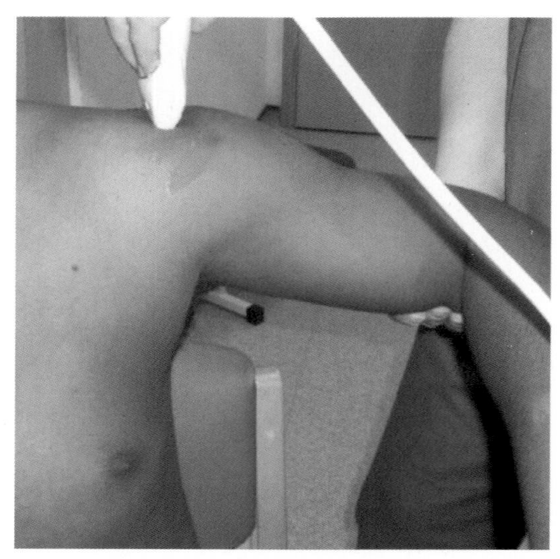

图 17.29 肩部超声。超声检查过程中的患者体位4。

超声医师用非检查的手通过抬高患者肘部缓慢而被动地外展其肩关节。从肩峰下观察冈上肌。将疼痛的发生与冈上肌位置或肩峰相关粗隆的位置联系起来。肩外展时观察肩峰下囊隆起。

患者体位5:肩部外展,手放于膝盖,腕旋前,在横向方向上向后移动探头检查后关节盂和关节唇。

- 评估是否存在关节积液和盂肱关节对齐情况,肩关节前侧和后侧都可以看到明显的位移提示盂肱关节前脱位。在对患者进行X线检查之前,可以使用该超声视图检查复位后关节位置。
- 最后,将探头放在肩锁关节(ACJ)上。评估是否为正常的关节间隙(3~5mm)和正常的关节囊(2~3mm)。退行性疾病导致关节狭窄,关节积液使关节囊增大。肩锁关节半脱位或脱位可观察到关节间隙的扩大。

经验与教训

经验:利用患者体位4可在超声引导下进行肩峰下囊腔类固醇注射。用非主导手握住探头,用非主导手注射。观察针尖进入肩峰下间隙的过程,与超声引导中央线的放置方法相同。使用1%的利多卡因(2mL)与长效类固醇(如曲安奈德,40mg)的混合物,在超声引导下进行注射,同时观察肩峰下囊扩张。

教训:肱二头肌肌腱的各向异性可误诊为肌腱断裂,使用足跟/足趾的传感器补偿各向异性。肩袖肌腱内侧部分的肌移滑可误诊为肌腱撕裂。

肘

少数急性肘关节疾病可用超声检测。肱二头肌远端肌腱断裂通常是一种直接的临床表现。

上髁炎会逐渐发展，最好行早期处理。

肘部积液可能是细微的，往往难以临床诊断。损伤后，在没有放射学可见骨折的情况下，肘部积液的存在可指示隐匿性骨折（如桡骨头或髁上）。侧位 X 线片中前后脂肪垫的抬高提示关节积液。超声能探测到少量积液。

技术

- 肘关节屈曲，探头放置在后肘关节和鹰嘴窝的横断面上（图 17.30）。
- 液体代替脂肪垫的评估。

经验与教训

经验：肘关节血肿引流术可明显缓解症状。该术式应在肘部弯曲时进行。采用外侧入路，将针穿过桡骨头后方进入积液。超声可用于引导穿刺。

教训：没有积液时，超声无法对化脓性关节炎进行诊断，因此超声不能完全排除化脓性关节炎。

腕和手

除了骨折处理和异物定位外，超声也用于评估腕和手部的肌腱损伤或炎症。

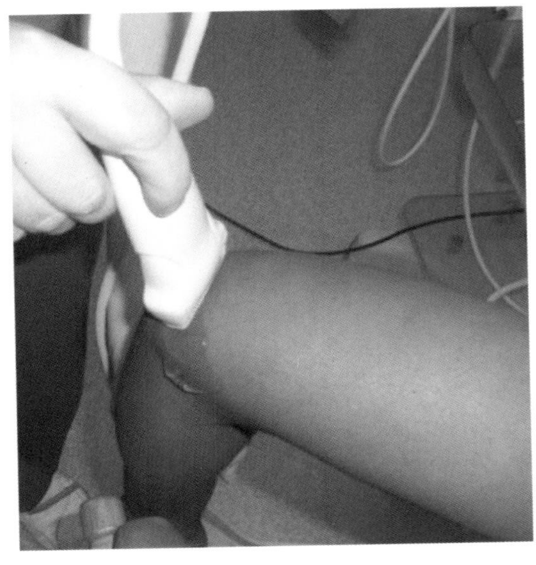

图 17.30　肘部超声。超声检查过程中的患者和探头位置 4。

腕部腱鞘炎可通过超声诊断，发现伴有滑膜增生和腱鞘积液。在桡骨茎突狭窄性腱鞘炎中，超声可显示腱鞘增厚。

肌腱断裂通常是一个简单的临床诊断，然而通过超声可以显示肌腱缩回的位置，这对外科医生施行手术很有帮助。

（肖莎莎 译　谭正 校）

延伸阅读

Al-Shawi, A., Badge, R., Bunker, T. (2008) The detection of full thickness rotator cuff tears using ultrasound. *J. Bone Joint Surg. Br.*, **90B** (7), 889–892.

Bruyn, G.A.W., Schmidt, W.A. (2009) How to perform ultrasound-guided injections. *Best Pract. Res. Clin. Rheumatol.*, **23** (2), 269–279.

Campbell, D.G., Menz, A., Isaacs, J. (1994) Dynamic ankle ultrasonography – a new imaging technique for acute ankle ligament injuries. *Am. J. Sports Med.*, **22** (6), 855–858.

Chew, K., Stevens, K.J., Wang, T.-G., Fredericson, M., Lew, H.L. (2008) Introduction to diagnostic musculoskeletal ultrasound - Part 2: Examination of the lower limb. *Am. J. Phys. Med. Rehab.*, **87** (3), 238–248.

de Jesus, J.O., Parker, L., Frangos, A.J., Nazarian, L.N. (2009) Accuracy of MRI, MR arthrography, and ultrasound in the diagnosis of rotator cuff tears: a meta-analysis. *Am. J. Roentgenol.*, **192** (6), 1701–1707.

Finlay, K., Ferri, M., Friedman, L. (2004) Ultrasound of the elbow. *Skel. Radiol.*, **33** (2), 63–79.

Girish, G., Finlay, K., Landry, D., O'Neill, J., Popowich, T., Jacobson, J., *et al.* (2007) Musculoskeletal disorders of the lower limb-ultrasound and magnetic resonance imaging correlation. *Can. Assoc. Radiol. J.*, **58** (3), 152–166.

Hashimoto, B.E., Kramer, D.J., Wiitala, L. (1999) Applications of musculoskeletal sonography. *J. Clin. Ultrasound*, **27** (6), 293–318.

Jacob, D., Cohen, M., Bianchi, S. (2007) Ultrasound imaging of non-traumatic lesions of wrist and hand tendons. *Eur. Radiol.*, **17** (9), 2237–2247.

Konermann, W., Gruber, G. (1998) Standardized ultrasound examination of the upper extremity – shoulder joint and elbow joint. *Ultraschall. Med.*, **19** (3), 130–138.

Lee, D.H., Robbin, M.L., Galliott, R., Graveman, V.A. (2000) Ultrasound evaluation of flexor tendon lacerations. *J. Hand Surg. Am.*, **25A** (2), 236–241.

Mack, L.A., Matsen, F.A., Kilcoyne, R.F., Davies, P.K., Sickler, M.E. (1985) US evaluation of the rotator cuff. *Radiology*, **157** (1), 205–209.

Naredo, E., Aguado, P., De Miguel, E., Uson, J., Mayordomo, L., Gijon-Banos, J., *et al.* (2002) Painful shoulder: comparison of physical examination and ultrasonographic findings. *Ann. Rheum. Dis.*, **61** (2), 132–136.

Nazarian, L.N. (2008) The top 10 reasons musculoskeletal sonography is an important complementary or alternative technique to MRI. *Am. J. Roentgenol.*, **190** (6), 1621–1626.

O'Reilly, M.A.R., Massouh, H. (1993) The sonographic diagnosis of pathology in the Achilles tendon. *Clin. Radiol.*, **48** (3), 202–206.

Peetrons, P., Creteur, V., Bacq, C. (2004) Sonography of ankle ligaments. *J. Clin. Ultrasound*, **32** (9), 491–499.

Rutten, M., Maresch, B.J., Jager, G.J., Malefijt, M.C.D. (2007) Injection of the subacromial-subdeltoid bursa: blind or ultrasound-guided? *Acta Orthopaed.*, **78** (2), 254–257.

Singh, A.K., Malpass, T.S., Walker, G. (1990) Ultrasonic assessment of injuries to the lateral complex of the ankle. *Arch. Emerg. Med.*, **7** (2), 90–94.

Winter, T.C., Teefey, S.A., Middleton, W.D. (2001) Musculoskeletal ultrasound – an update. *Radiol. Clin. North Am.*, **39** (3), 465.

第 18 章

深静脉血栓的超声检查

Joshua S. Rempell, Vicki E. Noble

引言

静脉血栓栓塞(VTE)包括小的深静脉血栓(DVT)以及危及生命的肺动脉栓塞(PE)。在急诊医疗中,诊断和治疗 DVT 和预防 PE 是关键。DVT 越来越常见(估计年发病率为 0.1%,每年多达 200 万例)。

下肢 DVT 进一步细分为远端(小腿)静脉血栓(血栓在膝以下)和近端静脉血栓(血栓在膝以上),近端静脉血栓在临床上需要更多关注, 因为它与严重的、慢性的疾病以及高危的 PE 相关。在一项研究中,超过 90%的急性 PE 源于下肢近端的静脉血栓。从 DVT 进展到 PE 的概率为 10%~50%。在急诊科患者中,没有得到治疗的 PE 有很高的死亡率(高达 20%~30%)。在美国, 每年死于 PE 的人数为 5 万~10 万。

由于高患病率、关联发病率和死亡率,DVT 在急诊科需重点关注。传统的体格检查发现,如可扪及血栓静脉、水肿、皮温高和浅静脉扩张,都不是可靠的 DVT 诊断发现。而且,在两个大系列中,只有少数疑似 DVT 患者(17%~32%)最后确诊为此病。仅依赖病史和体格检查,有 40%~60%的患者将接受不必要的抗凝治疗,这也增加了发病风险。诊断策略必须正确诊断 DVT 和完全排除 DVT,这也促使了临床诊断水平的发展,包括 Well 标准、D-二聚体和验前概率,还包括诊断影像学。

对于 VTE 有不同的诊断成像方法。随着急诊科床旁超声的不断发展,DVT 的诊断正在成为日常实践的重要组成部分, 下肢静脉综合超声检查包括对下肢下段血管的询问与复查,这需要大量的资源,并且短时间可能不容易得到。

为了缩短传统的综合静脉超声所需的时间,许多研究(由放射科医生和血管医学专家开展)证实了简化的两点加压超声可用于门诊临床前评估。另外,由急诊医生开展的两点加压超声(对比综合放射超声诊断) 在 DVT 诊断中也十分有效和准确。最近发表的一篇综述评估了 6 项研究, 急诊医生进行的床旁超声相比于放射科医生对 DVT 诊断的敏感性为 95%,特异性为 96%。这项技术实施迅速,重点观察最大湍流区域,即 DVT 最可能发生的部位。

Poppiti 等证实单独的静脉超声只需要 5.5 分钟, 而超声医生实行完整的下肢超声需要 37 分钟。安全、容易、快速、低费用和易获得使两点加压超声更适用于急诊医生。

临床适应证

下肢静脉超声应施用于所有临床疑似 DVT 者。使用临床预测规则,只有 D-二聚体阴性和低验前概率的患者,可在未行超声检查下安全出院。

静脉超声对诊断非典型胸痛、心脏停搏和未分化休克也有价值, 它可以揭示患者症状的来源,但 DVT 不存在并不能完全排除静脉血栓栓塞。

扫描技术与正常表现

下肢解剖与视图

下肢深静脉包括腘静脉、股深静脉、股浅静脉及股总静脉(图 18.1)。尽管它的名字带有“浅”字,但股浅静脉(SFV)是深静脉的一部分,有时被称为股静脉,以避免混淆。

从近端到远端, 髂外静脉在进入腹股沟韧带后成为股总静脉(CFV)。紧邻腹股沟韧带以下的大隐静脉(GSV)是一条浅静脉,与 CFV 汇合。向下移动,CFV 分为股深静脉(DFV)和股浅静脉(SFV)。DFV 深入大腿,而 SFV 远端消失于闭孔管,出现在膝盖后面,成为腘静脉(PV),PV 是由小腿的静脉连接起来的(胫侧和腓侧),通常位于动脉的浅表。

PV 位置的变化可能是陷阱,此外,大约有 1/3 的人有两条 PV。

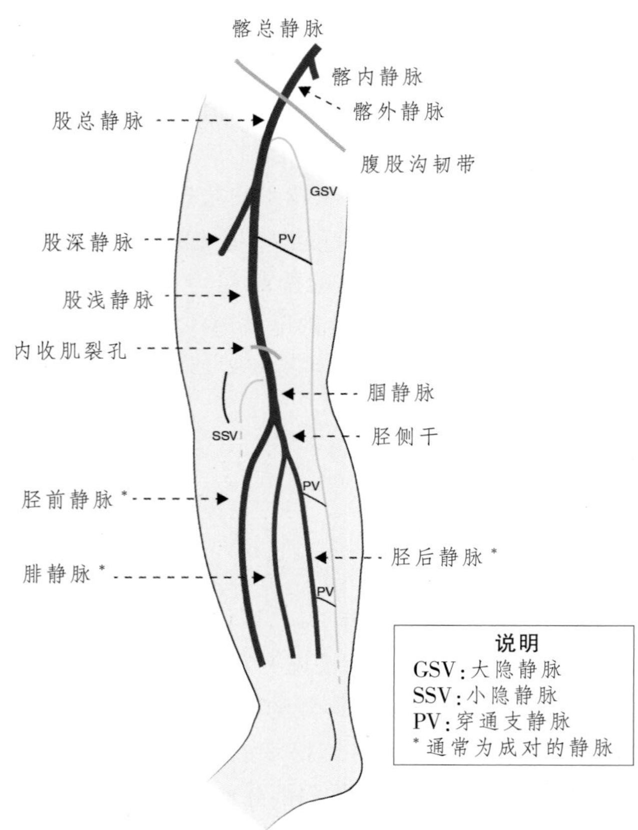

图 18.1 正常的下肢解剖。

必要的观点

全面的传统下肢超声可显示整个下肢深静脉系统,以 1cm 的增量,从 CFV 的水平开始,向下通过浅层股血管。向远侧移动到小腿上段的分叉处并对小腿血管系统成像,然后对腘窝系统进行评估。

相比而言,两点加压试验,仅在两个点评估血管系统:①CFV;②PV。

检查的第一个区域是 CFV, 关于股静脉和分支点有很多争议存在。建议在股静脉附近的 CFV 与 GSV 交汇点开始,从这一点开始,确保对 GSV 近端血栓的诊断,它有延伸到 CFV 的风险。CFV 应该从远端观察,通常包括 3~4 个附加视图,并以大约 1cm 的间隔压缩。

第二段包括腘窝和腘静脉的视图。一般情况下,腘动脉和腘静脉的单一视图可显示完整的压缩性,这一点已被接受,但有人建议,应从分叉处评估 PV 来提高准确性。

急诊医生实施的静脉超声检查

传统的综合性研究包括许多评估 DVT 的因素,如多普勒评估静脉血流量异常。然而,两点加压试验仅使用静脉的 B 模式灰度压缩性。单凭可压缩性可确定 DVT,多普勒不能提高诊断准确性。

有时血凝块是可见的,这种情况下(特别是如果凝块出现移动)考虑不施以按压,因为担心按压会使血凝块脱落。然而,在文献中还没有报道过这种情况。

扫描技术

应该使用高频率的线性探头(5~10MHz),探头标记在整个检查中应指向患者右侧,偶尔,体型较大的患者需要使用低频率探头。

患者仰卧位,检查开始于股静脉,如果耐受,患者应处于 20°~30°翻转的头低足高位以增加静脉扩张。髋关节外旋,膝关节屈曲,也有助于显示股骨区域。正确的体位见图 18.2。

查看 CFV 和 GSV 汇合处直接压迫静脉 (图 18.3)。向远端移动并按压 CFV,直到它分成股深静脉和股浅静脉(图 18.4),应施加足够的压力,使任何浅静脉都受压,以及看到的一些动脉被压迫变形。确保探头垂直于皮肤,压力均匀地施加在血管上。

将探头移到腘窝,以显示腘动脉和腘静脉。这可以通过患者仰卧位、髋关节外侧旋转和膝关节屈曲来完成(图 18.5)。理想情况下,它是在患者俯卧位或侧卧位上进行的。将膝盖弯曲 15°~30°且身体呈翻转的头低足高位,以改善通路和扩张血管。观察较浅的 PV 和更深的腘动脉并按压血管(图 18.6)。一般而言,PV 需要的压力比股静脉较小些。

阴性结果是静脉全程都具有完全压缩性。静脉的两个壁可以互相触碰到。

病理学

两点加压检查，任何不完全可压缩的静脉都视作 DVT 阳性。只有可以完全压缩的血管才能排除 DVT。需要注意,操作过程中不需要直接看到血凝块。

图 18.7 和图 18.8 中，股静脉是不可压缩的,因此 DVT 阳性。图 18.9 显示了腘静脉的 DVT。

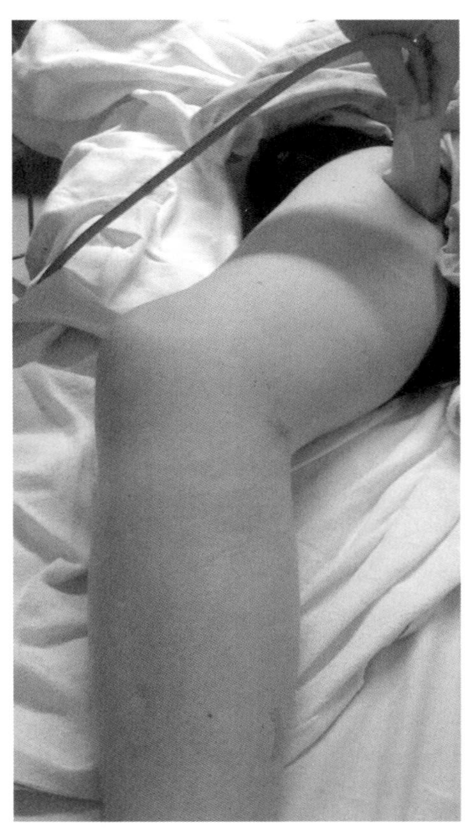

图 18.2　股静脉扫描时患者的体位。

次级表现/先进技术

两点加压超声仅使用压缩性。超声医生在超声评估中使用的其他技术可能也会有所帮助，虽然许多研究表明,该技术的使用并没有提高准确性,这对于那些经验不足且没有接受过多普勒训练的超声医生来说是特别值得关注的。

增加

增加指的是当挤压下肢远端时正常血流的增加。使用多普勒时,探头保持在静脉和被按压的下肢远端。正常情况下按压下肢远端,探测血流量会迅速增加(图 18.10),而当远端有血块时,这种正常增加可能会缺失。

呼吸变异

呼吸循环在正常情况下带有常的循环血流变化。吸气时,膈肌下降,这导致腹内压增高,从而压迫下腔静脉,减少下肢静脉回流,多普勒信号将显示在呼气期间血流增加和吸气期间血流减少。在靠近探头处有血栓的情况下，这种正常的呼吸变异可能会缺失。

扫描技巧和不确定区域

探头

高频线阵探头通常用于 DVT 评估。在少数患者中,低频探头可能有助于深度的增加,但分辨率会有所下降。

受压

受压以确保静脉完全塌陷,这点非常重要。应沿探头轴线和入射超声波束均匀施加压力，最好垂直于皮肤表面以使邻近动脉产生一定程度的变形。

偶然发现/混淆

有时,其他结构可能被误认作血栓。贝克囊肿可能在腘窝中可见(图 18.11),可通过观察其与关节间隙的连接使之与血栓区分开来，并且贝克囊肿缺乏多普勒血流。

(a)

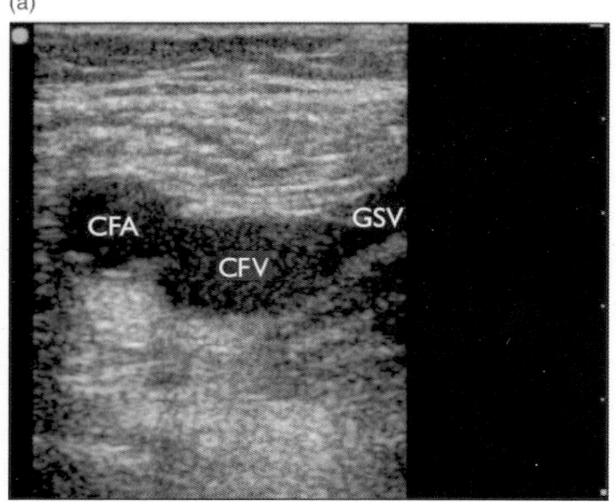

(b)

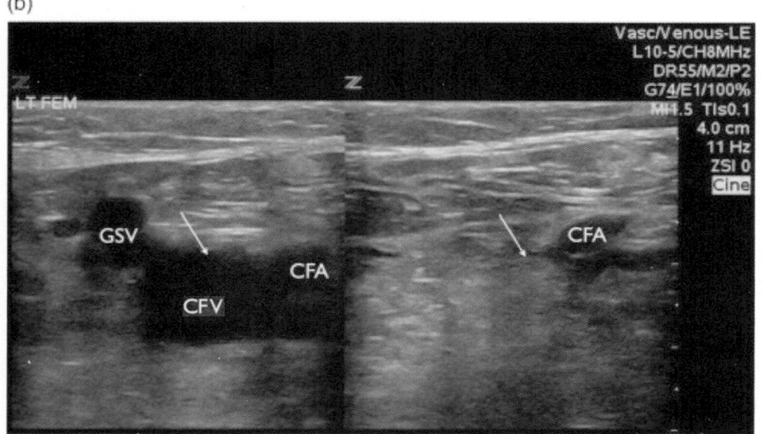

(c)

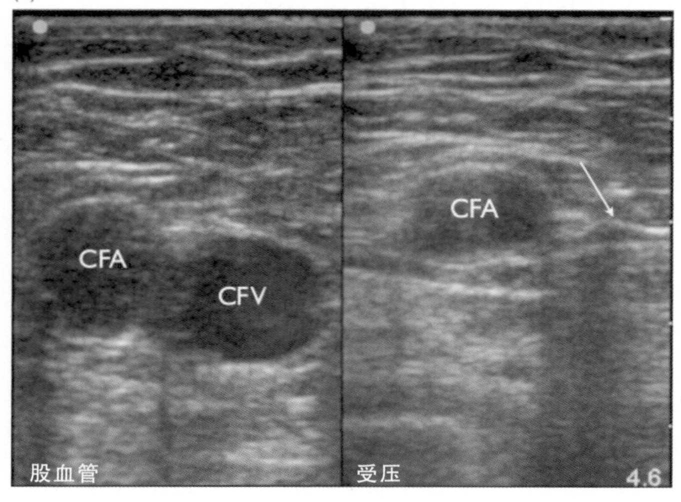

图 18.3 (a)股总静脉(CFV)和大隐静脉(GSV)的水平面观察,左侧可见股总动脉(CFA)。(b)股总静脉(CFV,白色箭头所示)和股总动脉(CFA)未受压(左侧图像)和受压(右侧图像)。(c)股总静脉(CFV,白色箭头所示)和股总动脉(CFA)未受压(左侧图像)和受压(右侧图像)。

淋巴结在股骨区域是常见的,可能误诊为血管的管腔内血栓。但是,与血栓相比,淋巴结更表浅,易显示较高的多普勒信号,此外,淋巴结是一个有限的结构,近端或远端移动探头能识别淋巴结的边界,证明其非管状结构(图 18.12),且通过远端和近端移动探头,淋巴结会消失,而血管不会。

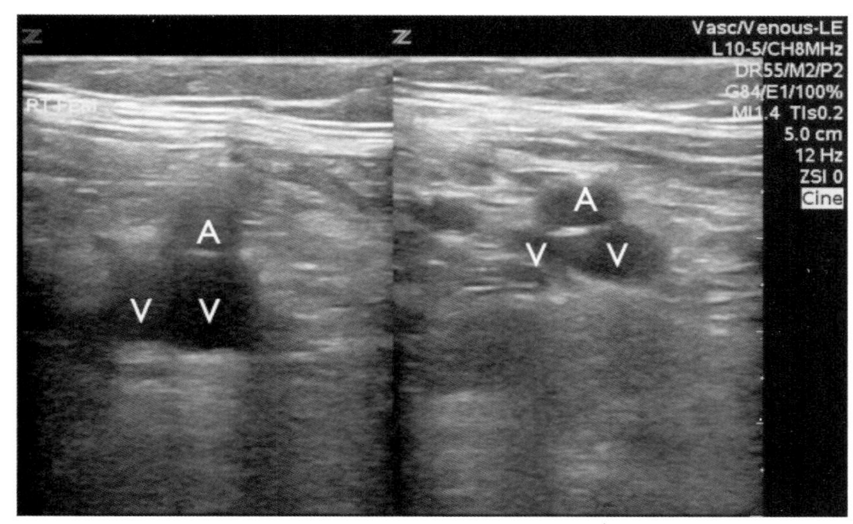

图 18.4　在股总静脉分叉处按压使之分成股深静脉(V)和股浅静脉(V)。注意,股浅静脉,尽管它的名字中带有“浅”字,但它是深静脉的一个组成部分。对于其中一条静脉,该图中的压缩并不完全(图右侧)。A,股动脉。

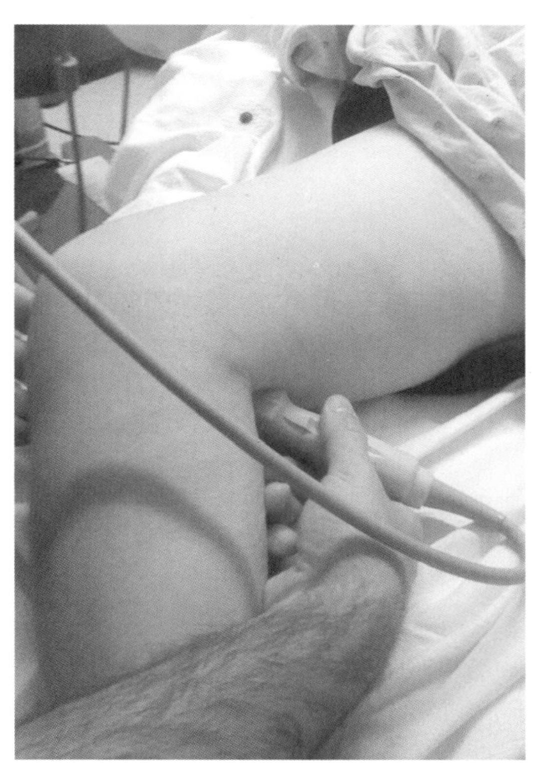

图 18.5　腘静脉评估位置。

盆腔静脉血栓形成

在一小部分病例中可能有孤立的盆腔静脉血栓形成,超声诊断困难。缺乏呼吸变异是评估盆腔近端血栓的一种方式。然而,该技术已被证明很难给影像科医生提供附加信息,并且也超出了大多数临床医生的技能范围。对于高度怀疑盆腔血栓的病例,计算机体层摄影静脉造影(CTV)的使用是必要的。

静脉血流缓慢

偶尔,静脉内的血液流动可能十分缓慢或出现漩涡,这可表现为回声,并且可能被误认为血栓。然而,静脉可保持完全可压缩性。

远端小腿 DVT

关于下肢 DVT 的临床病程和治疗方法仍存在争议。对于有中度或较高验前概率的患者,负限压缩超声(如上所述)传统上在 1 周后重复超声检查或者继续行完整的下肢超声,因为担心可能有错过的远端 DVT 发生进展。这一规则最近通过间接证据受到了质疑,由此远端 DVT 的重要性受到了质疑。

有学者认为,高达 25%的远端 DVT 会进展,增加 PE 和栓塞后综合征的风险。然而,许多远端血栓似乎没有抗凝指征,有人认为远端 DVT 的检测和治疗是不必要的,还可能由于药物的抗凝作用增加患者的出血风险。在 Johnson 等人进行的 Meta 分析中,全下肢超声阴性血栓形成的风险评估中,有 52.1%为远端 DVT。3 个月抗凝治疗 DVT 的获益(大多数指南仍然提倡)是存在争议的,因为抗凝治疗 1 年的出血风险为 1.1%。

最近一次随机对照试验中,出现下肢症状的 DVT 患者,Bernardi 等做了下肢超声和重复两点加压超声的比较。作者随机选择了 2098 例门诊患者:①超声正常的患者进行两点加压超声与 D-二聚体

(a)

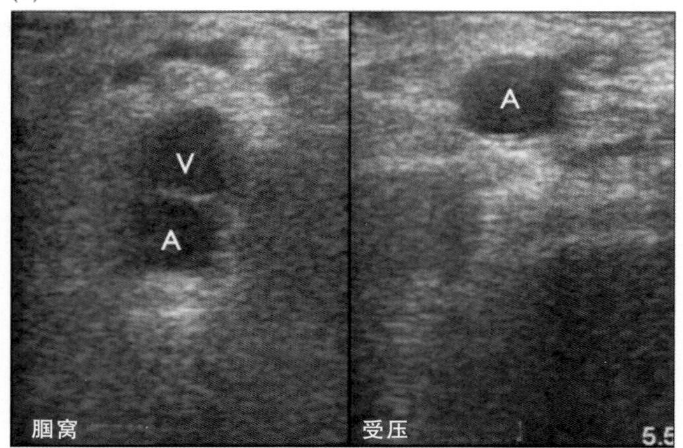

(b)

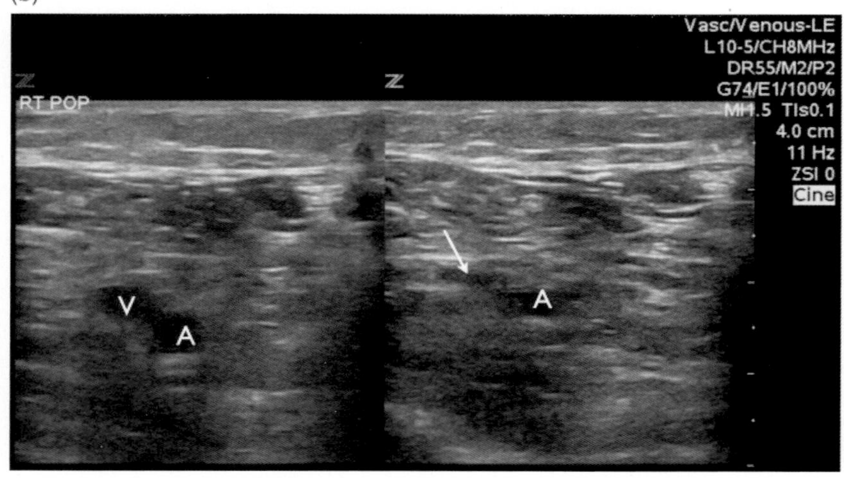

图 18.6 (a)腘静脉(V)和腘动脉(A)正常受压(右侧图像),显示没有 DVT。(b)腘静脉(V)和腘动脉(A)正常受压(右侧图像)显示没有 DVT;右侧图像为静脉受压位置(箭头所示)。

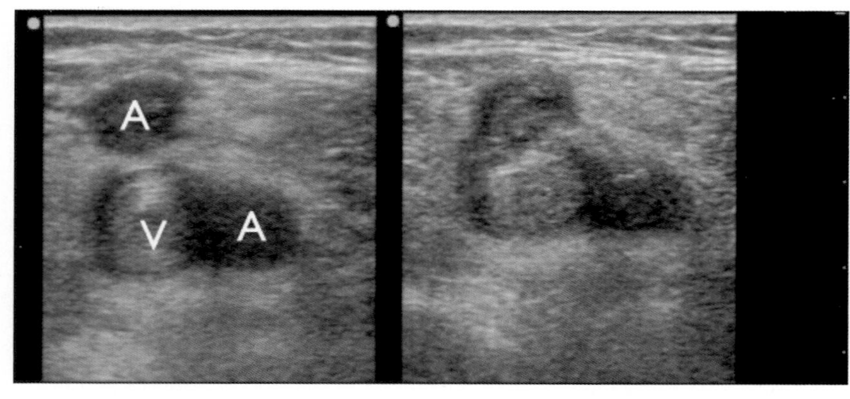

图 18.7 左侧图像:股静脉(V)图像显示高回声血栓,股动脉(A)。右侧图像:注意缺乏压缩性。

检测,D-二聚体阳性的患者 1 周后重复超声检查;②首发患者进行全下肢彩色多普勒超声检查。这两个队列 3 个月以上症状性静脉血栓栓塞概率无统计学差异。

后一项研究的另一个重要发现是,初始全下肢超声组 DVT 的患病率高于随机两点超声加 D-二聚体组(分别为 26%和 22%)。65 例孤立性小腿 DVT 漏诊病例,在随机两点加压超声中的差异具有统计学意义。然而,两组具有相似的长期结果,因此孤立性小腿静脉血栓形成的诊断和治疗并非如前所述那般重要。

总而言之,基于 Bernardi 的论文,初始阴性的全

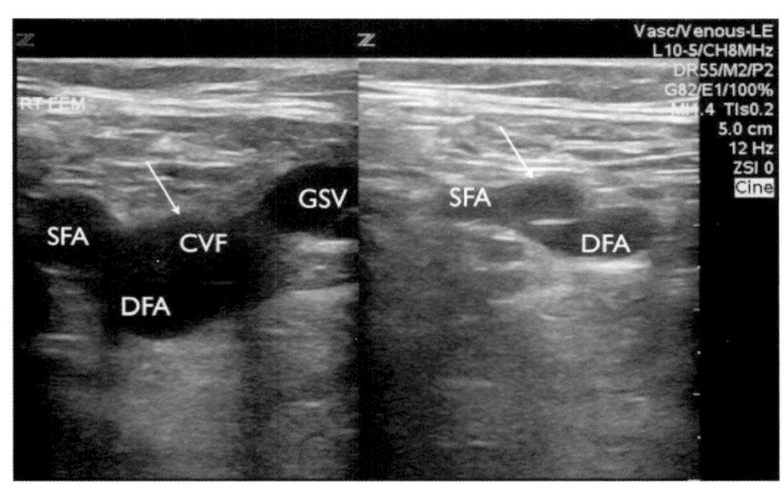

图 18.8　股静脉 DVT 的额外示例。左侧图像：股总静脉（CFV）、大隐静脉（GSV）、股浅静脉（SFA）和股深动脉（DFA）无压缩。右侧图像：静脉未完全压缩（箭头所示）。

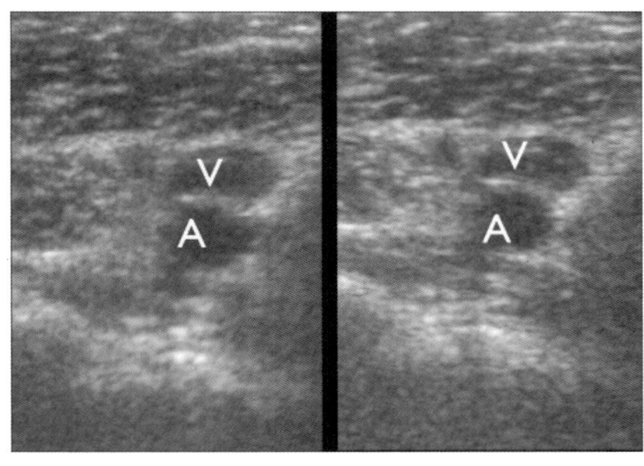

图 18.9　腘静脉（V）DVT。左侧图像：未压缩。右侧图像：按压时缺乏压缩性。A，腘动脉。

下肢检查的患者或者两点加压超声加 D-二聚体均阴性的患者，可能不需要任何额外的随访或抗凝治疗。初始两点加压超声阴性但 D-二聚体阳性的患者，仍需 1 周后重复两点加压超声检查。

虽然有间接证据证明，孤立性远端 DVT 有良性的病程，但权威性的美国胸科医师学会指导方针仍推荐抗凝治疗孤立性小腿 DVT 至少 6 周。目前，尚需进一步的研究定义远端 DVT 的最佳治疗方案。

扫描经验

大多数研究的敏感性为 89%~100%，特异性为 76%~99%，包括最近由 Burnside 进行的 Meta 分析，由少数训练有素的从业者进行，这意味着在向临床超声医生推广时需要谨慎。最近的一项研究质疑了缺乏经验的临床医生进行超声检查的敏感性和特异

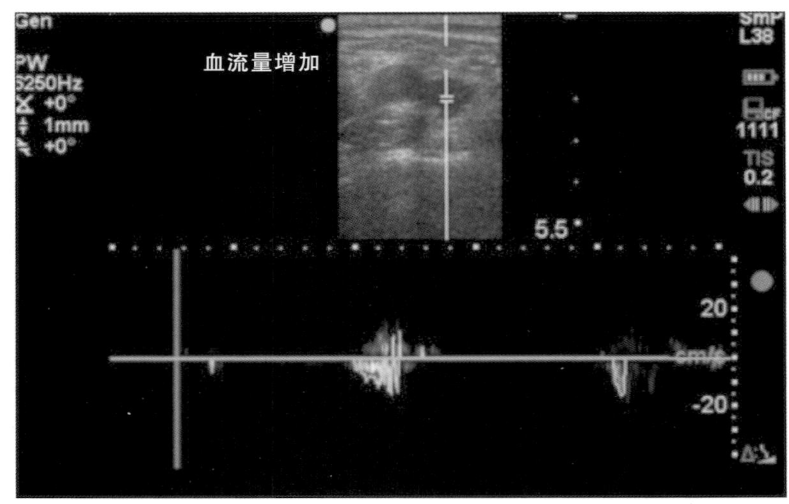

图 18.10　应用多普勒时，正常情况下按压下肢远端，血流量会增加。

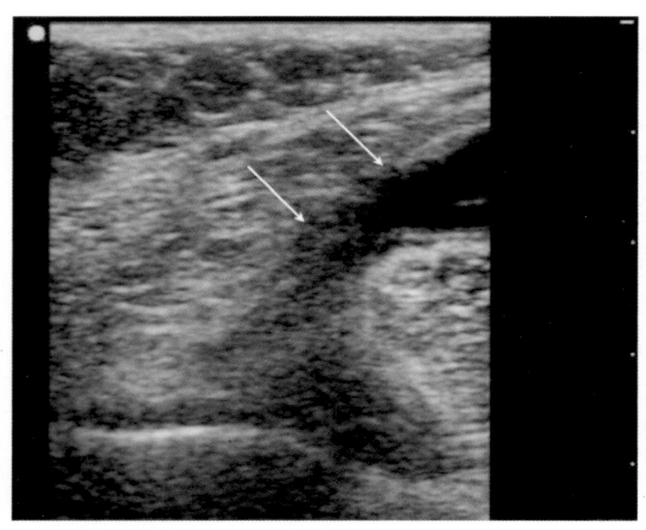

图 18.11 贝克囊肿(箭头所示)。

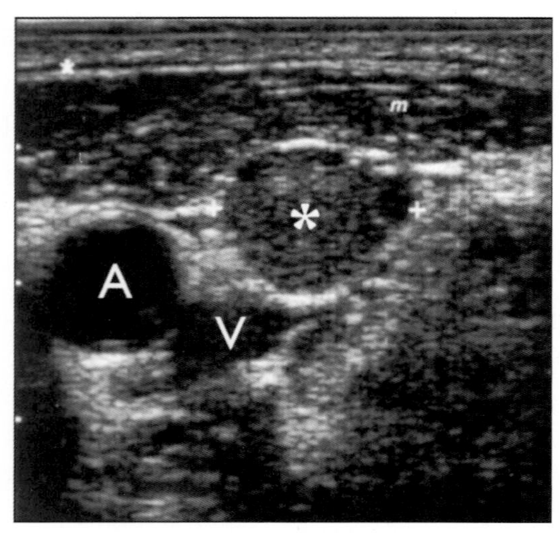

图 18.12 淋巴结(*)、股动脉(A)和股静脉(V)。

性。Kline 等研究了不同类型急诊医生实施的加压超声,与超声医生相比,其敏感性和特异性分别为 70%和 89%。

常规双边研究的需要

关于是否需要行常规双侧下肢检测,还是仅检测有症状的一侧下肢,尚存在争议。许多研究表明,高达 14%的血栓出现在无症状一侧的下肢,而 23%的单侧血栓患者出现双侧症状。其他研究表明,无须检查无症状的一侧下肢,因为这些患者在有症状的一侧下肢也存在 DVT。将检查局限于有症状一侧下肢的另一个理由是,如果发现双侧 DVT,处理很可能也不会改变。

CT 扫描的作用

DVT 和 PE 代表同一疾病过程的不同表现。对这两种阶段同时进行的评估获益会比较大。最近的研究比较了 CTV 与下肢静脉超声检查的准确性,发现对股腘 DVT 有 95.5%的一致性。与 CTV 相比,急诊医生进行超声检查评估的近端血栓结果有限,并且在高危患者中可能提供假阴性结果。在高度怀疑的患者中,CTV 具有评估患者髂静脉和下腔静脉的优势。

总结

每年有超过 100 万患者因下肢疼痛和肿胀而就诊,DVT 的诊断是急诊医生的共同任务。鉴于患者群体的庞大和高发病率、高死亡率以及诊断不足和过度诊断的现状,准确评估是至关重要的。虽然预测规则可能有助于急诊医生,但影像学检查仍然是排除或诊断 DVT 的必要手段。在许多情况下,传统超声在前 7 个小时内可能无法获得,导致急诊科可能延误治疗,如经过综合检查后才能实施“预防性”抗凝治疗。这可能导致并发症,并增加医疗成本和患者的痛苦。

急诊医生实施的床旁 DVT 加压超声检查在综合性研究中显示了类似的敏感性和特异性,且增加了急诊治疗的效率。美国急诊医师学会(ACEP)已经将 DVT 列为 11 项核心急诊超声应用之一,使之成为急诊医学实践的重要组成部分。

经验与教训

- 不能正确识别静脉和动脉解剖是误诊的主要原因。
- 两点加压超声结合 D-二聚体的评估在近端下肢 DVT 的诊断中与扩展的双重超声一样准确。
- 避免将淋巴结误诊为血管。
- 两点加压超声不能排除盆腔静脉血栓形成。
- 两点加压超声 DVT 的缺失不能排除 PE,然而,下肢血栓的存在为 PE 的诊断提供了较强的支持。

(肖莎莎 译 谭正 校)

延伸阅读

Bernardi, E., Camporese, G., Büller, H.R., *et al.* Erasmus Study Group (2008) Serial 2-point ultrasonography plus D-dimer vs whole-leg color-coded Doppler ultrasonography for diagnosing suspected symptomatic deep vein thrombosis: a randomized controlled trial. *JAMA*, **300** (14), 1653–1659.

Birdwell, B.G., Raskob, G.E., Whitsett, T.L., *et al.* (1998) The clinical validity of normal compression ultrasonography in outpatients suspected of having deep venous thrombosis. *Ann. Intern. Med.*, **128**, 1–7.

Burnside, P.R., Brown, M.D., Kline, J.A. (2008) Systematic review of emergency imaging versus complete color-flow duplex venous scanning for detection of proximal deep venous thrombosis. *J. Vasc. Surg.*, **22** (5), 553–557.

Gallus, A.S., Baker, R.I., Chong, B.H., *et al.* (2000) Consensus guidelines for warfarin therapy. *Med. J. Aust.*, **172** (12), 600–605.

Goldhaber, S.Z. (1999) Pulmonary embolism. *N. Engl. J. Med.*, **339**, 93–104.

Goodacre, S., Sampson, F., Thomas, S., *et al.* (2005) Systematic review and meta-analysis of the diagnostic accuracy of ultrasonography for deep vein thrombosis. *BMC Med. Imaging*, **5**, 6.

Goodman, L.R., Stein, P.D., Matta, F., *et al.* (2007) CT venography and compression sonography are diagnostically equivalent: data from PIOPED II. *Am. J. Roentgenol.*, **189**, 1071–1076.

Johnson, S.A., Stevens, S.M., Woller, S.C., *et al.* (2010) Risk of deep vein thrombosis following a single negative whole-leg compression ultrasound. *J. Am. Med. Assoc.*, **303** (5), 438–445.

Kline, J.A., O'Malley, P.M., Tayal, U.S., *et al.* (2008) Emergency clinician-performed compression ultrasonography for deep venous thrombosis of the lower extremity. *Ann. Emerg. Med.*, **52** (4), 437–445.

Krakow, E., Ortel, T.L. (2005) Continuing anticoagulation following venous thromboembolism. *J. Am. Med. Assoc.*, **294** (24), 3088.

Lensing, A.W., Prandoni, P., Brandjes, D., *et al.* (1989) Detection of deep-vein thrombosis by real-time B-mode ultrasonography. *N. Engl. J. Med.*, **320**, 342–345.

Poppiti, R., Papanicolaou, G., Perese, S., Weaver, F.A. (1995) Limited B-mode venous physician-performed ultrasonography for lower-extremity deep vein thrombosis. *Acad. Emerg. Med.*, **15** (6), 493–498.

Righini, M., Paris, S., Le Gal, G., *et al.* (2006) Clinical relevance of distal deep vein thrombosis. *Thromb. Haemost.*, **95** (1), 56–64.

Shiver, S.A., Lyon, M., Blaivas, M., Adhikari, S. (2010) Prospective comparison of emergency physician-performed venous ultrasound and CT venography for deep venous thrombosis. *Am. J. Emerg. Med.*, **28**, 354–358.

第 19 章

经颅多普勒超声

John Gullett

引言

经颅多普勒超声(TCD)通过测量脑动脉血流的速度和搏动情况来评估颅内血管。它可以用来评估包括大脑前动脉(ACA)、大脑中动脉(MCA)、大脑后动脉(PCA)和椎基底动脉的血流情况(图 19.1)。同时,TCD 对于脑血管内血栓形成、脑血管狭窄、脑血管痉挛、颅内压升高(ICP)和颅内出血等疾病的诊断有一定价值。

目前,尽管 TCD 在急诊室或抢救室中的使用正在增加,但具体操作仍限于血管神经科医生或专业超声技术人员使用。虽然 TCD 在急诊科的使用仍需要进一步探索,但随着改进型超声系统使用的普及,以及临床超声医生技术的成熟,TCD 可能在评估许多急诊神经系统病症中发挥越来越大的作用,尤其是在无法完成 CT 的情况下(表 19.1)。

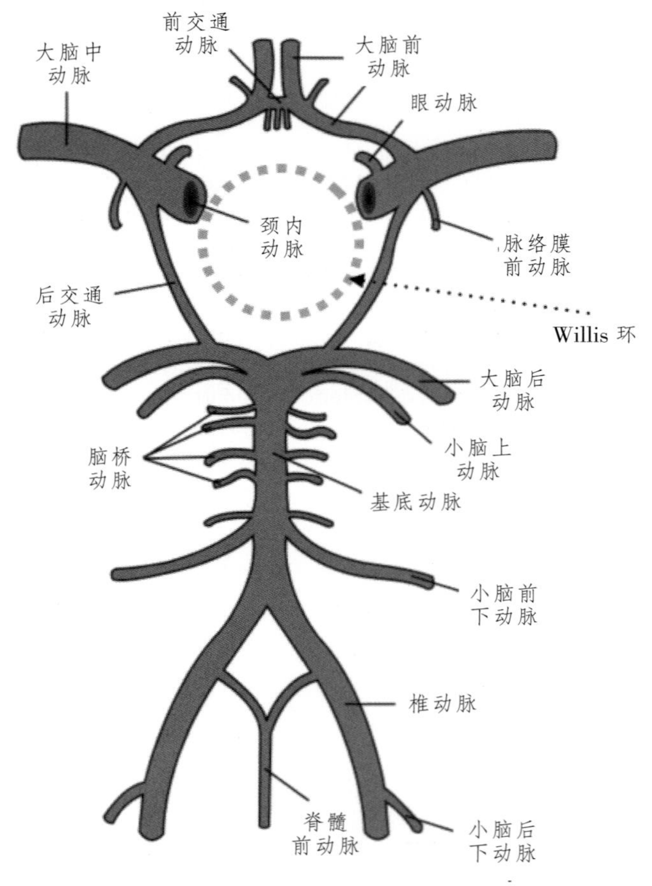

图 19.1 Willis 环及相关的颅内动脉循环。

技术

TCD 技术

患者取仰卧位,近期未使用镇静药物,超声医生保持自身舒适的位置坐在床头,面向床尾。使用 2~3MHz 的相控阵低频探头,可以使用特定的 TCD 软件包,以方便成像。

完整的检查包括评估 Willis 环内的颈内动脉(TICA)、ACA、MCA、PCA 和椎基底动脉(图 19.2),应该在左右两侧都获得图像。为了确定 ICP 是否有临床意义的升高,关注于 MCA 的任意一项或两项检查即可足以指导治疗。在条件有限的情况下,重点突出的某一检查也用于监测已知异常病变的变化或发展。

表 19.1　急诊情况下 TCD 的适应证

疾病	TCD 表现
卒中	动脉狭窄或者阻塞
蛛网膜下隙出血	血管痉挛
动静脉畸形(AVM)	多种表现,用于监测已知的 AVM
头部创伤	局部或弥漫性动脉血流减少
脑死亡	脑血流消失或者几近消失

声窗

颞窗

颞窗用于观察 MCA、ACA、PCA 和颈内动脉的末端部分(TICA)(分叉前)。

涂抹适量的凝胶后，将探头置于耳部前方和颧弓上方的翼点处。可通过触诊确定该斜面位置,它通常位于耳轮与颞部皮肤交点的前方。当从头部的任一侧开始扫描时,探头标记点通常指向前方。超声波的平面一般是从外侧眼角向外延伸的一条假想线,像是一副眼镜的镜腿。深度的初始设置大约是 15cm，可以提供广阔的视野以观察来自颅骨对侧壁的信号。大概在探头和对侧颅骨的中间部位,可识别出低回声脑干(像一只蝴蝶、一颗心脏,或一个嘴朝前的"吃豆人"的形状),并且在脑干前可以识别基底池和(或)第三脑室的中线结构。在该平面上方和下方的探头扇形声窗将显示 Willis 环,同侧 MCA 向探头弯曲(图 19.3)。MCA 的解剖位置位于基底池的前方和侧方。MCA 中的血流指向探头,而 ACA 中的血流远离探头。PCA 可以通过其位于大脑脚前方的位置和其血流的方向性来识别。朝向探头的血流指示 P1 段,而远离探头的血流指示更远侧的 P2 段。

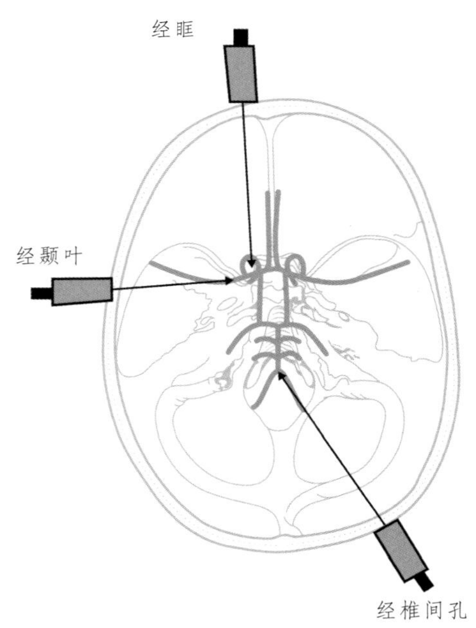

图 19.3　标准视图的探头放置位置。

经椎间孔窗

经椎间孔窗被用来观察远端椎动脉(VA)和基底动脉(BA)。患者取坐位且头部略微向前弯曲,可以找到最佳的声窗。在插管或不能活动的患者中,可以保持患者的仰卧位,患者的头部转向一侧。

探头置于枕骨下方的中线(见图 19.3)。探头方

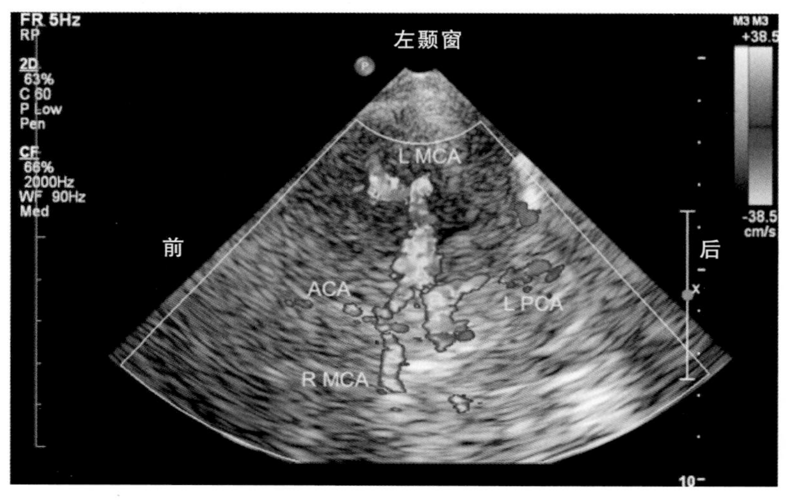

图 19.2　正常 Willis 环,颞窗。(扫码看彩图)

向标记指向患者的右侧。探头应该大致向患者的鼻部倾斜。参考标志是低回声髓质。可以看到特征性的V形椎动脉,从基底动脉向上延伸。在两个血管中,血流方向均远离探头。

经眶窗

经眶窗可观察眼动脉(OA)和ICA的虹吸管。探头轻置于闭合的眼睑上,方向标记指向患者的右侧。可见血流方向朝向探头。

说明

TCD波形分析被用来评估脑血流的血流动力学。这种分析需要用多普勒波形、流速、方向、搏动指数(PI)和阻力来解释。波形的初始部分是由收缩期升支所产生的,其余的波形是由心脏舒张期的动脉内压力降低而产生的。在正常情况下,心脏收缩导致血流加速至收缩期峰值速度(图 19.4)。在近端阻塞的情况下,升支变缓,形状呈斜向或环形。与仅限于一个血管的发现相反,缓慢上升的收缩期升支主要是由系统性心脏功能障碍或主动脉瓣狭窄等引起的。脑血流速度是TCD的关键概念。通常用平均流速(MFV)表示,其中:

MFV=舒张速度+(收缩速度-舒张速度)/3

每条血管都有一个特征性的MFV范围(表19.2)。在给定恒定压力的情况下,血流速度与血管腔的横截面积成反比,但是单个血管内的血流速度异常可能是由近端或远端狭窄以及周围的脑内压力所致,这需要对其他血管进行评估。

搏动指数(PI)通过收缩压和舒张压之间的比较来衡量颅内血管阻力。

PI=(收缩速度-舒张速度)/MFV

在正常健康的条件下,低抵抗床(如大脑)的PI很低,其特点是收缩期升支平滑和整个舒张期血流连续向前。高阻力系统上升支更陡,峰值狭窄,舒张期向前流动的血流很少甚至没有(图 19.5)。大多数脑血管的正常PI为0.5~1.19。PI<0.5表明近端动脉狭窄或闭塞或存在AVM。相反,PI>1.19可能代表远端狭窄、闭塞,动脉收缩或动脉硬化(僵硬、不顺应血管)。远端阻塞将减少舒张期向前的血流,导致PI升高。

在某些情况下,应该注意血流的方向。如果出现侧支循环,血管内顺行或正常流动方向会被逆转,这意味着其他部位有阻碍。可能存在交变流动,在心脏收缩期表现为逆行,舒张期表现为顺行,这意味着侧支功能的进展。

通常当血流通过局灶性狭窄区域,血管中的层流被破坏,出现湍流和杂音。光谱波形内表现为接近基线的小而亮(相对低速)的信号,称为"视觉杂音或光谱杂音"。

常见病理条件下的多普勒超声表现

(1)局灶性狭窄部位的声波:MFV增加。

(2)狭窄远端的声波:MFV下降,收缩期升支延迟。

(3)在血管阻力降低的区域(如AVM)附近的声

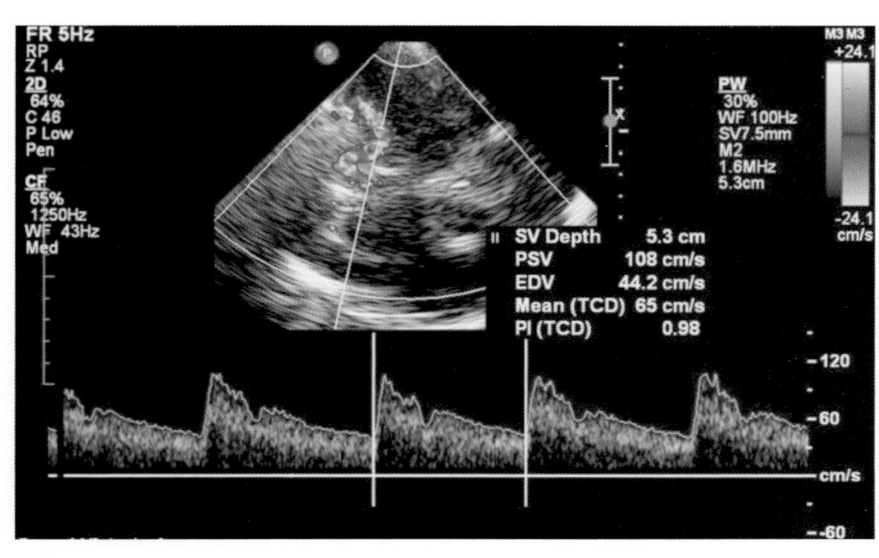

图 19.4 在左大脑中动脉(MCA)的正常图像中,收缩期峰值流速正常(108cm/s),舒张期前向血流良好(舒张末期流速:44.2cm/s)。搏动指数(PI)正常,为0.98。(扫码看彩图)

表 19.2 正常 TCD 的测量值

动脉	视窗	深度(mm)	方向	平均流速(cm/s)
MCA	颞窗	30~60	朝向探头	55±12
ACA	颞窗	60~85	离开探头	50±11
PCA	颞窗	60~70	双向	40±10
TICA	颞窗	55~65	朝向探头	39±9
ICA	眶部视窗	60~80	双向	45±15
OA	眶部视窗	40~60	朝向探头	20±10
VA	枕部视窗	60~80	离开探头	38±10
BA	枕部视窗	80~110	离开探头	41±10

TCD,经颅多普勒超声;MCA,大脑中动脉;ACA,大脑前动脉;PCA,大脑后动脉;TICA,颈内动脉的末端部分;ICA,颈内动脉;OA,眼动脉;VA,椎动脉;BA,基底动脉。

波:MFV 增加,PI 降低。

(4)接近血管阻力增加区域的声波(如狭窄、痉挛):MFV 降低,PI 增加,收缩期升支更加陡峭。

临床应用

卒中

使用 TCD 成像评估出现急性卒中症状的患者是神经科医生的常见做法。它具有快速和非侵入性的优点,同时可提供疑似受损脑血管的实时成像。

急诊医生已证明 TCD 以及最近的经颅彩色双功超声(TCCS)检查可在床旁快速准确地应用,评估颅内动脉血栓形成或狭窄。特定 TCD 模式的床旁诊断或动脉血流速度降低提示脑血管闭塞,可以明确急性卒中的诊断,从而对患者及早进行合理治疗。

头部损伤

创伤性脑损伤(TBI)仍然是脑伤患者的主要病因及死因,但对 TBI 的演变过程知之甚少。TCD 非常适合在急诊室或院前环境中评估脑血流量。TCD 可用于评估 TBI 患者脑血管系统的血流动力学,并可以实时观察脑血管痉挛以及 ICP 升高和脑灌注压改变的迹象。严重的头部损伤后,可以使用 TCD 检测脑血流量(CBF)速度的变化。可以通过显示 PI 增加的 TCD 波形证明 ICP 增加(由于舒张压和平均速度降低)。

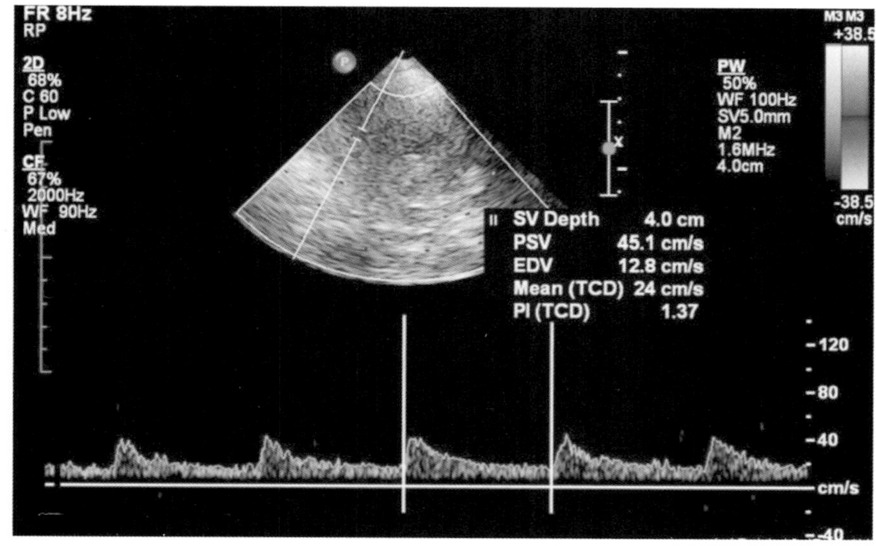

图 19.5 右大脑中动脉多普勒血流图(底部波形),平均血流图流速(MFV)较低(24cm/s),搏动指数(PI)增加,为 1.37。这些发现表明颅内动脉远端狭窄。提高波形分辨率的尺度(最大速度 50cm/s)可以改善这种图像。(扫码看彩图)

蛛网膜下隙出血

脑动脉血管痉挛是蛛网膜下隙出血(SAH)常见并发症。尽管在 SAH 后的短时间内血管痉挛并不常见,但 TCD 检测到受影响动脉中血流速增加,提示可能存在脑血管痉挛。虽然增加的血流速度表明可能存在血管痉挛,但其他情况,如高血压、脑血管充血和高血容量,也可能导致血流速度的改变。与同侧颅外颈内动脉相比，大脑中动脉的流速显著增加提示脑动脉血管痉挛。

脑死亡

脑死亡导致远端脑血管床的高阻力，导致顺行收缩期血流和逆行舒张期血流，从而在 TCD 上可以看到振荡的波形模式。这可能进展并导致 CBF 完全消失。虽然仅凭这些 TCD 发现尚不能确诊脑死亡,但它们可以作为评估患者脑死亡的辅助检查方法。

经验与教训

• 注意正确识别颅内血管结构。观察过程中,血管内血流的方向和速度测量可能出现明显变化。

• 避免依靠单次 TCD 检查评估疑似 ICP 或血管痉挛的患者。脑动脉血流速度测量随时间变化的趋势提供了额外的诊断信息。

• TCD 技术的应用需要高级别的多普勒培训,以及必须熟知大脑解剖结构。与其他超声模式一样,对操作员的培训及操作员的经验是获得充分诊断信息的重要因素。

• 认识到 TCD 信息有限或不足是很重要的。检测结果可因声窗质量较差，以及无法观察到颅内动脉的远端部分而受限制。

(曹彦 译　黄莹 校)

延伸阅读

Aaslid, R., Huber, P., Nornes, H. (1984) Evaluation of cerebrovascular spasm with transcranial Doppler ultrasound. *J. Neurosurg.*, **60**, 37–41.

American College of Radiology (ACR); Society for Pediatric Radiology (SPR); Society of Radiologists in Ultrasound (SRU) (2012) AIUM practice guideline for the performance of a transcranial Doppler ultrasound examination for adults and children. *J. Ultrasound Med.*, **31** (9), 1489–1500.

Bellner, J., Romner, B., Reinstrup, P., Kristiansson, K.A., Ryding, E., Brandt, L. (2004) Transcranial Doppler sonography pulsatility index (PI) reflects intracranial pressure (ICP). *Surg. Neurol.*, **62** (1), 45–51; discussion 51.

Goertler, M., Kross, R., Baeumer, M., Jost, S., Grote, R., Weber, S., *et al.* (1998) Diagnostic impact and prognostic relevance of early contrast-enhanced transcranial color-coded duplex sonography in acute stroke. *Stroke*, **29** (5), 955–962.

Kassab, M.Y., Majid, A., Farooq, M.U., Azhary, H., Hershey, L.A., Bednarczyk, E.M., Graybeal, D.F., Johnson, M.D. (2007) Transcranial Doppler: an introduction for primary care physicians. *J. Am. Board Fam. Med.*, **20** (1), 65–71

Katz, M.L., Alexandrov, A.V. (2003) A Practical Guide to Transcranial Doppler Examinations, in *Littleton Guide to Transcranial Doppler Examinations*, Littleton-Summer Publishing, pp. 25–48.

Kirsch, J.D., Mathur, M., Johnson, M.H., Gowthaman, G., Scoutt, L.M. (2013) Advances in transcranial Doppler US: imaging ahead. *Radiographics*, **33** (1), E1–E14.

Marshall, S.A., Nyquist, P., Ziai, W.C. (2010) The role of transcranial Doppler ultrasonography in the diagnosis and management of vasospasm after aneurysmal subarachnoid hemorrhage. *Neurosurg. Clin. North Am.*, **21** (2), 291–303.

Nicoletto, H.A., Burkman, M.H. (2009) Transcranial Doppler series part III: interpretation. *Am. J. Electroneurodiagnost. Technol.*, **49** (3), 244–259.

Ojha, B.K., Jha, D.K., Kale, S.S., Mehta, V.S. (2005) Trans-cranial Doppler in severe head injury: evaluation of pattern of changes in cerebral blood flow velocity and its impact on outcome. *Surg. Neurol.*, **64** (2), 174–179; discussion 179.

Prunet, B., Asencio, Y., Lacroix, G., Montcriol, A., Dagain, A., Cotte, J., Esnault, P., Boret, H., Meaudre, E., Kaiser, E. (2012) Noninvasive detection of elevated intracranial pressure using a portable ultrasound system. *Am. J. Emerg. Med.*, **30** (6), 936–941.

Shafé, M., Blaivas, M., Hooker, E., Straus, L. (2004) Noninvasive intracranial cerebral flow velocity evaluation in the emergency department by emergency physicians. *Acad. Emerg. Med.*, **11** (7), 774–777.

Sloan, M.A., Alexandrov, A.V., Tegeler, C.H., Spencer, M.P., Caplan, L.R., Feldmann, E., *et al.* (2004) Therapeutics and Technology Assessment Subcommittee of the American

Academy of Neurology. Assessment: transcranial Doppler ultrasonography: Report of the Therapeutics and Technology Assessment Subcommittee of the American Academy of Neurology. *Neurology*, **62** (9), 1468–1481.

Tazarourte, K., Atchabahian, A., Tourtier, J.P., David, J.S., Ract, C., Savary, D., Monchi, M., Vigué, B. (2011) Pre-hospital transcranial Doppler in severe traumatic brain injury: a pilot study. *Acta Anaesthesiol. Scand.*, **55** (4), 422–428.

White, H., Venkatesh, B. (2006) Applications of transcranial Doppler in the ICU: a review. *Intensive Care Med.*, **32** (7), 981–994.

第 20 章

眼部超声

Anumeha Singh，Dietrich von Kuenssberg Jehle

引言

许多患者来到急诊室的主诉是视力变化或失明、眼外伤、眼睛疼痛或其他需要准确评估眼睛和(或)眼眶的情况。有许多技术可以帮助医生,包括直接检眼镜检查、裂隙灯检查和眼压计。而床旁超声提供了一种全新的评估和记录眼部信息的方法。

几十年来,眼科医生一直使用超声。现在,因多功能高频探头可用于急诊科的许多便携式超声装置,因此急诊医生利用其诊断功能并将床旁眼部超声运用于临床实践。

通过使用正确的设备和加强练习，急诊医生和眼科医生可以学习评估急性非创伤性视力丧失的原因,如玻璃体积血、玻璃体脱离和视网膜脱离。还可以评估创伤性问题，包括异物穿透和晶状体半脱位或脱位。眼后的结构也可以显像,特别是无法明确诊断的球后积气或出血。了解这些结构的正常外观和其对应于各种条件的变化可以帮助医生识别眼眶蜂窝织炎或颅内压增高。

扫描技术

设备

虽然专业眼科探头可供眼科医生使用，但它很少在急诊室应用。但如今,许多急诊科机器配备了线性高频探头,其频率范围通常为 5~15MHz,通常用于超声引导下观察血管通路，这是在急诊室中最常用于眼部扫描的探头类型。

技术

患者准备

- 闭眼检查技术(图 20.1)。相对的,睁眼检查技术通常用于全面的眼科超声评估，并且需要对眼表进行局部麻醉。
- 根据具体情况,患者可取直立位、半直立位或仰卧位。
- 上眼睑应涂上大量凝胶，以确保充分的接触和波传播。建议使用支架垫。

探头/扫描

- 在垂直平面上扫描(扇形移动)整个眼眶,同时眼外肌带动眼球上下左右的运动可以对整个眼眶

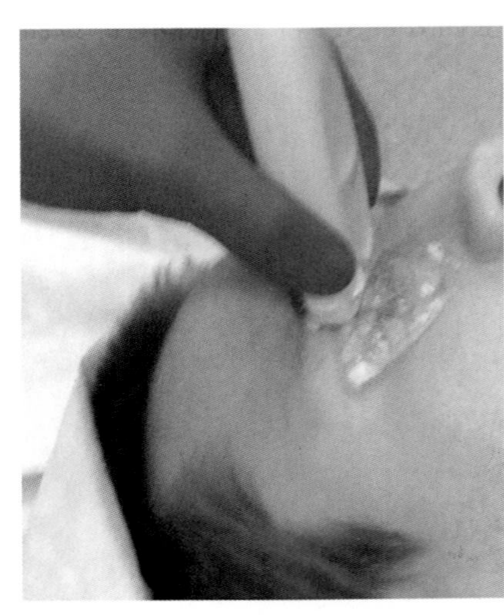

图 20.1 闭眼检查技术。将大量的凝胶涂在闭合的眼上,探头放置在检测区域上,不要与皮肤表面接触。

进行全面评估。

- 探头方向:有 3 种扫描眼球的基本方向。
  - 横向扫描是将探头对准眼睛，患者通常向上或向下注视，观察角膜缘的上方或下方(从而避开晶状体)。
  - 在纵向平面中，探头指针朝向头侧，患者注视侧面，探头可指向眼球的不同部位进行扫描。
  - 探头覆盖角膜，被检者注视探头可获得轴向平面。扇形移动可避开晶状体，获取更多的轴外扫描影像。
- 对“运动后效”的评估:这些是指示病变移动性的运动，通过观察 B 模式扫描时，快速眼球运动停止后病变的运动来确定。膜状结构如玻璃体或视网膜脱落会显示出一些运动后效的症状。实性病变如脉络膜脱离或肿瘤则无运动后效。玻璃体脱离中观察到的运动比视网膜脱离的运动更加显著且“摇晃”。

超声的正常眼部解剖学

前房充满房水，通常是超声的无回声暗区。睫状体位于虹膜后的周边部位，晶状体位于中央。通过急诊科超声检查可以很容易地识别晶状体的轮廓和位置。使用高频的眼部探头(20~60MHz)可以详细观察前房，但这些在急诊室通常无法获得(图 20.2)。

玻璃体位于前部结构的后面，完全填充虹膜和晶状体后面的空间，被视为一个大的无回声结构。当使用足够高的增益时，有时可以看到它的胶原纤维(见图 20.2)。

后房由对称的无回声玻璃体、视网膜、脉络膜和巩膜组成。在玻璃体的后表面，视网膜、脉络膜和巩膜彼此接触。然而，视网膜或脉络膜的回声略小于更致密的巩膜，因此有时它可以被区分为单独的层。眼后部应该是光滑的表面，没有断裂、折叠或隆起。

相较于眼外组织的剩余部分，玻璃体后面的视神经是低回声的(图 20.3)。

如果检查者有合适的条件并能熟练使用彩色多普勒成像，则可以用该技术对眼眶血管进行评估(图 20.4)

床旁超声可视化的常见眼部病变

玻璃体积血

玻璃体积血可继发于糖尿病视网膜病变、年龄相关性黄斑变性、创伤、视网膜静脉阻塞或视网膜裂孔。

(a)

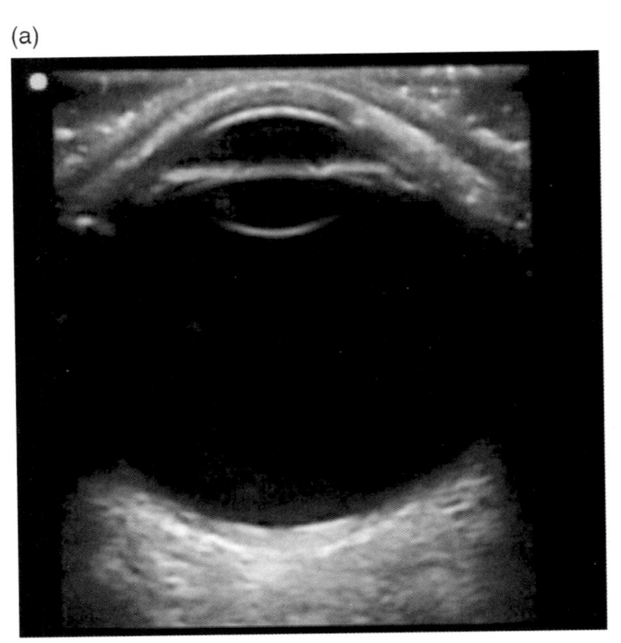

(b)

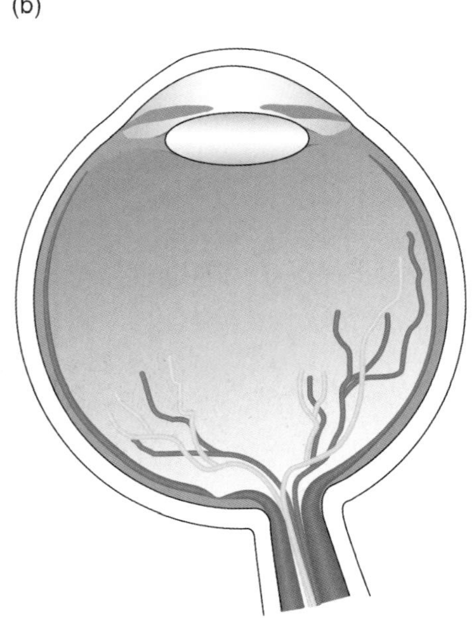

图 20.2 (a)正常眼部超声图像。(Courtesy of Beatrice Hoffmann, M.D.)(b)眼部解剖示意图。(Image courtesy of Matthew Nixon.)

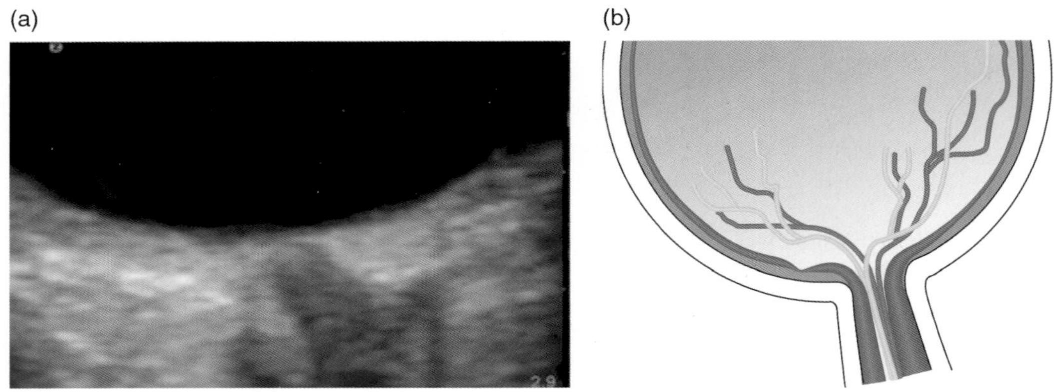

图 20.3　(a)聚焦于视神经的图像。(Image courtesy of Beatrice Hoffmann, M.D.)(b)视神经示意图。(Courtesy of Matthew Nixon.)

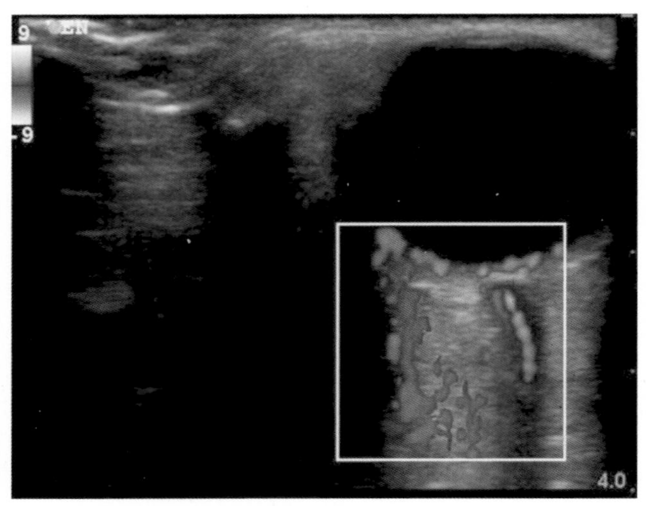

图 20.4　彩色多普勒图像显示视神经鞘和睫状动脉分支内的视网膜中央动脉和静脉。(Image courtesy of Beatrice Hoffmann, M.D.)(扫码看彩图)

超声表现

正常玻璃体是无回声的暗区(老年人除外)。在玻璃体积血的早期阶段,当血液从周边渗漏时,玻璃体将充满(或部分充满)小斑点和(或)低反射率的短线。随着增益的增加,玻璃纤维可能变得更加明显,并被视为回声结构。

• 玻璃体积血的表现可能会因过程进展有所不同。通常,具有凝块形成的严重急性出血具有更高的回声性。随着时间的推移,慢性出血的回声可能会减少,并可能出现分层或组织。最终,血液可能聚集成具有明显的玻璃体内回声的较大区域。

• 来自较严重的玻璃体积血的陈旧性血液可能会沉积到眼球的附着部,在玻璃体内形成更厚、回声更强的层或假膜。这可能会出现类似于视网膜脱离的外观;然而,假膜在向上延伸时会逐渐变细。假膜边缘会在玻璃体内消失,而不是插入视神经中。

• 老年患者可能会在玻璃体液中显示弥散且均匀分散的回声,这是正常的。然而,这些回波的反射率非常低,除非增益高于正常值,否则通常不会被注意到。在这种情况下,检查者可能会将该回声与玻璃体积血的回声混淆,但应记住与临床病史和对侧眼的情况相关联。

玻璃体后脱离

玻璃体后脱离(PVD)可能由于正常衰老(眼老化后的良性状况)、创伤、玻璃体积血或炎症而发生(图 20.5)。

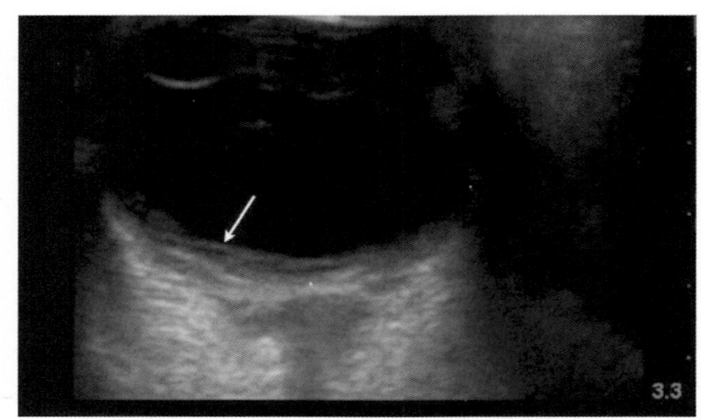

图 20.5　玻璃体后脱离(箭头所示)横过视神经。(Image coutesy of Beatrice Hoffmann, M.D.)

超声表现

• 由于玻璃体的边缘与视网膜分离,因此超声中表现为薄而光滑且有微小活动性的膜。眼睛运动会导致玻璃体膜的波浪状运动。若血液过多或炎性碎片位于分离膜的附近,玻璃体膜可能会稍微厚一些。

• 玻璃体通常在锯齿缘部位紧贴视网膜, 但通常不能附着于它。当视神经头完全脱离时,Weiss 环可能会被观察到,这是一小块组织(横截面上的两个小密度),它通常将膜固定在视神经头上。

• 急性玻璃体脱离通常表现为一种非常“摇晃”的运动, 其运动后效比视网膜脱离的运动后效更为突出。

• 在慢性 PVD 中,玻璃体可能变得更加硬和密,可能类似于视网膜脱离。鉴别诊断可能很困难,需眼科会诊。

视网膜脱离

视网膜脱离有许多潜在的病因, 包括视网膜下积液(来自创伤或肿瘤的血液,或来自葡萄膜积液或炎症的渗出物)、牵扯(来自糖尿病或创伤)或裂孔。裂孔可能是一种急性眼病, 更常见于患有严重近视的中年或老年患者。

超声表现

• 在超声检查中, 视网膜与脉络膜分离表现为有明亮回声的膜。它附着在视神经盘和视网膜连接最牢固的锯齿缘上。由于视网膜附着更紧,因此其运动比 PVD 更受限。随着分离时间的增加,膜的活动性降低。因此,视网膜脱离通常表现为可移动的膜,它引起视力急剧变化。

∘ 始终注意明显的插入点。当患者移动眼睛或检查者从多个角度扫描时,这些不应该改变。

∘ 在严重创伤的情况下, 视网膜可能会完全脱离,但这种情况很少见。

• 当分离时,视网膜可被视为绷紧、光滑的膜,但更常见的是它在玻璃体内折叠,有点类似于 PVD。然而, 几乎总是可以看到分离的视网膜延伸到视神经头,并且从多个角度扫描时,患者移动眼睛,视网膜结构表现出形态上的微小变化, 不像 PVD 那样“摇晃”和具有流动性。

• 广泛的脱离可能呈漏斗形或 T 形, 延伸至视神经(图 20.6)。由于视网膜一直附着在视神经上,当患者活动眼睛时,视网膜的三维形状将不会改变太多。

• 小粘连会使视网膜在一个点上提起,出现“帐篷状” 外观, 而较大的粘连会抬起视网膜的较大部分,从而导致“桌面样”的外观出现(图 20.7)

眼球破裂

无论是钝器还是穿透性创伤,巩膜都可能穿孔,

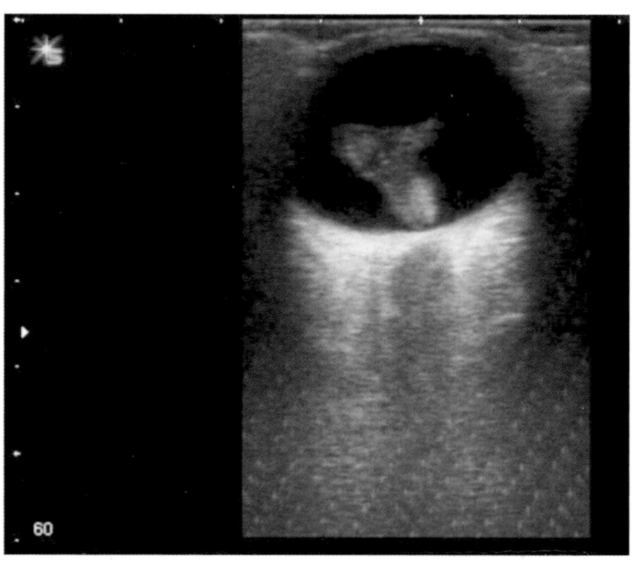

图 20.6 广泛的视网膜脱离并累及视神经, 形成典型的 V 形外观。

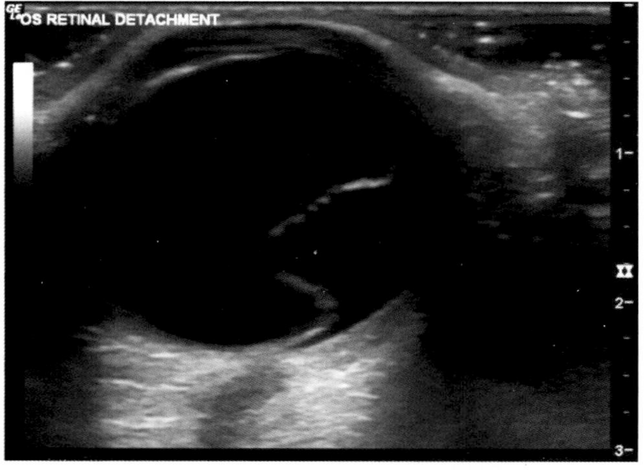

图 20.7 大面积的视网膜脱离伴视网膜折叠成“桌面样”外观。(Inage courtesy of Beatrice Hoffmann, M. D.)

导致眼球破裂。要注意对于明显或高度怀疑眼球破裂的患者,若对其眼眶施加任何压力(如在眼部超声中),都可能导致玻璃体液渗漏,这是禁忌行为。如果需要这样做,凝胶层应很厚且动作谨慎,使探头不接触眼睑。破裂的眼球将导致正常球形的缺失(图20.8)。然而,在眼球破裂不是首要关注点的情况下,一些回声线索可以帮助诊断,包括即刻巩膜间隙出血、增厚或脱离的脉络膜、在所关注的区域中分离的视网膜、玻璃体积血和巩膜扣带。

超声表现

- 眼球破裂导致后巩膜扣带、前房扁平化、结构丧失和球体扁平化,或玻璃体积血(参见图20.8)。另外,可以看到玻璃体液或视网膜穿过破裂部位时的挤压现象。在某些情况下,钝性创伤可能导致巩膜后破裂。
- 在穿透性损伤中,穿透道中的玻璃体积血将导致异物保留在球体内,或者通过后巩膜至出口。
- 巩膜褶皱可能是由于玻璃体脱落和巩膜壁塌陷导致的穿透性或钝性创伤所致。
- 眶周或眼内空气可能是另一个发现有明显创伤的标志。

异物穿透

通常,通过病史和眼的外部检查可以发现异物侵入。

超声表现

- 异物的超声检测结果因异物材料及其大小、方向不同而变化很大。
- 较小的穿透性异物可能会在玻璃体内产生孤立的出血道。
- 金属异物具有高回声性,并且在大多数情况下易于检测,通常具有后部阴影。球形金属,如BB弹(注:一种玩具枪常用的枪弹),可以产生大量的彗尾伪影。
- 玻璃碎片可能更难以检测。声波必须垂直于玻璃上的平坦表面,以便反射回探头。扫描应从多个角度进行,以检测玻璃片的真实位置和尺寸(图20.9)。
- 有机物质,如木材,具有不同程度的回声性,且它们在创伤后的急性期通常具有高反射性。
- 当物体穿透眼睛时,它可能会将睫毛或小气泡引入穿透区域。睫毛产生明亮的信号,没有阴影。气泡可能会产生暗示固体异物的信号,但由于空气密度较低,当患者的头部位于不同位置时,信号会在眼球内移动。这些气泡通常在受伤的几天内消失。
- 某些材料不具备超声评估所需的回声性。而且,当它们位于视网膜附近时,可能难以检测到异物。应始终将超声检查结果与病史、视野检查、直接眼科检查和其他影像学方法结合起来。
- 虽然超声可以促进眼内异物的诊断,但超声可能会漏掉“容易检测到的”金属异物。

晶状体半脱位或脱位

晶状体通过悬韧带被悬挂在瞳孔后面。它们的直径大于广泛扩张的瞳孔直径,因此晶状体的外缘在正常眼睛中不可见。对眼睛的钝性创伤可以使悬

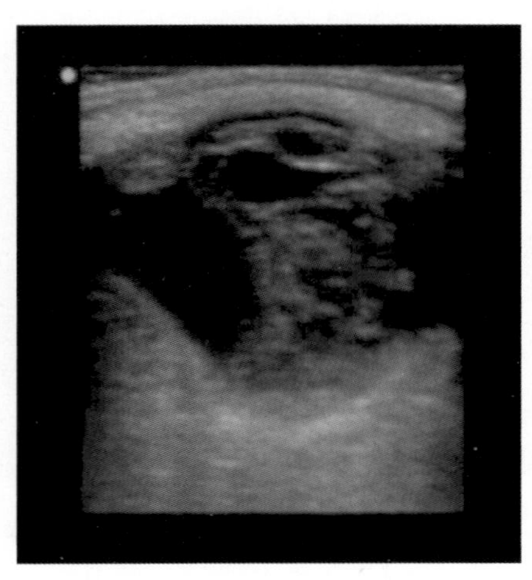

图20.8 眼球破裂患者。眼球的球体被破坏,导致结构缺失。

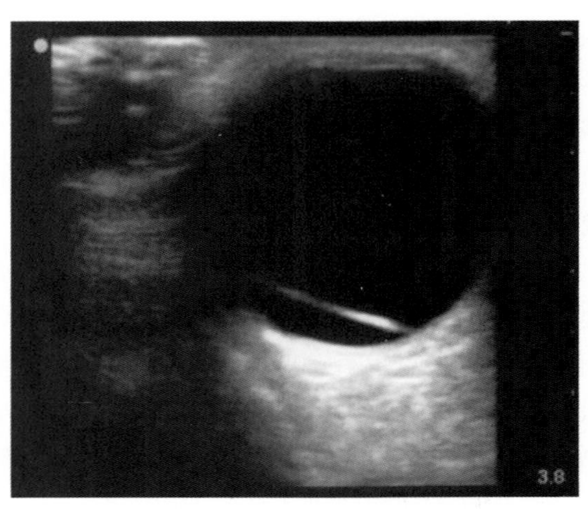

图20.9 眼球球体内发现异物(玻璃)。

韧带拉伸或破裂，导致晶状体部分（半脱位）或完全脱位。

在超声检查时容易观察到晶状体脱位，因为晶状体将朝玻璃体的附着部移动。

超声表现

- 由于其位于浅表位置，晶状体应使用最高频率的探头进行成像。应用隔离垫片将使聚焦区域更广泛。
- 白内障可能会增加晶状体的回声。
- 半脱位或脱位由晶状体的位置确定，而不是在瞳孔正后方的正常位置以外的任何位置。可能是前面、侧面或后面发生半脱位。如果晶状体完全脱位，通常会发现它漂浮在玻璃体内深处或沿着视网膜表面滑动。
- 重度钝性创伤后严重变形的晶状体表明晶状体囊破裂。

眼外病变

颅内压(ICP)升高中的视神经鞘测量

许多研究已经描述了视神经鞘直径（ONSD）与 ICP 之间的相关性。视神经附着于眼球后部，周围是一个充满脑脊液的鞘管，与颅内腔相通。一些研究探讨了正常志愿者的 ONSD 上限，并将测量结果与异常受试者进行了比较，发现正常和增加的 ICP 组之间存在 OSND 的一些重叠。然而，Kimberly 等报道，对于检测 ICP>20cmH_2O 的成人创伤性脑损伤，ONSD>5mm 的敏感性为 88%，特异性为 93%。但其他研究显示，测量结果不太可靠。

超声表现

- 最佳技术是使用轴向扫描，眼睛朝前。
- 在球体后 3mm 处测量时，可以测量穿过视神经鞘的矢状线。也可以通过患者注视双脚时的横向平面测量（图 20.10）。通常，每只眼睛测量 2 次或 3 次以确定视神经鞘直径。
- ICP 在整个颅顶中均匀分布，并且进入视神经鞘均匀地影响双眼。若神经鞘直径仅在一只眼睛中增加，医生应考虑导致该发现的其他原因（例如，肿瘤阻塞该神经鞘中的流体动力学）。

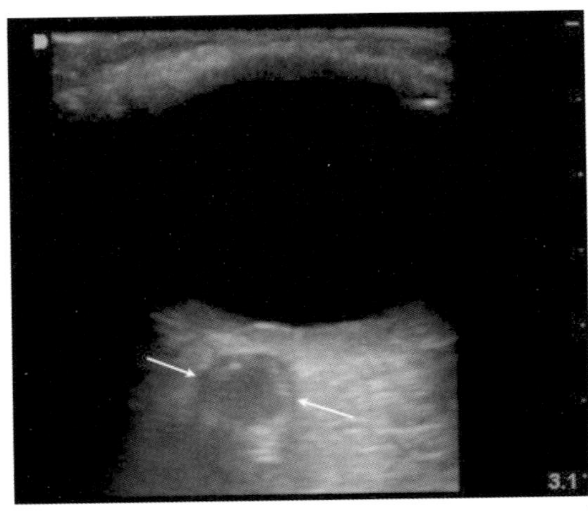

图 20.10 在短轴观察时，视神经鞘直径增加显示为靶状外观（箭头所示）。(Image courtesy of Beatrice Hoffmann, M.D.)

视盘水肿和假性脑瘤

视神经鞘测量也可能在疑似假性脑瘤的急诊室患者中发挥作用。床旁超声诊断视盘水肿非常重要，因为眼底镜检查结果较晚，并且在急诊科中进行准确的非扩张性眼底检查可能很困难。有证据表明，腰椎穿刺后 ICP 的下降与超声检查得出的 ONSD 减少相关。

超声表现

- 如上所述，最佳技术是用视神经鞘测量，此外可见一个突出的盘状物突出到后房。

眼眶蜂窝织炎

眼眶蜂窝织炎是一种眶后组织感染。

超声表现

- 注意眼球后面的组织，超声仪器的设置必须允许适当的深度和增益来评估这些区域。
- 由于这些组织的炎症，眼外肌可能会变厚。与对侧眼睛比较可能会有所帮助。Tenon 囊（指眶脂体与眼球之间薄而致密的纤维膜，此鞘包绕眼球大部分，向前在角膜缘稍后方与巩膜融合在一起，向后与视神经硬鞘膜结合）可能充满液体，导致巩膜和邻近的眼眶周围脂肪之间存在间隙（均为高回声）。
- 眼眶脂肪中存在多个袋状回声，表明有局部脓肿。认识到肌肉组织和脓肿之间的回声性差异对此很重要。

球后出血或眶周出血

眼周创伤可能导致眼后血管破裂，但破裂发生在眼眶内。由于这是一个封闭的空间，眼球后区域的血管将首先将眼球推向前。面部骨折的创伤可以将空气引入眼眶后或眼眶周围空间。空气通常表现为具有显著混响假象的高回声线或斑点。

超声表现

• 眼球后方的出血可被观察到。根据出血的时间，将表现为回声性多变的液体聚集区。这可能难以在超声上识别，并且如果出血具有与周围结构相似的回声，则容易漏诊。

经验与教训

• 检查时操作者手的稳定对于避免运动伪影非常重要。将手放在患者的鼻子、上颌骨或前额上有助于检查时的稳定性。

• 在检查眼球破裂病例时必须特别小心，因为给予眼球的压力会使患者的病情恶化。

• 超声伪影，包括阴影、边缘伪影、接触伪影、混响伪影和增益伪影，都会使诊断变得困难。与之相反的是，在某些情况下伪影也可以帮助识别病理结果，例如，金属异物会产生声学阴影和混响伪影，可以使其在其玻璃体内被识别。

• 始终评估双眼。如果症状是单侧的，应先从健侧眼开始，以了解基线解剖结构。

（曹彦 译　黄莹 校）

延伸阅读

Geeraerts, T., Launey, Y., Martin, L., *et al.* (2007) Ultrasonography of the optic nerve sheath may be useful for detecting raised intracranial pressure after severe brain injury. *Intensive Care Med.*, **33** (10), 1704–1711.

Kilker, B.A., Holst, J.M., Hoffmann, B. (2014) Bedside ocular ultrasound in the emergency department. *Eur. J. Emerg. Med.*, **21** (4), 246–253.

Kimberly, H.H., Shah, S., Marill, K., Noble, V. (2008) Correlation of optic nerve sheath diameter with direct measurement of intracranial pressure. *Acad. Emerg. Med.*, **15**, 201–204.

Newman, W.D., Hollman, A.S., Dutton, G.N., *et al.* (2002) Measurement of optic nerve sheath diameter by ultrasound: a means of detecting acute raised intracranial pressure in hydrocephalus. *Br. J. Ophthalmol.*, **86** (10), 1109–1113.

Singleton, J., Dagan, A., Edlow, J.A., Hoffmann, B. (2015) Real-time optic nerve sheath diameter reduction measured with bedside ultrasound after therapeutic lumbar puncture in a patient with idiopathic intracranial hypertension. *Am. J. Emerg. Med.*, **33** (6), 860; e5–e7.

Tayal, V.S., Neulander, M., Norton, H.J., *et al.* (2007) Emergency department sonographic measurement of optic nerve sheath diameter to detect findings of increased intracranial pressure in adult head injury patients. *Ann. Emerg. Med.*, **49** (4), 508–514.

第 21 章

气道/耳鼻喉(ENT)超声

Barton Brown，Srikar Adhikari

引言

头颈部疼痛、吞咽痛、声音嘶哑、面部肿胀和颈部肿胀是临床常见问题，同时也是急诊就诊的常见原因。众多病因可引发上述症状，针对不同的病因，急诊处理策略也有所不同。常见疾病如咽喉炎、扁桃体炎、单纯性涎石病和淋巴结炎等患者可在门诊接受对症治疗或口服抗生素。其他疾病，如扁桃体周围脓肿、牙脓肿、深层面部脓肿和复杂的面部骨折，需要紧急处理。面部、颈部或咽喉疼痛/肿胀的患者，其临床表现复杂多变，同时也给诊断和鉴别诊断带来了一定的难度。

耳鼻喉(ENT)超声检查已经成为一种非常有价值的诊断工具，用于快速评估面部和颈部疾病，包括吞咽痛或吞咽困难、面部肿胀、颈部肿块和面部创伤。超声可能会发现体格检查漏诊的脓肿。超声也可用于其他检查手段不易发现的各种面颈部疾病，包括淋巴结炎、唾液腺病变、甲状腺病变和其他颈部肿块。对于有症状的皮下肿块的患者，可以成功使用超声区分淋巴腺炎、蜂窝织炎和脓肿。

超声对于面部创伤检查也是一种十分实用的辅助检查手段，可以使用超声评估各种面部骨折。另外，当出现面部骨折、肿胀和出血等情况导致眼部检查操作困难或无法操作时，使用超声有助于眼部的评估和检查。

扫描技术

探头选择与参数设置

大多数面颈部的扫描部位相对表浅，因此不需要使用穿透力强的低频探头。通常使用分辨率高和图像质量佳的 7.5~10MHz 高频线阵探头（如果设备条件允许，可使用更高频率探头）。小部件预设装置最常用于表浅结构的细微评估。如果关注的扫描部位非常表浅，声学隔离垫可以用于提高图像分辨率。对于口内成像，小尺寸高频腔内探头可直接接触扁桃体进行检查。

常规技术

扫描区域通常至少显现两个标准平面 —— 典型的长轴平面和短轴平面。尽量识别相邻的组织结构，如血管、神经和淋巴组织。如果需要介入治疗，识别相邻组织结构可以帮助减少并发症的发生。最后，需要注意扫描结构的深度，如有需要，超声引导有助于穿刺引流的实施。

皮下肿块的评估

超声可用于确定肿块的性质，包括囊性、实质性或混合性。囊性或充满液体的肿块通常是低回声或无回声的影像，而实质性肿块则可以呈现多种超声影像。混合性肿块则具有上述两者的超声影像特征。

吞咽痛和吞咽困难

扁桃体周围脓肿

扁桃体周围脓肿(PTA)是最常见的头颈部深部感染(图21.1),好发于年轻成人。PTA通常发生于扁桃体上极,通常由扁桃体炎进展而来,或因扁桃体上极Weber腺阻塞而形成。

诊断

PTA与扁桃体周围蜂窝织炎的临床鉴别诊断比较困难，需要使用影像学或盲针抽吸的手段加以鉴别诊断。据报道,盲针抽吸技术的假阴性率为10%~24%,同时也存在穿刺损伤颈动脉、颈静脉或腮腺的风险,并可能会出现相关并发症。PTA的主要成像诊断方式是CT和口内超声。口内超声检查是非侵入性检查手段，并且紧急情况下可在床旁快速实施。与CT相比,口内超声的其他优势包括减少电离辐射和降低医疗费用。如果确诊为PTA,可以在实时超声引导下进行穿刺。急诊医生在超声引导下跟踪穿刺针的整个进针过程，预防诸如颈动脉损伤等并发症的发生。

管理

最新前瞻性研究的汇总数据表明，盲针抽吸与切开引流治疗PTA的首次成功率无显著差异，首次治疗成功率分别为91.6%和93.7%。多项研究证实，急诊医生使用口内超声能够诊断PTA和行超声引导下穿刺引流。

扫描技术

在局部或全身麻醉镇痛后，腔内探头表面覆盖无菌手套或避孕套，然后将探头置入口腔内检查区域。在超声评估PTA时,应明确颈动脉与脓肿的毗邻关系(见图21.1)。颈动脉通常位于扁桃体的后外侧和PTA内侧5~25mm处。当颈动脉不易识别时,可使用彩色多普勒成像加以辨认。PTA最常见的超声影像与大多数脓肿典型超声影像一致，表现为低回声或混合性的囊性肿块。一旦确诊为PTA,可在超声引导下使用18号、2英寸(5cm)的穿刺针穿刺抽吸(图21.2)。

会厌炎

会厌超声评估时，可将高频探头放置于喉上方的颈前部,从而可轻易获得超声影像。一项包括100例成人患者的前瞻性研究显示，平均会厌厚度为(2.39±0.15)mm。曾有相关病例报告使用超声对疑似会厌炎患者进行评估。这证明超声对于会厌评估可能是一种有益的诊断方式,特别是无法进行CT和喉镜检查,或转运过程中生命体征不平稳的患者。

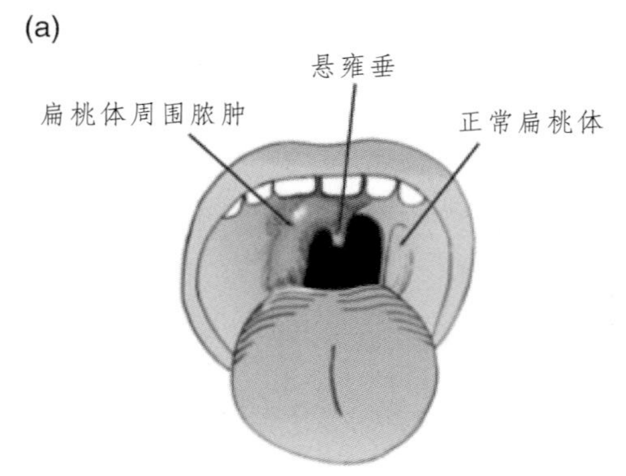

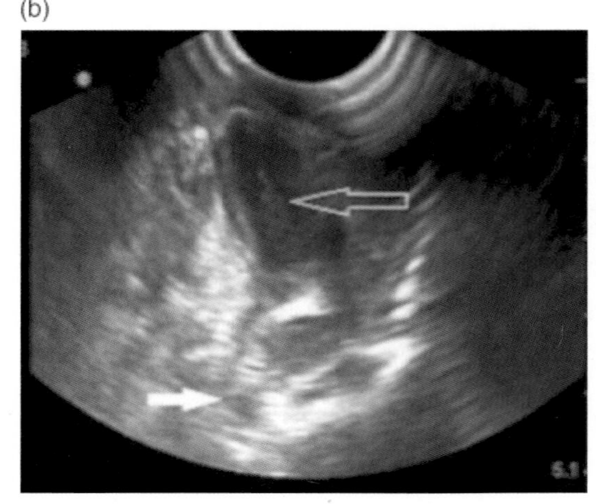

图21.1 (a)扁桃体周围脓肿(PTA)的解剖图。(b)内腔探头PTA超声影像。扁桃体内的低回声区域是脓肿腔(空心箭头所示)。远场显示颈内动脉(实线箭头所示)。可以根据需要应用彩色多普勒来区分动脉和周围结构(此图中未显示)。(Figure reproduced with permission from Matthew Nixon.)

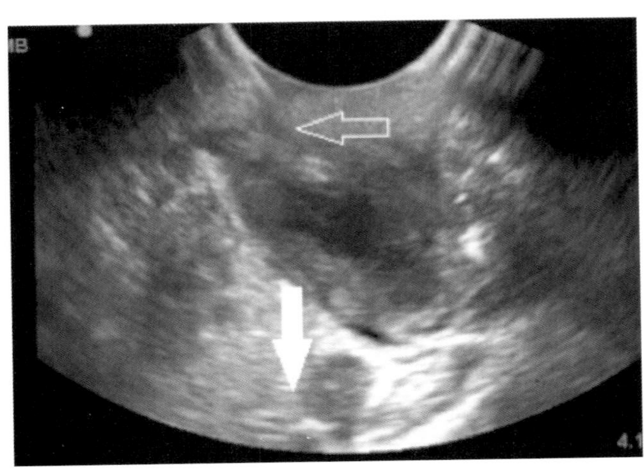

图 21.2　超声引导下 PTA 引流。可见高回声穿刺针(空心箭头所示)进入脓腔。在远场可见颈动脉(实线箭头所示)。血管结构和针应该可视化以预防血管意外穿刺损伤。

面颈部肿胀和疼痛

面部脓肿

面部脓肿是急诊常见的情况之一。临床检查难以辨别脓肿与蜂窝织炎以及其他原因引起的面部肿胀,通常需要影像学检查来区分这些病变。床旁超声针对面部浅表肿胀是一种有价值的诊断工具,不仅可以确定是否存在脓肿,而且在检测感染分期时也是一种可靠的手段。如果需要引流,可以在超声实时引导下进行,避免造成毗邻结构如动脉、静脉和神经的损伤。引流后,可以使用超声对病灶部位再次评估,以确定是否引流彻底。

超声表现

根据脓腔内部的组织性质，脓肿可以呈现多种超声影像。超声可以检测到各种液体和固体组分混合的脓肿。大多数液化的脓肿往往呈现低回声或无回声影像。相对于毗邻组织结构,脓肿最常见的影像为低回声影(图 21.3)。坏死的碎片或组织则呈现多回声的、混合性肿块超声影像。同时,可以在脓肿内部观察到隔断和气体影(图 21.4)。探头轻压脓肿可能会显示脓肿内液体漩涡流动征(视频 21.1)。彩色多普勒可能显现为脓肿周围组织充血，但脓肿内部无血流影。一旦确诊为脓肿,可以在超声实时引导下进行穿刺引流,使用超声对病灶部位再次评估,以确定是否引流彻底。

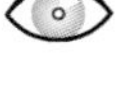

涎石病/涎腺炎

腮腺感染可能由病毒(通常是腮腺炎病毒)或细菌(通常为葡萄球菌属)病原体感染所致。涎腺炎在成人中约 50%与涎石病有关。超过 80%的涎腺结石位于下颌下腺或 Wharton 导管，而大约 15%的病例发生在腮腺或 Stensen 管。舌下结石比较罕见。

超声表现

涎石病可通过超声检查发现结石确诊，典型超声表现为声学阴影,以及扩张的唾液导管[图 21.5(a)

(a)

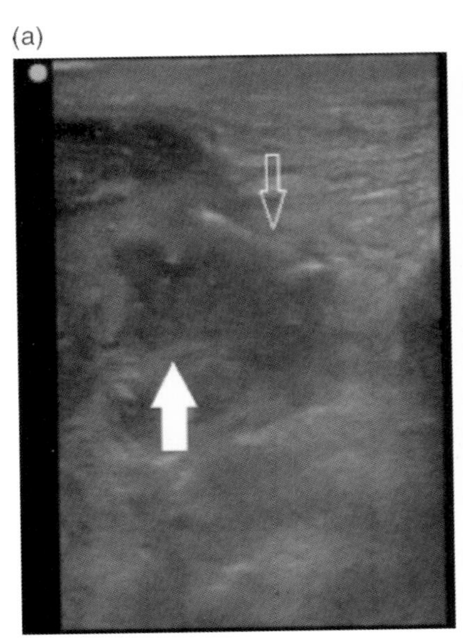

(b)

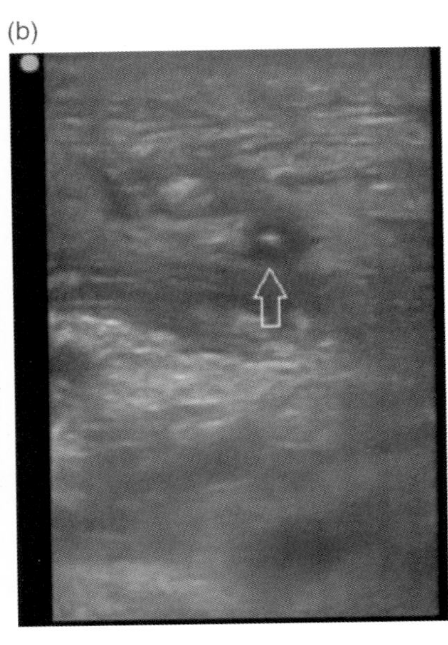

图 21.3　图像显示患者颈部有复杂的积液,曾应用静脉注射药物进行治疗。(a)穿刺针位于脓肿上部(空心箭头所示),针显示于纵向视图中。(b)穿刺针的横向图像(空心箭头所示),针体被无回声液体包围。

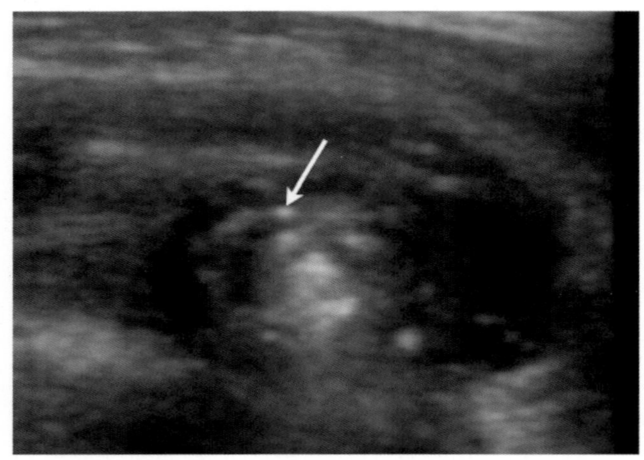

图 21.4 复杂积液伴脓肿内部气体的超声影像。由于声学不匹配,脓肿内的气体呈明亮不规则“噪点”的回声斑点影(箭头所示)。

和图 21.5(b)]。唾液导管与血管的鉴别可以使用彩色多普勒辅助诊断[图 21.5(c)]。腮腺炎症典型超声影像表现为弥漫性扩大的腺体并伴有回声降低。彩色多普勒显示感染的腺体充血。腮腺感染时超声可能扫描到腺内淋巴结。细菌性腮腺炎发生时,在腮腺中可以形成脓肿。应用超声实时引导下进行脓肿穿刺引流。随着慢性腺体炎症的形成,可导致导管扩张。

颈部肿块

超声对于颈部肿块是一种有效的评估诊断工具,可用以鉴别脓肿、颈淋巴结炎、淋巴结异常增大或实质性肿块。超声可以对囊性和实质性肿块加以鉴别(图 21.6)。其他颈部肿块的超声诊断包括甲状腺肿大或肿块、血管异常、唾液腺病变和先天性畸形。

超声表现:颈部肿块

灰度和多普勒超声有助于区分颈部肿块的性质。灰度可显示肿块的性质,包括大小、形状、回声和钙化。根据不同的病因,实质性肿块可呈现多种超声影像。囊性肿块通常表现为囊液特征性无回声影像。囊肿的超声表现因出血、感染和隔膜等因素有所不同。甲状舌管囊肿和鳃裂囊肿是颈部肿块的常见原因。甲状舌管囊肿通常在颈部内侧发现,而鳃裂囊肿常在颈部外侧发现。

超声表现:淋巴结炎

淋巴结炎表现为低回声肿块,多普勒超声可显示淋巴结门血管异常。另外,脓肿腔无液体流动征。与周围组织相比,正常反应性淋巴结主要为低回声影像。转移性淋巴结使用彩色多普勒扫描显示特征性的血管影。

(a)

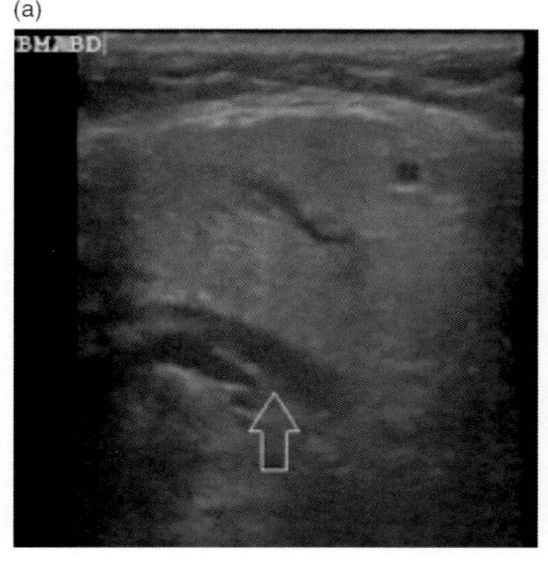

(b)

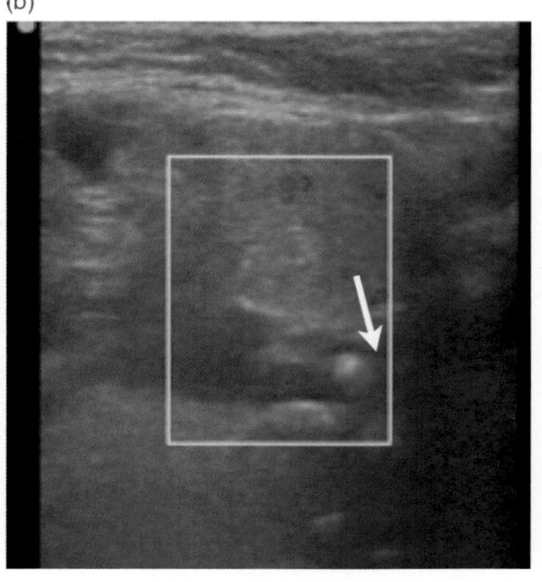

图 21.5 急性左下面部疼痛和肿胀患者的下颌下腺图像。(a)近端 Wharton 导管扩张(空心箭头所示)。(b)导管远端显示高回声结石梗阻影像(箭头所示)。(c)彩色多普勒显示导管中无血流影,多普勒有助于区分导管结构与血管。(待续)(扫码看彩图)

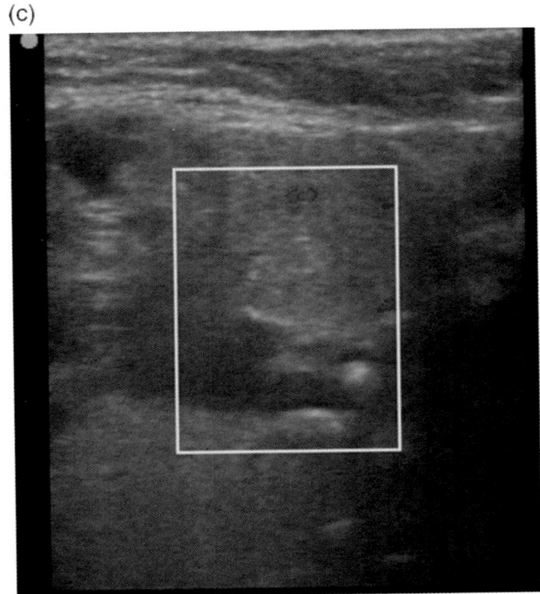

图 21.5(续)

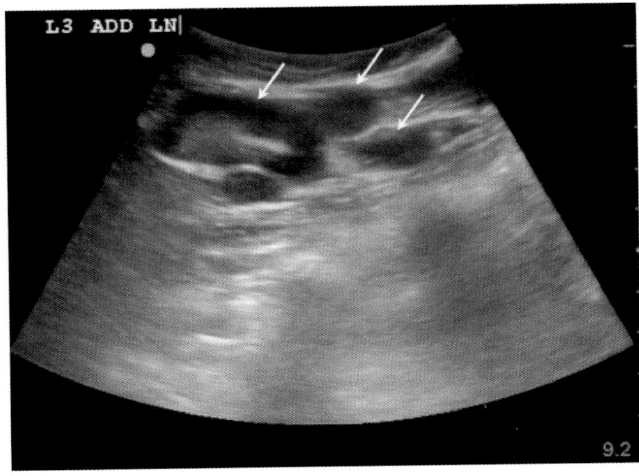

图 21.6　一例淋巴瘤患者前下颈部多个明显增大淋巴结的超声影像。(Image courtesy of Beatrice Hoffmann M.D.)

面部创伤

面部骨折

超声已被用于评估鼻骨和其他面部的骨折。通常使用高频探头(15~30MHz)对浅表面部骨骼进行评估。这可以提高分辨率,因为所关注的区域并不需要太多穿透。

面部创伤的眼部评估

当严重面部创伤，如面部骨折或肿胀直接影响评估时,超声也可用于评估瞳孔反射和眼外运动。使用 7.5~10MHz 探头,可以实时观察眼外运动。瞳孔反射可以通过灯光照射健侧眼和观察眼交感反射这两种方法进行评估(视频 21.2)。

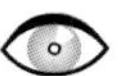

(曹彦 译　黄莹 校)

延伸阅读

Blaivas, M., Theodoro, D., Duggal, S. (2003) Ultrasound-guided drainage of peritonsillar abscess by the emergency physician. *Am. J. Emerg. Med.*, **21**, 155–158.

Dewitz, A. (2003) Soft tissue applications, in *Emergency Ultrasound* (eds O.J. Ma, J. Mateer), McGraw-Hill, New York, p. 385.

Galioto, N.J. (2008) Peritonsillar abscess. *Am. Family Phys.*, **77** (2), 199–202.

Hirai, T., Manders, E.K., Nagamoto, K., Saggers, G.C. (1996) Ultrasonic observation of facial bone fractures: report of cases. *J. Oral Maxillofac. Surg.*, **54** (6), 776–779; discussion 779–780.

Jenkins, C.N., Thuau, H. (1997) Ultrasound imaging in assessment of fractures of the orbital floor. *Clin. Radiol.*, **52** (9), 708–711.

Johnson, R.F., Stewart, M.G. (2005) The contemporary approach to diagnosis and management of peritonsillar abscess. *Curr. Opin. Otolaryngol. Head Neck Surg.*, **13** (3), 157–160.

Johnson, R.F., Stewart, M.G., Wright, C.C. (2003) An evidence-based review of the treatment of peritonsillar abscess. *Otolaryngol. Head Neck Surg.*, **128** (3), 332–343.

Katz, P. (2009) Clinical ultrasound of the salivary glands. *Otolaryngol. Clin. North Am.*, **42** (6), 973–1000.

Lyon, M., Blaivas, M. (2005) Intraoral ultrasound in the diagnosis and treatment of suspected peritonsillar abscess in the emergency department. *Acad. Emerg. Med.*, **12**, 85–88.

Peleg, M., Heyman, Z., Ardekian, L., Taicher, S. (1998) The use of ultrasonography as a diagnostic tool for superficial fascial space infections. *J. Oral Maxillofac. Surg.*, **56** (10), 1129–1131.

Promes, M. (1997) Miscellaneous applications, in *Ultrasound in Emergency and Ambulatory Medicine* (eds B. Simon, E. Snoey), Mosby, St Louis, p. 250.

Thiede, O., Krömer, J.H., Rudack, C., Stoll, W., Osada, N., Schmäl, F. (2005) Comparison of ultrasonography and conventional radiography in the diagnosis of nasal fractures. *Arch. Otolaryngol. Head Neck Surg.*, **131** (5), 434–439.

Werner, S.L., Jones, R.A., Emerman, C.L. (2004) Sonographic assessment of the epiglottis. *Acad. Emerg. Med.*, **11** (12), 1358–1360.

Ying, M., Ahuja, A., Brook, F., Metreweli, C. (2001) Vascularity and grey-scale sonographic features of normal cervical lymph nodes: variations with nodal size. *Clin. Radiol.*, **56**, 416–419.

第 3 部分

儿科超声

第 22 章

儿童肌肉骨骼床旁超声

Paul Atkinson, Peter Ross

引言

床旁超声(PoCUS)对儿科肌肉骨骼(MSK)的诊断作用超过传统的影像学。PoCUS 有许多适应证和条件,并可提供许多建议。一般来说,PoCUS 因为可在床边评估疾病过程,为诊断提供实时信息,以相对较低成本和可获得性,较其他如 CT 和 MRI 等方法应用更广泛。在儿科人群中不需要镇静剂、没有电离辐射风险的超声检测特别实用,超声是唯一适合并可对未成熟(即软骨)骨骼显像及评估的方法。

超声多用于发育中的 MSK 病,包括髋关节发育不良(DDH)、足异常和软组织肿块。然而,这一章的重点将集中在 PoCUS 及其在紧急情况中的应用,包括感染性、炎症性和创伤性情形。有关 PoCUS 在小儿骨折管理中的讨论,请参阅第 28 章。

技术

大多数 MSK 结构的位置相对浅表,高频(9~17MHz)线阵探头适用于评估大多数儿科 MSK 病症。高频探头可以最大限度地提高表面区域的图像细节,而低频探头可以更深入地穿透更深层的结构,例如老年人或肥胖儿童的髋部结构。另外,由于儿童体型小,对于儿科应首选相对小的探头。与任何检查一样,患者最佳体位和舒适度是关键,PoCUS 应在安静的房间内进行,患儿的护理人员应陪在床边。在检查技术方面,选用适量的超声凝胶及适当的探头操作(包括将探头垂直于感兴趣的结构定位),探头用检查者的小指和小鱼际肌隆起部位固定,进行多角度评价,这些对获得高质量临床有用的超声图像都很重要。在探头和皮肤之间使用水浴或小袋盐水可使表面结构看得清楚,因为非常近的区域可能不包括皮肤。为了最大化获得信息,重要的是利用 PoCUS 的动态特性并评估最大压痛点,在适当的情况下通过一系列运动观察骨骼和组织,并比较对侧结构,这可以提供非常宝贵的正常对比图片。

正常解剖学

每种病症的特定解剖结构将在后面讨论,但应该为读者准备好从浅表到深层结构的 MSK 解剖学的基本描述,以便进行更详细的讨论。皮肤(表皮和真皮)表现为回声外层,下层为低回声皮下脂肪。结缔组织在整个低回声皮下脂肪中可能表现为轻度回声条纹,以及一层薄薄的回声筋膜覆盖在具有"大理石外观"的横纹肌上,表现为由低回声肌实质分隔的多个线性回声结构(纤维隔膜)的稍深组(图 22.1)。骨骼有容易识别的形状,由高回声皮质和后部阴影可明确,而韧带在横向平面中表现为回声纤维状结构(图 22.2)。肌腱也在横向平面中显示为纤维状结构,但真实的功能呈现出多个线性结构,看起来类似于较薄的肌肉组织,通常逐渐减少到肌肉插入部位。最后,正常的软骨出现低回声,与周围的关节间隙和骨骼分界,而未成熟的软骨是低回声的,有时具有非常薄的高回声边缘。

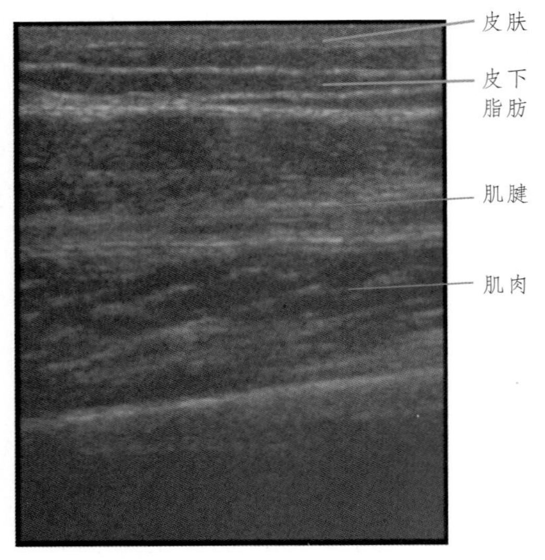

图 22.1 正常肌肉和肌腱外观。

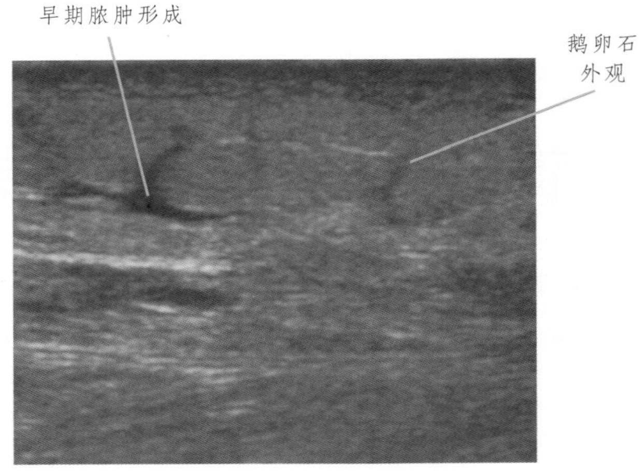

图 22.3 皮下组织的“鹅卵石”,如在蜂窝织炎中所见,小的低回声区代表早期脓肿形成。

皮肤和软组织感染

PoCUS 可用于诊断、评估,还常用于治疗小儿皮肤和软组织感染。评估常用于蜂窝织炎、脓肿和急性血源性骨髓炎。

蜂窝织炎通常在临床上很明显，但 PoCUS 可有助于跟踪感染的进展，特别是在明确脓肿可能需要引流的时候。在其早期阶段,蜂窝织炎在超声上可能表现正常。但随着病情进展,皮下脂肪的回声增加似乎导致脂肪和真皮之间的界面丧失。脓肿表现为低回声(暗)离散集合(图 22.3)。

急性血源性骨髓炎可能伴有发烧、疼痛或败血症。它也可能表现为非特异性症状或与持续性软组织感染有关。PoCUS 在评估中的作用有限,但当其他方式不实用时它可能有用，并且它是找到将要消失的脓液的最佳选择。在超声中观察到的变化包括骨膜反应、骨膜下脓肿的存在和血管增加。可以看到骨膜反应和骨膜下脓肿为液体的低回声，用彩色多普勒血流图可评估血管丰度(图 22.4)。

异物

残留的异物(FB)可能难以在儿童中诊断,并且常常首先被遗漏,从而导致疼痛,覆盖蜂窝织炎,有时还会形成脓肿。使用 X 射线摄影可显示射线不能透过的材料,如金属和玻璃,但 PoCUS 也可以显示射线可透过的玻璃、木材和塑料 FB。FB 的超声检查也

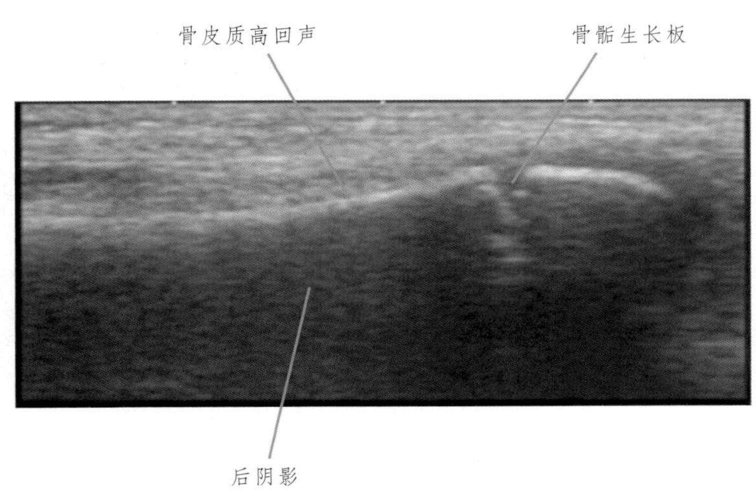

图 22.2 正常的长骨外观。

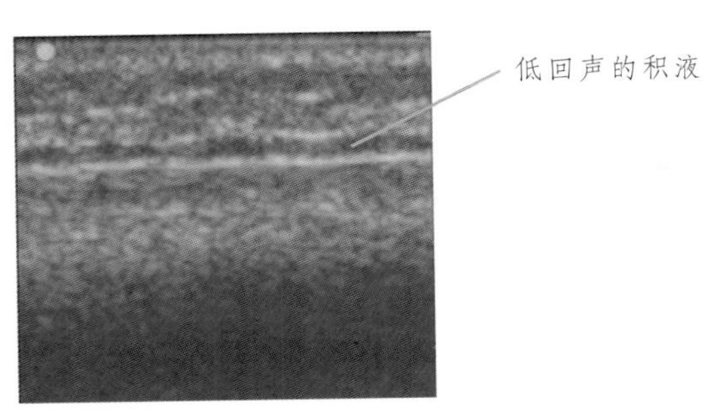

图 22.4 骨膜反应。

可以显示后阴影或下阴影，使得定位比荧光检查更容易。超声也可以实时用于指导和确认 FB 去除；这可以通过引导两个定位针来标记 FB，或者通过直接观察靠近 FB 的镊子来完成(图 22.5)。

脱位/半脱位

儿童最常见的脱位/半脱位是桡骨头半脱位，通常称为“拉肘”或“护士肘”。这种损伤通常发生在手臂处于最大伸展和牵引期间(例如，当儿童在伸展、手臂摆动时)。拉肘通常在麻醉或成像的情况下减少，损伤通常包括鹰嘴的轻微撕脱，X 线片和超声可有助于诊断。在桡骨头半脱位中，桡骨头从上覆的环状韧带下方滑出，并且在超声上可以观察到桡骨头和肱骨小头之间的距离增加(特别是在旋前旋转时)，以及环状韧带撕裂和动态重新定位。第二种最常见的儿童脱位是肩关节前脱位，主要发生在青少年。使用与成人描述相同的技术，PoCUS 可以有助于确认这种损伤。PoCUS 的使用也在先天性髌骨脱位的诊断和治疗中有所描述。先天性髌骨脱位通常可在婴儿中观察到，并且这是一个使用超声评估软骨(非骨化)骨骼很好的示例，因为先天性髌骨脱位的 X 线片通常是正常的。

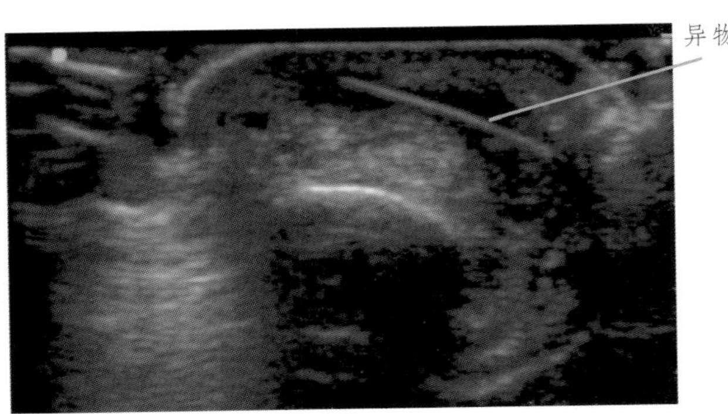

图 22.5 PoCUS 显示皮下异物。

韧带、肌腱和肌肉损伤

儿童韧带和肌腱损伤相对不太常见，儿童的未成熟骨骼(特别是骨骺板)比周围的肌腱和韧带复合体弱，因此，更容易发生骨折。由于未成熟骨相对较弱，儿童肌腱的损伤通常发生在腱骨交界处，典型的例子是胫骨结节骨骺炎(也称 Osgood-Schlatter病)。在超声检查中，损伤的特征在于不规则的骨表面、无明显的纤维状外观的增厚或破碎的肌腱，以及小的高回声撕裂骨片。Osgood-Schlatter 病在平片上通常很明显，但如上所述可以从超声中获得更多信息。超声还可用于诊断其他部位的牵拉性骨关节炎，如将腘后肌群嵌在坐骨结节上，平片的作用就较小。其他韧带和肌腱损伤，例如内侧腓肠肌撕裂或肩袖损伤，在儿童中非常罕见；如果在青少年中确实发生此类损伤，则通常可以应用与成人类似的方法治疗损伤。可以使用超声评估血肿形成来量化肌肉撕裂。肌肉内的深部低回声区域可认为是血肿(图 22.6)。

步骤

PoCUS 的实时性、安全性和易用性使其成为各种程序中的有用工具，包括穿刺、活组织检查、血管

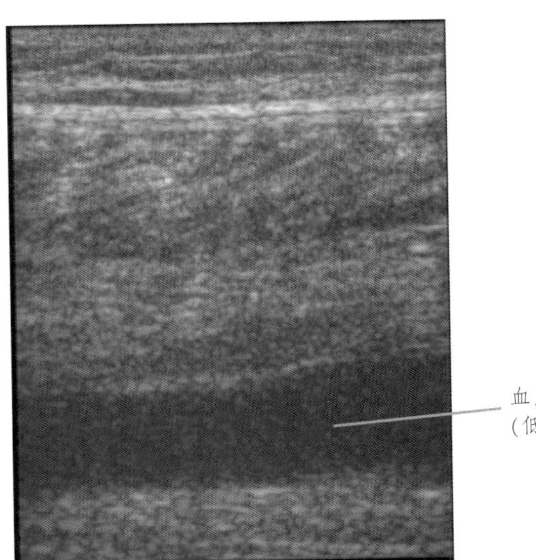

图 22.6 肌肉血肿。

通路、神经阻滞等。事实上,超声的使用与手术成功率增加、并发症(如出血、感染)减少、儿童麻醉需求减少以及住院时间缩短有关。虽然超声可用于各种儿科 MSK 手术,包括图像引导下活检,但 PoCUS 对于非放射科医生最常见和最成熟的应用是液体/关节穿刺。穿刺既具有诊断性,也具有治疗性,包括潜在的化脓性关节的检查和有症状的积液或关节积血的减压。在实施穿刺术之前,应该从监护人和患儿那里获得同意,并且告知手术的风险,包括疼痛、出血和感染。患者的位置将根据要吸引的关节而变化。特别建议患儿在穿刺时仰卧,双腿伸直,这样大多数囊腔都可以容易地看到。在技术方面,当穿刺针在超声波束的平面内(针头从探头的末端进入;图 22.7),我们以较小的角度观察时,最容易看到穿刺针。通常,关于患者定位和穿刺的关键,是将儿童放在提供最大视面的舒适的位置,并且当穿刺针进入最大积液的区域时可直接观察针头位置。鉴于直接可视化穿刺的实用性,超声引导关节穿刺可能很快成为颈内静脉行中心静脉导管放置的标准治疗。

关节积液

评估积液对于多种疾病都是非常有用的,包括脓毒性关节炎、结缔组织疾病、反应性关节炎、凝血障碍和创伤。PoCUS 可快速筛查多个关节的受累情况,其敏感性远高于临床检查和平片。

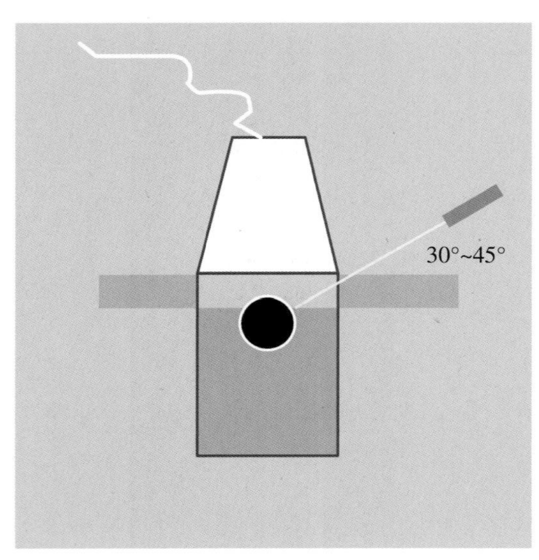

图 22.7 用于超声引导的“平面视图”方法。

渗出物在关节内表现为低回声、可压缩的特点。确保它们的多普勒血流频谱是负向的,从而将它们与周围的血管区别开来。

虽然超声可用于准确排除或检测关节积液,但它无法区分炎症、出血或漏出性原因,这需要结合临床和穿刺。

超声还可用于检测滑膜是否增厚、滑膜的血流量以及骨或软骨的糜烂,所有这些都可能是早期滑膜炎的征兆。

超声评估小儿髋关节

技术

如果可以,应使用具有儿童髋部/MSK 预设的高频(7~12MHz)探头。应调整深度,使最深点位于骨表面,并调整增益,以最好地观察低回声渗出。

当寻找积液时,儿童取仰卧位,臀部中立,并将腿外旋,以帮助迫使液体进入关节囊的前部空间。探头放置在平行于股骨颈长轴的倾斜角度(图 22.8)。两边髋部应该始终进行对比评估。请注意,这种方法与用于评估发育性髋关节发育不良的技术有很大不同。

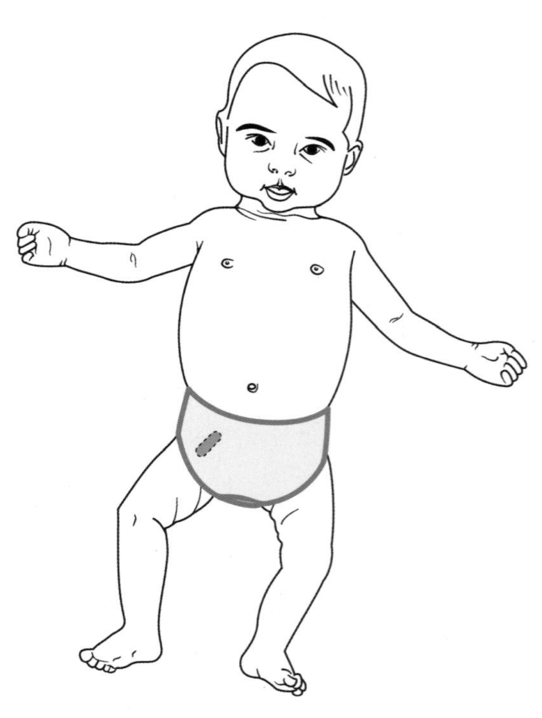

图 22.8 检查儿童髋关节的探头位置。

解剖学

这种方法中有几个骨性标志；可以看到股骨的回声皮层，可以识别颈部、头部和生长板。股骨尾部是髋臼的前缘。关节囊可以在皮质上方看到，并且囊的表面是髂骨肌(图 22.9)。关节囊通常具有凹边缘，最大深度为 2~5mm。比较每一侧时，每个关节囊的深度和形状应大致对称。

髋关节(敏感)疼痛

在儿童中，无创伤性的髋关节疼痛相对常见。病因包括良性短暂性滑膜炎、Perthes 病变、股骨骺滑脱、炎症性关节病的早期表现、化脓性关节炎和骨折。通常情况下，孩子会出现跛行或拒绝承受重量；然而，临床上很难区分病因，因为症状和体格检查往往存在很多重叠。评估包括详细的病史和体格检查、髋关节成像以及基本实验室检查，包括全血细胞计数和炎症标记物。仅 PoCUS 无法区分短暂性滑膜炎和化脓性关节炎；超声的主要作用是评估是否存在积液。

积液

超声可以检测到仅仅 1mL 的滑液，并且在评估关节内的积液时敏感性超过 90%。没有积液则可以排除化脓性关节炎；因此，超声可以非常有效地排除化脓性髋部。然而，值得注意的是，在没有积液的情况下，可能存在骨髓炎。

当关节囊在前表面凸出大于 3mm，或者当一侧的髋部比对侧大至少 2mm 时，就会出现积液(图 22.10)。

超声在识别积液方面很敏感，但不能很好地识别其原因。增加的多普勒血流或滑膜内的碎片可能会引起化脓性关节炎，但这些发现既没有敏感性也不具有特异性。当临床上可疑时，可以通过关节的穿刺和滑液分析来排除感染。

穿刺术

PoCUS 可用于定位和引导穿刺。但是，首要问题是这种侵入性手术是否必要。如果发烧、炎症标志物升高或整体临床印象怀疑有化脓，穿刺可能是最安全的方法。在没有这些考虑的情况下，可以进行观察是否出现化脓。

如果需要穿刺，超声定位和引导可以提高成功率。超声可用于定位积液并找出关节囊扩张最大的位置。一旦标记该区域，就可以盲抽，或者可以用超声来引导穿刺针进入。在短轴中可以看到环向下效应，而在长轴(在平面中)可以看到针。

发育不良的髋关节

超声通常用于评估髋关节发育不良。而解释成像和诊断非常复杂，需要大量的操作技能和经验，这超出了本章的讨论范围。

总结

与其他成像技术相比，超声具有许多优点，包括易用性、实时动态观察、无电离辐射、广泛实用性和成本低。这些优点在 PoCUS 对儿童 MSK 病症的诊断和治疗应用中表现十分明显，包括皮肤和软组织感染、韧带和肌腱损伤、脱位、关节积液穿刺和异物移除。

超声可用于检测髋关节内非常少的积液，敏感

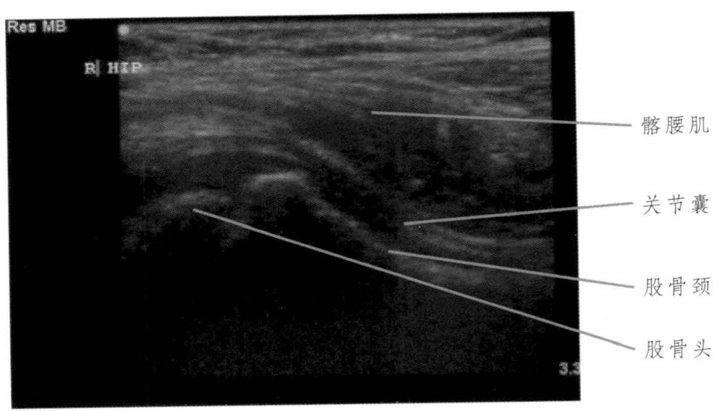

图 22.9 小儿髋关节的正常外观。

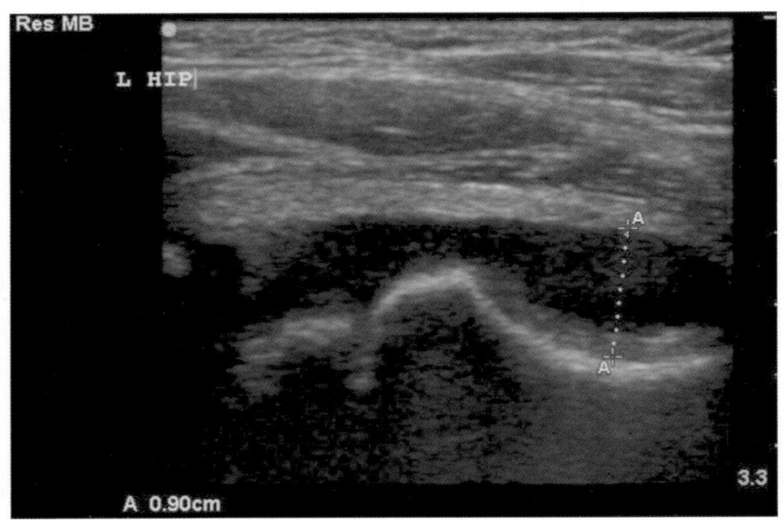

图 22.10 超声显示 9mm 的髋部积液。

性为 90%。没有积液可以有效地排除化脓性关节炎或滑膜炎等。仅仅发现积液并不能确定病因。在怀疑有化脓性关节炎的情况下，可以使用超声来定位最大的积液区域并引导穿刺针进入。

最后，尽管 PoCUS 在儿科 MSK 病症中有许多已确立的用途，但随着研究的深入和临床医生能力的发展，很可能会出现其他用途。

（周舟 译 余方 校）

延伸阅读

Azam, Q., Ahmad, I., Abbas, M., Syed, A., Haque, F. (2005) Ultrasound and colour Doppler sonography in acute osteomyelitis in children. *Acta Orthop. Belg.*, **71** (5), 590–596.

Delaney, L.R., Karmazyn, B. (2011) Developmental dysplasia of the hip: background and the utility of ultrasound. *Semin. Ultrasound CT MRI*, **32**, 151–156.

Durston, W., Swartzentruber, R. (2000) Ultrasound guided reduction of pediatric forearm fractures in the ED. *Am. J. Emerg. Med.*, **18**, 72–77.

Fananpazir, G., Allison, S.J. (2011) Common application of musculoskeletal ultrasound in the emergency department. *Ultrasound Clin.*, **6**, 215–226.

Jacobson, J.A. (2007) Introduction to musculoskeletal ultrasound. *Ultrasound Clin.*, **2**, 569–576.

Karmazyn, B. (2011) Ultrasound in pediatric musculoskeletal disease: From head to toe. *Semin. Ultrasound CT MRI1*, **32**, 142–150.

Kim, K.C., Eckhardt, B.P., Craig, C., & Kuhns, L.R. (2004) Ultrasound of the annular ligament partial tear and recurrent pulled elbow. *Pediatr. Radiol.*, **34**, 999–1004.

Malcius, D., Jonkus, M., Kuprionis, G., Maleckas, A., Monastyreckiene, E., Uktveris, R., Rinkevicius, S., Barauskas, V. (2009) The accuracy of different imaging techniques in diagnosis of acute hematogenous osteomyelitis. *Medicina*, **45** (8), 624–631.

Nath, A.K., Sethu, A.U. (1992) Use of ultrasound in osteomyelitis. *Br. J. Radiol.*, **65** (776), 649–652.

Nath, A.K., Sethu, A.U. (2003) An update on use of ultrasound in osteomyelitis and importance of power Doppler. *Ultrasound Med. Biol.*, **29** (5S), S126.

Navarro, O.M., Parra, D.M. (2009) Pediatric musculoskeletal ultrasound. *Ultrasound Clin.*, **4**, 457–470.

Ramirez-Schrempp, D., Dorfman, D., William, B., Litelpo, A. (2009) Ultrasound soft tissue applications in the pediatric emergency department: To drain or not to drain? *Ped. Emerg. Care*, **25** (1), 44–48.

Riebel, T.W., Nasir, R., Nazarenko, O. (1996) The value of sonography in the detection of osteomyelitis. *Pediatr. Radiol.*, **26** (4), 291–297.

Squire, B.T., Fox, J.C., Anderson, C. (2005) ABSCESS: applied bedside sonography for convenient evaluation of superficial soft tissue infections. *Acad. Emerg. Med.*, **12**, 601–606.

Tayal, V.S., Hasan, N., Norton, H.J., *et al.* (2006) The effect of soft-tissue ultrasound on the management of cellulitis in the emergency department. *Acad. Emerg. Med.*, **13**, 384–388.

第 23 章

床旁超声在儿童和新生儿重症监护中的应用

Mahmoud A. Elbarbary

引言

本章的目的是解释超声在新生儿重症监护病房(NICU)和儿科重症监护病房(PICU)中的特殊应用。

重症监护病房(ICU)的特点与急诊科可能有些不同：

- 患者在ICU停留的时间更长，可能需要反复进行超声扫描。
- 超声更常用于显示病变的大小而不是诊断范围。
- 超声扫描用于目标导向治疗。
- ICU使用超声引导的步骤可能与急诊科的步骤不同。
- 选择性扫描和紧急扫描一样都需要考虑。
- 在ICU中可能会更频繁地遇到特殊现象。

儿科ICU血流动力学管理

最新的证据表明，目标导向超声在评估NICU和PICU中非创伤性、有症状性且无差异性的低血压患者中是一种少见、可行的病因诊断，并可使医生对最终诊断产生更准确的印象。血流动力学管理的两个基本组成部分与心脏功能和血流状态有关。床旁超声有助于评估、诊断和优化干预，并进一步追踪这两个步骤。

左心室收缩功能

其中包括通过整体可视化评估或客观数值测量等参数，如缩短分数(FS)和射血分数(EF)。

- 总体评估：当左心室排空超过一半体积时，则表示正常(即EF>55%)。EF轻度受损为45%~55%，中度为30%~44%，严重损伤为<30%。
- 用于评估心室功能的其他客观参数在本书的其他地方有所描述，包括M模式、二维或多普勒评估反映左心室舒张末压(LVEDP)，从而反映左心房压力。这些参数可用于评估肺水肿的不同病因、血液评估和强心药滴定。这些测量是心排血量测量的补充，其根据连续性方程来估计。

容积状态

如前所述，容积状态通过下腔静脉(IVC)变异性和总心室容积来评估。将两种评估结合起来对于通过以下四个步骤解释不同类型的儿科休克至关重要：

(1)完全排除现有的心脏病。这可以通过排除左心室和右心室的严重扩张、肥大或显著的瓣膜异常来完成。

(2)评估IVC的血流状态。在低血容量时，预计呼吸困难患者的吸气性塌陷> 50%，或被动机械通气时吸气性紊乱> 20%。低血容量可以是绝对低血容量(出血、脱水、第三间隙)或相对低血容量(败血症、过敏反应、药物)。液体治疗后IVC的反应性可以指导液体需求。如果与右心室征象相关，扩张和固定的IVC可能表明肺动脉高压或心脏压塞(参见步骤3)。

(3)评估右心室。在存在固定、扩张的IVC情况下，右心室可能变小或运动过度，提示心脏压塞；若出现扩大和运动功能减退，则提示肺动脉高压或右心室梗死。其他的诊断特点对于这两种情况都有意义：对于心脏压塞，包括收缩晚期右心房反向或塌陷（心房舒张），这是一个极其敏感的征象；在舒张早期右心室反向或塌陷（敏感性较低，特异性高），心脏摆动及心脏周围有液体或血凝块等特征。对于肺动脉高压，通过三尖瓣的多普勒血流评估可以在没有肺动脉瓣病变的情况下准确估计肺动脉收缩压；室间隔向左心室移位也表明右心室收缩压高。

(4)评估左心室功能。高动力型左心室不需要使用强心药，而低动力型左心室则需要。同样，该步骤与步骤2(血流状态)结合将有助于确立诊断、启动干预和监测治疗对患者的影响。

这种系统化的四步法可能有助于决定容量与正性肌力药。监测作用可以实现心室充盈和心室功能的特定目标（目标指导）。

机械通气

心脏跨壁压等于循环压力减去胸膜腔内压。因此，正压通气(PPV)通常有利于受损的左心室，因为左心室游离壁的跨壁压降低，从而减少左心室后负荷。相反，由于前负荷的减少和右心室后负荷的增加，PPV通常会对受损的右心室构成负担。超声可以优化PPV以获得最大益处，并避免对心室产生不必要的副作用。

在这种情况下，结合肺部和心脏超声将可达到最佳的呼气末正压水平(PEEP)，而对右心室未产生有害影响。在机械通气的脱机过程中，可以利用LVEDP的二尖瓣的流量进行评估。最佳PEEP的滴定（图23.1）可以通过开放塌陷的肺泡，改善功能残气量来帮助右心室，从而降低肺血管阻力。在PPV脱机期间用心脏和肺部超声重复评估，将有助于滴定呼吸和循环支持。

膈肌和声带麻痹可导致拔管失败。床旁超声可以轻松检测到这两种情况，膈肌麻痹如图23.2所示。当患儿在仰卧位自发呼吸并且颈部伸展最小时，可进行声带的超声检查，在可以放置探头的位置及环状软骨和气管上轻轻操作。建议使用频率为8~12MHz的线性或曲线传感器。探头应放在甲状软骨的轴向（横向）平面上，可用作声学标志。

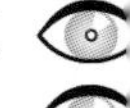

视频23.1显示了膈肌的超声，可以帮助识别反常运动情况下机械通气脱机失败。视频23.3a和b显示了声带的超声。这些可用于评估难以拔管、拔管后喘鸣和痉挛的病例。

操作的相关特点

通常在急诊室进行的手术中操作，也在ICU中进行，并通过超声进行辅助，这些操作包括腰椎穿刺（图23.3）、腹腔穿刺术、心包穿刺术（图23.4和视频23.2）、经外周静脉置入中心静脉导管(PICC)、脓肿引

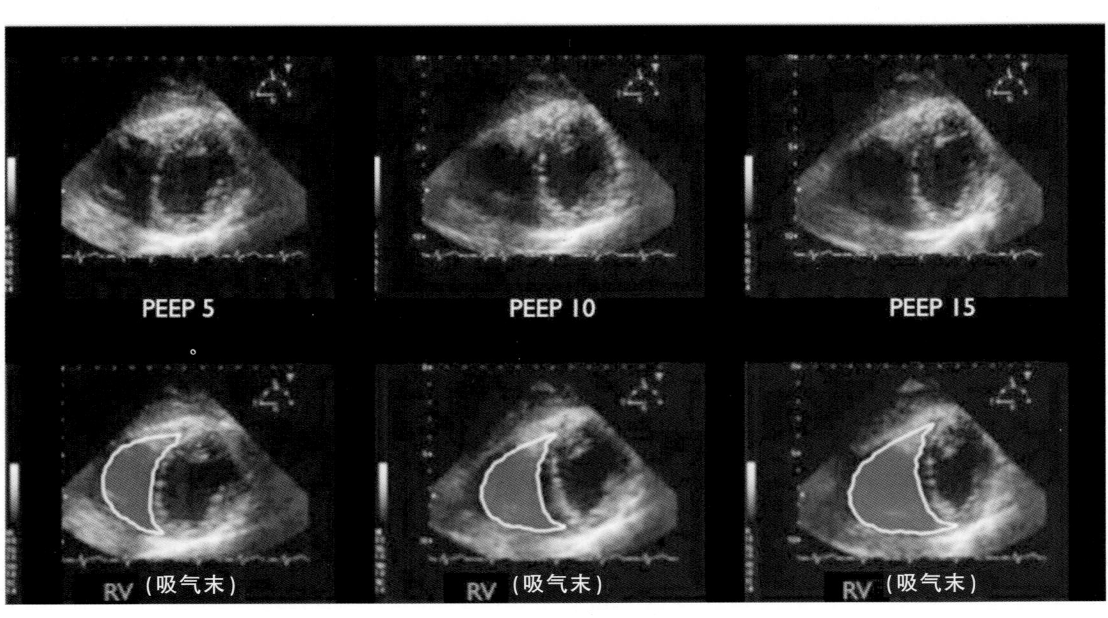

图23.1 呼气末正压(PEEP)5mmHg、10mmHg和15mmHg时对右心室的影响。

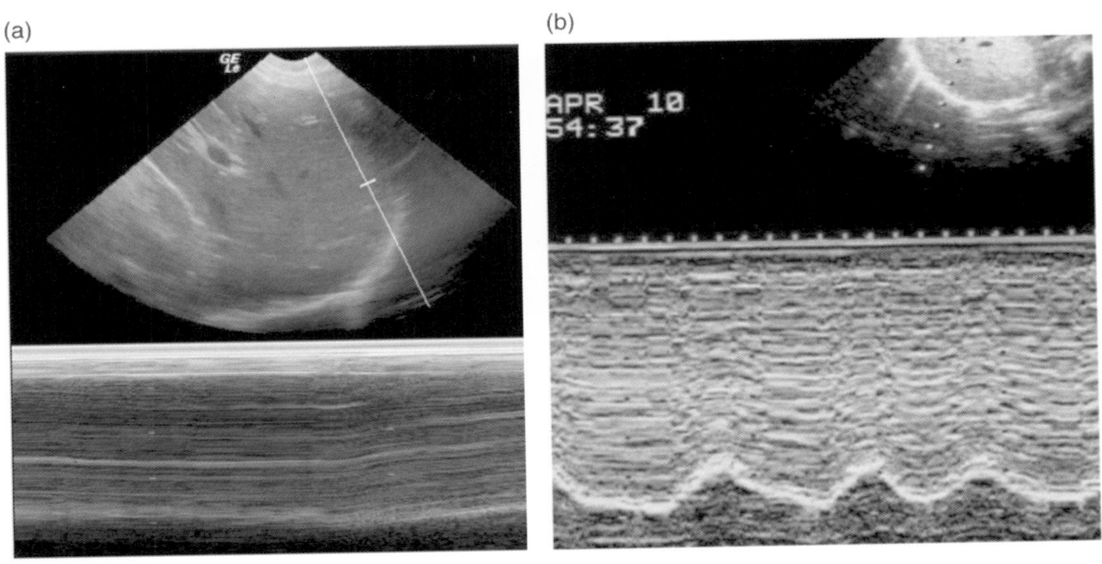

图 23.2　使用 M 模式超声波进行膈肌运动评估。(a)M 模式显示膈肌无运动。(b)M 模式显示膈肌的运动。

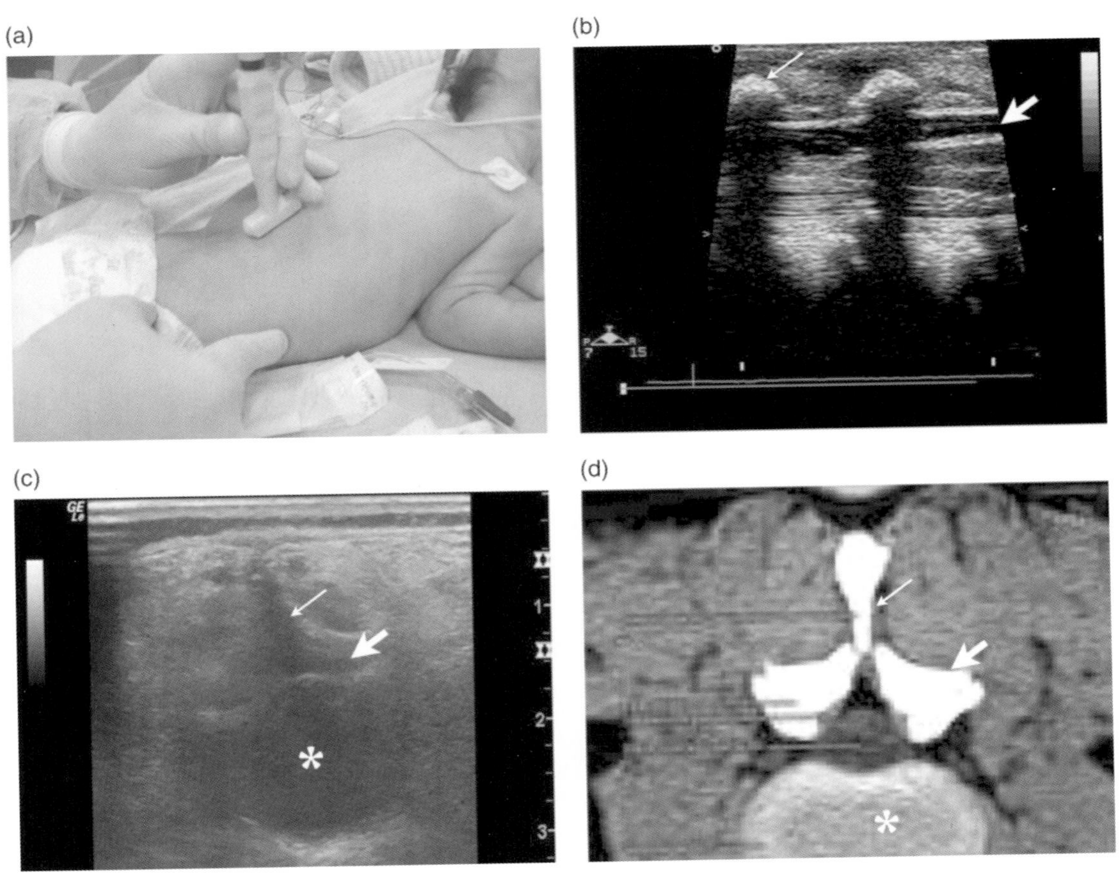

图 23.3　超声引导下腰椎穿刺。(a)患者和探头位置。(b)有液体的腰椎和椎管的纵向视图图像(粗箭头所示)、棘突(细箭头所示)。超声图像(c)和椎体解剖结构的 CT 图像(d),显示棘突(细箭头所示)、横突(粗箭头所示)和椎体(*)。

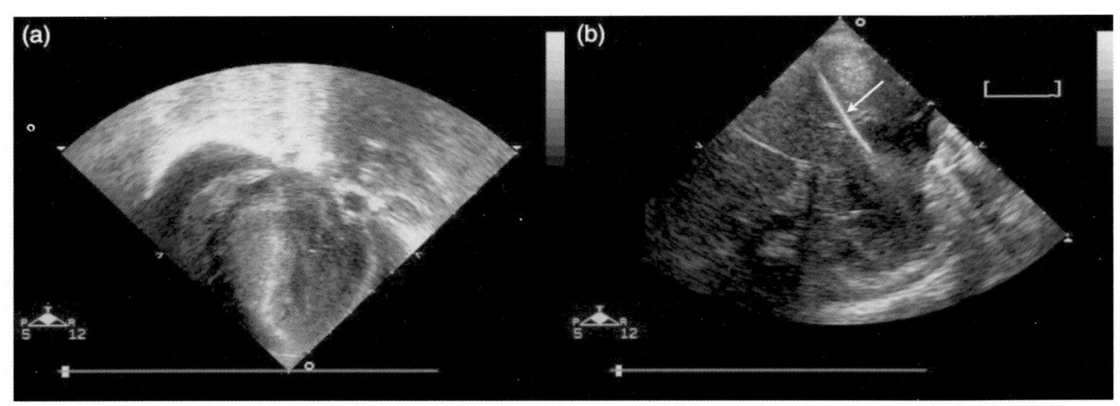

图 23.4 (a)心包积液的 TEE 图像。(b)进入心包积液的心包穿刺针(箭头所示)的经胸图像。

流、胆囊引流、耻骨上引流和经肝导管置入。视频 23.4 显示了患儿腰椎穿刺术的影像。

儿科血管通路

成人手术操作在其他地方有详细说明，同样适用于儿科患者。但是应考虑以下几点：

- 选择小型探头(8~15Hz)。
- 探头-目标距离的测量应模拟在手术操作过程中可能会产生的压力,而不是“零压力”。
- 如果解剖结构困难，多普勒扫描可能会非常有用。
- 发展出好方法和探头处理技术。
- 熟悉解剖结构。
- 一旦定位好,注意屏幕,而不是探头。
- 让屏幕引导您的动作,而不是探头。
- 在新生儿中，使用单独的 22~24G 套管和婴儿线代替中心线导引器套件(图 23.5)。

短轴技术(在平面外)提供了周围结构的视图，并允许在非常小的区域进行该过程。长轴技术可以在穿刺置管过程中更好地观察针尖位置及深度。在儿科中经常联合使用短轴和长轴技术，首先采用短轴技术,之后在长轴上完成插管。

视频 23.5 和视频 23.6 展示血管通路技术,包括静脉和动脉血流之间的区别以及如何从短轴视图转到长轴视图。

新生儿腹部外科急症

坏死性小肠结肠炎

坏死性小肠结肠炎(NEC)是肠黏膜和黏膜下层弥漫性坏死性损伤的获得性疾病，它是新生儿期最严重的胃肠道疾病。NEC 主要出现在极低出生体重(ELBW)婴儿,但也可能发生在足月婴儿中。NEC 的死亡率为每 10 万婴儿死亡 11.5~12.3,远超其他胃肠外科疾病的死亡率。

放射学检查对于 NEC 的分期和确定是否需要外

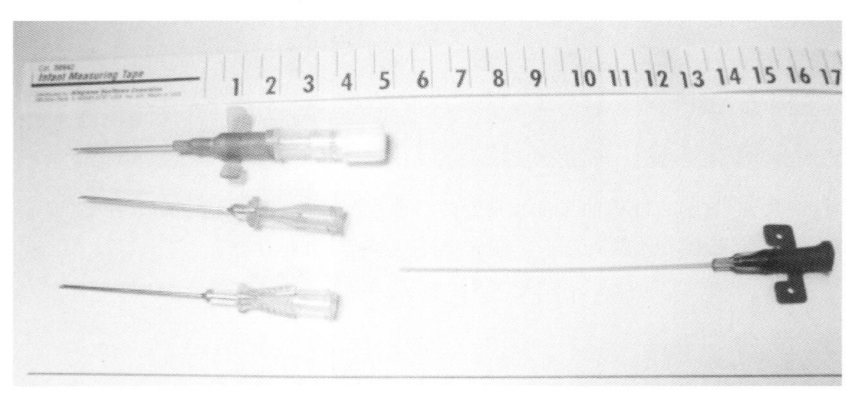

图 23.5 用于儿科血管通路的套管。

科手术非常重要。通过使用超声检查可怀疑 NEC，超声可以检测肠壁内的气泡（肠壁积气；图 23.6）。在门静脉系统中超声发现空气也提示 NEC。超声多普勒也可能有助于检测肠壁充血或血流量减少。这些超声检查以及其他临床症状，可有助于在发展为肠穿孔和腹膜炎之前对 NEC 做出诊断。

应使用适合新生儿的小型探头进行超声和多普勒血流检测，频率为 6~10MHz。较高的频率提供了更好的分辨率，但较低的频率能够提供更深的穿透。

新生儿肠梗阻

新生儿肠梗阻是一种严重的病症，可能会并发肠穿孔。因此需要对新生儿肠梗阻进行早期放射学检查，以排除肠旋转不良并发中肠扭转。多达 40%的肠旋转不良的患者在出生后 1 周内出现症状。通常很难区分旋转不良与导致肠梗阻的其他原因，如肠闭锁。超声有助于诊断肠梗阻。如果超声检查结果显示肠管扩张、充满大量液体，以及相邻有非常狭窄的未使用的肠道，这都可证明肠道闭锁的诊断。在肠系膜上动脉（SMA）的左侧找到肠系膜上静脉（SMV），则高度提示肠旋转不良。

脑室内出血

早产儿，特别是那些 ELBW 的早产儿，患早产并发症的风险很高。由于各种原因，在生命的最初几天可能突然恶化。严重的脑室内出血（IVH）是由于自身

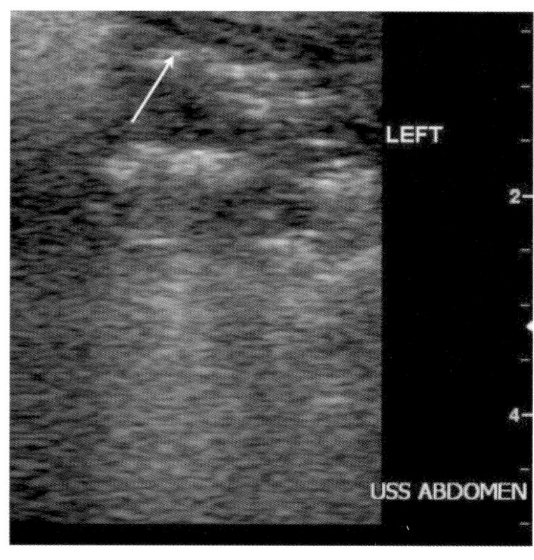

图 23.6　肠道积气。带阴影的白点（箭头所示）表示肠壁上的气泡。

调节能力受损引起的严重并发症，可导致脑血流和血压的快速改变。这些突然的变化可导致侧脑室内的出血和侧脑室附近的脑实质出血性梗死（Ⅳ级 IVH）。

Ⅳ级 IVH 可表现为突发性临床情况恶化，同时伴有代谢性酸中毒、低血压、呼吸暂停和心动过缓。其他早产问题（如败血症、气胸和动脉导管未闭）也可能出现类似的临床表现。正确的诊断会影响进一步的管理及治疗决策。

床旁超声和频率为 5~10MHz 的小型探头适合前囟门开放的婴儿，可以很容易地得出诊断结果（图 23.7）。

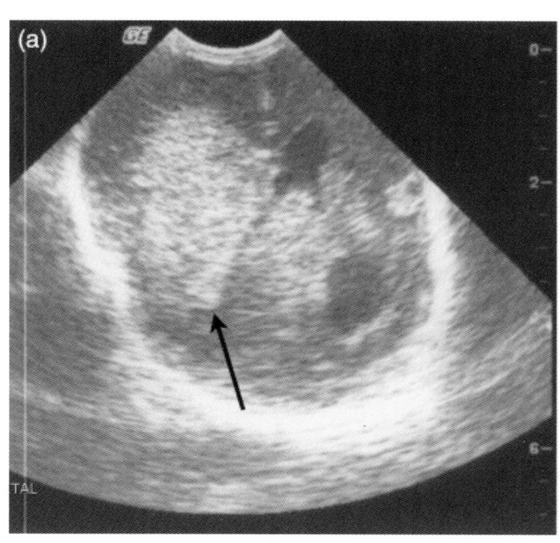

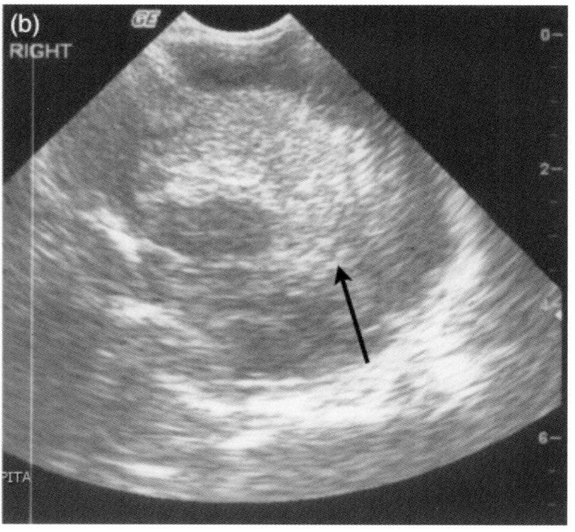

图 23.7　脑部超声扫描（a）冠状切面和（b）矢状切面，显示右侧脑室区域和与其相邻的脑实质区域的高回声密度（箭头所示），表明右脑室内和脑室周围出血（Ⅳ级 IVH）。

新生儿短暂性呼吸窘迫(TTN)

TTN,也称为“湿肺”或Ⅱ型呼吸窘迫综合征,通常可在出生后数小时内诊断出来(参见第40章)。出生前无法检测到是否患有这种疾病。

TTN可能发生在早产儿(因为他们的肺尚未完全发育)和足月婴儿。TTN风险较高的新生儿包括:

- 通过剖宫产手术出生。
- 母亲患有糖尿病。
- 母亲患有哮喘。
- 小于胎龄。

Copetti和Cattarossi描述了一种称为“双肺点”的超声征象(图23.8)。在患有TTN的婴儿中,肺超声显示上肺和下肺区域之间的肺回声差异。非常紧凑的彗星尾部现象在下方区域很明显,但这些现象在上方区域很少见。这种“双肺点”的现象在健康婴儿或患有呼吸窘迫综合征、肺不张、气胸、肺炎或肺出血的婴儿中未观察到。对于TTN的诊断,“双肺点”的敏感性和特异性是100%。值得了解的是,在由剖宫产分娩的正常婴儿中,可以在几天内发现双侧有多条B线消失。

新生儿的机械通气可导致多种并发症,其中包括支气管肺发育不良。超声可用于检测此类并发症的发展(图23.9)。

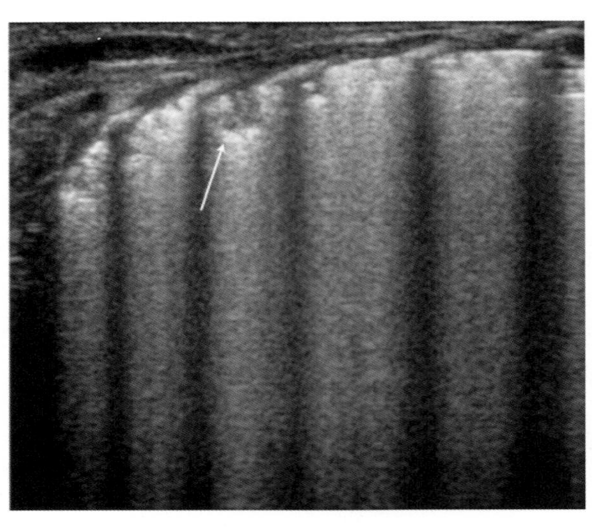

图23.9 支气管肺发育不良。箭头表示小的胸膜粘连。另外,存在胸膜线的衰减、不规则、增厚和粗糙。

动脉导管未闭(PDA)

新生儿休克的表现可能是由PDA导致一些导管依赖性心脏病变,如严重的主动脉狭窄、肺动脉闭锁和大动脉转位。PDA的超声检查可以帮助诊断以及监测前列腺素输注对打开闭合性导管的影响。在PDA中检测血流方向(通过多普勒超声)可以帮助诊断肺动脉高压(从右到左)。此外,由于存在具有从左到右分流的大的PDA,新生儿可能患有心力衰竭,并且在没有心脏病变的情况下出现呼吸机依赖。在所有先前的条件下,在胸骨上方对PDA进行超声检查具有重要价值(图23.10)。

视频23.7~23.11显示了新生儿和婴儿PDA的

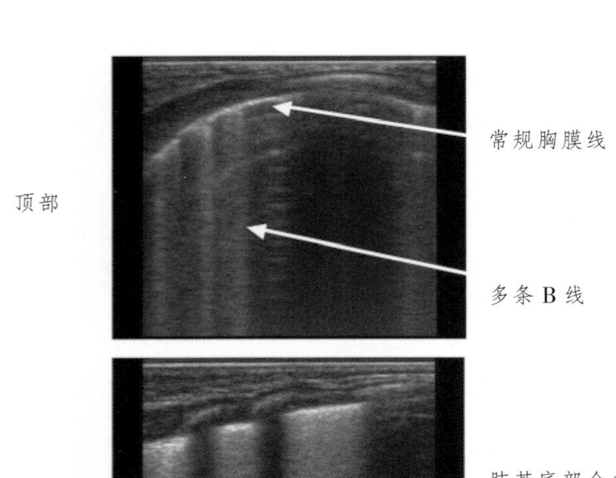

图23.8 新生儿短暂性呼吸窘迫的双肺点。

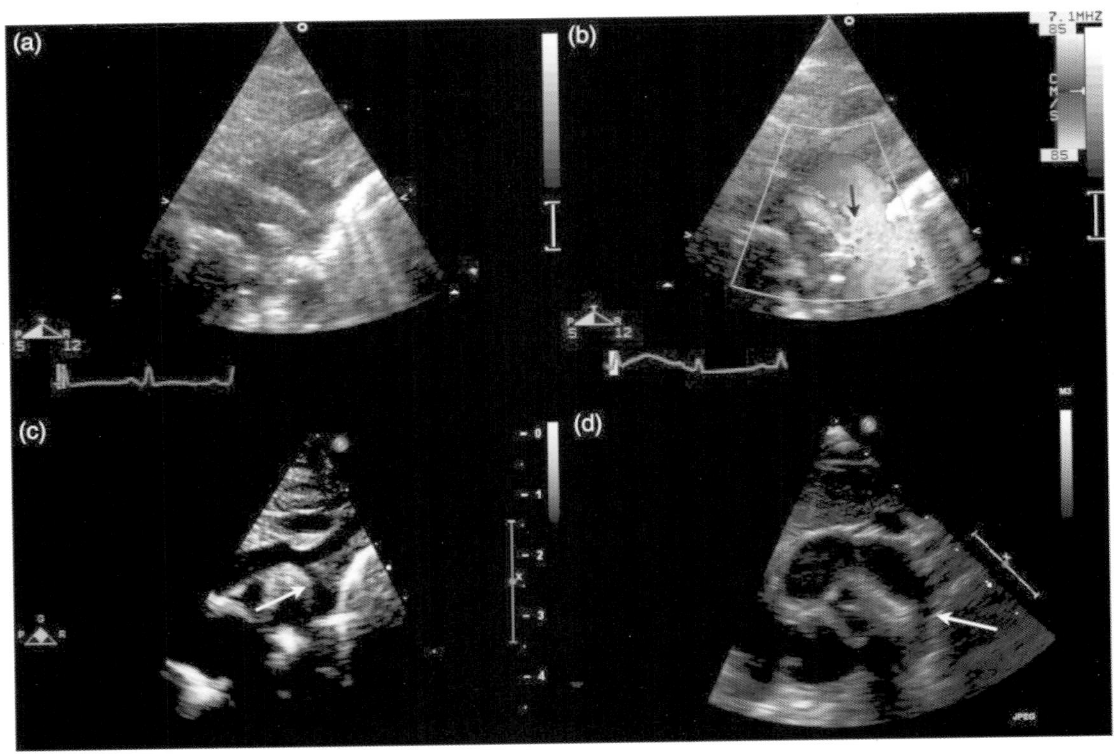

图 23.10 上胸骨窗用于观察主动脉弓，可能狭窄和(或)PDA。二维超声(a)和多普勒超声(b)显示存在 PDA(箭头所示)。(c,d)主动脉狭窄(箭头所示)与弓形缩。(扫码看彩图)

病例。存在导管依赖性病变的患儿应输注前列腺素以保持 PDA 开放，从而挽救生命，并且常规地使用 POCUS。

视频 23.12 和 23.13 显示了肺动脉高压的病例。由于 PPHN 和 RDS，PICU 和 NICU 中经常遇到这些情况。除成人肺压力估计方法外，PDA 血液流动方向至关重要。

视频 23.14 显示了儿童感染性心内膜炎的病例。

(周舟 译 余方 校)

延伸阅读

Chandler, J.C., Hebra, A. (2000) Necrotizing enterocolitis in infants with very low birth weight. *Semin. Pediatr. Surg.*, **9**, 63–72.

Copetti, R., Cattarossi, L. (2007) The 'double lung point': an ultrasound sign diagnostic of transient tachypnea of the newborn. *Neonatology*, **91** (3), 203–209.

Copetti, R., Cattarossi, L., Macagno, F., Violino, M., Furlan, R. (2008) Lung ultrasound in respiratory distress syndrome: a useful tool for early diagnosis. *Neonatology*, **94** (1), 52–59.

Froehlich, C.D., Rigby, M.R., Rosenberg, E.S., Li, R., Roerig, P.L., Easley, K.A., Stockwell, J.A. (2009) Ultrasound-guided central venous catheter placement decreases complications and decreases placement attempts compared with the landmark technique in patients in a pediatric intensive care unit. *Crit. Care Med.*, **37** (3), 1090–1096.

Shaath, G.A., Jijeh A., Alkurdi, A., Ismail, S., Elbarbary, M., Kabbani, M.S. (2012) Ultrasonography assessment of vocal cords mobility in children after cardiac surgery. *J. Saudi Heart Assoc.*, **24** (3), 187–190.

Spurney, C.F., Sable, C.A., Berger, J.T., Martin, G.R. (2005) Use of a hand-carried ultrasound device by critical care physicians for the diagnosis of pericardial effusions, decreased cardiac function, and left ventricular enlargement in pediatric patients. *J. Am. Soc. Echocardiogr.*, **18** (4), 313–319.

Vignon, P., Dugard, A., Abraham, J., Belcour, D., Gondran, G., Pepino, F., *et al.* (2007) Focused training for goal-oriented hand-held echocardiography performed by noncardiologist residents in the intensive care unit. *Intensive Care Med.*, **33**, 1795–1799.

第 24 章

儿童腹部超声

Jennifer R. Marin

引言

超声对于影像学专家评估儿童疾病的情况具有很强的实用性。关于儿科超声检查主题的报道数量很少，但随着对儿童时期医源性放射暴露潜在有害影响的日益关注，通过适当的培训和指导，床旁超声对临床医生越来越有用。

幽门狭窄

肥厚性幽门狭窄(HPS)是一种获得性疾病，伴有幽门肌肥大和幽门管伸长。该病通常发生在2~12周龄的婴儿，婴儿常出现非胆汁性呕吐，通常是喷射性呕吐。

如果可以，可将传感器放在右上象限“橄榄”大小的团块上。为了看见幽门，应首先使用高频探头。在大多数情况下扩张的胃内有大量的液体，我们需要建立合适的超声窗口以识别胃窦，从而识别幽门。如果胃充满气体，婴儿应右侧卧位，使液态内容物充满胃窦，从而容易识别胃窦。如果胃严重扩张，幽门可能位于胃后面，则可能需要较低频率的探头。如果婴儿胃内较空，可以少量饮水，以帮助看清胃。

需要测量幽门管长度。此图像通常称“线性标志”(图 24.1)，并且认为测量长度> 15mm 为异常。在横向平面上，应寻找“靶环状”标志(图 24.2)；这是由低回声增厚的肌肉围绕黏膜的中央回声区。在此图像中，幽门直径>11mm 或肌层厚度>3mm，考虑幽门肥厚。

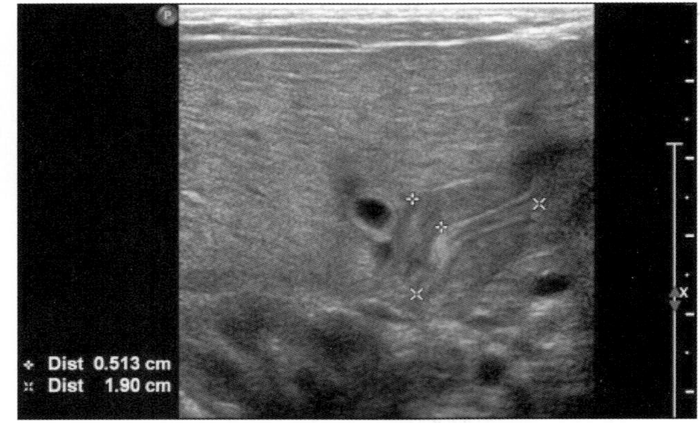

图 24.1 幽门狭窄。通过幽门管的纵向视图，测量为 19mm(正常≤15mm)。肌层增厚为 5.13mm(正常<3mm)。

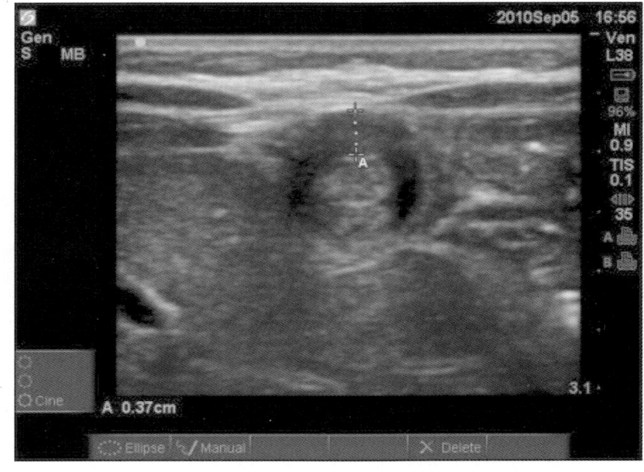

图 24.2 幽门狭窄。横向视图显示“靶环状”标志；测得肌肉厚度> 3.7mm(正常≤3mm)。(Image courtesy of Adam Sivitz, M.D.)

诊断 HPS 的其他超声检查结果包括“乳头征”(图 24.3)，这是由突出到胃窦的厚而长的幽门黏膜所致。或者可观察到肥厚的肌肉膨胀到胃窦引起“肩峰征”(见图 24.3)。此外，胃排空可能会延迟，导致十二指肠下行和逆向蠕动的蠕动波成像失败。失败的原因包括幽门斜切导致过多测量幽门厚度，幽门位置靠后导致胃过度扩张和幽门痉挛（这将在下面详细讨论)。

幽门痉挛

幽门痉挛的临床表现与幽门狭窄类似，且通过超声短暂性异常可区分。在痉挛期间，可能存在部分幽门肌增厚和(或)幽门管的伸长。然而，幽门痉挛应在 5 分钟内消失，因此，如果出现临界值，应重复测量来区分这两种诊断。

肠套叠

肠套叠是 3 月龄至 6 岁儿童肠梗阻的最常见原因，当一段肠道出现缩短时会发生肠套叠。这导致循环障碍出现恶性循环：静脉淤血导致水肿，从而加重充血，最终导致动脉阻塞和坏死。不到 40%的儿童出现经典的间歇性腹痛三联征、“红色果冻样”粪便和可触及的肿块，因此，临床医生应该对阵发性腹痛和呕吐的幼儿高度怀疑肠套叠。以前，用空气和(或)对比剂的荧光镜引导的灌肠是首选方法。然而，近年来超声已经成为准确诊断肠套叠的工具，可以避免穿孔的风险。

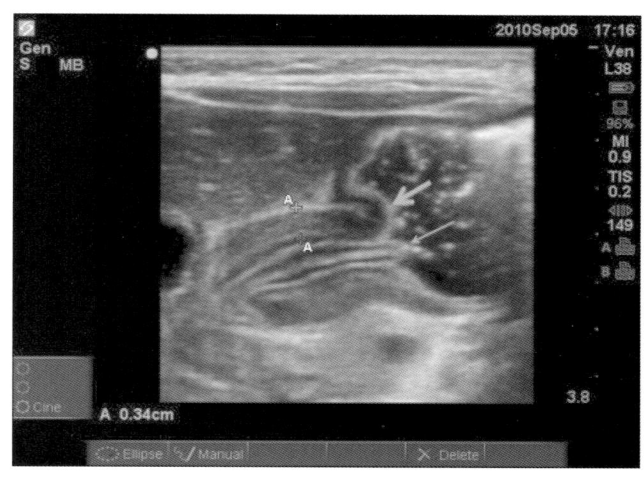

图 24.3 幽门狭窄。纵向视图显示“乳头征”(小箭头所示)和“肩峰征”(大箭头所示)。再次看到肥厚的肌层。(Image courtesy of Adam Sivitz, M.D.)

肠套叠应使用高频探头，扫描先从右下象限开始，并持续到整个结肠。大多数肠套叠发生在右上象限或中横结肠水平。在横向视图中，肠套叠将显示为“靶环状”(图 24.4)，或者在倾斜或纵向截面中显示为“假肾状”(图 24.5)。彩色多普勒最初可能表现为充血，随着阻塞的发生，血流减少或消失。

肠扭转

由肠道的胚胎旋转不良导致肠系膜上动脉(SMA)周围的肠扭曲，故发生了中肠扭转。诊断通常

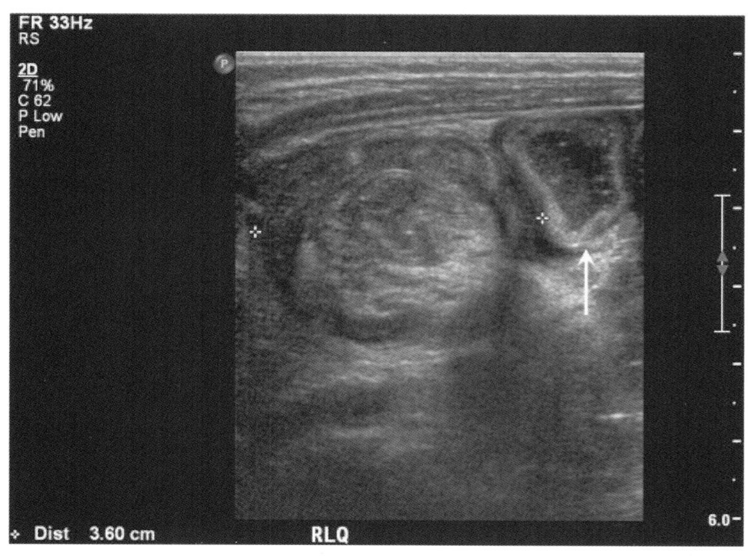

图 24.4 肠套叠的横向视图(测量点之间)。注意相邻的充满液体的肠环(箭头所示)。非蠕动的“前哨环”经常在急性炎症状态附近可以看到。

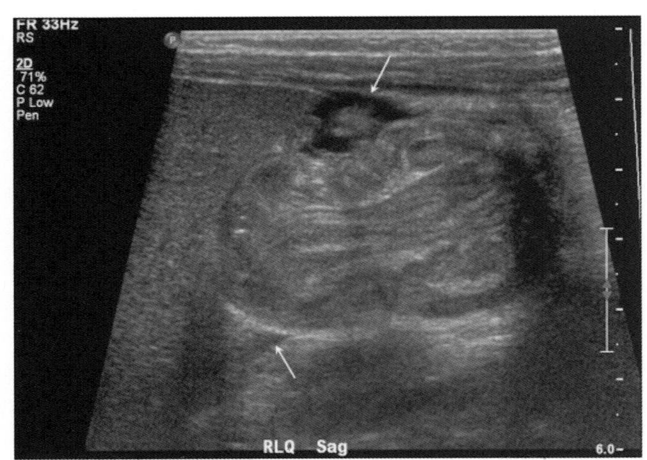

图 24.5 来自肠套叠的斜视图或纵向视图的“假肾状”标志。注意由炎症(箭头所示)引起的邻近的腹腔内积液。

在婴儿早期进行,患儿出现胆汁性呕吐。与所有缺血性疾病一样,及时诊断至关重要。

通常,使用上消化道造影剂可以明确诊断。然而,超声检查可以使临床医生最先考虑诊断这种疾病,而非其他疾病。超声医生应该寻找正常的SMA或肠系膜上静脉(SMV)扭转点,或者可以在SMA的正前方看到SMV。在“漩涡征”中,通过肠系膜和SMV在SMA周围扭转,可以在彩色多普勒和灰色超声上看到中肠扭转(图24.6)。这个标志可能会被扩张的含气肠道遮挡。其他超声影像可包含扩张的十二指肠和十二指肠空肠曲的错位。

阑尾炎

阑尾炎是急诊科或门诊就诊的腹痛儿童最常见的手术原因。关于超声与计算机断层扫描在阑尾炎诊断中的应用存在很多争议。超声的“操作员依赖性”反映在各个操作员报告超声检查的特征可能有所不同。

阑尾炎超声需要高频线性探头和深度调节,以便在远处可观察到腰肌。使用分级压缩技术,在探头检查的区域上施加温和的、渐进的压力,移动并压迫正常的肠管。如果可以观察到髂血管和腰肌,那么压迫已足够,因为阑尾位于这些结构的前部。如果患者能够用语言表达,那么在最大压痛点开始检查非常有用。如果不能识别阑尾,则先识别升结肠,后再开始扫描。然后将探头向下移动以识别末端回肠,回肠易于压缩并且通常能蠕动。阑尾位于回肠末端下方1~2cm处。在大多数患者中,阑尾在腰大肌上,或者位于盲肠后。

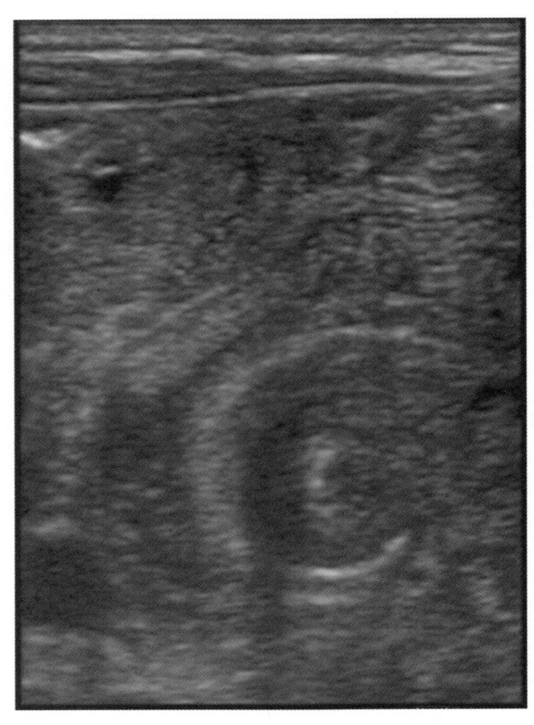

图 24.6 中肠扭转的“漩涡征”外观。(Image courtesy of Adam Sivitz, M.D.)

超声检查发现一个扩大的、不可压缩的盲肠尾部的充血管状结构,在横切面中从一侧外壁到另一侧外壁测量>6mm,呈“靶状”(图24.7)。在早期阑尾炎中,超声可以在横向视图中将黏膜下层显示为内部回声。其他发现包括继发于炎症周围脂肪的异质性、阑尾结石(图24.8)、积液和穿孔情况下的脓肿。在坏死之前,彩色多普勒可证明阑尾壁内充血。

超声显示不清晰是造成大多数假阴性诊断的原因。如果不能忍受有效分步压迫,当阑尾位于后腹部或穿孔后,可能无法找到它。在这些情况下,其特有的管状结构可能无法看到或已经被破坏。另外,可能难以在年龄大的患者中识别阑尾,或者如果它是正常的且没有发炎,那么可在冠状平面中用平行于髂骨翼的探头扫描观察盲肠后位阑尾。超声医生应该看到阑尾的整个长度,因为有限的检查可能会忽略阑尾尖端的炎症。

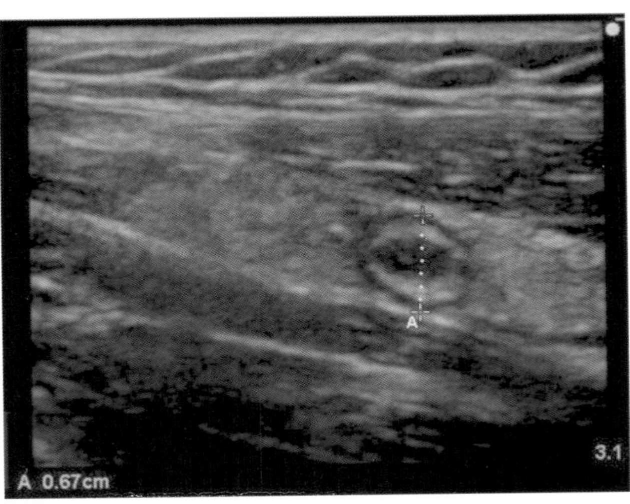

图 24.7 阑尾发炎的横向视图。由于测量点没有放在浆膜外，实际上阑尾直径测量偏小。大多数肠结构，包括阑尾，具有三层超声外观：高回声浆膜、低回声肌层和高回声黏膜。这种阑尾炎含有不能压缩的低回声液体区。

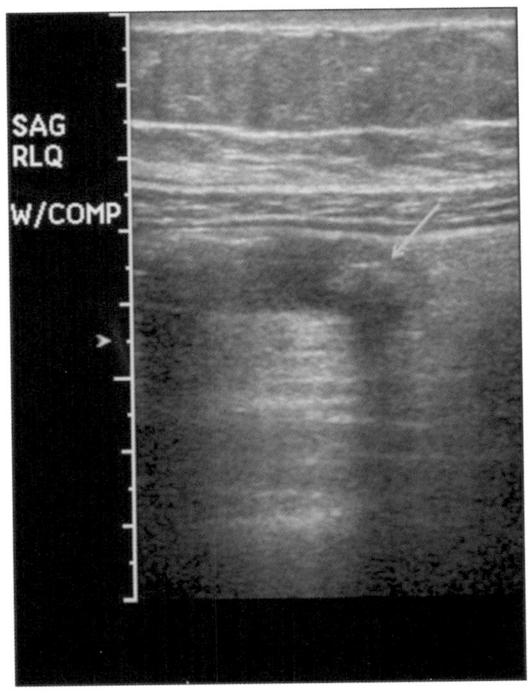

图 24.8 阑尾炎。注意阑尾管腔内的部分（箭头所示）和它后面的超声阴影。

（周舟 译 余方 校）

延伸阅读

Alletag, M.J., Riera, A., Langhan, M., *et al.* (2011) Use of emergency ultrasound in the diagnostic evaluation of an infant with vomiting. *Pediatr. Emerg. Care*, **27** (10), 986–989.

Amodio, J., Fefferman, N. (2007) Ultrasound of pediatric abdominal and scrotal emergencies. *Appl. Radiol.* Available at: http://appliedradiology.com/articles/ultrasound-of-pediatric-abdominal-and-scrotal-emergencies [Accessed 27 December 2016].

Blumer, S.L., Zucconi, W.B., Cohen, H.L., *et al.* (2004) The vomiting neonate: a review of the ACR appropriateness criteria and ultrasound's role in the workup of such patients. *Ultrasound Q.*, **20** (3), 79–89.

Epelman, M. (2006) The whirlpool sign. *Radiology*, **240** (3), 910–911.

Maheshwari, P., Abograra, A., Shamam, O. (2009) Sonographic evaluation of gastrointestinal obstruction in infants: a pictorial essay. *J. Pediatr. Surg.*, **44** (10), 2037–2042.

Sivit, C.J. (2004) Imaging the child with right lower quadrant pain and suspected appendicitis: current concepts. *Pediatr. Radiol.*, **34** (6), 447–453.

第 4 部分

辅助操作

第 25 章

超声引导下血管穿刺

Nova L. Panebianco

引言

建立血管通路有时是急诊科患者诊疗过程中一个重要的部分。对于血管穿刺困难的患者,或者是为了治疗和复苏需要快速建立中心静脉通路的患者,超声引导能够节约手术时间,减少并发症,也能够提高患者的满意度。本章节的重点包括:①标准流程的准备工作;②探头的选择;③血管的定位;④血管的选择;⑤导管的选择;⑥无菌原则;⑦人员配备;⑧超声引导静脉穿刺的相关误区。

使用传统的血管穿刺定位技术,唯一的指引就是体表标志和触诊。解剖变异、血管内容量不足、血管内血栓形成、血管瘢痕和操作者的失误都可以导致血管穿刺的失败和并发症。床旁超声可以带来直观的血管可视化,好的超声技术能够控制静脉置管的失败率,减少并发症。因此,美国医疗保健研究与质量局及英国国家临床卓越研究所都建议在超声引导下完成中心静脉置管。

对于那些因静脉瘢痕或高体重指数导致血管穿刺困难的患者,超声也能用于引导外周静脉的穿刺置管,从而避免了颈外静脉或中心静脉置管的需求。此外,超声也能节约手术时间和提升患者的满意度。

尽管超声引导有以上直观的优势,但如果操作不当还是会造成并发症,这与错误运用传统技术是一样的。对许多初学者来说,超声确实是会增加失败的风险,因为通过超声可以很轻易地定位,观察到目标血管,这就造成一种错觉,好像用穿刺针穿刺血管也很简单。在操作过程中,最关键的是要一直警惕穿刺针的针尖可能会对患者造成伤害,这也是本章中始终都需要牢记的。

技术上的注意事项

超声引导外周静脉或者中心静脉穿刺有一些技术方面的注意事项。与大多数的操作一样,合适的患者体位、标准流程的准备工作和操作者的舒适度都会明显提高成功率。

标准流程的准备工作

在开始操作之前,列出物品清单并准备好所需物品。患者和操作者都需要处于一个相对舒适的状态。进行外周静脉穿刺置管时,操作者一般坐在位置可移动、高度可调节的凳子上。一个位置可移动、高度可调节的桌子(如果条件允许可以用一个以上)在行外周静脉穿刺置管时也是必不可少的,它可以用来放置仪器,同时可作为摆放患者上肢的支撑台面。房间内的灯光需要暗一些,这样可以更容易地在超声屏幕上观察到穿刺针。超声设备应该放在一个合适的位置,可以让操作者很容易看到超声屏幕,比较舒适地完成穿刺(图 25.1)。

探头的选择和定位

超声引导下血管穿刺一般选用高频线性探头。"曲棍球棍"线性探头的 L 形外观适合手指握持,是专为血管穿刺设计的。所有的探头都有一个标识对应屏幕的标记点。不论超声医生相对于患者体位是什么方向,都应该保持探头标识和屏幕的标记点方

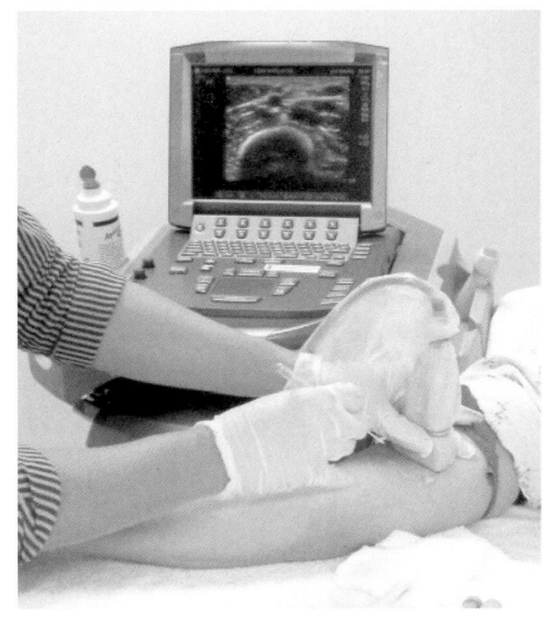

图 25.1 正确地为超声引导下外周静脉穿刺做准备。患者的一侧手臂很稳定地放在一张床旁桌上。超声设备摆放的位置让超声医生能很容易看清超声屏幕，同时操作者使用左手(非优势手)贴合在患者手臂上以防止探头滑动，从而在超声屏幕上获取图像。探头导线放在超声医生前臂的后方，不暴露于无菌区。操作者的右手(优势手)进行穿刺和放置导管。

向一致。这意味着，如果操作者从患者头部上方穿刺颈内静脉，屏幕的左侧对应的就是患者的左侧(图 25.1 和图 25.2)。如果探头标识和屏幕标记点方向不一致，在操作过程中，患者体内穿刺针的移动就会朝着预期相反的方向。在开始前，轻叩探头表面确保探头左侧对应屏幕的左侧。

人员配备

超声引导的外周静脉或者中心静脉穿刺，可以单人或双人完成。单人操作技术可以是静态的或者动态的。在动态单人操作技术中，操作者使用非优势手控制超声探头，用优势手来操作穿刺针。在静态技术里，操作者借助超声来给目标血管定位，确定血管的通畅，标记血管的位置、深度和方向，然后结合传统方法，利用以上信息行静脉穿刺置管。

在双人操作技术中，一个人控制超声探头，另一个人行静脉穿刺置管。双人技术更多运用于中心静脉置管。双人技术的优势体现在穿刺者能集中注意力在置管本身，必要的时候，绷紧穿刺点皮肤，能够在置管操作的其他方面提供辅助。其劣势则是穿刺者无法控制屏幕上显示的图像，使得追踪穿刺针针头的位置变得相对困难。此外，在繁忙的急诊室，很难找到训练有素的人员来当助手。

尽管动态技术的技巧更难掌握，但实时超声引导确实有很多的优点。显而易见的，它可以节约更多时间，需要的经皮穿刺次数更少，首次成功率更高，可减少血管后壁损伤，降低穿入动脉的次数，以及可以在置管遇到阻力或血管内流量不好时用于评估。

血管的选择

在开始整个操作前，需要在预计穿刺点上下对目标血管进行扫描，来确定该血管的位置、深度、直

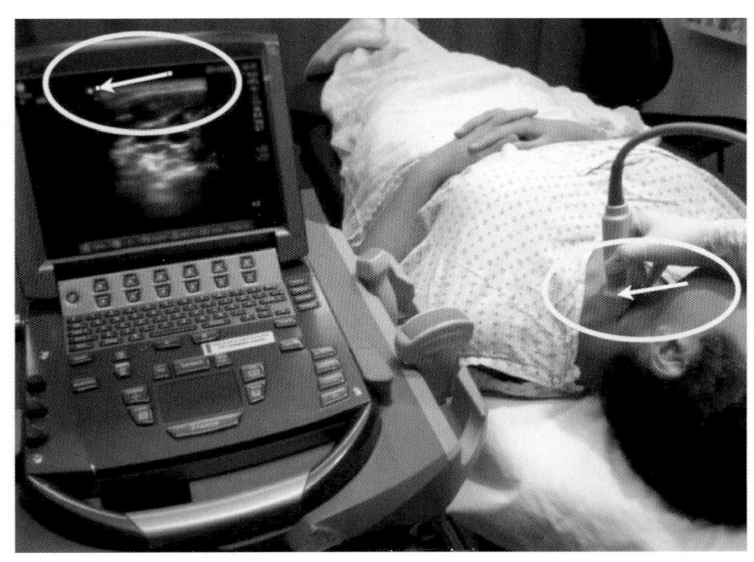

图 25.2 横向扫描平面，探头和屏幕的方向是一致的(箭头所示)。不管箭头是指向患者身体的左侧还是右侧，探头和屏幕的方向都应该保持一致。这样，当目标血管出现在穿刺针针尖的右侧 (从操作者的视角)，操作者就能向着相同的方向重新调整穿刺针的位置，反之亦然。(扫码看彩图)

径和走行。要注意周围神经血管结构的位置（图 25.3）。理想状态下，目标血管要尽可能的直，施加压力在血管上，如果没有塌陷，要么不是静脉，要么不是人工静脉。将彩色多普勒设置到低血流状态，可以应用于目标血管的扫描。频谱多普勒可以用来观察和听动脉的高调搏动性的“呼呼”声，区别于静脉持续性低频的“嗡嗡”声。

血管直径，而不是深度，是超声引导静脉穿刺置管成功的最重要因素。然而，越深的血管也越容易出现前期静脉穿刺置管的失败。因此，理想的静脉是相对大和浅的血管。这时，只需要施加很小的力就能使周围静脉塌陷。需要注意，过大的力度导致目标静脉完全塌陷后，会让目标无法识别，所以，要控制探头上施压的压力。

探头的定位

超声传感器（即探头）放置的方向不同，可以截出血管的横截面或纵截面。每种截面都有其优点和缺点。在横截面平面（也称平面外技术）上，血管显示的是其横截面。这个平面的优势在于能够提供周围结构，如动脉和神经的关系图（图 25.4）。对新手操作者来说，取横截面的技术相对简单些。而这种技术的劣势则在于，一旦穿刺针的针尖穿过了探头的扫描平面，就无法获知针尖的深度和位置，会导致针尖穿透血管后壁或完全找不到针尖，从而给深层结构造成损伤（包括颈部的动脉和胸膜）。平面外技术要求操作者随着穿刺针针尖朝血管移动，而在皮肤表面滑动探头（详见下文）。掌握这项技术需要技巧和练习。

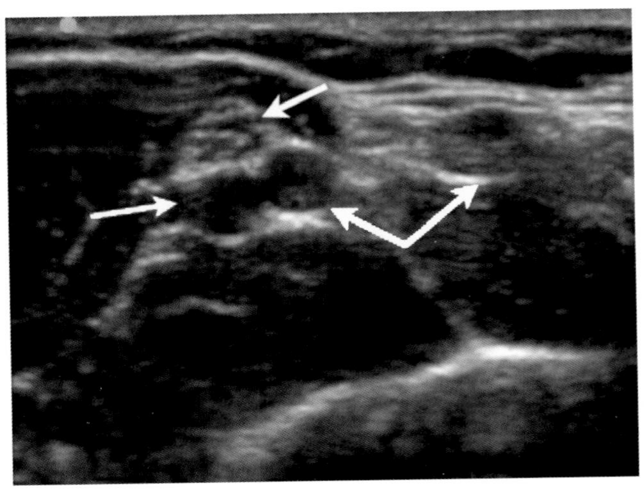

图 25.3　上肢的横截面。神经表现为“蜂巢状”（白色箭头所示），在动脉（红色箭头所示）前方走行。与伴行动脉相比，静脉（蓝色箭头所示）的血管壁更薄，直径更大。（扫码看彩图）

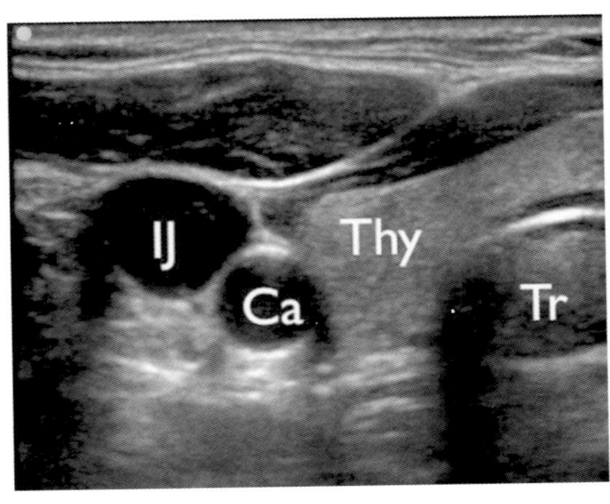

图 25.4　超声医生在患者颈部取横截面平面，显示左侧颈部正常解剖结构。注意在此图中，屏幕的左侧对应患者身体的左侧（参见图 25.2）。IJ，颈内静脉；Ca，颈总动脉；Thy，甲状腺；Tr，气管。

在开始使用横截面平面时，应该调整探头的位置使目标血管处于屏幕的中央；屏幕可见深度则尽量调整为只显示皮肤和目标血管后壁之间的范围；如果可以的话，焦点则应调整到皮肤和目标血管之间。使用浅层扫描，如果能够取多个聚焦区域，帧率基本就不成问题。穿刺针置于邻近探头中点的皮肤处，并与皮肤成 30°~45°的夹角，穿刺皮肤。一旦穿刺针穿过了皮肤几毫米的距离，操作者就应该通过穿刺针带有阴影和混响的高密度回声来确定针尖的位置（图 25.5）。穿刺针的任一部分都能像针尖一样形成带阴影和混响的超声回声。超声医生只有通过将探头（扫描平面）远离针尖，屏幕上针尖显影实时消失，将探头向穿刺针靠近，针尖才会再次显影，这样的操作方式才能最终辨别出针尖。一旦针尖的位置被确定，操作者应该将探头移开穿刺针数毫米，直至屏幕内穿刺针针尖的回声或伪影消失。接下来，穿刺针向扫描平面和血管接近，直到针尖再次在屏幕内显影。在针尖靠近血管的过程中，上述操作需要多次重复，针尖通过探头每次移动 2~3mm 来持续性定位。

一旦看到穿刺针针尖进入血管，就应该减小穿刺针与皮肤的角度（通常是尽可能平行于皮肤表面），这样针尖不会刺入血管后壁，导管在进入血管腔内时也不会扭结。穿刺针到达血管腔内，使用同样

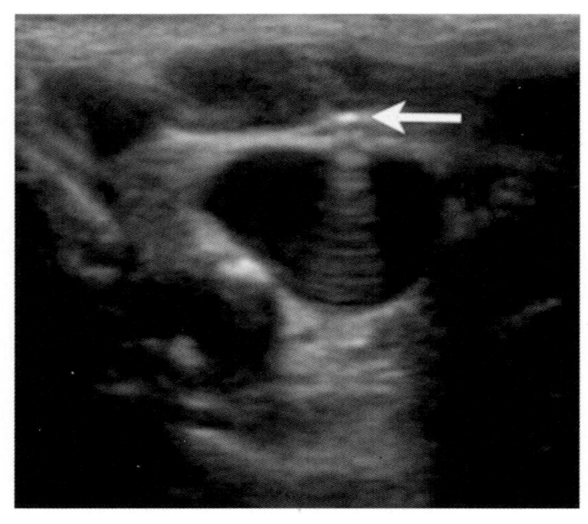

图 25.5 可以看到穿刺针的高回声影(箭头所示)接触到颈内静脉的前壁,其后的血管腔内还有典型的伪影回声现象(彗星尾征)。

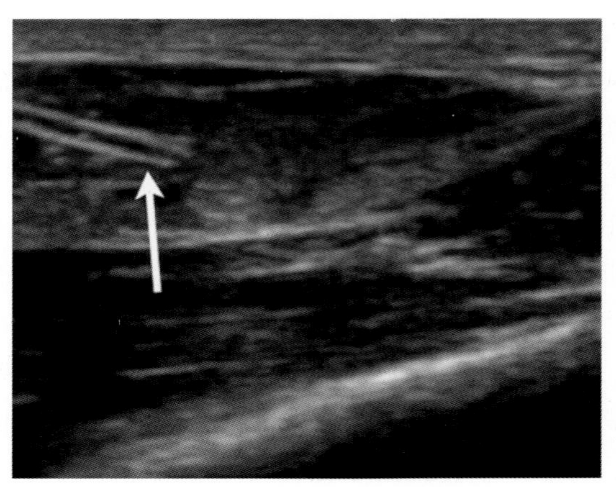

图 25.6 导管盲目留置在软组织内的纵截面图像(箭头所示)。

的直接超声可视化技术，要保证针头进入的部分在1cm以上。如果导管没有完全进入血管,在导管置入过程中,静脉会移位(图 25.6)。

在纵截面平面(也称平面内技术),血管平行于皮肤,横穿屏幕。在纵向平面行血管穿刺置管时,扫描的手(非优势手)一直固定在一个位置,优势手则持穿刺针在探头打出的扫描平面朝着血管方向进针。在横截面方向,穿刺针与皮肤成30°~45°角开始进针。穿刺针在进入皮肤时,应尽可能地靠近探头的边缘,当穿刺针在目标血管腔内显影后,则需要减小角度。如果以上步骤操作得当,很容易就能看到针尖进入血管腔内(图 25.7)。再次强调,针尖应该进入血管腔内至少1cm，运用直接的超声可视化技术来确保针尖完全进入。经验不足的超声医生会感觉这种技术更具有挑战性。因为,如果穿刺针离开超声探头打出的平面或者血管所在的平面，重新调整穿刺针和(或)探头的位置,使穿刺针和血管再次同时出现在探头扫出的平面内,这往往很难。

纵截面平面定位的缺点是无法观察到周围结构,如平行于血管的动脉和神经,当穿刺针偏离超声平面,就可能损伤这些结构。纵截面平面技术的另一个问题是,入路空间有限时(如儿科患者或者颈部较短的患者),纵向定位的探头和穿刺针没有足够的操作空间。然而,这确实可以很好地控制穿刺深度。

因为横截面平面和纵截面平面的固有优缺点,经验丰富的操作者在操作过程中经常同时使用两种技术。在横截面和纵截面平面之间来回切换,可以让操作者取二者之长处,但这需要很多的练习,负责扫描的那只手也需要有足够的灵活性。

导管的选择

超声引导的中心静脉穿刺，中心静脉导管包内的设备就足够了。超声引导的外周静脉穿刺,理想的导管是加长的(48mm 或更长),即便是一个浅血管,也应该选择较长的48mm 导管，以确保有足够的导

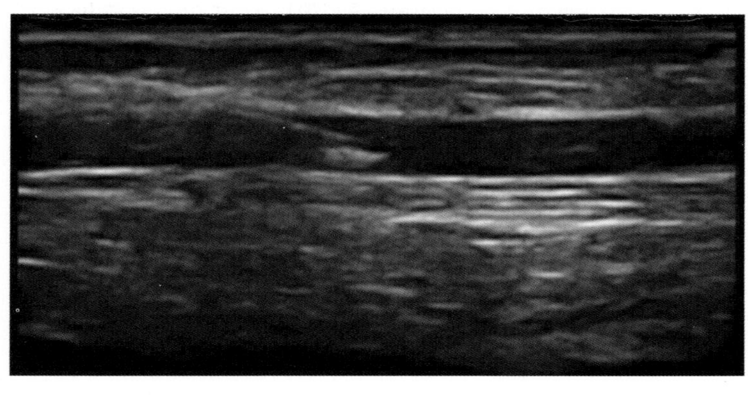

图 25.7 纵截面平面下,穿刺针进入外周血管管腔内。

管进入静脉。血管越深，进入血管所需的角度越大。进入角度越大，损伤血管后壁和导管进入血管时扭结的风险越大。相对的，进入角度过小，会导致到达血管的导管不够长，或者导管置入血管后，无法保持稳定。

为了有足够长的导管进入外周深静脉，可以使用经外周静脉穿刺中心静脉置管术（PICC）导管、小型 PICC 导管、儿科中心静脉管和其他一系列导管，这些导管留置最长可达 30 天。

无菌原则

超声引导的中心静脉置管为无菌操作。患者的准备工作应遵循标准流程，应用无菌巾覆盖。超声探头也应该做无菌处理。成品无菌包包括一个探头无菌套（最好有近 1m 长，可以覆盖导线，避免污染操作区）、无菌耦合剂以及防止无菌套滑落的橡皮绑带。在紧急情况下，无菌手套也可以，或者使用干净、贴合的外科无菌衣。

在进行超声引导的中心静脉置管术之前，操作者应该穿好无菌衣，患者也应该做好准备工作。助手在无菌套内放入耦合剂，再将探头放入无菌套内（无菌套由穿好无菌衣的操作者拿好）。此时，被无菌套覆盖的探头才可以放置在无菌区内。

超声引导的外周静脉置管不需要严格的无菌技术。但是，为了不让患者接触任何探头上的病原体，也为了保护探头本身不沾到患者血液，探头应该被覆盖。大多数需要超声引导外周血管穿刺的患者，都有某些特殊情况，使得我们无法使用传统技术。对患者本身和医疗团队来说，为这些患者建立外周静脉通路是非常有价值的。我们应尽一切努力来确保这样的一条通路维持尽可能长的时间，这包括严谨的无菌技术，以尽量降低静脉炎、蜂窝织炎发生的可能性。应使用采集血培养所推荐的技术，给皮肤进行完全充分的清洗和消毒剂消毒。

经验与教训

超声引导的静脉穿刺有几个误区。

- 最常见的错误是未持续地给穿刺针针尖进行超声定位。
- 将动脉误认为静脉，将静脉误认为动脉。轻轻按压探头，以及使用彩色多普勒和频谱多普勒，都能帮助我们鉴别动静脉。
- 评估血管有时会发现血栓（图 25.8）。
- 淋巴结超声下显示的是低回声皮质和相对高回声髓质的非管状结构。淋巴结与静脉的不同点是非管状、不能被压缩、髓质内有彩色血流。
- 神经走行一般与静脉平行，如果用倾斜角度观察呈现为暗色。但是，当扫描平面与神经垂直，就能看到神经典型的内部“蜂巢状”结构（各向异性）（参见图 25.3）。其他的非血管结构，都不会被压缩，且没有彩色血流。

总结

在重症监护室和急诊科内，超声引导的静脉穿刺，能使穿刺困难或者解剖异常患者的静脉穿刺置管更容易，同时提高患者的安全性和满意度，这也有助于治疗。然而，熟练的技术是关键，只有努力和实践才能获得必要的技巧。合适的患者体位和组织安排，时刻警惕技术注意事项和操作过程中可能出现的误区，都是成功的关键。

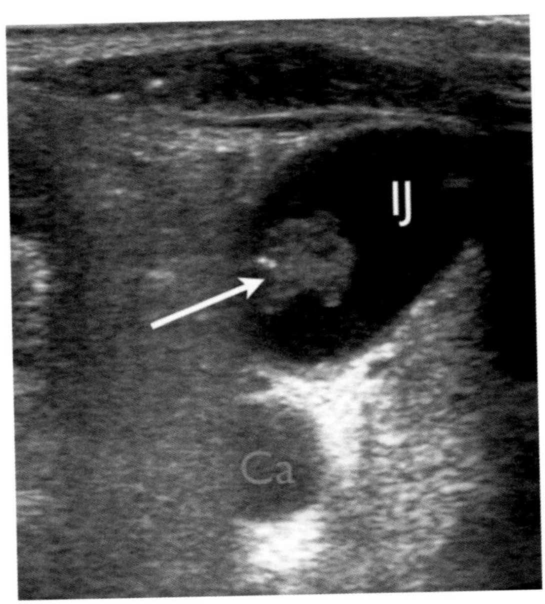

图 25.8　颈内静脉内部分栓塞的血栓。IJ，颈内静脉；Ca，颈总动脉。

（王惠芳 译　肖薇薇 校）

延伸阅读

Blivas, M., Brannam, L., Fernandez, E. (2003) Short-axis versus long-axis approaches for teaching ultrasound-guided vascular access on a new inanimate model. *Acad. Emerg. Med.*, **10** (12), 1307–1311.

Constantino, T.G., Parikh, A.K., Satz, W.A., Fojtik, J. (2005) Ultrasonography-guided peripheral intravenous access versus traditional approaches in patients with difficulty intravenous access. *Ann. Emerg. Med.*, **46**, 456–461.

Fields, J.M., Toddman, R., Anderson, K., Dean, A.J., Panebianco, N.P. (2010) Early failure of ultrasound-guided peripheral intravenous catheters in the emergency department: it's not just about getting the IV – it's about keeping it. Abstract Presentation. American College of Emergency Physicians, September 2010, Las Vegas.

Karakisos, D., Labropoulos, N., De Groot, E., Patrianakos, A.P., Kouraklis, G., Poularas, J., Samonis, G., Tsoutsos, D.A. (2006) Real-time ultrasound-guided catheterisation of the internal jugular vein: a prospective comparison with the landmark technique in critical care patients. *Crit. Care*, **10** (6), R162.

Mills, C.M., Liebmann, O., Stone, M.B., Frazee, B.W. (2001) Ultrasonographically guided insertion of a 15-cm catheter into the deep brachial or basilic veins in patients with difficult intravenous access. *Ann. Emerg. Med.*, **50** (1), 68–72.

National Institute for Clinical Excellence (2002) *Guidance on the Use of Ultrasound Locating Devices for Placing Central Venous Catheters*. NICE, London [NICE Technology Appraisal No. 49]. Available at: https://www.nice.org.uk/guidance/ta49/resources/appendix-b-proposal-paper-presented-to-the-institutes-guidance-executive2. Accessed February 2017.

Resnick, J.R., Cydulka, R.K., Donato, J., Jones, R.A., Werner, S.L. (2008) Success of ultrasound-guided peripheral intravenous access with skin marking. *Acad. Emerg. Med.*, **5** (8), 723–730.

Rothschild, JM. (2001) Ultrasound guidance of central vein catheterization. In: *On Making Health Care Safer: A Critical Analysis of Patient Safety Practices*. Rockville, MD: AHRQ Publications; Chapter 21: 245–255. Available at: http://www.ahrq.gov/clinic/ptsafety/chap21.htm. Accessed February, 2017.

Shojania, K.G., Duncan, B.W., McDonald, K.M., Wachter, R.M., Markowitz, A.J. (2001) Making Health Care Safer: A Critical Analysis of Patient Safety Practices. *Evid. Rep. Technol. Assess. (Summ.)*, (**43**), i–x, 1–668.

第 26 章

心包穿刺术、腹腔穿刺术和胸腔穿刺术

David B. Richards

引言

心包穿刺术、腹腔穿刺术和胸腔穿刺术都是需要在重要脏器附近刺入尖锐物的侵入性操作。超声引导已经被证实可以降低以上三种操作的并发症发病率。超声可以使目标液体直观可视化、显示液体的位置,以及与其表面、邻近和其内结构的相对关系。引导可以是实时的，也可以在做无菌操作前预先定位、做标记。

心包穿刺术

对继发于心脏压塞的血流动力学不稳定、严重呼吸困难、无脉性电活动的患者,急诊心包穿刺术是可以挽救生命的。超声引导能够显著降低心包穿刺相关的并发症发病率和死亡率，应该作为大部分急诊科医生的医疗配备之一。

心包穿刺术是指为诊断或治疗从心包内引流液体。心包穿刺术由于其解剖位置和涉及的结构,心包穿刺术是一个有潜在并发症风险的手术，最初是通过体表标志定位完成穿刺，相关的并发症发病率和死亡率分别高达 50%和 19%。1956 年,首次描述了利用心肌损伤产生的心电图变化来提示穿刺针位置的技术。1977 年,Chandraratna 对超声心动图引导进行了描述。从那之后,超声心动图引导的心包穿刺术就被证明是一种更安全的方式，现在这也是许多医疗中心的标准治疗方法。超声心动图引导的心包穿刺术相关训练也是美国急诊医师学院推荐的超声课程之一。超声引导的心包穿刺术的安全性及有效性都已经被证实。Tsang 报道了 21 年内 1127 例连续性超声心动图引导的心包穿刺术，穿刺成功率高达 97%，出现主要并发症的概率为 1.2%，包括心室撕裂、需要外科手术的肋间血管损伤、需要胸腔闭式引流的气胸及室性心动过速和菌血症;3.5%的患者出现了轻微的并发症,如一过性的心室穿刺损伤、不需要干预的少量气胸、可能的胸膜心包瘘。

超声心动图引导穿刺可以直观地看到心包积液及液体相对于体表的位置，实时引导穿刺针和导管。通常来说,需要引流的心包积液会在超声下显示出可供穿刺的窗口，但若该穿刺窗口位置太局限,患者又能够耐受,可抬高躯干 30°~45°,或者取左侧半卧位来扩大目标区域,具体可由实时超声来确定。

一个频率约为 5MHz 的小探头对于心包穿刺术的可视化和操作是很理想的。在给超声探头和患者胸壁皮肤做好无菌准备后，将探头置于剑突下或者胸骨旁长轴的位置,可以很好地显示心包积液。剑突下切面能够让心脏和心包在同一个切面内呈现出一个整体概念,可以很好地识别环心包的积液。胸骨旁长轴切面也能显示心包积液,是首选的心包穿刺入路,所以相对更重要。视频 26.1 中能看到心尖四腔心。

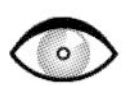

借助超声心动图引导选择一般的穿刺入路,是要找积液最多、离胸壁最近,同时中间没有重要组织结构的位置，应该注意避开位于胸骨旁 2~5cm 由头侧向尾侧走行的胸廓内动脉。实时超声引导的环心包积液穿刺引流,胸骨旁入路,即胸骨旁的第 5 肋上缘,是最佳的穿刺位置。传统“体表标志”技术采用剑突下穿刺入路是因为在积液不明确的时候，它可以避免误穿肺脏、气胸和冠状动脉左前降支撕裂的风险。所有以上的问题都能被超声解决,所以在能使用超声的情况下,经肝穿刺不是首选的入路,除非是只能经肝达到的局限性积液。

在给患者皮肤消毒之前，应该先针对心前区的解剖做一个大概的探查,选出几个备选入路。一旦确定最佳穿刺点,在目标区域积液最薄的时刻截图(积液的厚薄会随着心跳和呼吸周期变动),测量皮肤到积液的距离,以及积液的厚度。在穿刺之前,用常规ECG或监测条测量穿刺引流针轴上的厘米和毫米,以此来确定穿刺针穿刺的最小和最大深度。一般情况下,如果预期穿刺通道上积液量少于8mm,进行急诊心包穿刺风险会很高，因为穿刺针针尖必须要持续进入直至导管末端完全在积液内。

探头可以放置在多个不同的位置来识别心包积液。如果空间允许,在整个穿刺过程中,把探头直接置于穿刺针旁，可优化穿刺路径和心包积液的可视化程度。一旦确定了积液量最多且离体表最近的位置,穿刺针即可进入,进入的角度应该与探头放置的角度完全一致。如果使用两步法技术,在超声评估阶段,应该嘱患者深呼吸,确保目标液体在整个呼吸周期都存在。如果可能,让穿刺路径在整个穿刺操作过程中保持平面内可视。采用这种技术,穿刺针和超声光束应该大致平行，操作者很容易就能观察到穿刺针;当穿刺针接触并穿透壁层心包顶端时,针尖也能显影。值得注意的是,穿刺针进入过程中看到液体引流出后应该继续前进至少4mm，因为针尖如果没有完全进入积液内,导管置入时是无法超越针尖的。同中心静脉置管一样，超声引导最有效的使用方式是实时可视化技术,而不是两步法技术。

如果临床情况允许，建议在穿刺路径上做局部麻醉。心包穿刺导管置入通常包括经8cm长穿刺针进入积液内的16号或18号导管，或者置入5~8Fr猪尾巴导管,后者的优点是有侧孔,能使用Seldinger技术。将空气和生理盐水的混合溶液作为超声对比剂,向穿刺针或导管内注射,借此确定针尖或导管开口是否已进入心包腔内(视频26.2和视频26.3)。将9mL生理盐水和1mL空气混合，在旋塞阀上的两个10mL注射器之间穿梭,以制备该溶液。如果穿刺针针尖或导管头在正确的位置(心包腔内),此种溶液在超声下表现高回声,可以突出心包腔空间。积液排尽后,拔除导管,或者将导管保留,固定在适当位置,持续引流积液。在心包穿刺术完成后,即使用了超声引导,还是需要行胸部X线检查,明确是否有气胸的发生。

腹腔穿刺术

腹腔穿刺术是一种重要的诊断方法，适用于新发腹水的患者,还有那些既往有腹水,但是病情出现新变化的患者,如细菌性腹膜炎。通过识别适合引流的腹水，超声已经被证实可显著提高急诊科内腹腔穿刺的成功率。在一项比较传统技术和超声引导技术的前瞻性随机研究中,Nazeer报道超声组中95%的患者(40/42)穿刺抽液成功,而传统组只有61%的成功率(27/44)。此外,在手术开始前,通过超声识别膀胱、肠道等结构,可以避免误穿其他脏器结构等一系列并发症。对于那些因为既往手术或感染造成腹腔内粘连的患者,腹水可以通过超声定位。

腹腔穿刺术一般选用3.5~5.0MHz的探头,比较易于发现适合引流的大量液体,通常这些液体离体表有一定距离。腹水在超声下表现为无回声,而含有液体和气体的肠道会表现出一定强度的回声(图26.1)。

在超声给腹水定位后,应避免再次移动患者,这很重要,因为患者位移可能改变腹水的位置。穿刺应避开皮肤感染区域和扩张的腹壁血管。在超声评估

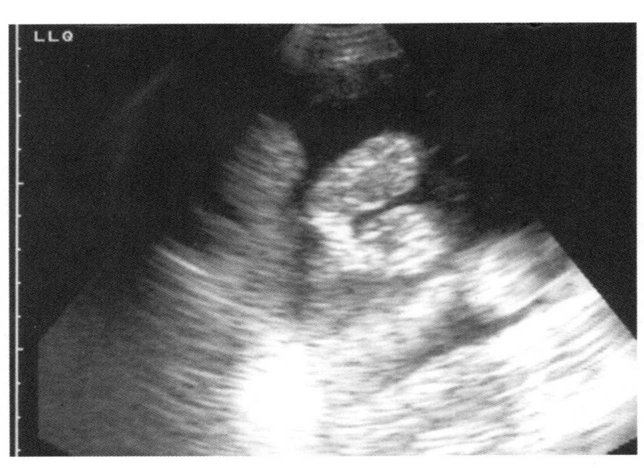

图26.1 高回声的环状肠道漂浮在腹水中。(Image © A. J. Dean.)

阶段，嘱患者深呼吸，确保在整个呼吸周期没有干扰结构。如果选择的穿刺点在腹部下半段，要注意避开腹壁下动脉。该动脉在通过腹股沟管之前发自髂外动脉，所以，其起源可以通过在腹股沟区的股动脉搏动来识别。它们沿内腹壁向内向上走行，大约在中线两侧 5cm 处，类似于在胸腔的胸廓内动脉。彩色血流多普勒调整适当的比例（低速）、深度和增益设置后，可以用来映射腹壁下动脉的位置。探头要尽可能地减小与腹壁的夹角，这样才能尽量多地采集来自这些小血管的多普勒信号。

备选的穿刺部位既可以在无菌准备前确定和标记下来，也可以采用类似心包穿刺术所描述的实时引导穿刺来确定。在穿刺部位做无菌准备和局部麻醉给药后，将穿刺针和导管穿入腹膜腔内。因为腹水可能有一定的压力，许多这类患者也合并有凝血功能障碍，所以建议穿刺时使用“Z 道”技术（在穿刺针进入腹壁时对皮肤施加侧向的牵引，当穿刺针移除后，从皮肤到内部的针道不会呈一条直线）。腹腔穿刺是在超声的平面内可视化下完成并引流出液体的。

运用超声可以很容易地发现肠道或网膜阻塞导管末端，或影响包裹性积液彻底引流的问题。使用专用的穿刺包也能避免这类问题，这种穿刺包内的导管除尖端开口外，还有几个侧孔。腹腔穿刺的潜在并发症与大量腹水引流、持续液体渗漏、局部感染和血肿形成后的循环功能障碍有关。超声引导提高了腹腔穿刺术的成功率和效率，对于临床医生来说是一种快速和易于使用的工具。

胸腔穿刺术

超声已被证明有助于诊断胸腔积液和最大限度减少胸腔穿刺术的相关并发症。相比于普通的影像学检查，超声能定位非常少的积液，且可避免延迟、转运患者的后勤障碍及让患者离开治疗区域带来的风险。

气胸是胸腔穿刺术最常见的严重并发症。在包含 24 项研究的荟萃分析中，报道了超声的应用对气胸发病率的影响，Gordon 等人报道，超声可以明显降低气胸的发病率（OR 是 0.3，95%CI 为 0.2~0.7）。值得注意的是，若患者在一个科室进行超声定位液体和皮肤标记，接着在另一个科室接受另一位医生操作胸腔穿刺，并没有这种效应。只有在患者没有移动的情况下，由同一位医生进行定位和胸腔穿刺，或者在超声实时引导下完成胸腔穿刺术，气胸的发病率才会比较低。

频率为 3.5~5.0MHz 的小探头是显示胸腔积液的最佳选择。这种探头能让肋骨的声影最小化，同时具有足够的深度能完整观察到积液范围，识别和避开肺脏及其他结构（图 26.2，视频 26.4）。适合行胸腔穿刺术的胸腔积液在超声下有如下特征：①依

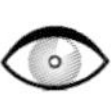

(a)

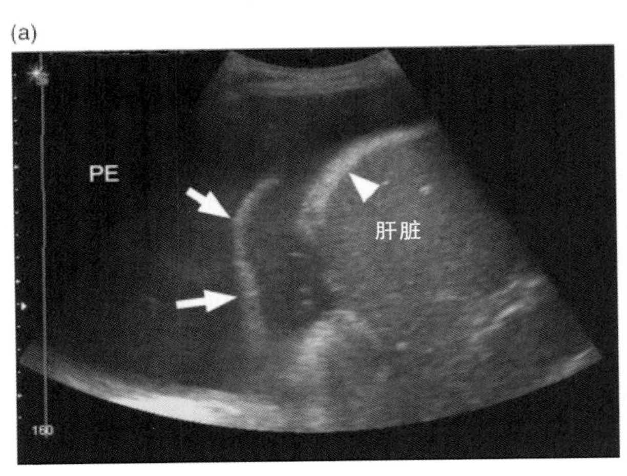

(b)

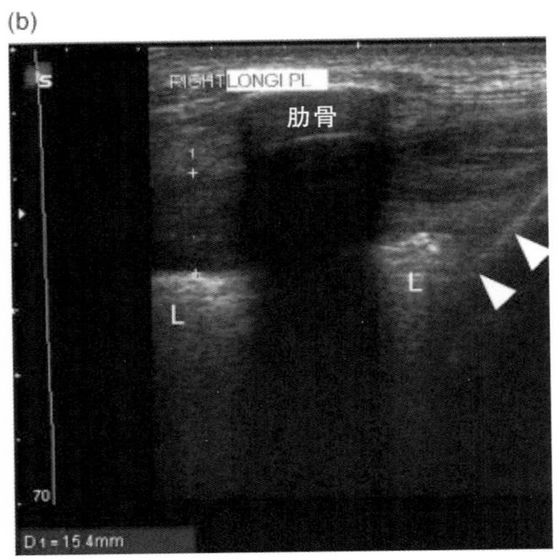

图 26.2　(a)图中所示为右侧大量胸腔积液（PE）。可以看到膈肌（三角箭头所示）和完全被压缩的肺（箭头所示）。在图像的底部几乎看不到肺脏（视频 26.1）。(b)少量胸腔积液，其深度测量值为 1.54cm，勉强能完成安全的胸腔穿刺术。如果需要，可以使用图像左侧的肋间隙，因为它是一个完整的不接触膈肌（三角箭头所示）的肋间隙。（Images © A. J. Dean.）

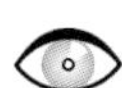

赖性无回声液体；②胸膜壁层和肺之间存在至少15mm 的液体；③在整个呼吸周期中，预计胸腔穿刺点的上一个和下一个肋间隙可见积液(见图 26.2(b)]。

正如在心包穿刺和腹腔穿刺章节中提到的，运用实时穿刺可视化技术或两步法在皮肤上做标记都是可行的。使用后一种技术，患者在皮肤标记和穿刺阶段应该保持体位不变。对大多数能耐受的患者来说，坐在担架的边缘，用床旁桌来支撑上半身是理想的体位(图 26.3)。使用实时引导技术，在没有助手的情况下，是有一定难度的，因为只能用单手持针穿过胸壁。鉴于越来越多的文献证明超声能提高胸腔穿刺术的安全性，在某些医疗中心已将这种方式推荐为"最好的操作实践"。

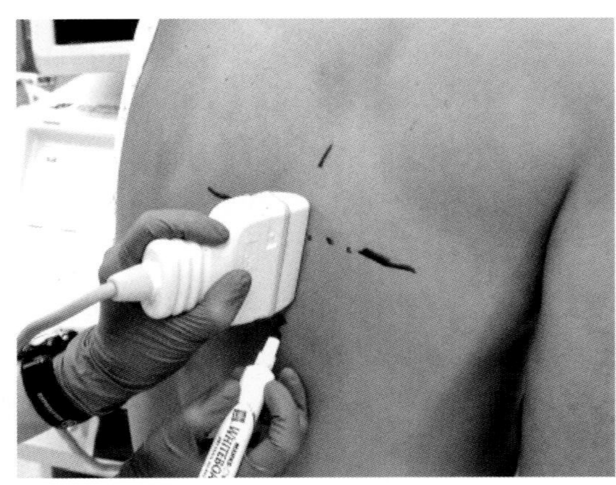

图 26.3 患者体位和使用两步法标记胸腔穿刺部位的技术(详见正文)。(Images © A. J. Dean.)

（王惠芳 译 肖薇薇 校）

延伸阅读

American College of Emergency Physicians (2009) Emergency Ultrasound Guidelines. *Ann. Emerg. Med.*, **53**, 566.

Bishop, L.H., Jr, Estes, E.H., Jr, McIntosh, H.D. (1956) Electrocardiogram as a safeguard in pericardiocentesis. *J. Am. Med. Assoc.*, **162**, 264–265.

Chandraratna, P., First, J., Langevin, E., *et al.* (1977) Echocardiographic contrast studies during pericardiocentesis. *Ann. Intern. Med.*, **87**, 199–200.

Clarke, D., Cosgrove, D. (1987) Real-time ultrasound scanning in the planning and guidance of pericardiocentesis. *Clin. Radiol.*, **38**, 119.

Daniels, C., Ryu, J. (2011) Improving the safety of thoracentesis. *Curr. Opin. Pulm. Med.*, **17**, 232–236.

Gordon, C., Feller-Kopman, D., Balk, E., *et al.* (2010) Pneumothorax following thoracentesis. *Arch. Intern. Med.*, **170**, 332–339.

Heffner, J., Klein, J., Hampson, C. (2010) Diagnostic utility and clinical application of imaging for pleural space infections. *Chest*, **137**, 467–479.

Kohan, J., Poe, R., Israel, R., *et al.* (1986) Value of chest ultrasonography versus decubitus roentgenography for thoracentesis. *Am. Rev. Resp. Dis.*, **133**, 1124–1126.

Krikorian, J.G., Hancock, E.W. (1978) Pericardiocentesis. *Am. J. Med.*, **65**, 808–814.

Nazeer, S.R., Dewbre, H., Miller, A.H. (2005) Ultrasound-assisted paracentesis performed by emergency physicians vs. the traditional technique: a prospective, randomized study. *Am. J. Emerg. Med.*, **23**, 363.

Paracentesis: Multimedia. *eMedicine.* [Online] [Cited: December 28, 2010]. Available at: http://emedicine.medscape.com/article/80944-media.

Raptopoulos, V., Davis, L., Lee, G., *et al.* (1991) Factors affecting the development of pneumothorax associated with thoracentesis. *Am. J. Roentgenol.*, **156**, 917–920.

Schussler, J.M., Grayburn, P.A. (2010) Contrast guided two-dimensional echocardiography for needle localization during pericardiocentesis: a case report. *J. Am. Soc. Echocardiogr.*, **23**, 683. e1–683.e2.

Thomsen, T., Shaffer, R., White, B., *et al.* (2006) Paracentesis. *J. Am. Med. Assoc.*, **355**, e21.

Tsang, T., Barnes, M., Hayes, S., *et al.* (1999) Clinical and echocardiographic characteristics of significant pericardial effusions following cardiothoracic surgery and outcomes of echo-guided pericardiocentesis for management: the Mayo Clinic experience, 1979–1998. *Chest*, **116**, 322–331.

Tsang, T., El-Najdawi, E., Freeman, W., *et al.* (1998) Percutaneous echocardiographically guided pericardiocentesis in pediatric patients: evaluation of safety and efficacy. *J. Am. Soc. Echocardiogr.*, **11**, 1072–1077.

Tsang, T., Enriquez-Sarano, M., Freeman, W., *et al.* (2002) Consecutive 1127 therapeutic echocardiographically guided pericardiocenteses: clinical profile, practice patterns, and outcomes spanning

21 years. *Mayo Clin. Proc.*, **77**, 429–436.
Tsang, T., Seward, J. (2001) Pericardiocentesis under echocardiographic guidance. *Eur. J. Echocardiogr.*, **2**, 68–69.
Wong, B., Murphy, J., Chang, C.J., *et al.* (1979) The risk of pericardiocentesis. *Am. J. Cardiol.*, **44**, 1110–1114.

第 27 章

耻骨上膀胱穿刺引流术

Fernando Silva

引言

耻骨上膀胱穿刺是一种常见的泌尿外科手术，但在急诊和重症监护的环境下很少进行。然而，在无法成功插入导尿管的情况下，它是一种有用的手段。有些人还提倡，使用这种方式为婴儿采集无菌尿液标本做培养更为可靠，而不是经过导尿管取或留中段尿，因为耻骨上膀胱穿刺引流得到的标本和使用的导管都没有暴露于尿道和外阴区域。

超声引导的耻骨上穿刺引流是安全的，并发症发病率非常低。对非泌尿外科医生而言，超声引导在耻骨上穿刺安全方面产生的影响，比对泌尿外科医生的影响更大，这很有可能是由于外科医生对泌尿生殖系统解剖结构更加熟悉，让他们能够仅仅通过体表标志就能完成该区域的手术操作。有研究表明，与家庭成员或其他旁观者在面对这一操作时的典型反应相反，许多儿童采用耻骨上入路到膀胱可能比经尿道感知的疼痛更少。对于有创伤性导尿管置入或尿道狭窄病史的成年男性患者来说，这种方式也可能是首选。耻骨上入路造成膀胱细菌感染的风险也低于经尿道置管。

适应证

耻骨上膀胱穿刺引流术有两个主要适应证：①缓解尿潴留；②取培养用的无菌尿标本。尿液由于任何生理或解剖问题（如尿道狭窄或创伤）不能从尿道排出，则可采用耻骨上膀胱穿刺引流。如果考虑需要长期引流，可以放置耻骨上导管；若为短期，则可用简单的穿刺和抽吸来清空膀胱。耻骨上穿刺引流是取无菌尿标本的“金标准”方法。该技术主要用于婴儿期和幼儿期，但偶尔也在成人和老年人中运用。

禁忌证

绝对禁忌证是超声检查时无法看到膀胱或膀胱上有肠袢（通常是因为粘连）。相对禁忌证包括凝血功能障碍、操作部位蜂窝织炎、膀胱癌病史或经超声明确的膀胱癌。

技术

以下内容重点讨论超声在引导手术操作中的作用。有关操作手术本身的技术细节，读者应该查阅相关主题的资料。应用无菌技术，前期工作包括准备好必要的设备。对于婴儿和儿童，22G×3.75cm 的穿刺针就足够了。超声可以测量皮肤到膀胱腔的距离，在大多数成人中，这个距离为≥5cm，应该使用 20G 脊椎穿刺针（带有套管针）。即使超声提示可以用更短的针到达膀胱腔内，操作者也必须注意，膀胱壁会随着尿液的减少而变厚（即抽吸过程中），因此在操作前如果选用恰好进入膀胱腔内长度的穿刺针，之后会有阻塞穿刺针针尖的风险。如果要置入膀胱造瘘导管，导管的类型和大小、置入的方式都由可用的穿刺包决定。许多穿刺包使用的是 Seldinger 技术。

超声探头的选择取决于患者的体型和体质。对于大多数患者，高频线阵探头是最佳选择。高体重指数的儿童和成人可能需要低频曲阵探头。相控阵探头可用于膀胱定位，但由于其近场分辨率差，用于实时引导不是最理想的。

超声引导的膀胱穿刺既可以运用静态技术，也可以运用动态技术。其主要目的是确认膀胱中确实存在尿液，同时确定能直接进入膀胱的穿刺点，特别是要避开肠道。第一步是在耻骨联合上方确认充盈的膀胱（图 27.1 和图 27.2）。确定前腹壁到膀胱穹顶的腹膜折返点。进行横断面（冠状面）扫描来识别膀胱最接近皮肤的点。优先选择中线位置，因为腹白线没有任何肌肉层，血管较少，因此术后出血的概率更小。纵向（矢状面）视图可以确认从预期的穿刺点到膀胱穹顶的纵向（从头侧到尾侧）安全距离（见图 27.2）。特伦德伦伯格体位（头低足高仰卧位）可将肠道移到上方，但同时不会改变膀胱的位置、形状或大小，因此，不太可能实质性地扩大可操作窗口。

如果使用静态技术，操作前在皮肤上标记出穿刺的最佳位置，测量进入膀胱腔的预计深度。操作者在脑海描绘出穿刺针直接进入膀胱内的方向。移开探头，予皮肤常规消毒铺巾。在预期穿刺部位局部麻醉后，用之前选好的穿刺针穿刺进入膀胱。穿刺针边进边缓慢轻柔地抽吸，一旦进入膀胱腔内，就能抽到尿液。在抽吸到尿液之后，重点是要继续进针大约 1cm，以确保整个针尖斜面都完全进入膀胱内。

使用动态技术，则是在初步大致扫描后，将超声探头放入无菌护套中，皮肤常规备皮消毒和铺巾，穿刺针在超声的直接引导下进针。值得注意的是，因为穿刺针和入射超声波几乎平行，所以针和针尖在皮下和筋膜层都不能直接看到，直到穿刺针进入到膀胱腔内。操作者可以通过穿刺针进入膀胱腔前膀胱黏膜被顶起的影像间接识别针尖。一旦穿刺针进入到膀胱腔内，膀胱黏膜被顶起的点会突然消失。进入腔内，轻轻抽吸将抽到尿液。此时，可以在膀胱腔内看到穿刺针。同使用静态技术一样，重点是穿刺针抽到尿液后要继续进针约 1cm，以确保针尖的整个斜面完全在膀胱内。

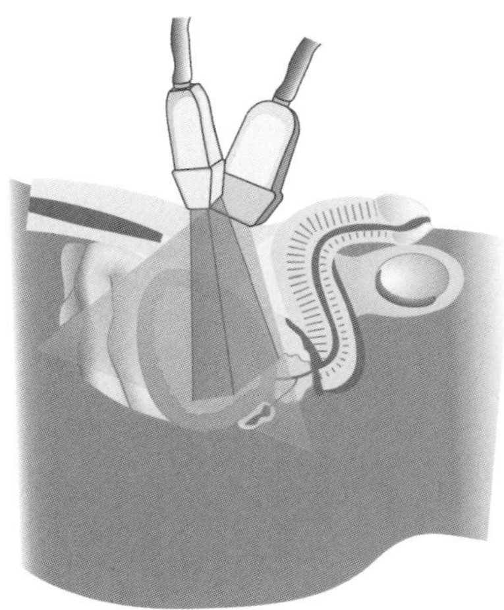

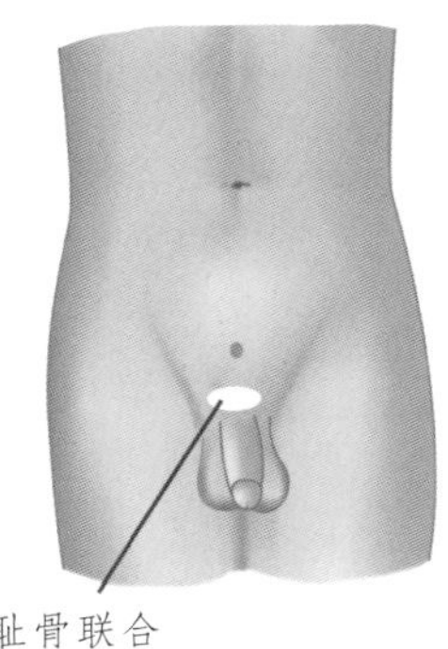

图 27.1 左图：展示了典型的婴儿耻骨联合的大致体表位置。右图：展示了曲阵探头的典型横向和纵向扫描截面。通过横向和纵向扫描膀胱及周围结构，找出腹膜的界限，并确定最佳穿刺点，一般是在耻骨联合上方。（扫码看彩图）

(a)

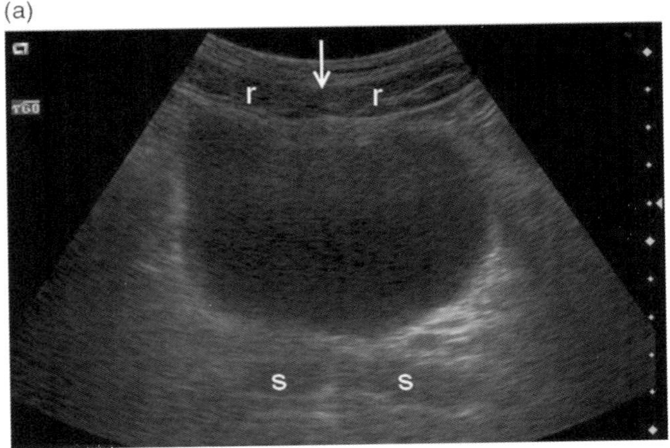

(b)

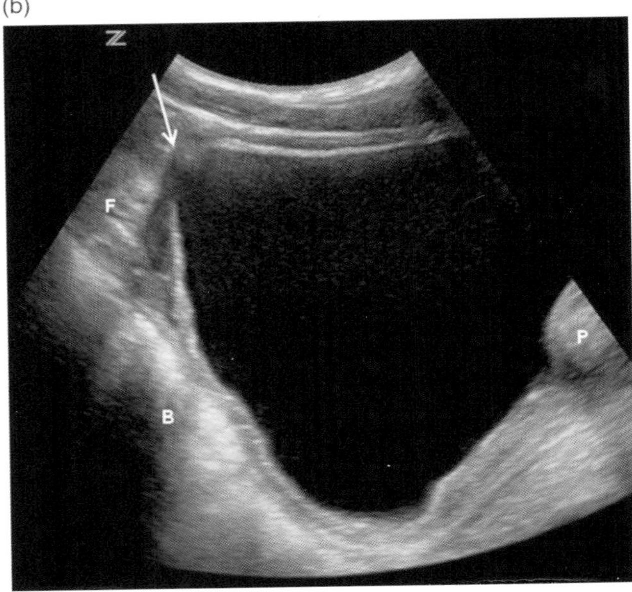

图 27.2 超声显示的膀胱。横向视图(a)显示两条腹直肌(r)和中间的腹白线（箭头所示），还有精囊(s)。(b~d)膀胱矢状面视图。(b,c)前腹壁到膀胱穹顶上的腹膜折返点（箭头所示）。(d)腹膜反折位于扫描平面的头侧。腹膜外脂肪(F)有时延伸至膀胱穹顶(B)，正如在图(b)中一样，图(c)和图(d)——都能看到肥大的前列腺(P)。（待续）

(c)

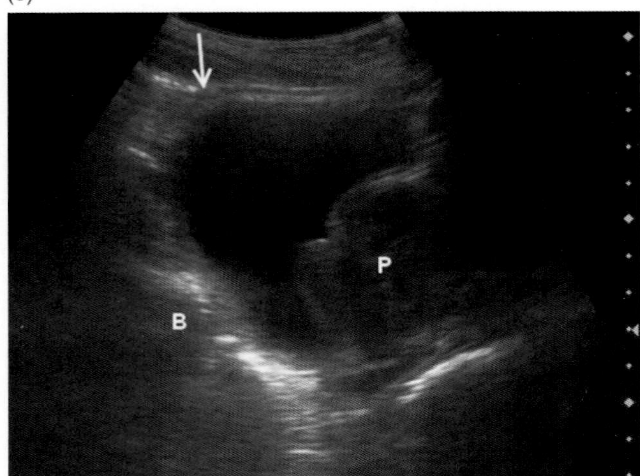

(d)

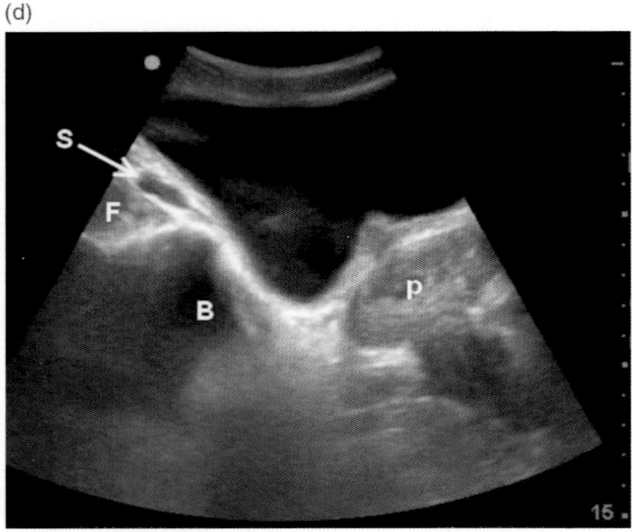

图 27.2(续)

(王惠芳 译 肖薇薇 校)

延伸阅读

Ahmed, S.J., Mehta, A., Rimington, P. (2004) Delayed bowel perforation following suprapubic catheter insertion. *BMC Urol.*, **4** (1), 16.

Barai, K.P., Islam, S. (2009) Suprapubic catheterization complicated by an iatrogenic enterocutaneous fistula: a case report. *Cases J.*, **2**, 9311.

Cundiff, G., Bent, A.E. (1995) Suprapubic catheterization complicated by bowel perforation. *Int. Urogynecol. J.*, **6**, 110–113.

Hardy, J.D., Furnell, P.M., Brumfitt, W. (1976) Comparison of sterile bag, clean catch and suprapubic aspiration in the diagnosis of urinary infection in early childhood. *Br. J. Urol.*, **48** (4), 279–283.

Mustonen, A., Uhari, M. (1978) Is there bacteremia after suprapubic aspiration in children with urinary tract infections? *J. Urol.*, **119** (6), 822–823.

NHS, National Patient Safety Agency – Rapid Response Report NPSA/2009/RRR005: Minimising risks of suprapubic catheter insertion; July 2009. Available at: www.npsa.nhs.uk/patientsafety/alerts-and-directives.

Pryles, C.V., Atkin, M.D., Morse, T.S., Welch, K.J. (1959) Comparative bacteriologic study of urine obtained from children by percutaneous suprapubic aspiration of the bladder and by catheter. *Pediatrics*, **24**, 983–991.

Tibbles, C.D., Porcaro, W. (2004) Procedural applications of ultrasound. *Emerg. Med. Clin. North Am.*, **22** (3), 797–815.

Titus, M., White, S. (2006) Suprapubic bladder tap aspiration in an elderly female. *J. Emerg. Med.*, **30** (4), 421–423.

Weathers, W.T., Wenzl, J.E. (1969) Suprapubic aspiration of the bladder. Perforation of a viscus other than the bladder. *Am. J. Dis. Child.*, **117** (5), 590–592.

第 28 章

超声在骨折治疗中的应用

Paul Atkinson, Peter Ross

引言

床旁超声可以替代传统的 X 线检查应用于骨折的诊断和治疗。虽然 X 线检查辐射剂量较小,但有些骨折需要重复多次检查，又或者骨折处被邻近组织覆盖，对骨折的诊断和治疗可能受到邻近组织的干扰,如甲状腺附近的骨折、锁骨的骨折等。床旁超声可能会减少这些情况下的辐射暴露，这在儿童中尤为重要。

骨折诊断

虽然对于床旁超声是否会取代 X 线检查仍有争议,但它非常适合某些严峻的环境,如在军事领域、发生灾难时及发展中国家。床旁超声在妊娠期女性和儿童中也有应用潜力,因为在儿童中,超声对于骨化不良骨骼的敏感性可能会超过 X 线检查。

床旁超声用于诊断骨折的敏感性和特异性很高,适用于各种可疑骨折,包括胸骨、肋骨、股骨、肱骨和前臂骨的单纯性骨折。但对于复合性骨折、小骨折和 Salter-Harris Ⅰ型骨折的诊断准确率较低。在锁骨骨折的诊断方面,床旁超声存在优势,可以作为主要的影像学诊断方法。

将创伤超声(FAST)检查的评估扩展到包括股骨骨折的筛查称为 FAST 的扩展。

骨折复位

床旁超声对前臂骨折复位的指导前景良好,特别是在缺乏实时 X 线检查或为了减少辐射量的情况下。在应用夹板或石膏之前检查骨折位置可以避免多次复位。多项研究表明,超声引导下的前臂骨折复位,第一次尝试就非常成功,而床旁超声对骨折位置的测定与 X 线检查结果一致。

骨骼的床旁即时超声图像

通常高频探头(常为 5~12MHz)(图28.1)能提供足够的深度和出色的分辨率。对于较深的结构,如股骨,可能需要较低频率的探头(常约为 5MHz)。

超声物理学的基础知识能解释超声波不能通过高阻力钙化组织(如骨骼)。所有的波都从骨骼最表层(皮层)反射回来,清晰地呈现出表面的回声线(白色)(图 28.2)。但是任何潜在的结构都隐藏在视图之外(暗的声学阴影)。因此,这个表面的任何裂口或角度都会明显地在回声的超声图像上显示为裂口或角度。一定要注意的是,强烈的回声可能会被误认为骨

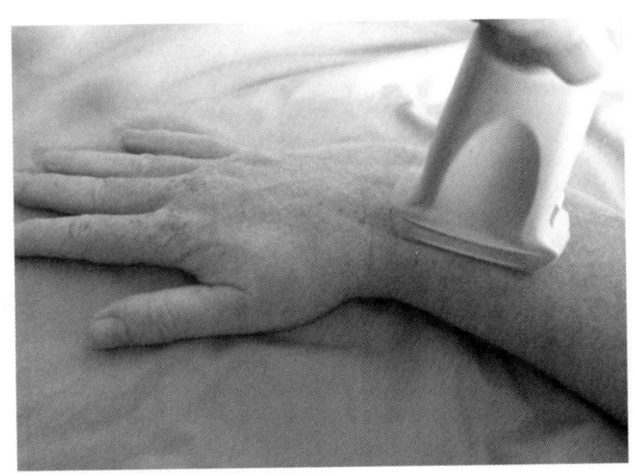

图 28.1　高频线性探头置于手腕背侧的纵向方向。

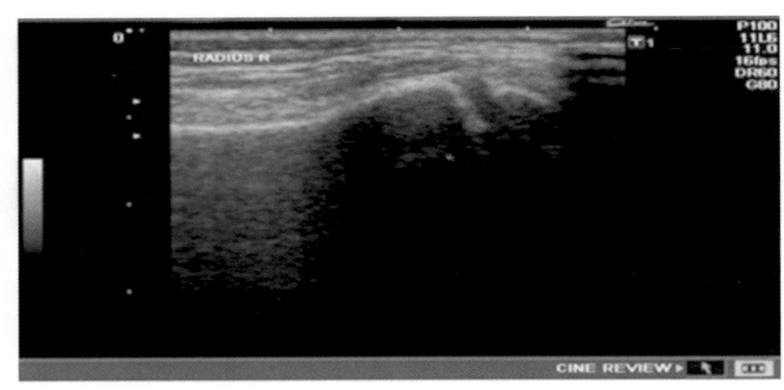

图 28.2 典型骨骼超声图像。注意皮质表面明亮的回声和声学阴影。

头的背面,而这通常观察不到。

技术

在检查前,通过将镇痛和患病部位放在一个舒适的支撑位置,如枕头上,以确保患者的舒适度。使用大量凝胶,并用双手支撑探头,将通过探头施加的压力降至最低。如果使用床旁超声来指导镇痛下的复位,在患者服用镇痛药后,可以进行预复位超声检查。

选择适合的位置对肌肉骨骼结构进行评估,在疑似骨折部位邻近(而不是直接在上方)进行检查。然后沿着骨骼轻轻移动探头,寻找骨折的征象。一般来说,首选纵向移动。从肢体的不同表面可以看到骨骼在两个平行的平面上。例如,当检查桡骨远端时,将探头纵向施加于手腕背部(见图 28.1),可得到类似于 X 线片侧面的视图。通过将探头移动到手腕径向的纵向位置,图像更接近前后 X 线片。

直骨(如肱骨、桡骨、尺骨)比弯曲骨(如锁骨、股骨)更容易扫描。骨折表现为骨皮质平滑、坚硬、白色、回声线的裂口或成角(图 28.3)、骨碎片或与血肿相对应的回声缺乏区域(图 28.4)。误区包括错误地将开放的生长板、表面沟槽或来自上覆伤口或异物的阴影视为骨折。

儿童的骨折

在年幼的儿童中,某些下肢骨骼(通常是胫骨)的骨折在最初的 X 线检查中可能不明显。在这种情

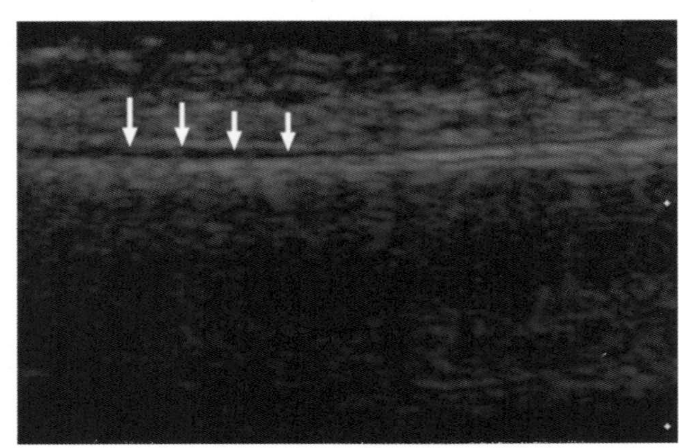

图 28.4 超声对幼儿骨折的诊断。注意暗色回声:血肿(箭头所示)。

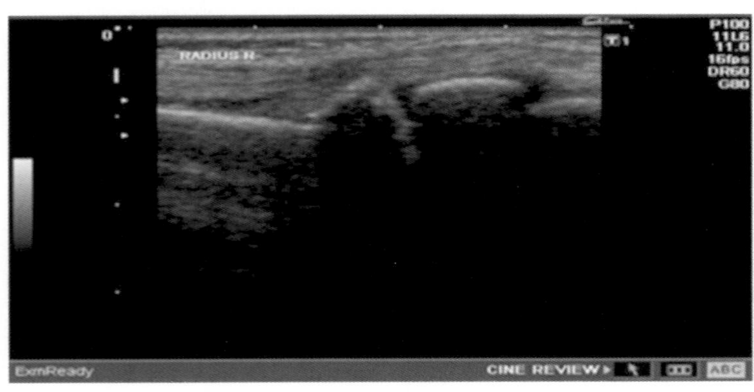

图 28.3 超声显示桡骨远端骨折。注意皮质和角度。

况下，床旁超声可以检测到局部的皮质血肿，可诊断疑似骨折。这对于预测预后和关于复位或固定的决策都是有帮助的。

骨折复位指导

同样的技术也用于指导骨折复位，在骨折复位前后获取和存储图像。结合检查、触诊和床旁超声检测不完全复位，应进一步操作，直到获得满意的位置，可以使用夹板或石膏。建议复位后行 X 线检查，以确保骨骼在石膏或夹板中有良好的位置，而这是床旁超声无法获得的。图像序列如图 28.5 所示。

培训

尚未精通床旁超声的临床医生可以考虑单独学

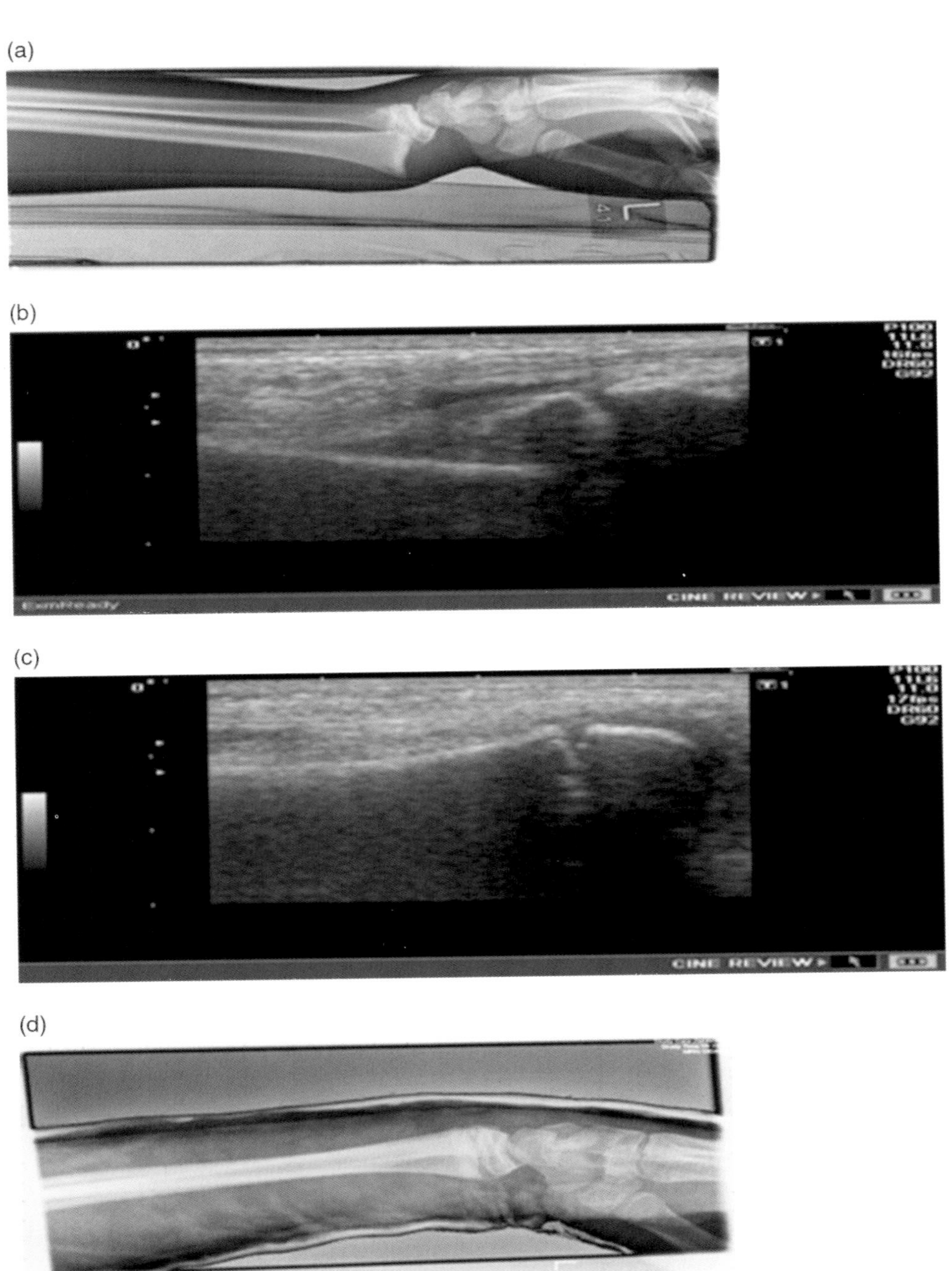

图 28.5　Salter-Harris Ⅱ型桡骨远端骨折复位的影像学序列。(a)骨折 X 线片。(b)同一骨折的超声图像。(c)复位后的超声图像。(d)复位后的 X 线片。

习这项简单的技术，建议进行基本的超声图像优化训练。床边培训和监督是学习这种技术的理想途径。床旁超声住院医师培训或专科培训可以通过专门的培训课程或研讨会来补充，以用于床旁超声和类似的肌肉骨骼超声技术（表 28.1）。电子学习或课本自学也有帮助，而模拟练习正变得越来越流行；鸡大腿骨等骨折的识别可以准确地模拟"真实情况"的体验。

总结

越来越多的证据支持使用床旁超声诊断和指导骨折复位。目前，使用床旁超声来补充 X 线片对许多骨折的诊断似乎是合理的，也许可以替代 X 线片来诊断儿童锁骨骨折，并将其作为减少前臂骨折的 X 线检查的替代方案。

表 28.1　肌肉骨骼 PoCUS 的一些可用培训资源

www.sonosite.com/education	制造商 Sonosite 提供各种培训研讨会
www.emergencyultrasound.net	英国和加拿大的一个团体，提供各种床旁即时超声的研讨会
www.sonoguide.com	ACEP 的紧急超声互动学习资源之一
www.hqmeded.com/node/20	关于前臂骨折复位的在线视频教学
www.mskus.com	Musculoskeletal Ultrasound 是一家私人公司，提供基础和先进技术的培训研讨会
http://www.noc.nhs.uk/ourservices/training/british_musculoskeletal_ultrasound.aspx	英国肌肉骨骼超声课程

（余方 译　周舟 校）

延伸阅读

Ackermann, O., Liedgens, P., Eckert, K., *et al.* (2009) Ultrasound diagnosis of forearm fractures in children: a prospective multicenter study. *Unfallchirurg.*, **112**, 706–711.

Atkinson, P., Iftikhar, K., Naveed, A., Kendall, R., van Rensburg, L., Madan, R. (2011) Ultrasound-guided paediatric forearm fracture reduction with sedation in the emergency department. *Clin. J. Emerg. Med.*, **13**, 173.

Atkinson, P., Lennon, R. (2003) Use of emergency department ultrasound in the diagnosis and early management of femoral fractures. *Emerg. Med. J.*, **20**, 395.

Beaudoin, F.L., Nagdev, A., Merchant, R.C., *et al.* (2010) Ultrasound-guided femoral nerve blocks in elderly patients with hip fractures. *Am. J. Emerg. Med.*, **28**, 76–81.

Chaar-Alvarez, F.M., Warkentine, F.W., Cross, K.P., *et al.* (2009) Bedside ultrasound diagnosis of non-angulated forearm fractures in the pediatric emergency department, in American Academy of Pediatrics National Conference and Exhibition. Washington, DC, Section on Emergency Medicine.

Chen, L., Kim, Y., Moore, C.L. (2007) Diagnosis and guided reduction of forearm fractures in children using bedside ultrasound. *Pediatr. Emerg. Care*, **23**, 528–531.

Chien, M., Bulloch, B., Youssfi, M., *et al.* (2010) *Diagnosis of pediatric clavicle fractures [Abstract], in Pediatric Academic Societies*, Vancouver, BC.

Chinnock, B., Khaletskiy, A., Kuo, K., *et al.* (2009) Ultrasound-guided reduction of distal radius fractures. *J. Emerg. Med.*, E-published.

Cho, K.H., Lee, S.M., Lee, Y.H., *et al.* (2010) Ultrasound diagnosis of either an occult or missed fracture of an extremity in pediatric-aged children. *Korean J. Radiol.*, **15**, 84–94.

Cross, K.P., Padmanabhan, P., Stevenson, M.D. (2010) *Ultrasound-guided femoral nerve blocks in the pediatric emergency department [Abstract], in Pediatric Academic Societies*, Vancouver, BC.

Cross, K.P., Warkentine, F.W., Kim, I.K., *et al.* (2010) Bedside ultrasound diagnosis of clavicle fractures in the pediatric emergency department. *Acad. Emerg. Med.*, **17**, 687–693.

Durston, W., Swartzentruber, R. (2000) Ultrasound-guided reduction of pediatric forearm fractures in the ED. *Am. J. Emerg. Med.*, **18**, 72–77.

Eksioglu, F., Altinok, D., Uslu, M.M., *et al.* (2003) Ultrasonographic findings in pediatric fractures. *Turk. J. Pediatr.*, **45**, 136–140.

Fisher, N.A., Newman, B., Lloyd, J., *et al.* (1995) Ultrasonographic evaluation of birth injury to the shoulder. *J. Perinatol.*, **15**, 398–400.

Graif, M., Stahl-Kent, V., Ben-Ami, T., *et al.* (1988) Sonographic detection of occult bone fractures. *Pediatr. Radiol.*, **18**, 383–385.

Heiner, J.D., McArthur, T.J. (2009) A simulation model for the ultrasound diagnosis of long-bone fractures. *Simul. Healthcare*, **4**, 228–231.

Hubner, U., Schlicht, W., Outzen, S., *et al.* (2000) Ultrasound in the diagnosis of fractures in children. *J. Bone Joint Surg. Br.*, **82**, 1170–1173.

Hunter, J.D., Mann, C.J., Hughes, P.M. (1998) Fibular fracture: detection with high resolution diagnostic ultrasound. *J. Accident. Emerg. Med.*, **15**, 118.

Jones, G.P., Seguin, J., Shiels, W.E., *et al.* (2003) Fracture of the proximal humerus in a preterm infant. *Am. J. Perinatol.*, **20**, 249–253.

Katz, R., Landman, J., Dulitzky, F., *et al.* (1988) Fracture of the clavicle in the newborn. An ultrasound diagnosis. *J. Ultrasound Med.*, **7**, 21–23.

Lewis, D., Logan, P. (2006) Sonographic diagnosis of toddler's fracture in the emergency department. *J. Clin. Ultrasound*, **34**, 190–194.

Lyon, M., Blaivas, M. (2003) Evaluation of extremity trauma with sonography. *J. Ultrasound Med.*, **22**, 625–630.

Ma, O.J., Norvell, J.G., Subramanian, S. (2007) Ultrasound applications in mass casualties and extreme environments. *Crit. Care Med.*, **35** (5 Suppl.), S275–S279.

Marshburn, T.H., Legome, E., Sargsyan, A., *et al.* (2004) Goal-directed ultrasound in the detection of long-bone fractures. *J. Trauma*, **57**, 329–332.

McNeil, C.R., McManus, J., Mehta, S. (2009) The accuracy of portable ultrasonography to diagnose fractures in an austere environment. *Prehosp. Emerg. Care*, **13**, 50–52.

Melniker, L.A., Leibner, E., McKenney, M.G., *et al.* (2006) Randomized controlled clinical trial of point-of-care, limited ultrasonography for trauma in the emergency department: the first sonography outcomes assessment program trial. *Ann. Emerg. Med.*, **48**, 227–235.

Moritz, J.D., Berthold, L.D., Soenksen, S.F., *et al.* (2008) Ultrasound in diagnosis of fractures in children: unnecessary harassment or useful addition to x-ray? *Ultraschall. Med.*, **29**, 267–274.

Noble, V.E., Legome, E., Marshburn, T. (2003) Long bone ultrasound: making the diagnosis in remote locations. *J. Trauma*, **54**, 800.

Patel, D.D., Blumberg, S.M., Crain, E.F. (2009) The utility of bedside ultrasonography in identifying fractures and guiding fracture reduction in children. *Pediatr. Emerg. Care*, **25**, 221–225.

Pistor, G., Graffstadt, H. (2003) Sonographic diagnosis of supracondylar fractures of the humerus. *Ultraschall. Med.*, **24**, 331–339.

Spencer, J.K., Adler, R.S. (2008) Utility of portable ultrasound in a community in Ghana. *J. Ultrasound Med.*, **27**, 1735–1743.

第 29 章

超声引导(USG)周围神经阻滞(PNB)

Jens Børglum, Kenneth Jensen

引言

1922 年,第一本关于使用表面解剖学指导(SAG)的神经阻滞综合教材出版。神经阻滞治疗方法在 20 世纪 80 年代和 90 年代通过神经刺激指导(NSG)作为 SAG 的辅助手段得到快速发展。因此,许多研究都集中在哪些神经被阻断、在哪些角度使用针头,以及需要多少次注射才能成功。从那时起,超声波技术在超声领域的进展有所改善。1994 年首次使用超声引导(USG)技术,在锁骨上水平实时直观地显示臂丛神经阻滞,随着更详细、更灵活和可移动的超声扫描仪的出现,USG 作为区域麻醉领域的工具得到了越来越多的应用。USG 允许医生跟随针头的轨迹,远离邻近的结构,观察注射的溶液,并进行实时的调整,这对于局部麻醉的有效扩散非常必要。

USG 神经阻滞的循证基础

尽管关于神经定位方法(USG、NSG、SAG)和新方法的实验研究仍在发表,但随机对照试验调查成功率、最小有效剂量和周围神经导管适应证的应用已变得更加广泛。这两种类型的研究都是需要正确地看待 USG 外周神经阻滞(PNB)可能带来的临床前景,因为对照证据必须适用于现实因素。许多大型研究都对成功率进行了调查,其中包括数千例患者,成功率可定义为:①使用神经阻滞提供外科麻醉,而不需要转换为全身麻醉或应用逃避阻滞;②有效阻断所有目标神经的感觉成分;③提供有效的术后镇痛,不需要阿片类药物或逃避阻滞。随机对照试验的结果强烈表明,与 NSG 相比,USG 可能具备优势,因为指出这种优势的研究数量超过那些没有指出优势的研究数量。然而,队列研究对这一主题的分析就不那么清楚了。而且对于 USG 来说,它只提供了相对于 NSG 或 SAG 的边际效益。表 29.1 简要概述了上肢神经阻滞的随机对照试验(RCT)与队列研究之间的差异。研究发现,与队列研究相比,RCT 的成功率一直较低,变异程度相同,而且 RCT 神经定位方法之间的成功率差异比队列研究更大。研究类型之间的这些差异可以用更好的内部效度(更精确和更完整的数据获取)来解释,但不能用更好的外部效度来解释 RCT(专业知识和人口统计数据同样不受控制)。最近,一项对目前可用的上肢神经阻滞的 RCT 的荟萃分析提供了决定性的支持,使用 USG 可以提高阻滞的成功率、加快感觉启动,但对于阻滞持续时间和手术技术(如针道数、手术疼痛和血管穿刺)的获益仍不清楚。目前的证据表明,与 NSG 或 SAG 相比,USG 神经阻滞后的后遗症的发病率并没有降低,因为这类研究需要大量的参与者和数月的观察。

综上所述,需要对 USG PNB 进行进一步的高质量研究,以准确定义其相对于旧方法的真正临床优势(如改进的学习曲线、持续较高的成功率、患者人口统计的影响、改善的药代动力学和更好的患者安全性)。然而,不容置疑的是,USG 在某些临床环境中具有明确的优势(表 29.2)。这些环境中大多数都很难进行适当的调查,但初步研究正在进行中。根据镇痛目的,USG PNB 研究中可用的最佳证据见表29.3。

表 29.1　上肢神经阻滞的成功率

PNB 和研究类型	USG	NSG	SAG	未知
Interscalene,队列研究	96±1(4)	95±2(9)	–(0)	90±5(13)
Interscalene,RCT	99±0(1)	91±0(1)	–(0)	–(0)
锁骨上,队列研究	95±3(8)	94±4(5)	94±1(2)	87±4(6)
锁骨上,RCT	81±7(3)	–(0)	–(0)	–(0)
锁骨下,队列研究	92±5(5)	91±2(3)	–(0)	–(0)
锁骨下,RCT	91±3(6)	74±8(4)	–(0)	–(0)
腋下,队列研究	94±5(10)	83±12(14)	77±6(8)	87±1(2)
腋下,RCT	91±4(3)	71±4(3)	–(0)	–(0)

平均成功率百分比±研究之间的标准偏差(定义为范围除以 4)。根据神经定位方法,括号中为研究数量。通过 Medline 搜索使用搜索短语“斜角肌间沟”“锁骨上”“锁骨下”“腋窝”和“成功率”,以及通过回溯参考文献发现研究。研究清单并非完全详尽无遗。

表 29.2　USG PNB 相对于其他神经定位方法的一些理论优势

有益的 USG 神经阻滞	示例:神经和临床环境
没有运动神经元的神经	中股骨水平的隐神经:膝关节手术
	浅表性颈丛(C3~C4):颈动脉和锁骨手术
具有运动神经元的不重要的运动神经	闭孔神经,前后支:髋关节和膝关节手术
	横腹平面(TAP)阻断:胃肠手术
不易触及的神经	所有神经:肥胖或畸形患者
	臀部或前内侧坐骨神经:截肢或神经病变患者(运动能力受损)
中枢或全身扩散风险高的神经	腰丛(腰肌间室):髋关节手术
	骶/骶旁丛:髋关节手术、截肢
	椎旁神经:骨、肌和皮节疼痛
	多个区块:高容量毒性问题
邻近重要结构的神经	臂丛和膈神经在斜角间水平,或臂丛在锁骨上水平:慢性肺部疾病或有气胸风险的患者
	肋间神经:肋间骨折(气胸)
	股神经和股动脉在腹股沟折痕处,或臂丛处锁骨下水平:凝血功能障碍患者
对压迫效应敏感的神经	所有神经:不能活动的患者,或有遗传性压迫易感性神经病患者,或有局部炎症的患者
断肢的神经	所有神经:肌肉收缩不良或疼痛的状态
潜在的医疗纠纷中的神经	所有神经:存在神经损伤或手术神经损伤高风险的患者
	所有神经:必须对手术过程的患者进行精确记录

总的来说,USG 神经阻滞能更好地显示局部麻醉扩散,需要更小的体积,并保证在手术过程中减少(或更好地记录)组织损伤。

区域麻醉教育

为了加强临床实施过程，支持继续教育和推进临床实践的改进，美国区域麻醉与疼痛医学协会(ASRA)和欧洲区域麻醉和疼痛治疗学会(ESRA)鼓励每一个进行 USG PNB 的机构支持质量改进过程。ASRA 和 ESRA 联合委员会主张集中注意以下问题：①执行 USG 神经阻滞时使用的 10 项常见任务；②UGS PNB 的核心能力和技能；③研究生麻醉师培训实习规范和住院医师培训规范。表 29.4 提供了 ASRA 和 ESRA 联合委员会的第一项提案。

表 29.3 根据镇痛目的,USG PNB 研究中可获得的最佳证据

PNB	急/慢性疼痛	手术麻醉	术后疼痛
肩胛上	1b	–	2b
肌间沟	4	1b	2b
锁骨上	–	1b	2b
锁骨下	4	1b	1b
腋窝	–	1b	2b
TAP	2b	–	1b
腹直肌鞘	–	–	1b
II/IH	–	–	1b
股神经	1b	1b	1b
LCFN	4	4	–
闭孔神经	–	1b	1b
隐神经	–	2b	2b
坐骨神经,近端	–	1b	2b
坐骨神经,远端	4	1b	1b

证据级别:1b,随机对照试验;2b,队列研究;4,病例系列研究;–,没有研究。

表 29.4 执行 USG 周围神经阻滞的 10 项优势

1.可视化关键的标志性结构,包括血管、肌肉、筋膜和骨骼
2.在短轴成像中识别神经或神经丛
3.确认正常解剖并识别解剖变异
4.为避免不必要的组织损伤,制订针入路计划
5.对超声波设备保持无菌技术
6.当探针向目标前进时,在实时可视化下跟随针
7.考虑一种二级确认技术,比如神经刺激
8.当针尖被假定在正确的位置时,注入少量的测试溶液。如果在注射过程中没有观察到溶液,假设针尖在血管内或在成像平面外
9.如果看到不理想的局部麻醉扩散模式,则进行必要的针头调整。局部麻醉的可视化应贯穿整个注射过程,以避免血管内注射
10.维持传统的安全指导方针,包括复苏设备的存在、频繁抽吸、血管内测试剂量、标准监测、患者反应和注射特征评估

高阻滞专业知识既需要解剖学知识，又需要丰富的实践经验。关于 USG PNB 相关的核心能力和技能的其他建议以及任何机构的培训实践规范，本章参考原版读本。本章的目的是为读者提供一个在日常临床实践中执行 USG PNB 的简单方法。USG PNB 实际上可以由任何在急诊医学、急性疼痛管理和创伤领域受过培训的合格医生以及提供手术麻醉和术后疼痛管理的医生来实施。以下将提供如何进行各种 USG PNB 程序的建议，并展示相关的临床照片，以及超声记录,以便向读者提供相应的建议。

上肢的神经阻滞

此时,臂丛和周围神经的 USG PNB 将被勾画出来(表 29.5)。最近的研究结果显示,在臂丛神经阻滞方面,USG 可能具有显著的优势。

超声引导下肌间沟神经阻滞

患者取仰卧位,头部转向对侧(图 29.1)。放置探头(6~15MHz),其侧端指向锁骨上外侧,以显示锁骨

表 29.5　臂丛神经及其周围神经相关神经阻滞概况，推荐适应证包括手术麻醉(SA)或术后疼痛管理(PPM)

臂丛神经及其周围神经	适应证
肌间沟阻滞	图 29.1 肩部手术(SA,PPM)
锁骨上阻滞	图 29.2 肱骨、肘部、下肢、腕部、手部手术(SA,PPM)
锁骨下外侧阻滞	图 29.3 肱骨、肘部、下肢、腕部、手部手术(SA,PPM)
腋窝阻滞	图 29.4 肘部、下肢、腕部、手部手术(SA,PPM)
肩胛上神经阻滞	图 29.5 肩部手术(PPM)
正中神经在肘部水平阻滞	图 29.6 腕部及手部手术(PPM)
尺神经于肘部水平阻滞	图 29.7 腕部及手部手术(PPM)
桡神经在肘部水平阻滞	图 29.8 腕部及手部手术(PPM)

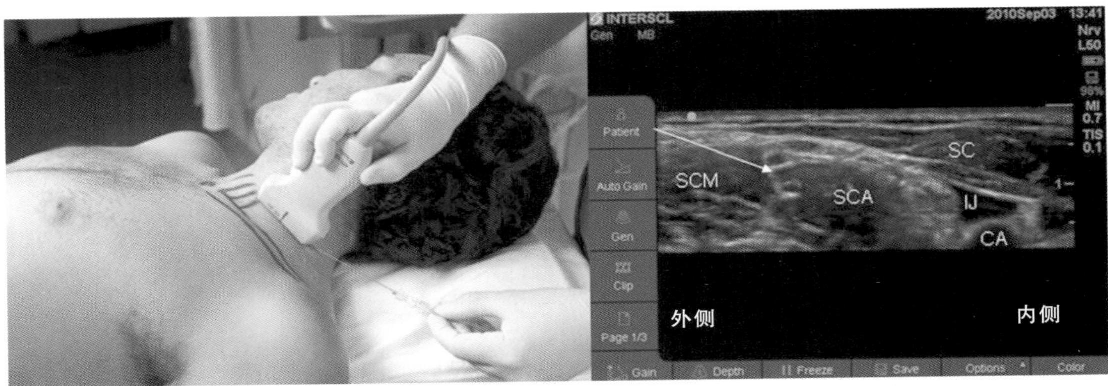

图 29.1　超声引导下的肌间沟神经阻滞。

上水平的臂丛神经(BP)，可见 BP 及其多个分支(图 29.2)。然后沿颅骨方向追踪血管，直到上、中、下躯干位于前斜角肌和中斜角肌之间(见图 29.1)。针以横向至内侧的方向插入探头的平面内，针的尖端置于斜面间沟中。应观察到注射液的扩散情况，围绕三个神经干(从颈根 5 到 7)。

超声引导下锁骨上神经阻滞

患者取仰卧位，头部转向对侧(见图 29.2)。放置探头(6~15MHz)，其侧端指向锁骨上外侧，以显示锁骨上水平的 BP，可见 BP 及其多个分支(见图 29.2)。针以横向到内侧的方向插入探头的平面内。建议将

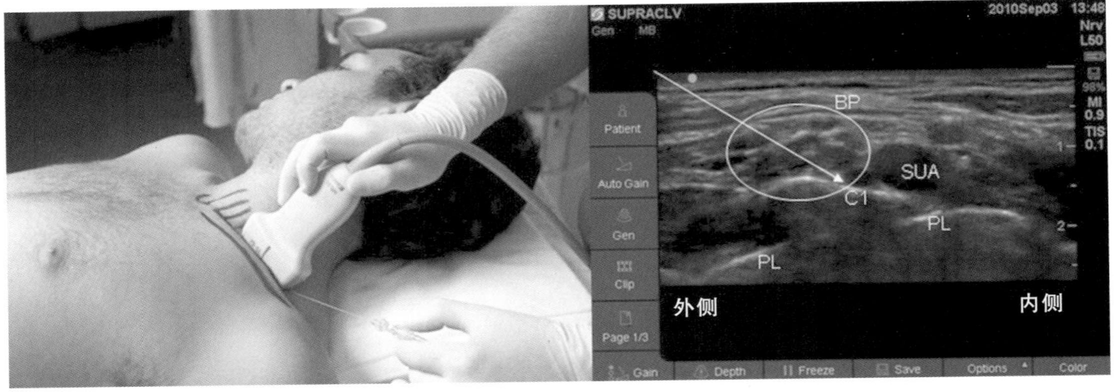

图 29.2　超声引导下锁骨上神经阻滞。

针尖侧向放置于第一肋上锁骨下动脉，远离胸膜。应观察注射液的扩散情况。局部麻醉应包围 BP，医生必须相应地调整针尖方向。

超声引导下锁骨下外侧神经阻滞

患者取仰卧位，头部转向对侧（图 29.3）。将探头（6~15MHz）置于枕旁平面，其颅底位于锁骨下方、喙突上方（见图 29.3）。探头以这种方式放置，腋动脉（AA）（头侧）和腋静脉（AV）（尾侧）位于胸大肌和胸小肌下方（见图 29.3）。BP 的外侧、后部和内侧束以各种方式围绕腋动脉（Klarstad 等）定位。针在平面上以头尾方向插入探头。建议将针头放置在与腋动脉相对的 8 点钟位置。应观察到注射的扩散情况，包围腋动脉，医生必须相应地调整针的方向。

超声引导下腋神经阻滞

患者取仰卧位（图 29.4）。探头（6~15MHz）横置于肱骨。当探头以这种方式放置时，可见腋动脉和两条或更多的静脉（见图 29.4）。正中神经（MN）、尺神经（UN）和桡神经（RN）分别位于腋动脉的外侧、内侧和后方。肌皮神经（MC）夹在二头肌和喙状肌之间，距离腋动脉有一段距离。针以从外侧至内侧的方向插入探头的平面内。应观察注射液的扩散情况，包围所有 4 个神经，医师必须重新定向针的位置。

超声引导下肩胛上神经阻滞

这种阻滞的最佳操作姿势是患者取坐位，背对着医生（图 29.5）。探头（6~15MHz）平行于肩胛冈放置。超声图像显示肩胛切口深至冈上肌（SPM）。肩胛切迹以肩胛横韧带（TSL）为顶，肩胛切迹 TSL 下方可见肩胛上神经（见图 29.5）。针以从外侧到内侧的方向插入探头的平面内。应观察到注射液的扩散在 TSL 以下扩展。通过在肩胛切口插入导管，确实有可能提供肩胛上神经的连续阻滞。

超声引导下肘部水平的周围神经阻滞

这些神经阻滞最适合用于腕部和手部手术的辅助阻滞。探头（6~15MHz）横置于在肱骨的肘窝中（图

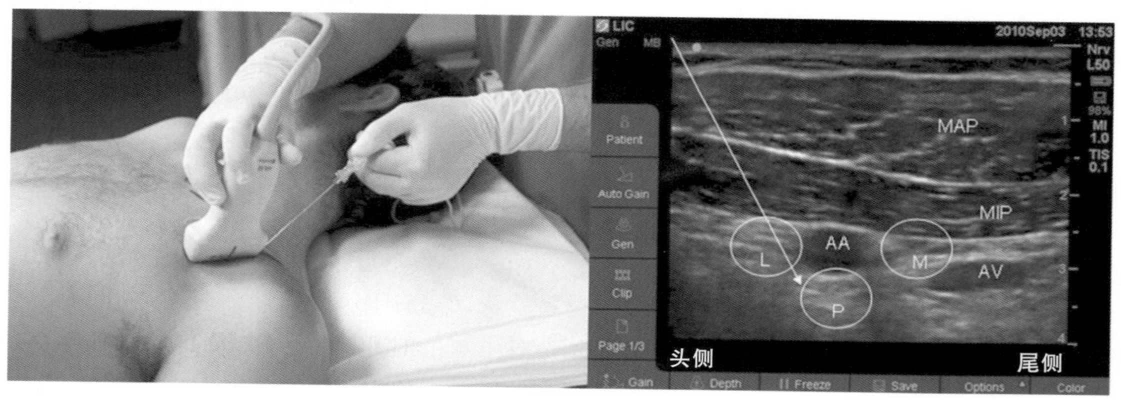

图 29.3 超声引导下锁骨下外侧神经阻滞。

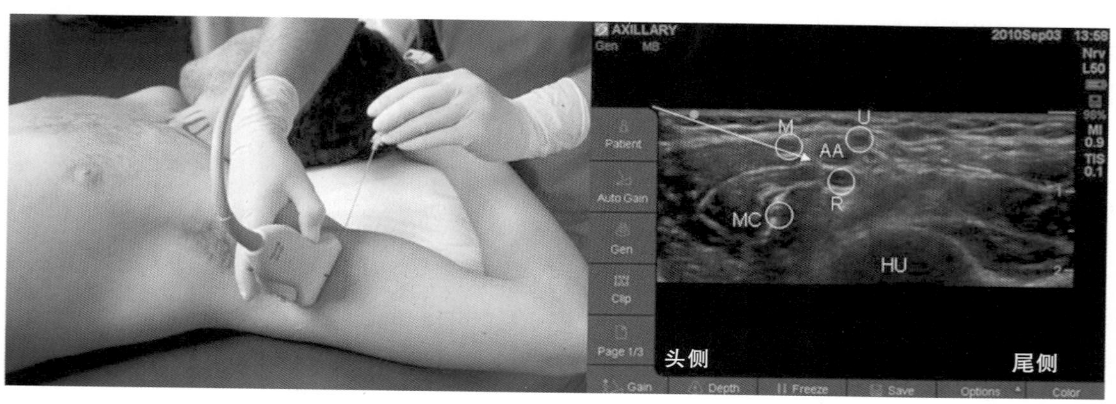

图 29.4 超声引导下腋神经阻滞。

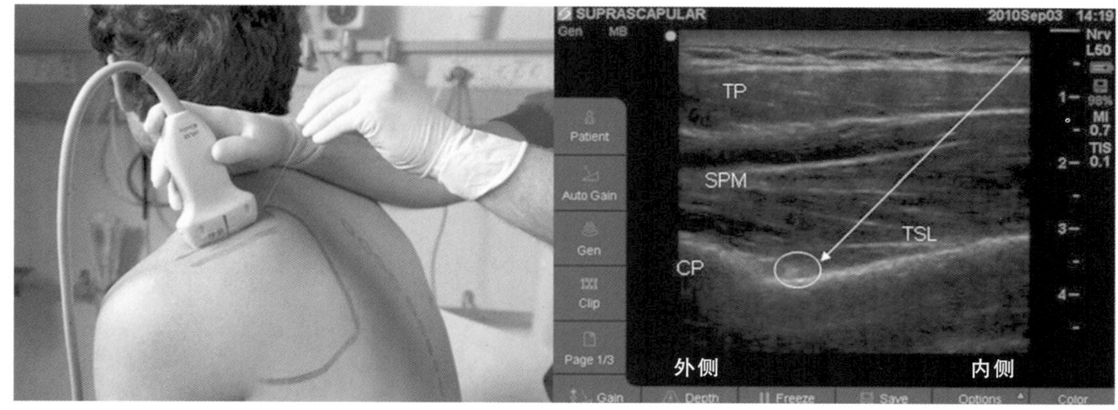

图 29.5　超声引导下肩胛上神经阻滞。

29.6 至图 29.8)。在肱动脉(BA)内侧可见正中神经(MN)(见图 29.6)。尺神经(UN)位于上髁内侧上方,直至远端几厘米在沟处消失(见图 29.7)。桡神经(RN)在肱骨外侧和肘关节头侧最为明显。建议将针插入探头的平面内,从外侧到内侧。必要时应观察注射液的扩散,包围所有三个位置的神经。

下肢的神经阻滞

有 1b 级证据表明,超声引导可改善感觉阻滞的发生,提高成功率,降低局部麻醉要求,缩短实施下肢周围神经阻滞的时间。到目前为止,还没有随机对

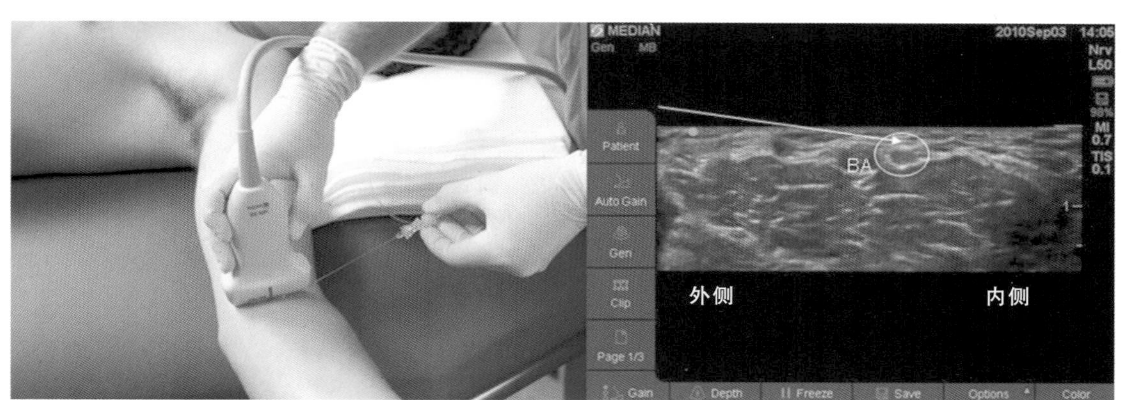

图 29.6　超声引导下正中神经阻滞。

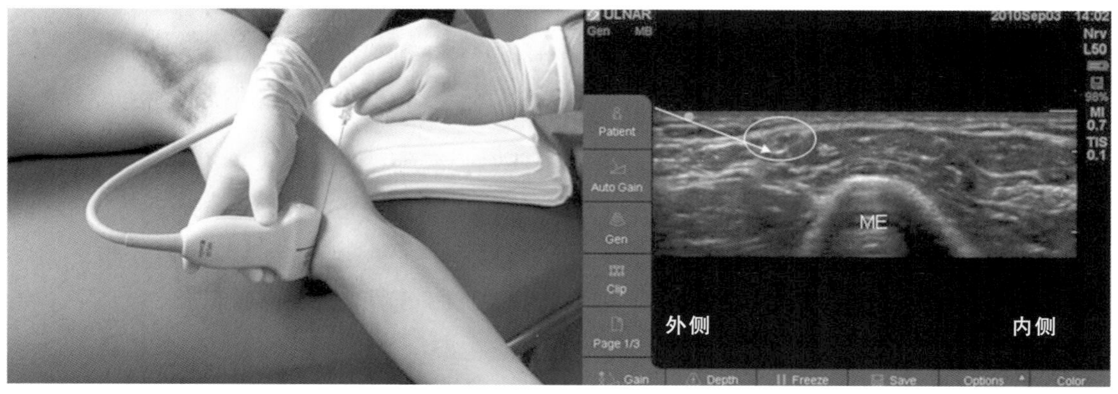

图 29.7　超声引导下尺神经阻滞。

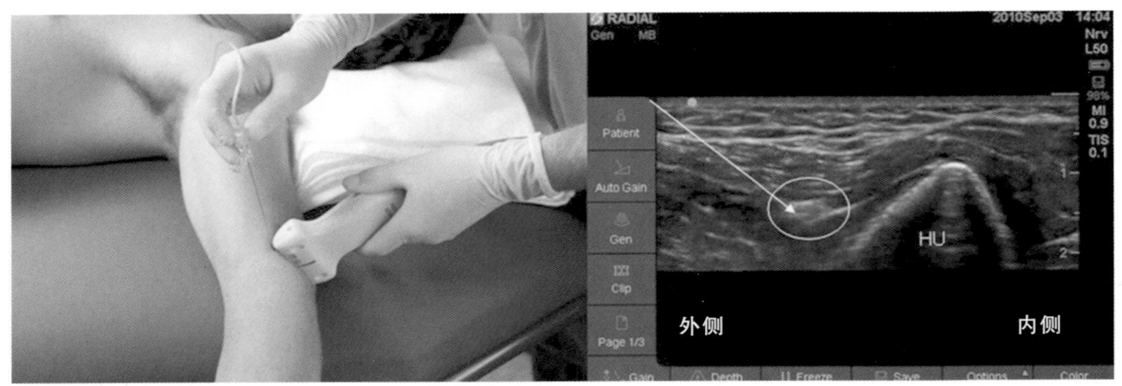

图 29.8 超声引导下桡神经阻滞。

照试验报道超声在预后方面不如替代技术。下肢神经阻滞见表 29.6。

超声引导下股神经阻滞

患者取仰卧位(图 29.9)。探头(6~15MHz)横置于腹股沟韧带,平行于股动脉(FA)和股静脉(FV)。股神经的纵向或三角形状可见于阔筋膜和髂筋膜下方的 FA 侧面,但位于髂腰肌(IPM)上方(见图 29.9)。针以从外侧向内侧的方向插入探头的平面内。应观察注射液的扩散,包围股神经。

表 29.6 腰骶丛及其周围神经相关神经阻滞概况,推荐适应证包括手术麻醉(SA)或术后疼痛管理(PPM)

腰、骶神经丛及其周围神经	适应证
股神经(FN)阻滞	图 29.9 髋关节、股骨、膝关节手术(SA,PPM)
股外侧皮神经(LFCN)阻滞	图 29.10 髋关节手术(PPM)。大腿止血带痛(SA,PPM)
闭锁神经(前支)(ONA)和闭锁神经(后支)(ONP)阻滞	图 29.11 髋关节(ONA)和膝关节(ONP)手术。大腿止血带痛(ONA/ONP)(SA,PPM)
隐神经阻滞	图 29.12 踝关节及足部外科(PPM)
骶丛(SP)和坐骨神经(SN)阻滞	图 29.13 髋关节、大腿后段、膝关节、下肢、踝关节、足部(SA,PPM)手术
骶/骶旁水平阻滞(Marsour 枢轴)	
坐骨神经(SN)阻滞:大腿前内侧	图 29.14 大腿后段、膝关节、下肢、脚踝、足部(SA,PPM)手术。
坐骨神经(SN)阻滞:腘窝水平	图 29.15 膝关节、下肢、踝关节、足部手术(SA,PPM)

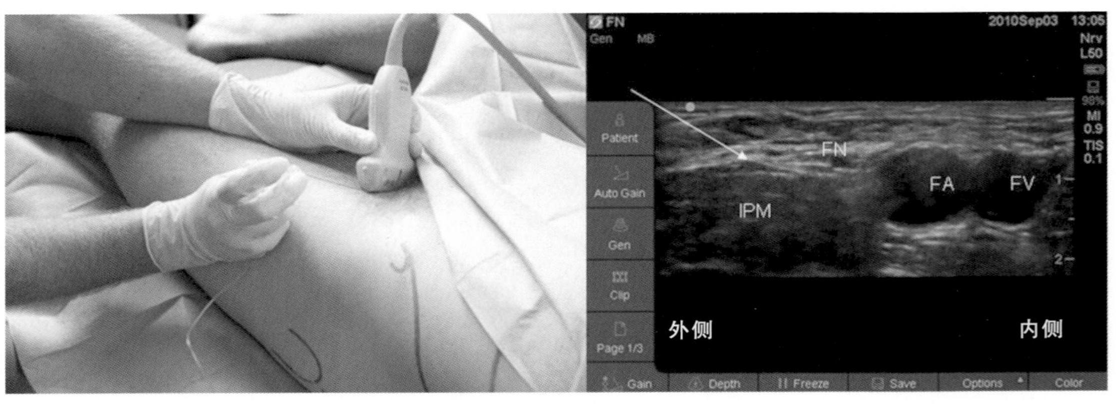

图 29.9 超声引导下股神经(FN)阻滞。

超声引导下股外侧皮神经阻滞

患者取仰卧位(图 29.10)。探头(6~15MHz)位于髂前上棘(ASIS)下方,缝匠肌(SA)位于这个位置,刚好位于 IPM 外侧。SA 的三角形由阔筋膜覆盖,LFCN 位于阔筋膜下方,SA 上方(见图 29.10)。针以从外侧向内侧的方向插入探头的平面内。应观察到注射液的扩散在 SA 上方但在阔筋膜下方。

超声引导下闭孔神经阻滞(ONA,前支;ONP,后支)

患者取仰卧位(图 29.11)。探头 6~15MHz)平行于腹股沟韧带,横置于股动脉(FA)。从这个位置开始,探头逐渐向内侧方向移动,经过股静脉(FV)和耻骨肌(PM),直到三个内收肌被定位到 PM 的内侧。在这个位置,ONA 位于长内收肌(AL)和短内收肌(AB)之间。在 AB 肌和大内收肌(AM)之间可见 ONP(见图 29.11)。针以从外侧到内侧的方向插入探头的平面内。应观察到注射液的扩散分别在 AL 和 AB 之间以及 AB 和 AM 之间的筋膜层中。

超声引导下隐神经阻滞

患者取仰卧位(图 29.12)。探头(6~15MHz)平行于腹股沟韧带,横置于股动脉(FA),FA 位于大腿内侧远端深部,FA 位于 SA 下方收肌管。在大腿内侧,隐神经(SAN)通常位于足总外侧和内收肌管顶部的 SA 下方(见图 29.12)。针以从外侧到内侧的方向插入探头的平面内。应观察到注射液围绕着 SAN 扩散。

超声引导下骶神经丛和坐骨神经阻滞:骶/骶旁路径

坐骨神经是人体最大的神经,它位于大腿后部,从梨状肌(PIM)下方的骶神经丛分支至腘窝,在那里分为胫骨神经(TN)和腓总神经(CP)。坐骨神经可以在整个过程中被阻滞。在本章中,我们决定以一种简单的方法开始,即阻滞 PIM 下方的骶神经丛。患者取

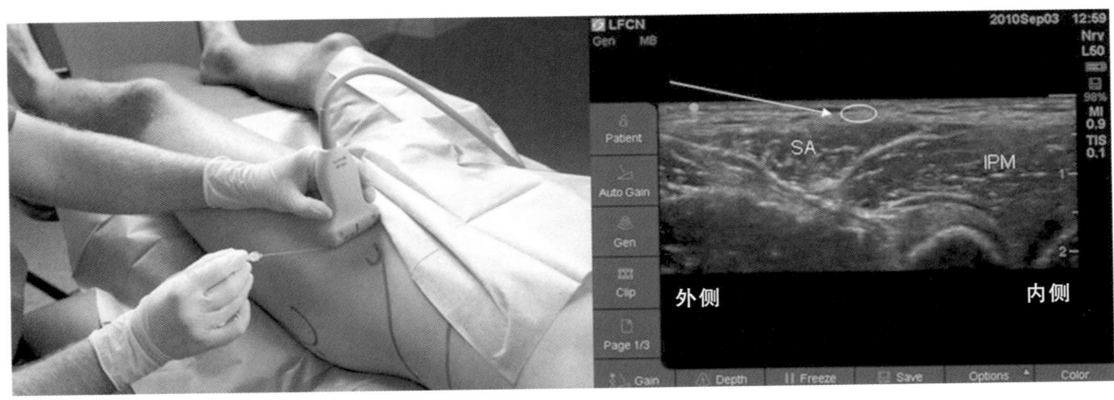

图 29.10　超声引导下股外侧皮神经(LFCN)阻滞。

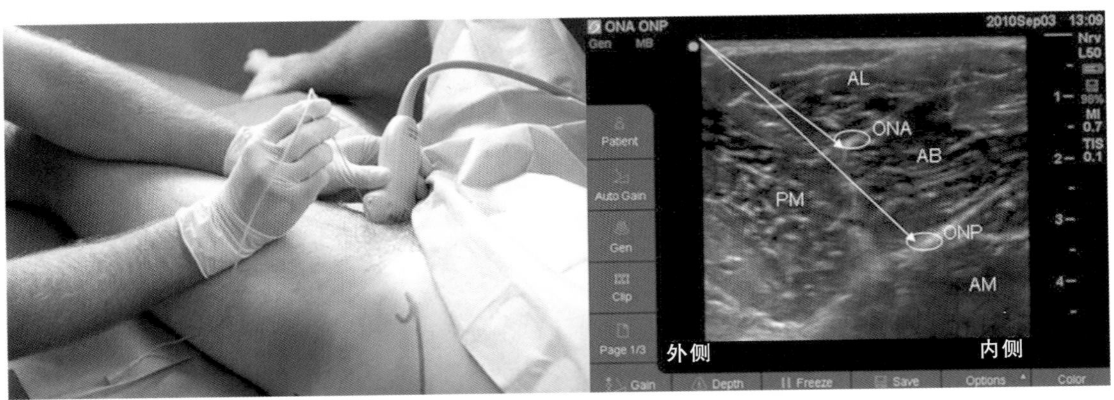

图 29.11　超声引导下闭孔神经(ON)阻滞。ONA(前支),ONP(后支)。

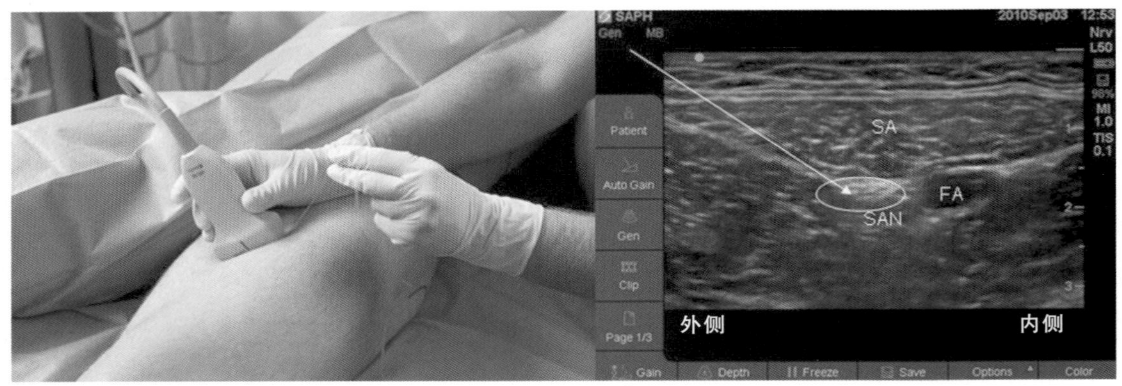

图 29.12 超声引导下隐神经(SAN)阻滞。

侧卧位(Sim 位),麻醉侧朝上。Mansour 点位于髂后下棘(IPIS)后方 6cm 处。曲阵探头(2~5MHz)放置于 Mansour 点内侧。利用该点作为枢轴,探头逐渐旋转,直到探头的侧面指向大转子,并且骶神经丛出现在 PIM 三角形形状的前方,紧邻骶骨外侧边缘基部(图 29.13)。这种旋转策略被称为"Mansour 枢轴"。为了在这个水平上阻滞 SP 或 SN,我们主张将针从内侧向外侧插入探头平面(见图 29.13)。为了阻滞 SP,针通过 PIM 以一个陡峭的角度插入 PIM 的前部,可以看到臀下动脉在搏动。为了阻滞 SN,针以更浅的角度插入,通过 PIM 或在 PIM 下方,将尖端朝向 SN,SN 向下穿过坐骨棘(IS)。

超声引导下坐骨神经阻滞:前内侧入路和腘窝入路

患者取仰卧位(图 29.14 和图 29.15)。对于前内侧入路,将曲阵探头(2~5MHz)放置于腹股沟韧带下方 8cm 处,横向于股骨(FE)和从骨神经(SN)(见图 29.14)。SN 位于 FE 的内侧,在小转子的水平面上。针以从外侧至内侧的方向插入探头平面,穿过缝匠肌(SM),绕过股深动脉(FA)到达 SN(见图 29.14)。应观察到注射液在 SN 周围扩散,局部麻醉剂沉积于神经的前外侧和后内侧。对于腘窝入路,将探头(6~15MHz)横置于腘窝,直至腘动脉(PA)和 SN(见图 29.15)。在这里很容易识别 PA。胫神经(TN)能在 PA 的后方和皮肤的前方看到。然后探头逐渐向上部方向移动,始终保持聚焦于 TN。在腘窝皱褶的上部 4~10cm 处观察到腓总神经(CP),其中首先识别 PA。针以从外侧到内侧的方向插入探头的平面(见图 29.15)。在 SN 的分叉处,应观察注射液扩散,覆盖 CP 和 TN。

躯干神经阻滞

最近有报道称,虽然将超声引导与其他成熟的技术对比的研究相对较少,但现有证据表明,对于躯干阻滞患者,超声引导是一种安全有效的方法,可以

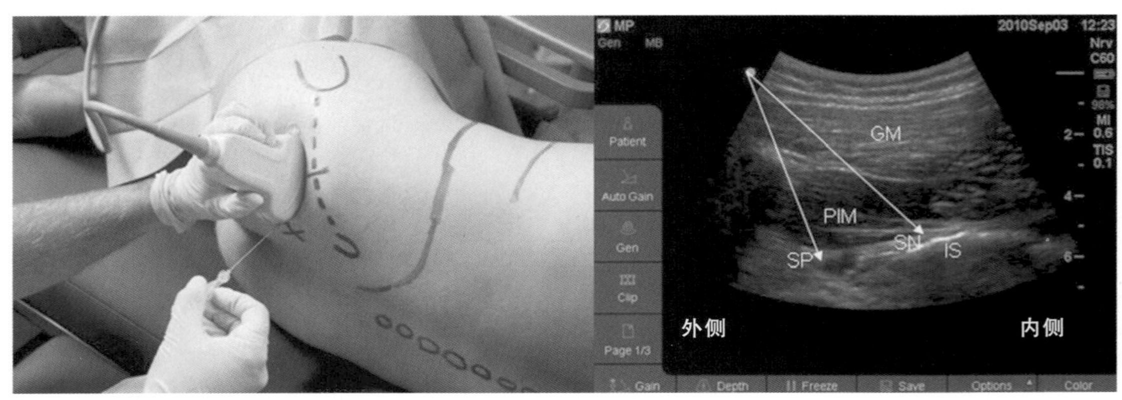

图 29.13 超声引导下骶神经丛(SP)和坐骨神经(SN)阻滞——骶/骶旁入路(Mansour 枢轴)。

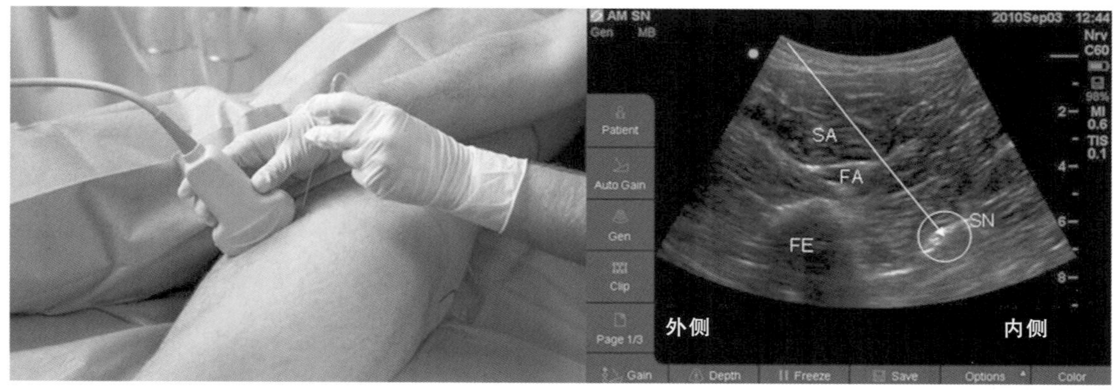

图 29.14 超声引导下坐骨神经(SN)阻滞:前内侧入路。

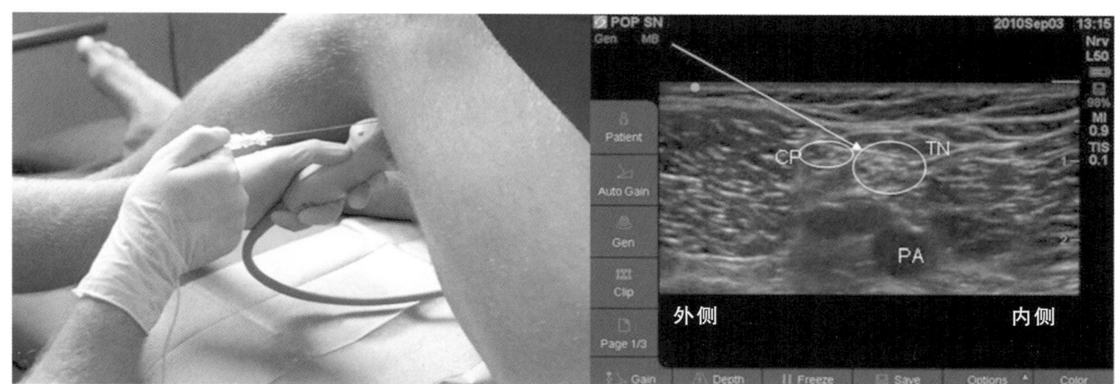

图 29.15 超声引导下坐骨神经(SN)阻滞:腘窝入路。

促进针位正确和足够的局部麻醉剂在躯干上扩散。在本章中,胸椎椎旁阻滞不在讨论范围,因为它只能由专门培训过的医生操作。推荐的躯干神经阻滞及其适应证见表 29.7。

超声引导下腹股沟区神经阻滞

这实际上是 L1 腹支的一块。患者取仰卧位,触诊定位髂前上棘(ASIS)(图 29.16)。放置探头(6~15MHz),其外侧端位于或恰好高于 ASIS。针以从外侧向内侧方向插入探头平面内,并且定位在 OI 和 TA 之间的神经血管平面。在神经血管平面,II、IH 神经常与旋髂深动脉同时出现。针尖在此平面内,应观察麻醉药在筋膜神经血管平面内的扩散情况。

超声引导下腹直肌鞘阻滞

腹直肌鞘阻滞可能被 TAP 阻滞所掩盖,但是其

表 29.7 推荐的躯干神经阻滞概况,适应证仅包括术后疼痛处理(PPM)

躯干神经阻滞	适应证
髂腹股沟/髂腹下(II/IH)神经阻滞	图 29.16 开放腹腔镜腹股沟疝修补术(PPM)
腹直肌鞘(RS)阻滞	图 29.17 中线切口和套管孔(PPM)
肋间神经(ICN)阻滞	图 29.18 矢状面。胸、乳外科及创伤(PPM)
双侧腹横肌平面(BD-TAP)神经阻滞	图 29.19 肋间内侧 TAP 阻滞(MIC-TAP)阻滞(PPM)
	图 29.20 肋间外侧 TAP 阻滞(LIC-TAP)(PPM)
	图 29.21 经典 TAP 阻滞(CL-TAP)(PPM)

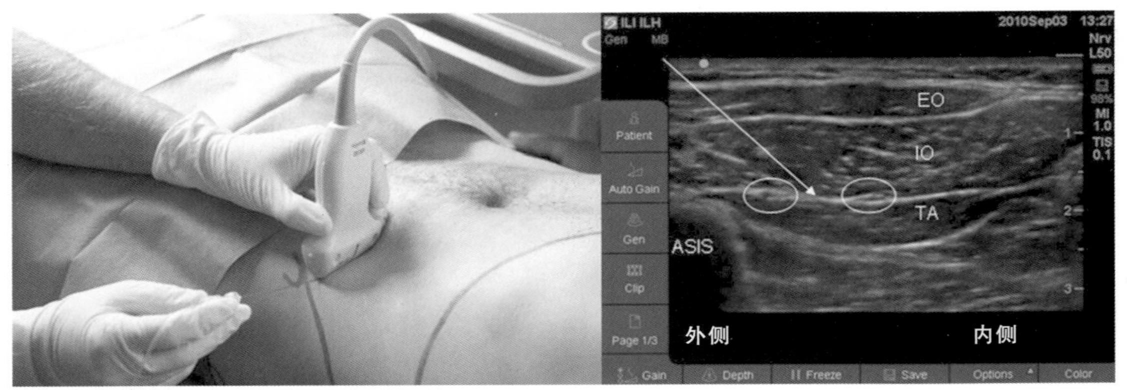

图 29.16 超声引导下髂腹股沟/髂腹下(II/IH)神经阻滞。

应的循证基础非常好。患者取仰卧位,放置探头(6~15MHz),其内侧端恰好位于白线上方(图 29.17)。针以从内侧向外侧的方向插入探头平面,可见腹直肌腹部和腹直肌后鞘之间的分隔。针的尖端放置在该空间中。应观察注射液的扩散,使其向横向前进。

超声引导下肋间神经阻滞:旁矢状平面

患者取侧卧位,将探头(6~15MHz)置于矢状椎旁平面(图 29.18)。针以头尾方向插入探头平面内,在两肋间可见三个肋间肌(外部、内部和最内部)。针

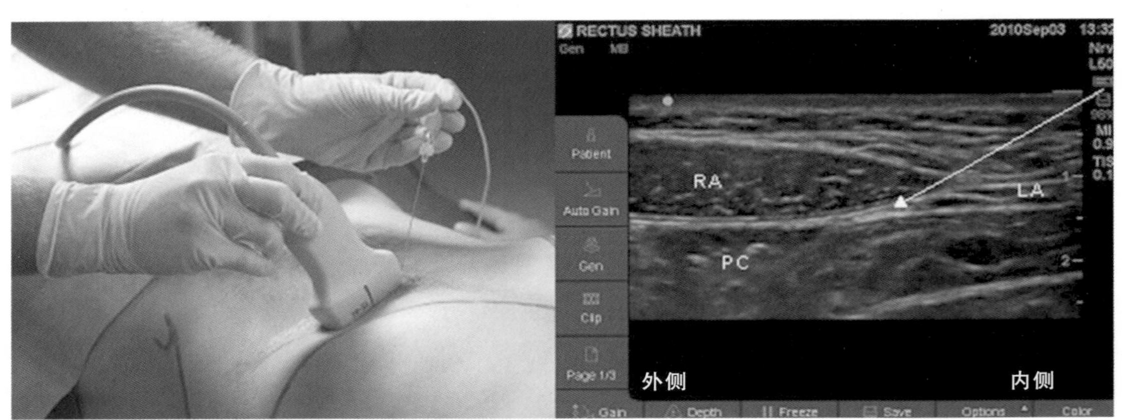

图 29.17 超声引导下腹直肌鞘(RS)阻滞。

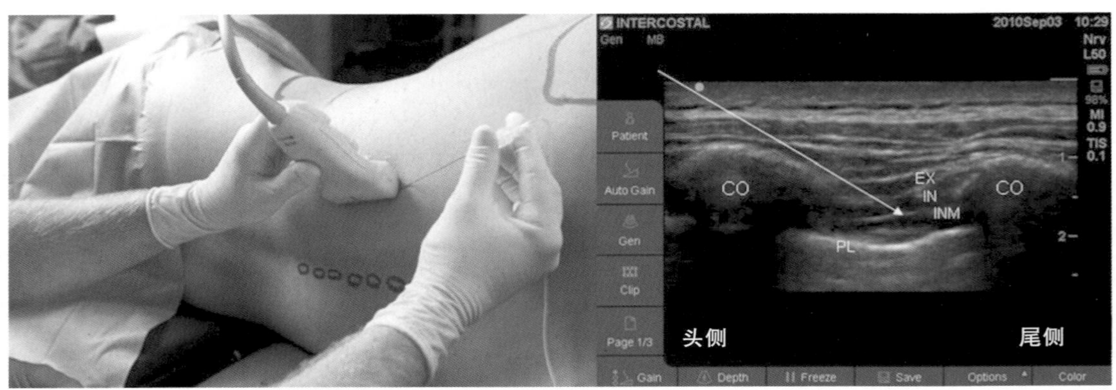

图 29.18 超声引导下肋间神经(ICN)阻滞,旁矢状平面。

尖放置在内部和最内部肋间肌之间的筋膜平面上。应观察注射液在筋膜平面内扩散。随时观察针尖及其接近胸膜壁层都非常重要。

超声引导下双侧腹横肌平面神经阻滞

为了使整个腹壁在手术后无疼痛，必须对胸腹神经的所有前外侧支(T6~12)进行选择。重要的是要同时定位剑突下方肋弯内侧的最上肋间 TAP 丛(T6~9)(图 29.19 和图 29.20)以及髂嵴上方和肋弯下的腋前线间的更尾侧 TAP 丛(T10–12)(图 29.21)。实现这一目标有两种方法。医生必须使用斜肋下 TAP 阻滞技术，或使用 BD–TAP 阻滞方法。建议使用更简单的 BD–TAP 阻滞技术，即四点 USG 单一 TAP 阻滞方法。在一些患者中，腹横肌(TA)延伸到腹直肌(RA)以下。为了指向肋间丛最上面的分支，医生必须使用超声引导下肋间内侧壁(MIC–TAP)阻滞，该处位于腹横肌和腹直肌之间的筋膜平面(见图 29.19)。如果腹横肌最先出现在腱膜形成处的腹直肌侧面，则必须使用超声引导下侧肋间 TAP(LIC–TAP)阻滞来指向位于内斜肌(IO)和腹横肌之间的肋间 TAP 丛(见图 29.20)。通过 MIC–TAP 或 LIC–TAP 阻滞麻醉肋间 TAP 丛后，医生现在必须使用经典的 TAP(CL–TAP)阻滞下面的 TAP 丛(T10~12)(见图 29.21)。因此，BD–TAP 阻滞由 MIC–TAP 和 CL–TAP 或 LIC–TAP 和 CL–TAP 两部分组成。对于所有 TAP 阻滞，患者取仰卧位，探头(6~15MHz)固定，其内侧端指向内侧(见图 29.19 至图 29.21)。针在 RA 和 TA(MIC–TAP)之间或 OI 和 TA(MIC–TAP 和 CL–TAP)之间筋膜神经血管平面的内侧向外侧插入探头的平面内。应观察注射液横向扩散。

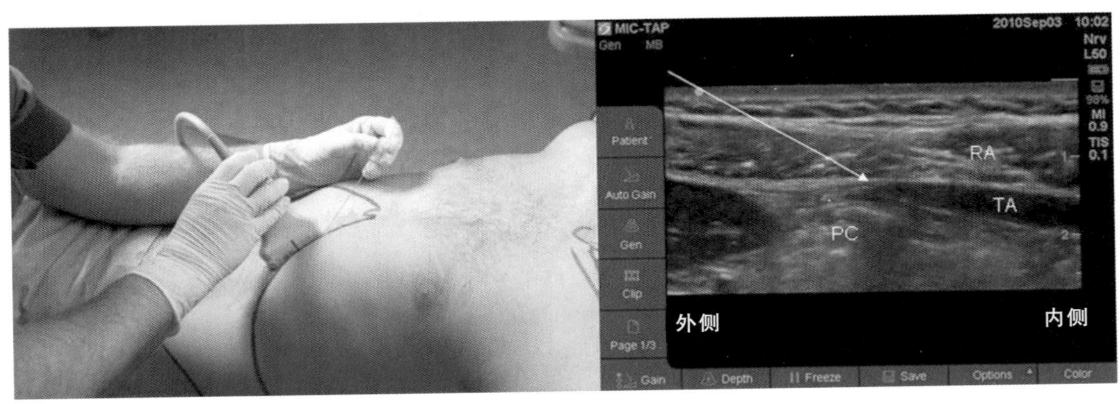

图 29.19　超声引导下肋间内侧 TAP(MIC–TAP)阻滞。

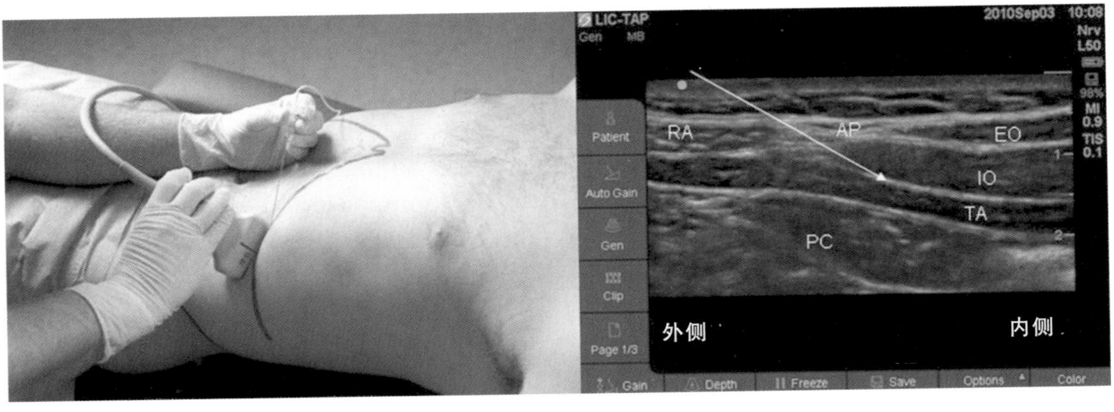

图 29.20　超声引导下肋间外侧 TAP(LIC–TAP)阻滞。

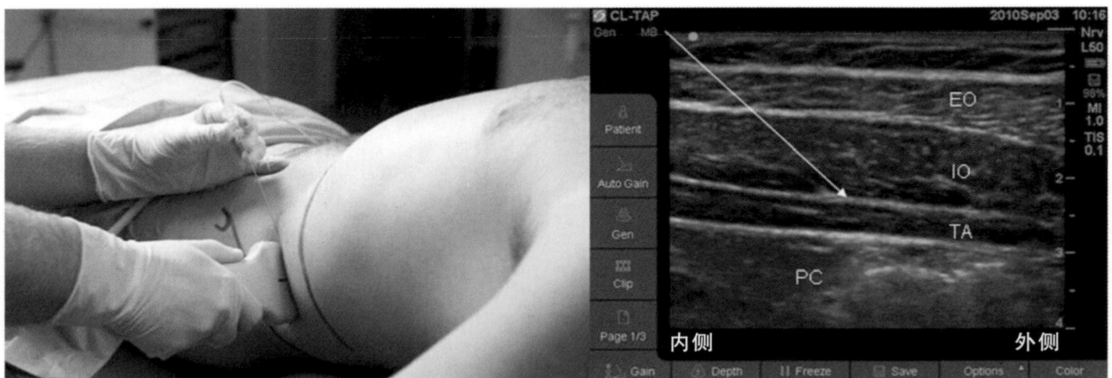

图 29.21 超声引导下经典 TAP(CL–TAP)阻滞。

（余方 译 周舟 校）

延伸阅读

Abrahams, M.S., Horn, J.-L., Noles, L.M., Aziz, M.F. (2010) Evidence-based medicine. Ultrasound guidance for truncal blocks. *Region. Anesth. Pain Med.*, **35**, S36–S42.

Bærentzen, F., Jensen, K., Maschmann, C., Belhage, B., Børglum, J. (2012) Ultrasound-guided block of the ilioinguinal and iliohypogastric nerves for inguinal herniotomy. A randomized study. *Anesth. Analg.*, **37** (5), 502–507.

Børglum, J., Bartholdy, A., Hautopp, H., Krogsgaard, M., Jensen, K. (2011) Ultrasound-guided continuous suprascapular nerve block after surgery for adhesive capsulitis: one case and a short topical review. *Acta Anaesth. Scand.*, **55** (2), 242–247.

Børglum, J., Maschmann, C., Belhage, B., Jensen, K. (2011) Ultrasound-guided (USG) bilateral dual transversus abdominis plane (BD-TAP) block: description of a four-point ultrasound-guided TAP block approach. *Acta Anaesthesiol. Scand.*, **55** (6), 658–663.

Hebbard, P.D., Barrington, M.J., Vasey, C. (2010) Ultrasound-guided continuous oblique subcostal transversus abdominis plane blockade: description of anatomy and clinical technique. *Region. Anesth. Pain Med.*, **35**, 436–441.

Jensen, K., Børglum, J. (2011) Predictors of failure of interscalene nerve blocks for shoulder surgery. A 4-year cohort study. Spring 2011 ASRA 36th Annual Regional Anesthesia Meeting and Workshops May 5-8, 2011 Las Vegas, Nevada.

Kapral, S., Krafft, P., Eibenberger, K., Fritzgerald, R., Gosch, M., Weinstabl, C. (1994) Ultrasound-guided supraclavicular approach for regional anesthesia of the brachial plexus. *Anesth. Analg.*, **78**, 507–513.

Koscielniak-Nielsen, Z.J. (2008) Ultrasound-guided peripheral nerve blocks: what are the benefits? *Acta Anaesth. Scand.*, **52**, 727–737.

Labat, G. (1922) *Regional anaesthesia. Its technique and clinical application*. W.B. Saunders, New York.

Liu SS, MD, Justin Ngeow, BA, and Raymond S. John, BA. Evidence basis for ultrasound-guided block characteristics. Onset, quality, and duration. *Region. Anesth. Pain Med.*, **35**, S26–S35.

Liu, S.S., *et al.* (2009) Ultrasound-guided regional anesthesia and analgesia. *A qualitative systematic review. Region. Anesth. Pain Med.*, **34**, 47–59.

Mansour, N.Y. (1993) Reevaluating the sciatic nerve block: another landmark for consideration. *Region. Anesth.*, **18**, 322–323.

McCartney, C.J.L., Lin, L., Shastri, U. (2010) Evidence basis for the use of ultrasound for upper-extremity blocks. *Region. Anesth. Pain Med.*, **35**, S10–S15.

Neal, J.M., Brull, R., Chan, V.W.S., Grant, S.A., Horn, J.-L., *et al.* (2010) The ASRA evidence-based medicine assessment of ultrasound-guided regional anesthesia and pain medicine. Executive summary. *Region. Anesth. Pain Med.*, **35**, 1–9.

Neal, J.M., *et al.* (2009) Upper extremity regional anesthesia: essentials of our current understanding, 2008. *Region. Anesth. Pain Med.*, **34**, 134–170.

Orebaugh, S.L., *et al.* (2009) Interscalene block using ultrasound guidance: impact of experience on resident performance. *Acta Anaesth. Scand.*, **53**, 1268–1274.

Prasad, A., Perlas, A., Ramlogan, R., Brull, R., Chan, V. (2010) Ultrasound-guided popliteal block distal to sciatic nerve bifurcation shortens onset time. *Region. Anesth. Pain Med.*, **35**, 267–271.

Rozen, W.M., Tran, T.M., Ashton, M.W., Barrington, M.J., Ivanusic, J.J., Taylor, G.I. (2008) Refining the course of the thoracolumbar nerves: a new understanding of the innervation of the anterior abdominal wall. *Clin. Anat.*, **21**, 325–333.

Salinas, F.V. (2010) Ultrasound and review of evidence for lower extremity peripheral nerve blocks. *Region. Anesth. Pain Med.*, **35**, S16–S25.

Sites, B.D., Chan, V.W., Neal, J.M., Weller, R., Grau, T., Koscielniak-Nielsen, Z.J., Ivani, G. (2010) The American Society of Regional Anesthesia and Pain Medicine and the European Society of Regional Anaesthesia and Pain Therapy joint committee recommendations for education and training in ultrasound-guided regional anesthesia. *Region. Anesth. Pain Med.*, **35** (2), 74–80.

Willschke, H., Marhofer, P., Bösenbeerg, A., *et al.* (2005) Ultrasonography for ilioinguinal/iliohypogastric nerve blocks in children. *Br. J. Anaesth.*, **95**, 226–230.

www.cebm.net.

第 30 章

异物及脓肿

Erskine J. Holmes

引言

异物通常很难通过普通平片影像学检查发现。诊断上的不确定性可能由于缺乏特异性和明确的病史而加剧。仅凭临床依据识别脓肿也非常困难，尤其是在同时存在蜂窝织炎或由于位置较深而难以表现出波动的情况下。超声或与其他成像技术联合使用，在这些疾病的定位和治疗方面可能极有优势。

鉴别软组织异物和脓肿需要了解正常的软组织解剖结构。与大多数超声技术一样，医生首先要对正常解剖结构有很好的了解，才能更好地识别病理。一般来说，这是通过实践得到的，但是与正常情况进行比较却是有用的，最好是在扫描可疑异常区域之前扫描正常的软组织。这对儿童来说还有一个额外的好处，就是在扫描潜在疼痛软组织区域之前可减少焦虑。异物常见于手、足，对相关解剖结构的了解是诊断和避免介入相关医源性并发症的关键。

技术

探头的选择很重要。具有适当尺寸的高频探头是良好图像采集的关键。在实际操作中，许多机器都装有线性探头，能够扫描范围在 7~14MHz 之间的信号。这些线性探头虽然占用空间大，但通常足以用于大多数软组织工作。较小的探头，专门用于表面软组织成像。但从实用角度来说，它们通常不作为急诊科设备。探头应垂直于皮肤，在至少两个平面内用足够数量的耦合凝胶进行扫描。

经验与教训

- 对正常解剖结构的误解：不同组织之间的界面可以是明亮的回声。通过对不同方向的仔细扫描，熟悉肌腱、神经和骨骼(包括籽骨和副骨)的正常外观，可以避免对正常回声组织界面的误读。应注意重要相邻结构，避免医源性损伤。
- 图像优化：使用隔音垫可以改善表面结构的可视化。除了可商购之外，还可以使用装水的无菌手套进行即时隔开。在肢体软组织超声检查中，将肢体浸泡在水浴中可能会更好地改善可视化。必须小心确保探头适合与水浴一起使用，并保证操作者和患者的安全。这两种技术旨在将表面软组织结构远离探头并进一步移动到探头聚焦区。如果机器技术允许，动态调整深度、聚焦区和图像增益将有助于病理鉴别。图 30.1 所示为使用水浴显示的手指异物图像。
- 避免伪影：成像可能在技术上受到软组织内空气、疼痛部位和异物体积小的限制。应注意局部麻醉剂渗入该区域，以免引入空气伪影或使组织发生明显变形。由于这些原因，使用神经或区域阻滞通常优于局部麻醉。
- 异物定位：可以使用超声引导无菌针引导穿过软组织，以定位异物并方便手术切除。超声引导下的实时清除是可能的，但在技术上有困难，往往不现实。移除异物后，最好的做法是在可能的情况下重新扫描，以确保没有其他残留的异物。
- 脓肿标识：脓肿通常是圆形或椭圆形的，并呈高回声增强。根据脓肿内容物，有时可出现等回声或高回声。此外,根据该部位的触痛,可以用探针轻轻按压皮肤,并可出现脓肿内容物的旋转。彩色多普勒可用于区分脓肿和肿大淋巴结炎。淋巴结血管通常通过淋巴结门进入,与周围伴脓肿的反应性充血相比,具有非常典型的外观。脓肿或积液的典型外观如图 30.2 所示。

异物回声、阴影和伪影

急性期异物常呈阴影清晰的回声。伪影可能会发生,并且更经常出现在光滑或平坦的表面,如金属或玻璃。它们的特征为在成像结构深处有规则间隔的回声平行线。反射会随着探针位置和波束角度的不同而变化,在成像垂直于超声波束的平坦光滑异

(a)

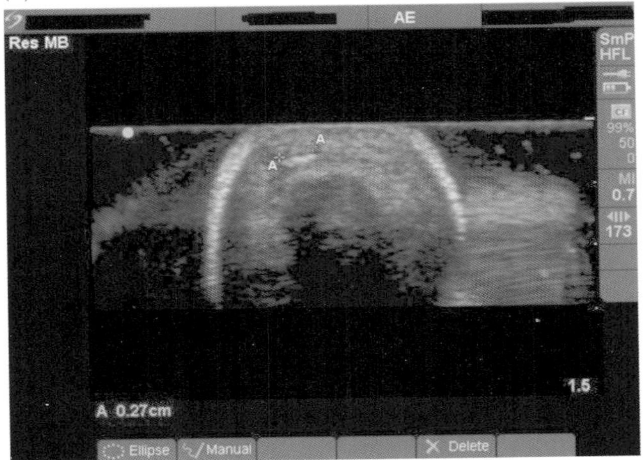

(b)

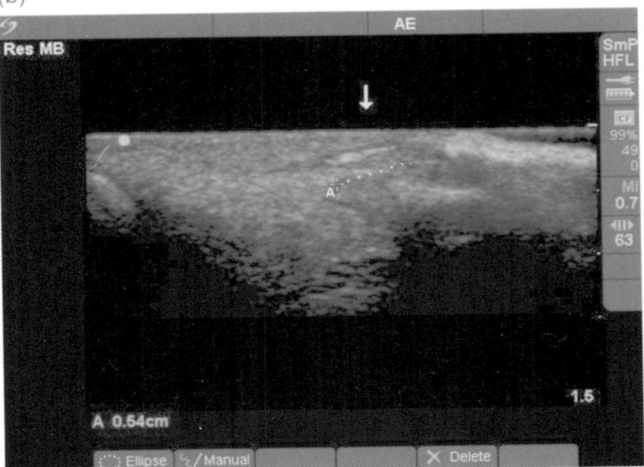

(c)

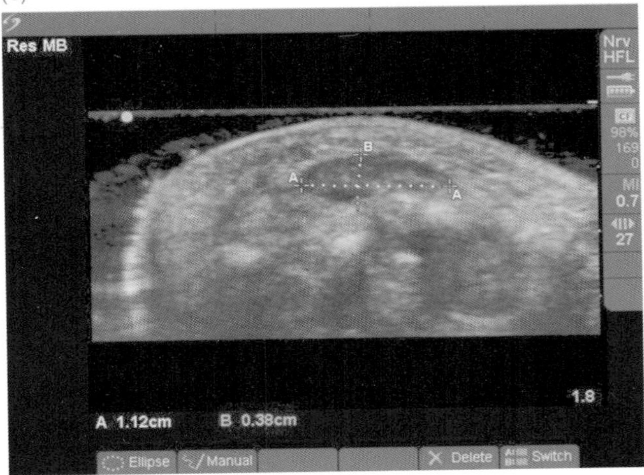

图 30.1 (a)手指内异物(A–A),使用水浴技术,横向视图。(b)手指内异物(A),使用水浴技术,纵向视图。测量标记在异物处较深。(c)14 天大的婴儿,手背严重肿胀(水浴技术)。回声性掌骨表面可见异常软组织。

(a)

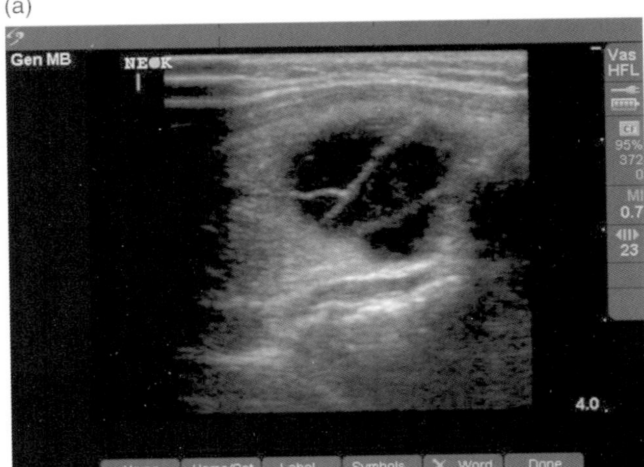

(b)

图 30.2 (a)脓肿内分隔,可见后部回声增强。(b)脓肿表现为后部回声增强。(c)软组织液体聚集显示混合回声。(待续)

(c)

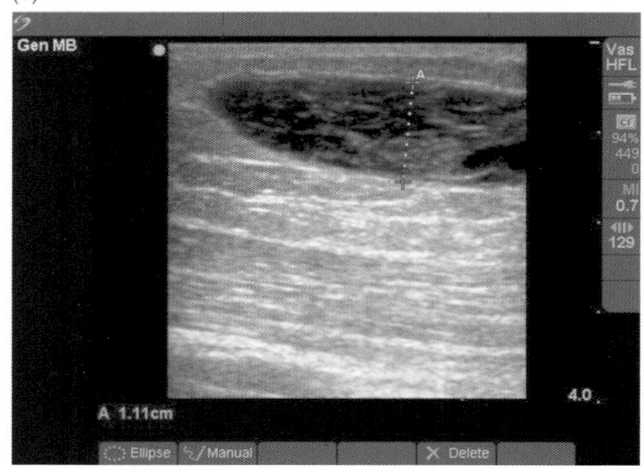

图 30.2(续)

物时,反射最为明显。"彗星尾"伪影也很常见,更常见的是小的圆形物体。

随着时间的推移,由于组织反应,异物周围会形成低回声边缘。这有助于鉴别可疑的异物。彩色多普勒血流显像可显示血管增多,与局部组织反应和充血相一致。

随着时间的推移,外观可能会进一步改变,随着慢性肉芽肿组织的替代,壁关闭或低回声边缘消失。

一些异物的典型外观如图 30.3 所示。

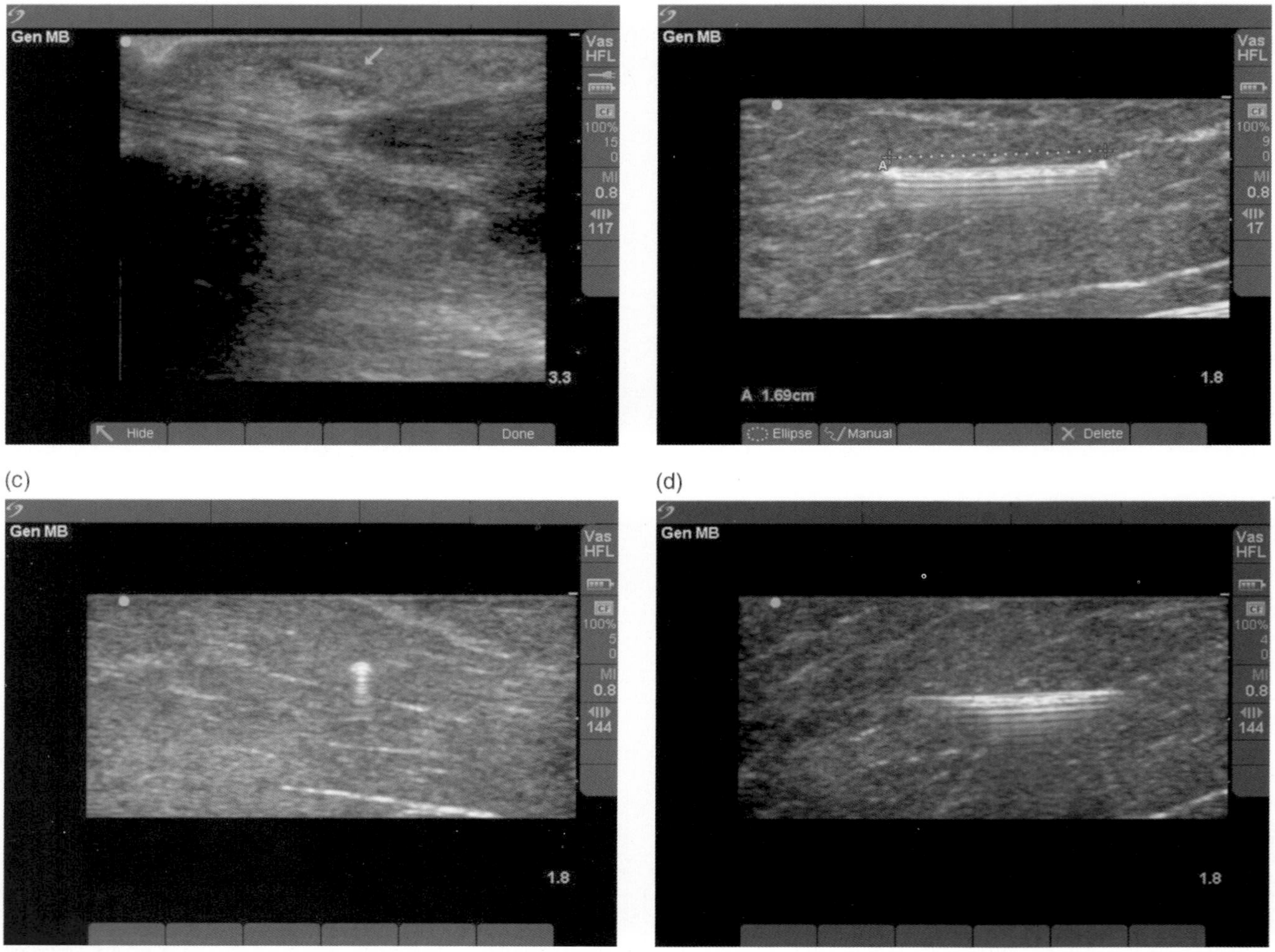

图 30.3　(a)异物(箭头)。(b)反射伪影的厚金属异物。(c)反射伪影的薄金属异物。(d)反射伪影的薄金属异物。(e)木质异物,后侧阴影,纵向视图。(f)木质异物,后侧阴影,横向视图。(待续)

(e)

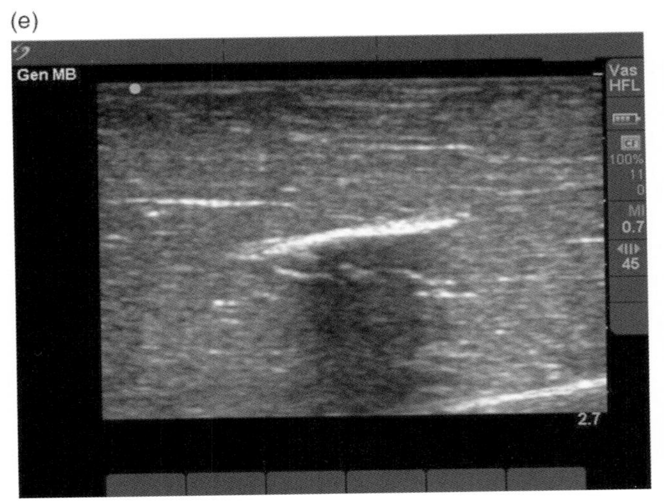

(f)

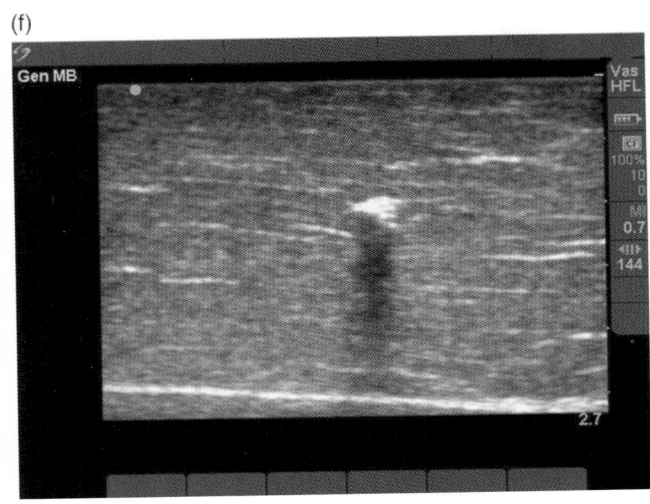

图 30.3(续)

总结

软组织超声对异物和脓肿的鉴别具有高度敏感性和特异性。它是一种有价值的工具,应该被认为是临床检查的延伸,尤其是当临床图像不清晰的时候。邻近正常结构的可视化有助于避免潜在的灾难性医源性损伤。

(余方 译 周舟 校)

第 31 章

气道超声检查

Christopher T. Wall, Seth R. Strote, Liberty V. Caroon, Robert F. Reardon

引言

在危重患者的护理中,通气是至关重要的,气道管理是急诊和重症护理医学的宗旨之一。传统上,通过声带的气管插管(ETT)的直接可视化是实时观察远端管进入气管的唯一方法。然而,由于解剖困难、分泌物过多、血液遮蔽视野或其他病理条件,这种直接可视化并不总是能够实现的。气管插管后对 ETT 置入的确认参数包括潮气末二氧化碳监测、胸部听诊、ETT 呼气蒸汽和氧饱和度监测。然而,这些参数都不是 100%可靠的,也不能提供 ETT 位置的解剖学证据。

超声为气管插管前、插管中和插管后的气道静态和实时评估提供了一种便携式、无创和廉价的方法。超声检查可为困难气管插管提供直接和间接指标,方法是在插管前提供有关气道和周围结构的有价值的信息(图 31.1)。超声检查可用于实时或动态引导,遵循 ETT 放置的每个步骤。最后,一些技术和评估已被用来确认气管和食管气管插管放置。

首先,由于结构的表面性质,上呼吸道的超声检查需要应用高频探头。一般来说,这可以通过外部 5~10MHz 线性探头或舌下 2~8MHz 微凸探头来实现。由于空气的高声阻抗,超声无法观察到气管、鼻腔和口腔的内部;但是它们的前壁和侧壁很容易被识别出来。这些信息有助于确定这些患者直接喉镜插管的难度。

气管插管前评估

在插管前,颈前皮肤及舌骨前可用 5~10MHz 的线性超声探头。首先,检查者将超声探头指向头部,测量皮肤到舌骨的高回声反映出软组织厚度(图 31.2)。然后,检查者将探头向后移动,以测量甲状腺舌骨膜水平处的前软组织厚度。这种测量通常可以用两个距离来记录:①从皮肤到会厌的前缘;②从皮肤到前声带的内壁(图 31.3 和图 31.4)。这 3 个部位测量的软组织厚度增加与气管插管困难相关。在紧

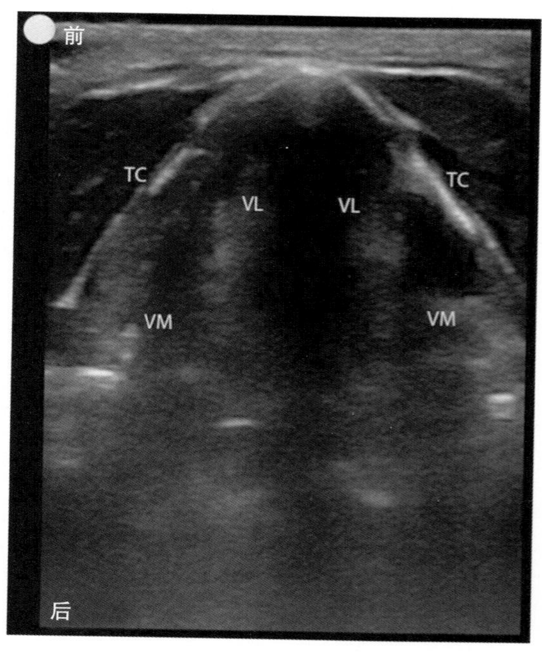

图 31.1 喉的正常横向视图。图片显示部分甲状软骨(TC)、声带韧带(VL)和双侧发声肌(VM)。

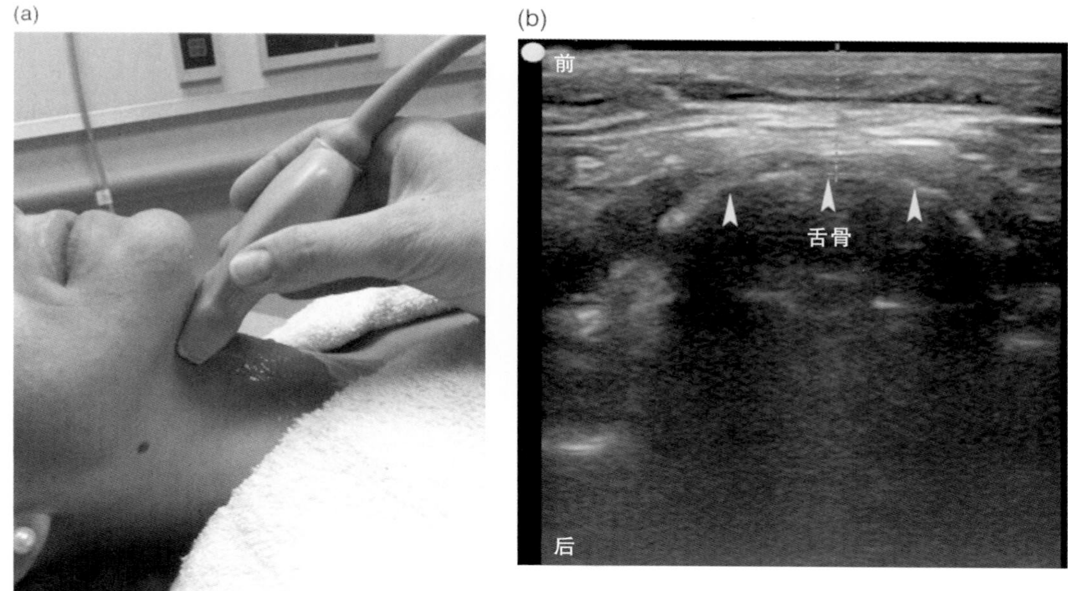

图 31.2　(a)探头横向放置在舌骨和前颈部软组织上以进行测量。(b)舌骨上呼吸道的横向影像和前软组织的测量，它可以作为对困难气道的筛查。

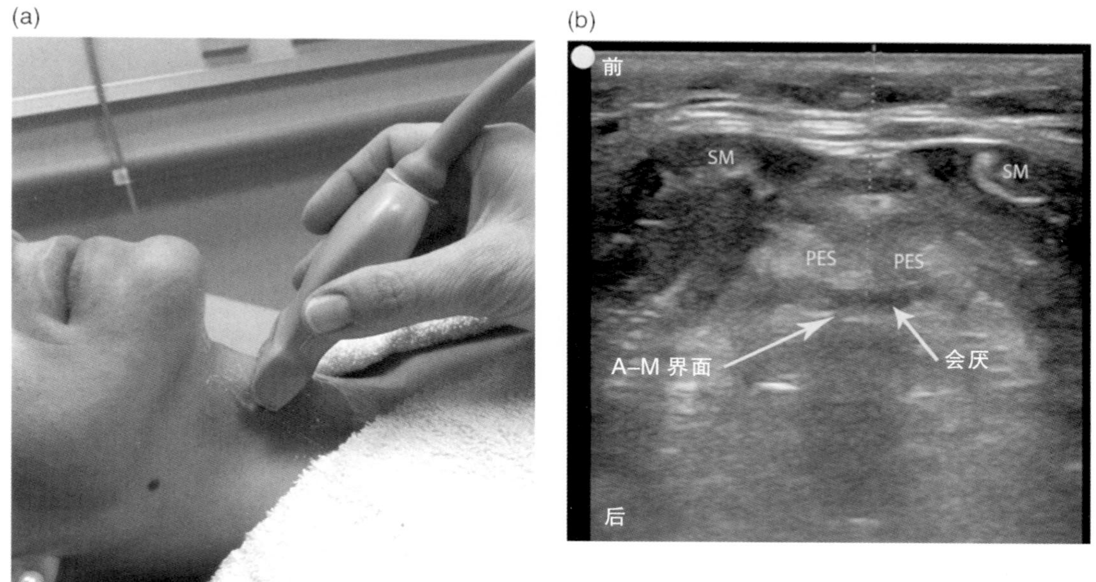

图 31.3　(a)将探头横向放置，稍微对准头侧，可以对会厌进行成像。(b)从皮肤到会厌的距离有助于预测气道难度，并能识别出前会厌间隙(PES)和带状肌肉(SM)以及高回声的空气-黏膜界面(A-M 界面)。

急情况下，插管前评估在 2 分钟内获得。

气管插管的确认

有几种方法可以通过超声检查来确认气管插管，主要是通过间接超声检查来确定。然而，有几种方法可以直接可视化气管插管。

实时气管插管可视化

通过声带的 ETT 的可视化在儿童中已有描述。这种技术需要两名操作者，超声医生将高频 (5~10MHz)线性探头横向放置于颈部中线胸骨上切迹上

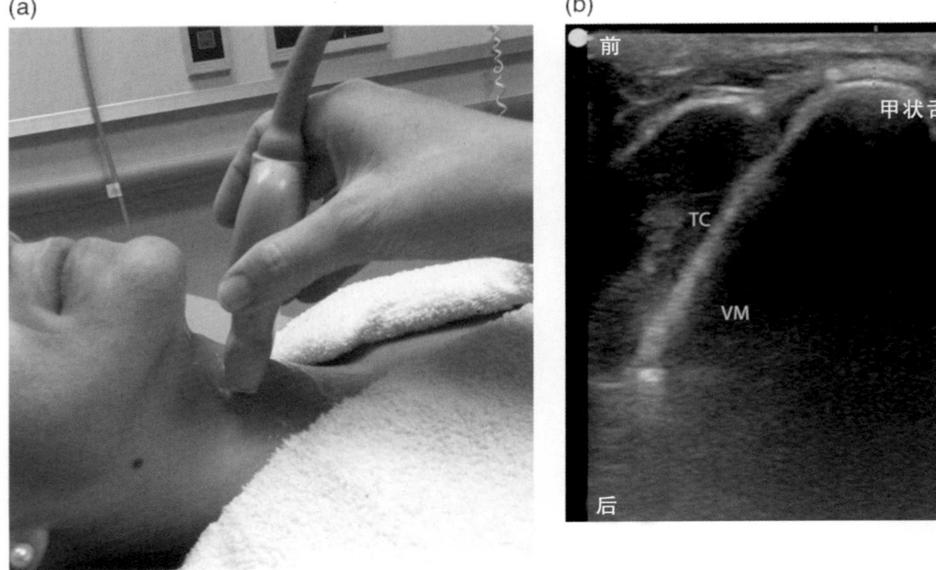

图 31.4 (a)将探头置于尾部,可以观察到甲状舌骨膜。(b)在横向视图中,皮肤到膜的距离可以再次帮助预测插管难度。TC,甲状软骨;VM,发声肌。

方,并向头部扫描直到声带进入视野。真正的声带显示为在倒置的"V"中的成对的高回声线性结构,它们随呼吸和吞咽移动(图 31.5)。另一位医生将 ETT 送入气管,并通过声门,观察到声带变宽。由于管内和管周围空气的声阻抗,ETT 本身并不可见。随着 ETT 的通过,声门的变形证实了位置。这种方法也可以让超声检查者观察到食管插管。

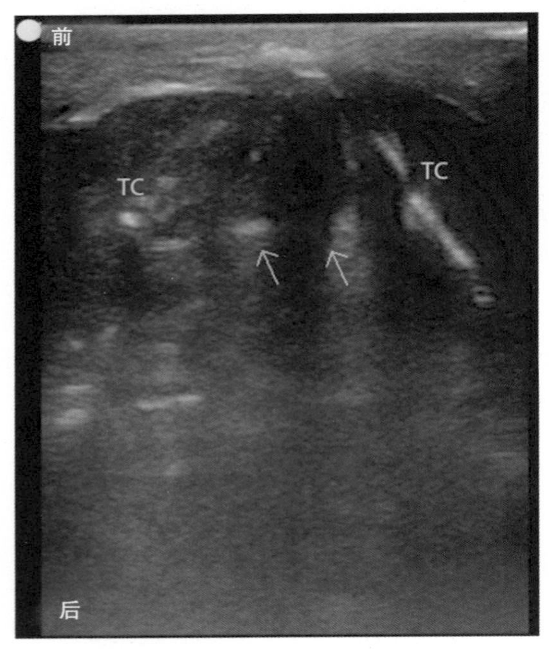

图 31.5 在甲状腺膜水平上的正常声带(箭头所示)的横向视图,当 ETT 和气囊通过时,它将会被取代。TC,甲状软骨。

另一种实时确认 ETT 放置的方法是观察气管内空气伪影的变化。空气管往往产生周期性的共振伪影,而插管主管则产生彗星尾伪影(图 31.6)。然而,这些伪影并不总是存在的,这种情况的临床效用尚未证实。

最后,可以将生理盐水或泡沫打入气囊,可以用来确认 ETT 的导管位置。气管内的空气通常会干扰 ETT 的良好的超声显像,但是盐水或泡沫可以让声波通过,从而使 ETT 能够直接显像。这种技术利用了纵向视图,并通过对 ETT 的缓慢移动而得到增强(图 31.7)。在胸骨上切迹的水平上,直接的气囊可视化可以产生 100%的敏感性和特异性,以获得正确的 ETT 深度。

食管插管的实时评估

识别没有食管插管,可作为确定气管插管位置的一种很好的间接方法。同样,这种技术需要两名操作者进行实时评估。超声医生应使用高频(5~10MHz)线性探头,横向置于气管的中线,大约比环状软骨低 1cm。气管与周围的甲状腺组织应该很容易被观察到。由于气管内有空气,周期性的共振可能被可视化。食管在气管的侧面可能看得到,也可能看不到。如果 ETT 被插到食管而不是气管,那么超声医生可

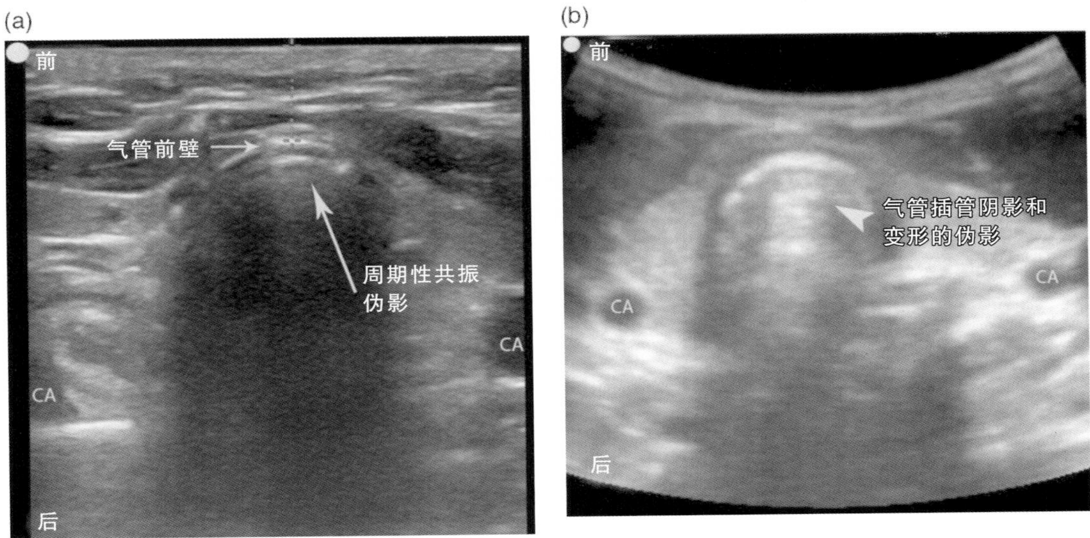

图 31.6　在胸骨上切迹处，无 ETT 放置(a)和有 ETT 放置(b)的对比横向视图，显示为周期性共振伪影和 ETT 的彗星尾伪影。CA，颈动脉。

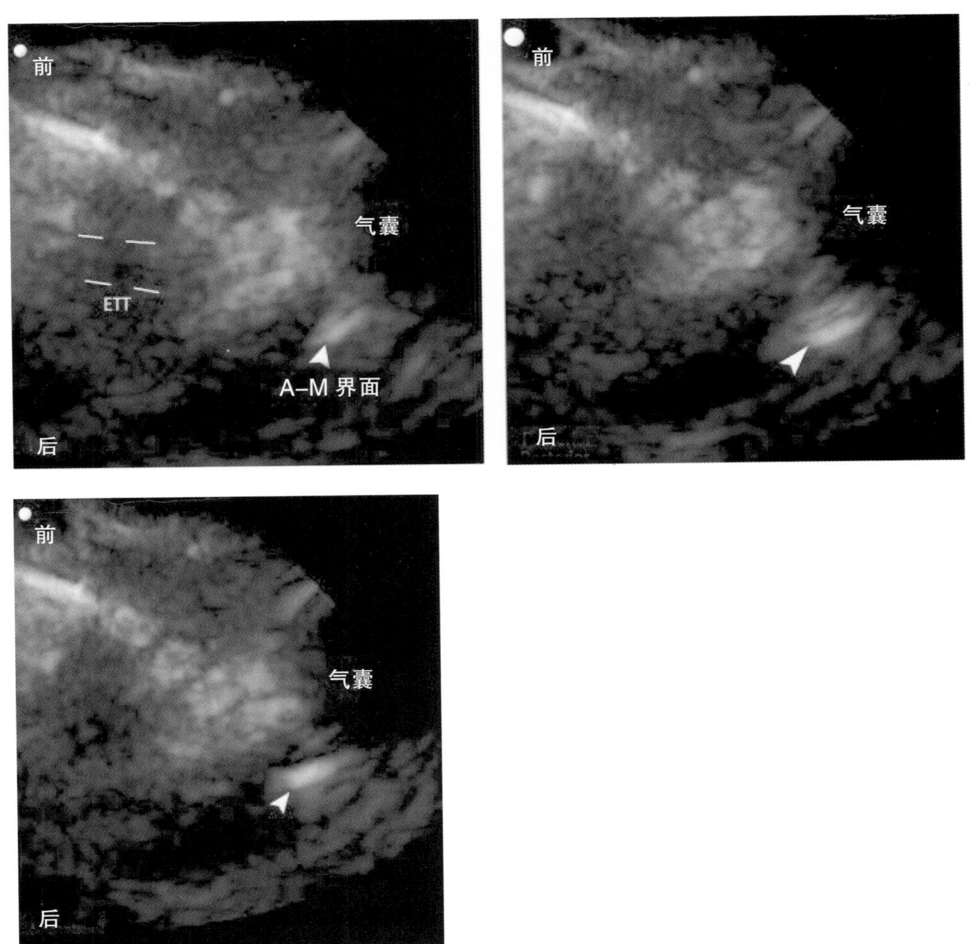

图 31.7　在胸骨上切迹的纵向视图上，气囊的生理盐水移动，使气管的后壁同步移位。这一点可以通过食管前空气–黏膜界面(A–M 界面)的连续移位(从左到右)来证明。

以实时检测到 ETT 引起的食管扩张。为了进一步超声显示,可以对 ETT 进行小幅度的振荡,以便更好地显像。如果用这种方法确认了食管插管,应拔管并再次尝试插管。

滑动肺征评估

滑动肺征(SLS)可以作为另一个间接提示 ETT 放置位置的指标。当内脏和胸膜壁层相互滑动时,产生特征性的 SLS 和彗星尾伪影。SLS 是通过在前胸的第 3 或第 4 肋间隙放置线性或曲阵探头来获得的。胸膜界面在超声下显示为两个肋骨间的高回声线(参见第 2 章)。胸膜界面的运动应始终在胸部两侧进行评估,以便进行比较。如果出现 SLS,表明可能是由于肺实质的适当通气,ETT 置入气管。这种方法也可以检测到右主干插管,因为只有右侧存在 SLS。超声医生应注意,无 SLS 不能证实导管放置不当,因为其他病理条件也可能导致无 SLS。

横膈运动评估

理想的 ETT 位置应该会使横膈在通气的情况下进行相等的双向运动,这一点和 Hsieh 等人对儿童的研究中所描述的一样。超声医生通过使用(2~5MHz)探头在剑突下方的中上腹部,对横膈膜进行双侧扫描,对横膈的平等双侧运动进行评估。使用肝左叶作为声窗,两个半横膈膜都应可视化。M 模式可以帮助评估横膈的正弦节律。通过呼吸收缩或正压通气评估双侧横膈膜运动,确认 ETT 放置正确。就如 SLS,只要右半横膈膜显示运动,可用于对右主支气管插管进行评估。然而,必须谨慎使用,因为食管插管可能会引起腹内压力增加,从而导致横膈膜产生反常的运动。

拔管前评估

最后,在拔管前,根据气囊放气时的气柱宽度,超声有助于预测拔管后的喘鸣。为此,在环甲膜水平使用线性探头,使声带横向平面可视化。使用卡尺横向从声带延伸到声带,在 ETT 内测量管腔内空气柱的宽度,然后将气囊先充气再放气(图 31.8)。一项初步研究表明,拔管后无喘鸣患者与拔管后有喘鸣患者的气柱宽度分别为 6.4mm 和 4.5mm,存在显著差异。气囊漏气与拔管后喘鸣相关,所以超声可以预测患者的气囊泄漏。

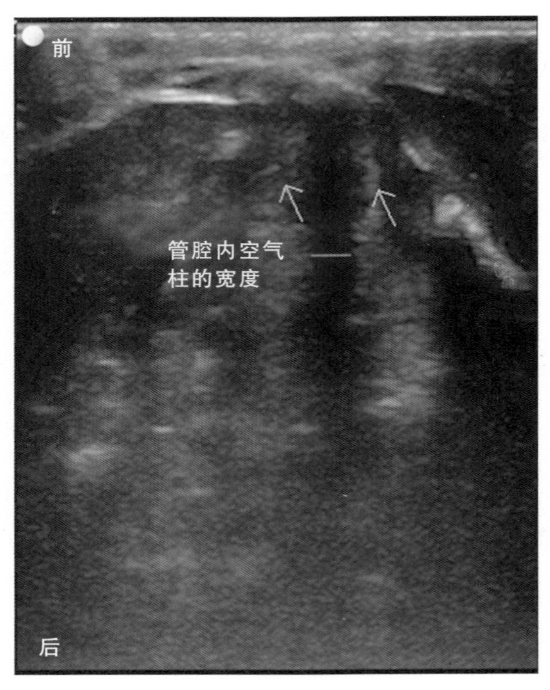

图 31.8　非插管患者声带的横向视图,测量腔内空气柱宽度,它可以预测插管患者拔管后的喘鸣。

其他评估

随着床旁超声领域的不断扩大,进一步的验证研究将证实其他的测量方法有助于指导临床评估。如使用微凸(2~8MHz)探头显示的舌下视图,它可以评估口咽和声门结构(图 31.9)。

从最初的气道超声发展出来的其他可视化领域包括对喉咙痛、声音减弱或喘鸣音患者的会厌进行评估。在床旁超声中使用线性探头,可以在甲状舌骨膜平面中测量会厌(图 31.10)。经间接喉镜等其他研究证实成人急性会厌炎患者会厌直径增大。由于会厌是上呼吸道最容易识别的结构之一,超声检查是评估急性会厌炎患者的可靠床旁方法,可能会被进一步的研究证明。

超声波使组织结构可视化,增强了各种需要针引导操作的安全性。使用(10-5MHz)线性探头,可以在纵向平面上快速、容易地识别出环状甲状腺膜。这对难以触及标志物的病态肥胖患者尤其有用(图 31.11)。

气道超声有一定的局限性;广泛的皮下气肿会

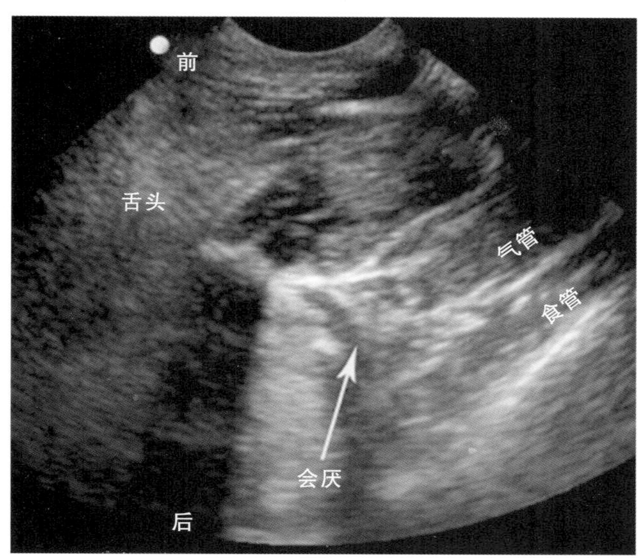

图 31.9　口咽后部的结构可通过舌下纵向平面上的(2~8MHz)微凸探头进行可视化。

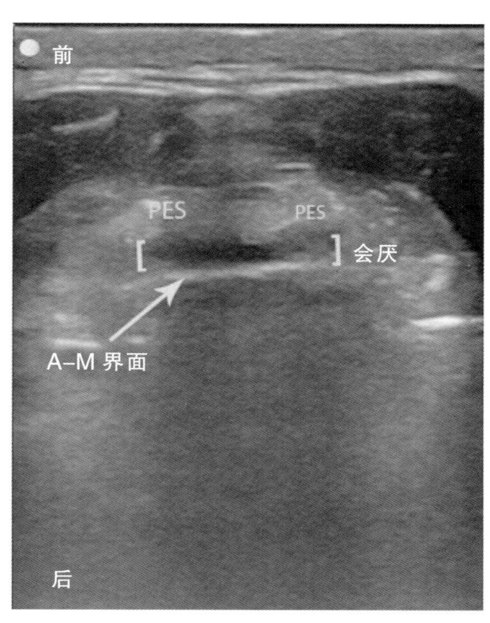

图 31.10　在甲状舌骨膜的横向平面上，可以无创地观察会厌，通过测量中线和两端的结构宽度以排除会厌炎。PES，前会厌间隙。

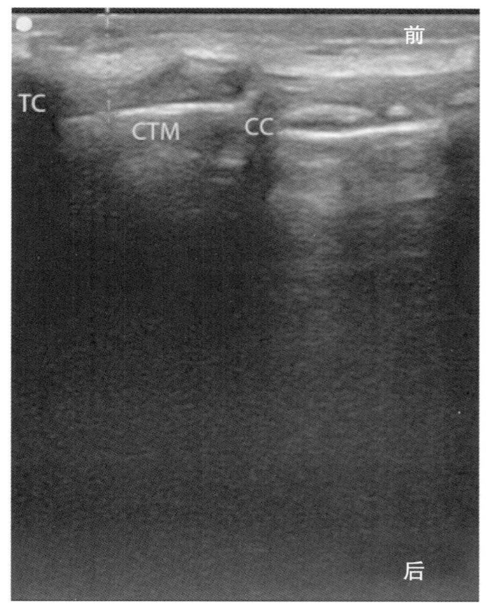

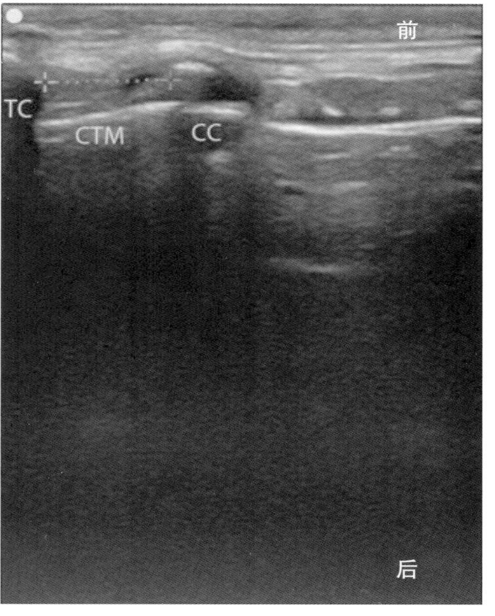

图 31.11　在紧急手术气道的纵向平面上，可以快速识别患者的环甲膜(CTM)。在实施环状甲状腺膜穿刺术前，可快速测量前部软组织的深度。TC，甲状软骨，CC，环状软骨。

使超声图像模糊，或气管旁肿块会扭曲正常的解剖结构。对于那些不能伸颈的患者来说，也可能很难甚至无法去检查他们的上呼吸道。

气道超声在急诊医学和重症监护中的作用需要进一步的研究来阐明。然而，可以确定的是，床旁超声在上呼吸道解剖学的评估中起着重要作用，同时也是确认正确的 ETT 位置和深度的辅助手段。

(周威 译　朱浙祥 校)

延伸阅读

Adhikari, S., Zeger, W., Schmier, C., *et al.* (2011) Pilot study to determine the utility of point-of-care ultrasound in the assessment of difficult laryngoscopy. *Acad. Emerg. Med.*, **18** (7), 754–758.

Bektas, F., Soyuncu, S., Yigit, O., Turhan, M. (2010) Sonographic diagnosis of epiglottal enlargement. *Emerg. Med. J.*, **27** (3), 224–225.

Blaivas, M., Tsung, J.W. (2008) Point-of-care sonographic detection of left endobronchial main stem intubation and obstruction versus endotracheal intubation. *J. Ultrasound Med.*, **27** (5), 785–789.

Chun, R., Kirkpatrick, A.W., Sirois, M., *et al.* (2004) Where's the tube? Evaluation of hand-held ultrasound in confirming endotracheal tube placement. *Prehosp. Disast. Med.*, **19** (4), 366–369.

Ding, L.W., Wang, H.C., Wu, H.D., Chang, C.J., Yang, P.C. (2006) Laryngeal ultrasound: a useful method in predicting post-extubation stridor. A pilot study. *Eur. Respir. Physiol.*, **27** (2), 384–389.

Drescher, M.J., Conard, F.U., Schamban, N.E. (2000) Identification and description of esophageal intubation using ultrasound. *Acad. Emerg. Med.*, **7** (6), 722–725.

Ezri, T., Gewurtz, G., Sessler, D.I., *et al.* (2003) Prediction of difficult laryngoscopy in obese patients by ultrasound quantification of anterior neck soft tissue. *Anaesthesia*, **58** (11), 1111–1114.

Galicinao, J., Bush, A.J., Godambe, S.A. (2007) Use of bedside ultrasonography for endotracheal tube placement in pediatric patients: a feasibility study. *Pediatrics*, **120** (6), 1297–1303.

Hsieh, K.S., Lee, C.L., Lin, C.C., Huang, T.C., Weng, K.P., Lu, W.H. (2004) Secondary confirmation of endotracheal tube position by ultrasound image. *Crit. Care Med.*, **32** (9 Suppl.), S374–S377.

Hung, T.Y., Li, S., Chen, P.S., *et al.* (2011) Bedside ultrasonography as a safe and effective tool to diagnose acute epiglottitis. *Am. J. Emerg. Med.*, **29** (3), 359, e351–e353.

Jain, P. (2008) High-resolution sonography of sublingual space. *J. Med. Imag. Radiat. Oncol.*, **52** (2), 101–108.

Knapp, S., Kofler, J., Stoiser, B., *et al.* (1999) The assessment of four different methods to verify tracheal tube placement in the critical care setting. *Anesth. Analg.*, **88** (4), 766–770.

Komatsu, R., Sengupta, P., Wadhwa, A., *et al.* (2007) Ultrasound quantification of anterior soft tissue thickness fails to predict difficult laryngoscopy in obese patients. *Anaesth. Intensive Care*, **35** (1), 32–37.

Lichtenstein, D.A., Menu, Y. (1995) A bedside ultrasound sign ruling out pneumothorax in the critically ill. Lung sliding. *Chest*, **108** (5), 1345–1348.

Marciniak, B., Fayoux, P., Hebrard, A., Krivosic-Horber, R., Engelhardt, T., Bissonnette, B. (2009) Airway management in children: ultrasonography assessment of tracheal intubation in real time? *Anesth. Analg.*, **108** (2), 461–465.

Raphael, D.T., Conard, F.U., III (1987) Ultrasound confirmation of endotracheal tube placement. *J. Clin. Ultrasound*, **15** (7), 459–462.

Shiga, T., Wajima, Z., Inoue, T., Sakamoto, A. (2005) Predicting difficult intubation in apparently normal patients: a meta-analysis of bedside screening test performance. *Anesthesiology*, **103** (2), 429–437.

Singh, M., Chin, K.J., Chan, V.W., Wong, D.T., Prasad, G.A., Yu, E. (2010) Use of sonography for airway assessment: an observational study. *J. Ultrasound Med.*, **29** (1), 79–85.

Sustic, A. (2007) Role of ultrasound in the airway management of critically ill patients. *Crit. Care Med.*, **35** (5 Suppl.), S173–S177.

Tsui, B.C., Hui, C.M. (2008) Sublingual airway ultrasound imaging. *Can. J. Anaesth.*, **55** (11), 790–791.

Tsui, B.C., Hui, C.M. (2009) Challenges in sublingual airway ultrasound interpretation. *Can. J. Anaesth.*, **56** (5), 393–394.

Vaghadia, H., Jenkins, L.C., Ford, R.W. (1989) Comparison of end-tidal carbon dioxide, oxygen saturation and clinical signs for the detection of oesophageal intubation. *Can. J. Anaesth.*, **36** (5), 560–564.

Weaver, B., Lyon, M., Blaivas, M. (2006) Confirmation of endotracheal tube placement after intubation using the ultrasound sliding lung sign. *Acad. Emerg. Med.*, **13** (3), 239–244.

第 5 部分

病症处理

第 32 章

胸痛和呼吸困难

Lawrence A. Melniker

引言

医疗决策的不确定性是由疾病本身所产生的临床症状表现往往涉及多种复杂而又相互交错的生理机制导致的。患者和临床医生在表达和理解上的差异可能会增加病史交流的困难。不确定性在整个医疗过程中普遍存在，并导致临床诊疗过程和资源利用的可变性，从而造成不良预后和更高的费用。

以患者的症状和体征为中心的可变性在很大程度上是无法控制的。相反，临床医生对患者评估的可变性是可以控制的，并且在可能的情况下必须要加以限制。正是因为要减少临床上的不确定性和由此在医疗过程中所带来的不必要的可变性，有针对性的超声检查可以发挥重要的作用。

胸痛和呼吸困难是急诊科最常见的症状，占所有就诊人数的近 20%。遇见此类患者，我们通常都会考虑胸痛是由缺血性心脏病引起的和(或)呼吸急促是由充血性心力衰竭引起的。

本书第 2~6 章提出了心脏和胸部评估的临床超声检查方案。对于胸痛和(或)呼吸困难的患者，多模式评估方法，包括临床超声在内，可以减少临床诊断的不确定性因素并改善患者的预后。这在医学文献中得到了证明。

Jones 等人研究了急诊医生对非创伤性低血压患者进行初步诊断时的思维有效性。患者被随机分为两组，一组接受含超声检查的评估，另一组接受不含超声检查的评估。然后按照拟诊断可能性的排列顺序记录医生的鉴别诊断。对所有未行超声检查的患者进行扫描再次确认，并再次记录医生的诊断差异。本研究的目的是评估目标导向超声检查是否有助于临床医生正确识别非创伤性低血压的病因。在标准诊疗过程中加入超声评估，使临床医生能够得到一份更简短和准确的非创伤性低血压可能性病因清单。超声信息与临床上不确定性因素关联较少，差异性列表上诊断差异性的减少和最终诊断的等级排名证实了这一点。

胸痛与急性冠状动脉综合征

在美国，每年约有 600 万例患者到急诊科接受疑似急性冠状动脉综合征(ACS)的评估。约 70%的胸痛最初并不是由心脏引起的。被定义为低危胸痛患者的不确定性风险也很高，这也是不正确分层管理的后果。既往史及现病史的敏感性低于 50%，初始心电图(ECG)敏感性低于 25%，但特异性接近 100%。TIMI(心肌梗死溶栓)评分(0~7 Likert 量表)包括既往史、表现和心电图这些特征具有特异性，但不够敏感。TIMI<3 患者的综合预后[急性心肌梗死(AMI)和死亡]为 5%~7%。

共识指南建议使用心脏生物标志物评估疑似 ACS，但由于其时间依赖性，基线测量的敏感性<50%，2 小时差值测量的敏感性约为 70%。新出现的标志物，如缺血修饰白蛋白(IMA)，具有较高的敏感性，但特异性较低。最近的指南推荐了一个肌钙蛋白界定点，该界定点相当于健康人群肌钙蛋白的 99%；然而，大多数传统的肌钙蛋白方法在这个低水平上缺乏足够的精确性。商业上可用的高敏感性肌钙蛋白

测定对基线测量的敏感性为 70%，特异性为 90%，阳性预测值为 50%，ACS 的阴性预测值为 95%。因此，在最初的表现中，临床上具有敏锐度的“标准模型”，心电图和生物标志物仍然会存在 10%~20%的临床不确定性。

血管健康的时间独立性评估可以提高对疑似 ACS 患者评估的准确性。自 20 世纪 80 年代中期以来，就一直采用超声技术测量颈动脉内膜厚度(IMT)，并已成为大型纵向研究中心血管疾病的预测指标。最近的研究表明，检测颈动脉 IMT 与检测一条冠状动脉并预测另一条冠状动脉的状况一样，都是预测冠状动脉状况的良好方法。因此，IMT 评估是一种精确的有针对性治疗的心血管健康检测方法。评估患者的血管健康状况可以为医生提供重要信息，帮助他们做出及时的诊断和治疗决定。

因此，使用一种包含既往史、ECG、生物标志物和临床超声的计算方法，如果患者病史可靠、ECG 正常、高敏感肌钙蛋白 I 阴性和血管系统健康，那么患病风险可能确实很低，然而同样类似的患者，如果 IMT 测值明显增加，那么其患病风险可能就会很高。

非缺血性胸痛

除了缺血性心脏病，引起胸痛的原因可能包括肺栓塞及心包、胸膜和胸壁的疾病，以及食管和脊柱疾病。目标导向性心肺超声联合应用可解释胸痛的多种病因。

肺栓塞

肺栓塞(PE)的诊断很有挑战性，当漏诊时，其临床不确定性和死亡率都很高。PE 是尸检中最意外的致死事件，只有 18%~39%的病例在死前被诊断正确。在一些预测标准中，症状和体征已经被采集。例如，Well 的标准产生了高达 94%的敏感性，但它是非特异性的(45%~50%)，观察者之间的可靠性为 60%~70%。在疑似 PE 患者中研究了脑利钠肽 N 末端前激素(NT-proBNP)的血液水平，对 30 天全因死亡率具有良好的预测准确性；AUC=0.85 (95% CI，0.73~0.93)。NT-proBNP 和肌钙蛋白 T 水平与超声心动图肺心病的发现相关。

在存在严重血流动力学不稳定的 PE 病例中，目标导向性心肺超声技术在急性肺栓塞诊断中的作用已得到研究。然而，其在疑似 PE 患者的整个临床过程中的作用尚不明确。有研究已经评估了基于一个参数或结合目标导向心肺超声和下肢压迫的综合临床评分对 PE 诊断的作用价值。多模式方法显示了 89%的敏感性和 74%的特异性，总准确率为 82%。在大量 PE 合并肺心病患者中，敏感性为 97%，阴性预测值为 98%。右心室功能障碍是预后的重要预测因素(阳性预测值 55%；阴性预测值 95%)，尽管单独使用目标导向超声敏感性差(约 50%)，但特异性较高(近 90%)。因此，临床上依然结合超声评估，为疑似 PE 患者提供了实用的方法，减少了临床不确定性，并促进了更加完善的管理的快速实施。

目标导向心脏超声(FoCUS)可用于评估影响心包的各种病理状况，特别是心包积液。心包积液患者的病史和体格检查结果不敏感(35%~50%)，但特异性为 75%~85%，而贝克三体征是迟发性心包填塞的特异性表现。心包填塞的生理特征可通过 FoCUS 显示右心房塌陷和右心室舒张性塌陷来检测，这些发现具有高度敏感性和特异性。FoCUS 诊断心包积液的准确率为 90%~100%，诊断心包填塞的准确率为 80%~90%。超声心动图研究的假阴性结果可能在肺动脉高压患者中发现，而在严重低血容量患者中可能出现心包填塞的假阳性研究结果。M 型和二维成像技术均可用于诊断限制性心脏病相关的心包增厚。

目前胸膜相关性疾病的临床症状和体征并不可靠，但具有特异性。气胸是一种危及生命的损伤，其治疗需要快速、准确的诊断和合理的干预。许多研究将胸部超声与以 CT 扫描为标准的胸部 X 线检查(CXR)技术进行了比较。胸部超声的敏感性为 85%~95%，特异性为 90%~100%。CXR 的敏感性为 30%~40%，特异性为 90%~100%。胸部超声对气胸的阴性预测值为 95%~100%，CXR 的阴性预测值为 75%~80%。“肺点”是气胸的特征性病理征象。

我们已经对胸腔超声检测胸腔积液进行了系统性回顾和 Meta 分析，并证明了其较高的敏感性和特异性[平均值分别为 93%(95%CI，89%~96%)和 96%(95%CI，95%~98%)]。超声检查发现胸膜改变(特别是增厚和结节)也可区分良性和恶性胸腔积液。

针对不同类型的肺炎(社区获得性肺炎、医源相关性肺炎和呼吸机相关性肺炎）都已有不同的定义和临床严重程度分级，其敏感性为 45%~90%，特异性为 15%~60%。目前还没有用于肺炎的特异性生物标志物。

超声在诊断肺炎和支气管肺炎方面的作用已得到充分证明，尤其是对儿童的诊断。超声已与常规放射学进行了比较，在一些研究中，还与 CT 进行了比较。这些研究表明，引起肺泡实变的感染性肺部疾病呈现出相似的特征性超声模式。超声诊断的敏感性为 93%~97%，而常规 CXR 的敏感性为56%~77%。在儿童和年轻成人中，通过超声支气管造影观察肺实变诊断肺炎，这项研究的特征已经显示出整体 86%的敏感性（95%CI，71%~94%）和 89% 的特异性（95% CI，83%~93%），超声支气管充气征造影若观察到肺实变，患者诊断为肺炎的阳性似然比是（LR）7.8（95% CI，5~12.4），阴性似然比是（LR）0.2（95%CI，0.1~0.4）。

呼吸困难：充血性心力衰竭（CHF）与非 CHF 相关疾病

在美国，充血性心力衰竭影响了超过 500 万人，每年都有超过 60 万的新增病例。心力衰竭患者每年的治疗费用超过 300 亿美元，包括大概 100 万人次入院，其住院费用大约占所有费用的一半以上。有超过 75%的心力衰竭患者是通过急诊入院。目前，在失代偿性心力衰竭患者住院方面存在广泛的差异。各地医院的住院率差异很大，有证据表明，急诊医生高估了心力衰竭患者短期死亡或严重并发症的概率。在急诊室的呼吸困难患者中，临床不确定性与发病率和死亡率的增加相关，尤其是那些心力衰竭的患者。除心力衰竭外，许多疾病可引起呼吸困难，包括慢性阻塞性肺病（COPD）、哮喘、肺炎、脓毒症、肺栓塞、代谢性酸中毒、焦虑等。最终诊断为哮喘、COPD、肺炎，特别是脓毒症的患者，如果对心力衰竭进行错误的治疗，其死亡率高于预期。此外，延迟治疗CHF 也可能会增加死亡率，导致延迟出院，增加治疗成本。

急性失代偿性心力衰竭的初步诊断通常基于患者的病史和体格检查。不幸的是，病史和体征对心力衰竭的诊断既不敏感也不特异。在后来被诊断为 CHF 的患者中，以往被认为是心力衰竭的体格检查特征在临床查体时往往无表现。此外，常被认为是哮喘或 COPD 急性加重的症状，如喘息，同样可在 CHF 患者中发现。在区分 CHF 患者与其他病因呼吸困难时，没有任何单一的病史或体征比临床医生的整体评估更准确。不过，初步的临床判断也不可靠，它的特异性（86%）良好，但敏感性不足（61%）。

CXR 速度快，价格低，在大多数急诊科都可以使用。然而，急诊科有 1/5 的 CHF 患者在 CXR 上没有充血的迹象。而这些患者更有可能在入院时被诊断为非 CHF 相关的疾病。在其他病因鉴别呼吸困难方面，如肺气肿和肺炎，CXR 的诊断能力也很差。

胸部 CT 扫描能够对肺血管、肺实质以及胸部其他结构进行成像。大量研究表明，CT 在正确识别 PE、肺炎、COPD、气胸和心力衰竭的呼吸困难患者以及许多其他具有临床意义的异常方面都具有临床应用价值。尽管胸部 CT 诊断准确，但在不稳定的急性呼吸困难患者中的应用有限，因为它不能在床旁进行，需要中断治疗和监测。

肺功能检查（PFT）多年来一直被用于区分肺源性呼吸困难与心源性呼吸困难。然而，PFT 通常需要将患者从急诊科转移出来，并且需要患者积极的配合，以及要求患者病情的相对稳定才能完成检查。

因为没有单独的症状、体征或影像学发现对 CHF 的诊断有足够的预测价值，研究人员开发了一些评分标准作为筛查工具。Framingham、Boston、Göteberg、NHANES、Duke、Walma 与 Georghiade 标准被用作筛选心力衰竭患者进行治疗和流行病学研究的筛查工具。从病史、体格检查和某些情况下的 CXR、PFTS 检查结果和治疗反应中获得的数据已被纳入这些评分系统，以便在心力衰竭的诊断中建立更有用和更可靠的工具。虽然这些诊断工具已被广泛接受，但在诊断准确性方面未见有显著提高。几项研究将上述评分和超声心动图的结果，与心脏科医生评估的“黄金标准”进行比较，结果表明，尽管其中任何一种工具都可以有良好的阴性预测值（在一项研究中超过 90%），但是它们的阳性预测值很差（Göteberg 标准低至 10%；Boston 标准最多为 88%），因此限制了它们作为临床诊断工具的实用性。

美国心脏协会（AHA）推荐一种全面的二维超声心动图作为单独评估心力衰竭患者的最有效的诊断检测。AHA 进一步建议，当呼吸困难的病因不能明确时，可以通过超声心动图来排除肺充血的常见原因，从而找到呼吸困难的病因，包括左心室疾病、收缩功能低下、舒张功能障碍，以及各种心肌疾病。经过FoCUS培训的急诊医生可以通过区分低、中、正常的射血分数来准确判断左心室收缩功能，并具有较高的一致性。虽然FoCUS可以作为评估呼吸困难患者的有用辅助工具，但它也有其局限性。由心力衰竭引起的呼吸困难患者可能会被误诊，因为心力衰竭患者的心脏收缩功能也可能是正常的，这种情况很常见。单纯舒张功能障碍不易通过非侵入性评估确定。在一项针对疑似由心脏原发的呼吸困难患者的门诊研究中，18%的患者有与单纯舒张功能障碍相一致的特征。此外，具有慢性心力衰竭病史的呼吸困难患者，基于有可能已具有异常的收缩功能，但是如果没有之前的病史资料作为参考，很有可能会被误诊为可导致有相同症状的其他原因所致的CHF。

已证明BNP和NT-proBNP的测定有助于区分心力衰竭和肺部疾病引起的呼吸困难，使用80pg/mL的NT-proBNP分界参考水平，对CHF诊断的阴性预测值为99%。BNP和NT-proBNP也有助于发现有肺部疾病史(哮喘或COPD)患者的新发性心力衰竭。由BNP和NT-proBNP水平检测到的新发心力衰竭患者比临床上疑似的患者要多。临床上高度疑似的心力衰竭患者最后明确为心力衰竭的只占到37%，而由BNP检测确诊的达到93%。临床上高度疑似的经检测确诊的新发心力衰竭患者占到23%，其中82%的患者NT-proBNP水平升高。

仅依赖BNP或NT-proBNP也有其局限性。有心力衰竭病史但非心源性呼吸困难患者的BNP水平与急性失代偿性心力衰竭患者的BNP水平重叠，BNP检测的阳性预测值仅为79%，准确率为83%。对于NT-proBNP，使用特定年龄段<50岁患者的临界值是450pg/mL，>50岁患者的临界值是900pg/mL，阳性预测值最高为77%，而对于年龄>50岁的患者，准确率仅为85%。体重指数升高会对两种检测的阴性预测值产生负面影响。超重和肥胖的CHF患者的循环NT-ProBNP和BNP水平较低，从而限制了这些检测在该人群中的敏感性。

肺超声检查有助于肺间质积液的检测。事实上，比较超声与肺毛细血管楔压(PCWP)的研究发现，肺超声在检测血管外肺容量方面具有良好的敏感性和特异性(分别为90%和86%)，而此时CXR往往没有提示肺水肿的表现。

由于肺炎，成人呼吸窘迫综合征和慢性间质性肺疾病可以产生彗星尾图像，因此超声检测到肺间质水肿并不一定意味着是心源性疾病。然而，对心脏病患者的初步研究表明，肺超声异常与心力衰竭之间存在一些临床意义上的相关性，彗星尾伪影的数量与PCWP和血管外肺水相关。

仅凭临床判断很可能误判呼吸困难的病因，急诊医生往往依靠辅助的诊断工具来提高诊断的准确性。CXR和BNP测量对初步临床评估具有诊断价值。然而，如果在实施治疗干预措施之前无法获得BNP和NT-proBNP的测量结果，那么这两种方法就没有价值，而且在大多数急诊科，这些检测方法仍然无法作为针对性治疗的检测。虽然CXR在大多数医疗机构中很容易获得，但是便携式胶片的诊断价值有限。用更复杂的检测如PFT和CT扫描来及时评估呼吸困难患者并不总是能够完成，有时也是不可行的。

应用心脏超声检查以确定左心室功能，应用肺超声检查以寻找肺间质液体证据的临床评估，可以作为区分CHF患者和其他原因呼吸困难患者的实用诊断策略。

(黄婕 译 徐静 校)

延伸阅读

Jones, A.E., Tayal, V.S., Sullivan, D.M., Kline, J.A. (2004) Randomized, controlled trial of immediate versus delayed goal-directed ultrasound to identify the cause of non-traumatic hypotension in emergency department patients. *Crit. Care Med.*, **32** (8), 1703–1708.

第 33 章

床旁超声作为危重症患者评估和管理的辅助手段

Anthony J. Dean, Sarah A. Stahmer

引言

危重症患者通常无法提供明确的病史，体格检查的效果也受限于重症患者的配合程度，因此需要一种快速有效的检测手段。在心肺骤停(CPA)——呼吸和循环不稳定的最终、临终阶段，根据“气道、呼吸、循环”的时间优先原则，评估时间被进一步压缩，并与治疗同时进行。对于这样的重症患者，超声可以识别出许多常见的未明确病因的呼吸或循环损害，可用于评估对治疗的反应，且可以在几秒钟内部署在床旁，故具有重要价值。随着超声波技术的持续改进，价格更加优惠、可移动和使用便捷的设备可获得分辨率更高的图像。越来越多的文献支持重症监护人员、急诊医生和护理人员以及在军事、严峻环境和自然灾害环境中的护理人员在危重患都的管理中应用床旁超声。本章将简明扼要地介绍危重患者的超声检查方法。为避免冗余，读者可随时参阅本书其他的相关章节查看具体内容。

危重症超声评估的内容参见表 33.1，而器官系统的常见表现及其意义参见表 33.2。与任何其他诊断检测一样，超声检查结果需要在整体临床表现的背景下进行解读。在临床线索有限的情况下，超声检查建议采用有条理的方法，并可参考多种方案(参见延伸阅读和第 34 章)。通常，一些临床数据可用于指导超声评估。例如，在晕厥前有腹痛的患者可首先检查主动脉和腹腔。相反，有癌症病史且表现为颈静脉扩张的患者应先评估是否有心脏压塞和肺栓塞。目前的讨论将集中在如何将单个的器官或部位的评估方式与危重症综合征，即气道、休克、呼吸困难和心肺骤停的治疗方式相结合。

ABC：气道……

有关超声在气道管理中的作用详见第 31 章。当气管导管可疑移位或错置入食管时，可以运用超声检查快速确认其位置(图 33.1)。对正压通气患者肺滑动对称性的评估也可用于排除气管插管至右主干支气管。

血管内容量评估

解决休克患者循环需求的第一个目标是优化血管内容量。下腔静脉(IVC)评估是在床旁进行的最快速的无创方法(参见第 10 章)。塌陷的 IVC 几乎总是与一个小的高动力、心动过速的心脏相关联。严重低血容量的原因通常在临床上是明确的，但有时通过超声检查会发现事先未料到的腹膜内出血，而这样的情况常与育龄女性盆腔内的情况有关。在胸腔和腹腔中探寻液体时，应采用类似于创伤检查中超声波聚焦评估的系统方法(参见表 33.3 和第 8 章)。

容量过多、无塌陷的 IVC 可能有多种原因，最常见的是容量超负荷、肾衰竭或心力衰竭中的一种或多种因素造成。

表 33.1 待评估的身体区域和超声检查在危重症评估中要求的超声检查结果

胸腔超声检查
评估心包(本章)
积液±填塞
评估心脏(本章和第5章、第6章、第35章、第36章)
空高动力的心脏
全室壁运动异常
部分室壁运动异常#
肺栓塞的超声检查结果#
右侧心肌梗死的超声检查结果#
心脏瓣膜动态或结构异常#
评估主动脉近端和降主动脉(第3章)
内膜瓣#
胸部动脉瘤
评估肺和胸膜腔(第2章)
气胸的超声检查结果
张力性气胸的超声检查结果
大量胸腔积液
大量肺实变
肺水肿
腹部超声检查
下腔静脉*(第10章)
评估大小、塌陷指数
鉴别腔内凝块或其他梗阻
腹主动脉评估(第7章)
腹主动脉瘤
内膜瓣,假瘤
腹腔评估(第8章)
流离液体
气腹的超声检查结果#
下肢有限压缩超声检查(第18章)

EMBU 可以识别但不能可靠地排除状况。

* 通常在剑突下窗口中检查IVC,同时评估胸腔。

EMBU,急诊医学床旁超声检查。

心力衰竭的诊断与心脏的超声表现相关(参见下文)。对于可能有肾衰竭的患者,需进行肾脏超声检查(参见第15章),以排除双侧梗阻。意外发现的双侧肾积水并不罕见,尤其是在有恶性肿瘤病史的患者中。

有塌陷或未充盈IVC的休克患者几乎总有低血容量,但反之往往并非如此。有明显充盈的IVC的低血压患者仍可从额外的液体复苏中受益。有很多检测可以用来确定“液体反应性休克”,其中一些检测使用了超声。最可靠、最被广泛接受的是在补液或被动直腿抬高试验之前和之后评估心排血量(CO)。基本技术包括在主动脉或肺动脉瓣处测多普勒波形的血流(分别通过心尖四腔心切面或胸骨旁短轴切面)。多普勒波形追踪能计算在单个心动周期内通过瓣膜的收缩期血流的流速时间积分(VTI)。VTI的单位是厘米。由此产生的“主动脉距离”(或“肺动脉距离”)的数值表示在单次心脏收缩期间通过瓣膜的孔口喷射的血液圆柱体的“长度”。将该“距离”与瓣膜的横截面积相乘可以计算出心脏每搏量(SV)。与其花费时间来尝试测量瓣膜的直径或面积(这种测量已经被证明无法精确,来源于观察者自身和观察者之间的不稳定性),不如通过Nidorf计算图表得到更可靠的数值(参见参考文献),该图表显示瓣膜面积与患者身高有密切相关性(身高通常是易获取的患者信息)。为便于计算,瓣膜面积的大致中位数为3cm^2(范围:2~4.5cm^2)。SV乘以心率得到CO。需要注意的是,如果心率不变,则VTI可以代替此评估中的CO,因为所有其他变量都是常数。第36章提供了更详细的CO测量及其临床应用的讨论。

由于多普勒的使用超出了许多床旁超声医生的技能和训练范围,因此一系列参数被用来作为主动脉/肺动脉VTI的替代指标。包括颈动脉血流量、收缩期速度变化和收缩期血流时间。主动脉、颈动脉或桡动脉中都进行了测量。对这些参数的详细讨论超出了本章的范围,因为它们在各种环境中的适用性及其有效性仍在积极研究和验证中。

颈内静脉(IJ)的超声评估也可用于估算右心房压力。这可能比在粗颈和(或)高体重指数的患者身上完成体格检查更容易。在纵截面上使用线阵探头,识别颈内静脉,并将患者抬高至能在颈部观察到静脉逐渐变细到塌陷点的位置(图33.2)。此时,静脉沿头端逐渐变细。颈静脉柱上部的范围将随着呼吸和心脏收缩而波动。检查者使用探头接触皮肤应该控制力度,避免静脉人为的塌陷。静脉完全塌陷点到胸骨角的垂直距离再加上5cm,可作为测量的中心静脉压(CVP)的位置。如果患者仰卧时静脉无充盈,则提示CVP极低。

表 33.2　评估严重呼吸困难、低血压和心肺复苏期间各种超声影像表现的临床意义

针对的器官和超声检查	临床意义
心脏和纵隔	
心包积液±心房舒张期右心房或右心室塌陷	心包积液±填塞，考虑急性心室破裂、主动脉夹层
微弱的高动力心脏，心室收缩末期塌陷，LVEF> 75%	血管内低血容量
充盈的高动力心脏	外周血管扩张：考虑脓毒症、过敏反应、血管扩张剂、严重贫血
心脏小，LVEF 正常，心室厚	考虑舒张功能障碍
心脏大，室壁变薄，EF 值低	终末期扩心病
扩张 RV，±反常室间隔运动，±RV 运动功能减退，±心内血栓，IVC 扩张，McConnell 征，TR，急性 PA 高血压（TR 射流速度 > 2ms^{-1}，扩张 IVC 或>2.5ms^{-1}，IVC 正常或未充盈）	血流动力学明显的肺栓塞（RV 梗死非常相似但没有 TR，没有急性肺动脉高压的超声征象）
室壁运动异常	急性冠状动脉综合征
各个视图均难以识别心脏	考虑张力性气胸
在剑突下视图中心脏向左或向右移位	右侧或左侧张力性气胸（分别）
主动脉弓（高 PSLA 或胸骨上视图）或降主动脉（PSLA 视图）内膜瓣	主动脉夹层
心脏瓣膜的总动态或结构异常	乳头肌破裂，心内膜炎
心肌壁运动减少或缺失；没有瓣膜关闭或瓣膜运动；存在心内凝胶样密度	每个代表 PEA 中的心脏功能进行性障碍，考虑缺血性、毒性、代谢性原因
腹部	
腹膜内游离液体	腹腔积血与腹水
主动脉为 AAA 及内膜瓣	急性 AAA，主动脉夹层
缝隙状 IVC 或呼吸 IVC 塌陷> 75%	血管内低血容量
IVC 扩张；无正常的呼吸变异	考虑容量超负荷，CHF[右侧和（或）左侧]，肺栓塞，急性 RV 梗死
没有顶叶－内脏腹膜界面的正常滑动，线性混响伪影	气腹
胸膜腔和肺部	
胸膜游离液体±内部回声	胸腔积液；如果内部回声：考虑脓胸与凝血
无“胸膜滑动”征	气胸
多条 B 线	血管外肺水增加，常见原因包括 CHF、ARDS、间质性肺炎等
肺部的“肝脏化”	肺实变（肺炎、肺不张、挫伤、肿瘤等）
下肢	
不可压缩的普通股静脉或腘静脉	DVT

缩写：AAA，腹主动脉瘤；ARDS，成人呼吸窘迫综合征；CHF，充血性心力衰竭；DVT，深静脉血栓形成；LVEF，左心室射血分数；IVC，下腔静脉；PEA，无脉性电活动；PSLA，胸骨旁长轴；RV，右心室；TR，三尖瓣反流。

心脏超声评估

心包积液和心脏压塞

非创伤性心包积液的常见原因包括肿瘤、尿毒症、感染和炎性渗出，它们还可能自发发展。超声心动图医生已经提出了心包积液的多种分类方法。大多数情况下，这对于处理休克患者的医护人员来说价值甚微，因为快速形成的 5mm 深环形心包积液即可导致心脏压塞（大约仅 80mL 液体），尤其是依赖高灌注压力的患者（视频 33.1）。心包积液的假阳性诊断是由对心外膜脂肪、胸腔积液和心脏后血管（如降主动脉、肺血管或冠状窦）的错误识别造成的。心外

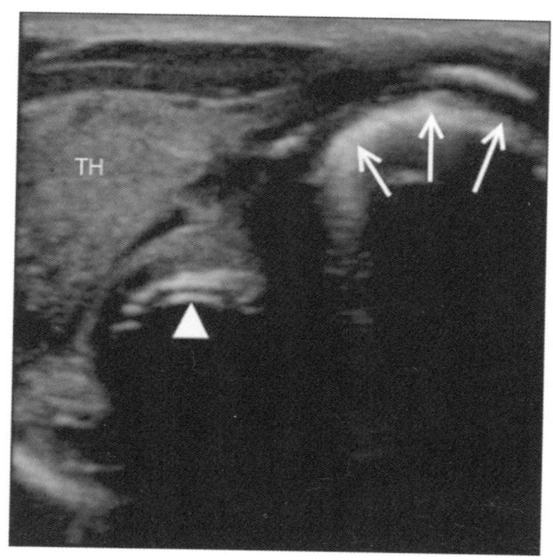

图 33.1　右侧甲状腺(TH)水平颈部的横向视图显示气管的阴影(箭头所示)。在患者右侧,由于错位的气管内导管(ETT),存在第二个阴影。箭头的顶点表示 ETT 的内壁。前壁还可以在食管和气管中产生可识别的混响伪影 (具有正确的放置)。(Image reproduced with permission; ©Beatrice Hoffmann.)

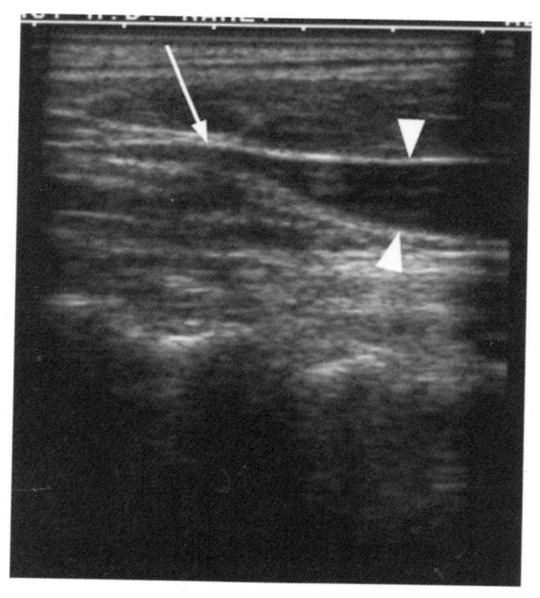

图 33.2　纵向视图中,颈内静脉(白色三角箭头之间)内的血液流体柱逐渐变细。应标记液体柱的最高顶点(箭头所示,呼气末)。横向平面中测量更准确。右心房压力的计算方法详见正文。

膜脂肪通常是非环形分布的,与下面的心肌一起移动,具有不规则的“块状”轮廓,倾向于分布于心室间沟和心房间沟,并且具有良好调整增益的内部回声(视频 33.2 和视频 33.5)。与积液不同,心外膜脂肪通常在心尖处变薄。与胸腔积液不同,心包积液符合心脏包囊的形状,并且在胸骨旁长轴切面中,心包积液横跨于降主动脉之前(图 33.3 和视频 33.3)。值得注意的是,贝克三联征是一个较晚的发现。运用超声检查,应该能在低血压发作之前诊断心脏压塞。右心室舒张期塌陷是最敏感和特异的征象,但可能会有假阳性(最常见的是由于严重低血容量症)和假阴性(最常见的原因是肺动脉高压,但也可能是房间隔缺损和主动脉瓣关闭不全)(图 33.4 和 视频 33.4)。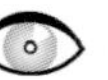右心房塌陷更具敏感性,但特异性不高,因为它也可能由低血容量症和急性阻塞性气道疾病(吸气和呼气时胸腔内压力的巨大波动)引起。心房塌陷的发生在心动周期中所占比例越大,心包内压增高的可能性就越大。相反,如果只是短暂出现,最有可能是由其他因素所致,特别是在心脏舒张早期。注意,正常的心房收缩(凸壁的尺寸减小)应该与塌陷进行区分,塌陷包括某一阶段心房壁的实际凹陷(视频 33.5 和视频 33.6)。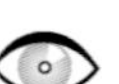除严重低血容量症外,没有过度充盈的 IVC,基本不考虑心脏压塞。

如果胸痛的同时伴有心脏压塞,应考虑主动脉夹层或心室游离壁破裂。在临床中应用心电图或超声检查来进行鉴别可能很困难。如果怀疑近心端主动脉夹层,应通过高胸骨旁或胸骨切口切面评估主动脉弓(图 33.5),专家可识别高达 80%的病例。虽然很大程度上关键在于近心端主动脉夹层的识别,但也应检查降主动脉,因为这在有某些胸部症状时能

表 33.3　在寻找病理性液体时要评估的区域和空间

右肋和肋下区,中锁骨至腋后线(从上至下)
胸膜腔
膈下空间
莫里森小袋
右肾结肠沟/右肾下极
剑突下
心包腔
左肋和肋下区,中锁骨至腋后线(从上至下)
左胸膜腔
膈下间隙
脾间区
左肾结肠沟/左肾下极
耻骨上
道格拉斯袋/直肠空间

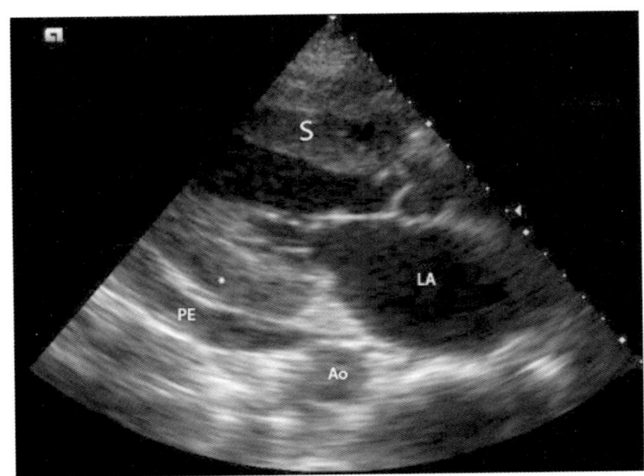

图 33.3　胸骨旁长轴视图显示心包积液(PE)在降主动脉(Ao)前方特征性地逐渐减少。来自视频 33.3 的图片。S,室间隔；LA,左心房；*,左心室游离壁。

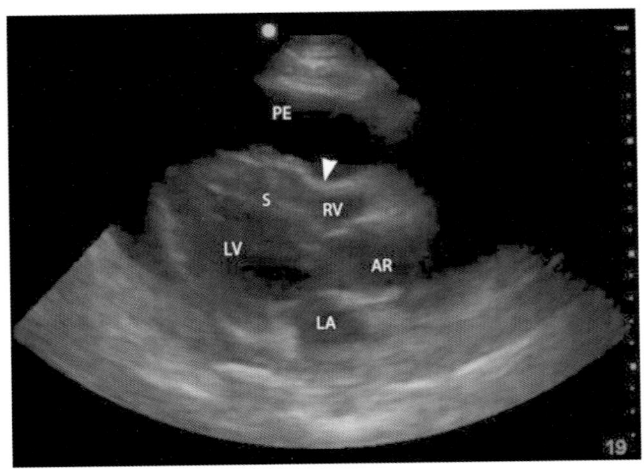

图 33.4　胸骨长轴视图显示右心室(RV)塌陷(三角箭头)的心脏压塞。来自视频 33.4 的图片。AR,主动脉根;LA,左心房;LV,左心室;PE,心包积液;S,室间隔。

提供一些有效的提示(图 33.6 和视频 33.7)。位置性胸膜炎样胸痛、反复发作的无诱因呕吐和不安或躁动提示心室游离壁破裂，有时超声检查可以直接发现。这些情况都需要紧急的心胸外科手术。

由心功能不全导致的休克

如果没有发现血管内容量不足或填塞的情况，可继续使用超声心动图进行心腔和心壁运动的定性评估。本评估提供的信息量和质量取决于超声医生的技能和经验。以下讨论侧重于更常见且最有可能快速识别的关键要素。经胸超声心动图(FATE)方案

(a)

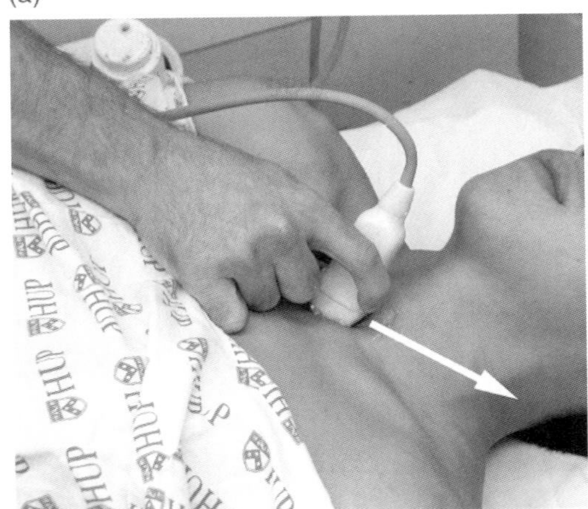

(b)

图 33.5　(a)主动脉弓上视图的探头定位。箭头指示探针“交界”的方向,从矢状平面顺时针方向约 30°。患者应尽可能地使颈部延伸(可在肩部下方用枕垫)。可使用小型的涡流检测探头。(b)胸骨上图像。主动脉根位于图像的右侧,主动脉弓(模糊)位于左侧。

集中评估(参见第 35 章)是一种涉及更广泛检查的系统方法。该方案的实用性得到了英国重症监护协会的认可，该协会将其作为基本心脏超声能力证明的基础。

高动力性、充盈良好的心脏和 IVC 提示由脓毒症、过敏反应或血管扩张剂毒性引起的分布性休克。总体低动力的大心脏可能是终末期扩张性心肌病的结果,或者是急性缺血、代谢、脓毒性或毒性损伤直接所致［见下文关于无脉电活动（PEA）的讨论］(图 33.7;视频 33.8a 和 b)。对局灶性心肌壁运动异常的评估超出了除经验丰富的超声心动图专家以外所有超声医生的范围。然而,足以引起血流动力学损害的心肌功能紊乱很容易识别,且许多研究表明,在评估左心室射血分数(LVEF)时,直观视觉估计与更加晦涩和耗时的测量一样准确。

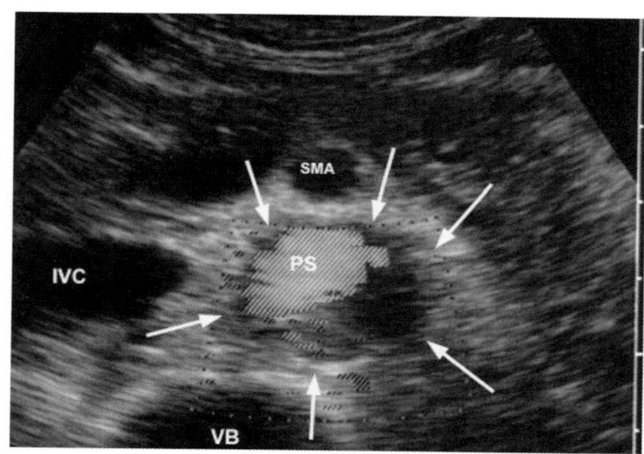

图 33.6 位于肠系膜上动脉(SMA)水平的主动脉横向视图的多普勒血流图像(箭头所示)显示主动脉的流量仅有血管的一半,很可能是假性腔(PS)。许多情况下,内膜瓣两侧持续流动,其最佳增益设置显示为颤动的膜(如视频 33.7 中所示)。在特征性胸痛的情况下,腹主动脉的解剖改变(见视频 33.7)是 A 型夹层诊断的推测证据。在解剖中是典型的,这种主动脉不是动脉瘤(见右侧的 1cm 散列图)。IVC,下腔静脉;VB,椎体。

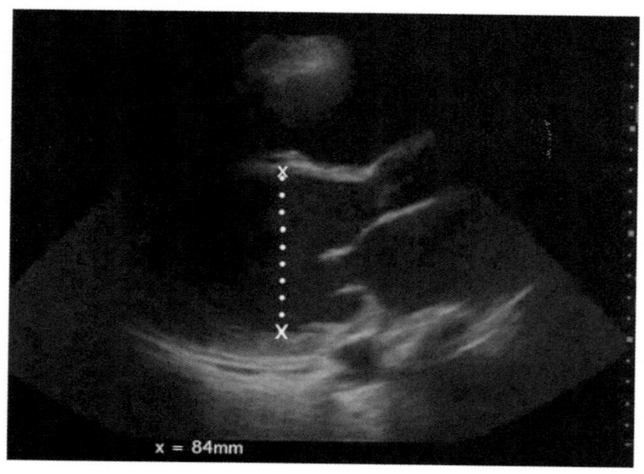

图 33.7 扩张型心肌病的病例,左心室舒张末期直径(84mm)非常大,心室壁消失。此图片来自视频 33.8b。

若检查显示心肌收缩力严重抑制, 即提示需小心补液,如果心脏严重扩张,可考虑利尿,以及开始强心治疗,早期行经皮腔内血管成形术和(或)主动脉内球囊泵。相反,若检查仅显示心肌收缩力轻度抑制、正常或高动力心功能则可排除急性心肌功能障碍是低血压的主要原因, 且常提示为急性和无关的过程,如脓毒症或脱水(视频33.9a 和 b)。若心力衰竭的临床症状不典型也可以通过肺部的 B 线评估来确认(参见第 2 章)。很少或没有 B 线提示患者的循环和(或)呼吸窘迫不太可能是明显的左心室衰竭和(或)气体交换受损造成的。

舒张功能障碍(通常称为“具有保留的收缩功能的心力衰竭”) 是非常常见的。在许多系列研究中,50%以上的心力衰竭病例是由舒张功能不全导致的,它也加重了许多收缩功能障碍患者的症状。床旁超声医生应该能够识别心力衰竭的一些基本超声检查结果,因为这和扩张性心肌病和(或)收缩功能障碍导致的心力衰竭的用药管理是完全不一样的。典型的情况是, 超声发现急性心力衰竭患者的心脏大小相对正常,LVEF 值在正常范围或偏高。左心室壁厚度(LVWT;舒张期测量值的正常范围是 7~13mm)增加,左心室舒张末期心室内直径(LVEDD;正常范围是 40~60mm)减小(图 33.8 和视频 33.10)。这两个指标都与体型和性别相关 (小体型和女性的数值偏低)。虽然记住这些关系的计算图表是不切实际的,但在解读这些测量值时牢记它们是有用的。因此,LVWT 为 11mm 的 45kg 患者和 LVEDD 为 45mm 的 100kg 患者都有理由怀疑其有舒张功能障碍。临床上, 收缩性心力衰竭患者可能表现为数天或数周缓慢进展的失代偿症状, 而急性舒张功能衰竭的患者可以从稳定的基线状态出现意外且急剧的发作症状。任何压力都可能导致相对心肌缺血,这是急性心功能障碍的最终常见途径。慢性高血压和代谢综合征/糖尿病是重要的危险因素。舒张性心力衰竭的超声检查结果可通过多普勒评估二尖瓣流入速度和组织多普勒评估间隔运动和(或)环形平面收缩期偏移测量来确认,这些都超出了本章的讨论范围。

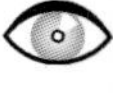

右心室异常和肺栓塞(PE)

与较小或中等大小的肺栓塞不同,足以引起血流动力学不稳定的严重肺栓塞会有明显的超声心动图异常(表 33.4)。要评估的第一个参数是右心室与左心室的比值,通常在舒张末期的三尖瓣和二尖瓣尖端水平测量。该比值常<60%,但在急性 PE 患者中,该比值几乎总是> 100%。慢性肺动脉高压也会引起右心室扩张,但伴有心室壁增厚(≥7mm),而 PE 的右心室壁变薄(<5mm)(图 33.9 至图 33.11;视频 33.11 至视频 33.13)。矛盾的室间隔运动是指在室间隔收缩期朝向右心室移动而舒张期朝向左心室移动的异常活动,

(a)

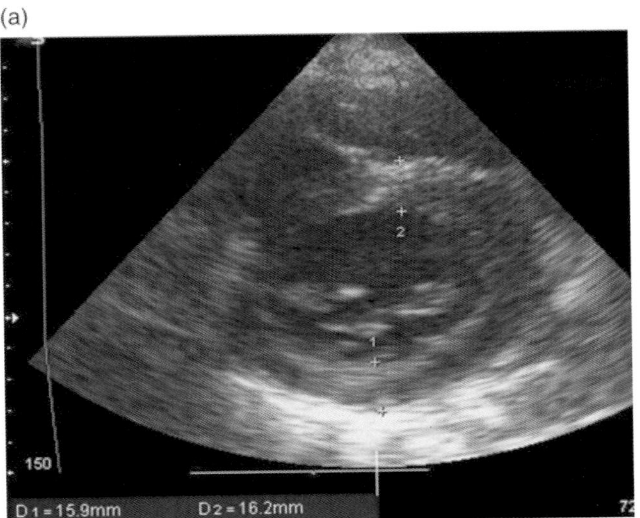

(b)

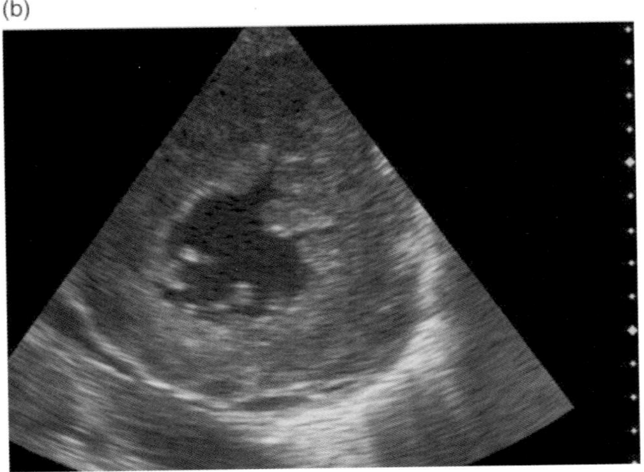

图 33.8 舒张期严重肥大心室的胸骨旁短轴视图。虽然在图(b)中没有进行卡尺测量，但是图像右侧的 1cm 散列图表示壁厚度增加约 30mm，并且收缩末期直径严重减小至大致相同。在图(b)中存在少量心包积液。

可见于急性和慢性肺动脉高压(见图 33.11；视频33.12和视频 33.13)，在右心室舒张压超过左心室舒张压时就会发生，是右心室过度充盈或左心室充盈不够或两个因素同时存在的结果。急性血流动力学显著异常的 PE 还有其他的超声表现，包括室间隔变平(也称为"D"形左心室)和 McConnell 征(视频 33.11 和视频33.12)。McConnell 征是指右心室游离壁运动幅度明显减弱而心尖部运动正常。右心室梗死和 PE 可出现类似的临床、血流动力学和超声表现。如果不能通过心电图进行区分，使用多普勒评估三尖瓣，几乎总能发现 PE 患者存在三尖瓣反流，而这在右心室梗死中很少见(见图 33.9)。

肺和胸腔的评估

本书其他部分详细介绍了气胸、大量胸腔积液、脓胸、肺实变和肺水肿时胸膜和肺的评估。这些情况的每一种都可能是危重疾病的原因，在临床上怀疑时均应进行筛查。大量胸腔积液，应在超声引导下进行引流。肺部超声有助于区分慢性阻塞性肺病急性加重和间质或肺泡水肿引起的气体交换功能受损。后者具有弥散和广泛存在 B 线的特点。任何导致血管外肺水增加的原因都可在超声检查中出现这种情况，包括充血性心力衰竭、容量超负荷、急性呼吸窘迫综合征、间质性肺炎和中毒性肺损伤。一般可以通过结合临床表现与 IVC 和心脏的超声结果来明确肺水增多的具体病因。

表 33.4 在怀疑急性血流动力学变化的肺栓塞患者中评估的超声检查结果

超声检查结果	超声技术和笔记
基本的超声技术	
LV 与 RV 直径比	Ap4Ch 或 SX-4Ch，在 MV 和 TV 小叶下测量，通常<0.6，如果> 1.0，肯定为异常
室间隔压扁	PSSA，PSLA，SX-4Ch，SX-SA
"D"形 LV	PSSA，SX-SA
矛盾的室壁运动	Ap4Ch，PSLA，PSSA
McConnell 征	Ap4Ch 或 SX4Ch，RV 运动功能减退，心尖部运动正常
IVC 扩张，不可折叠	
心内血栓转移	
更先进的超声技术	
三尖瓣反流射流速度	Ap4Ch(或 PSSA，或任何展示喷射的角度)

(a)

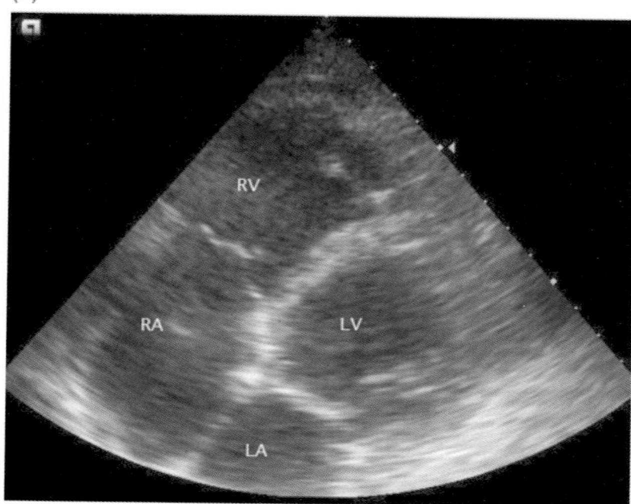

(b)

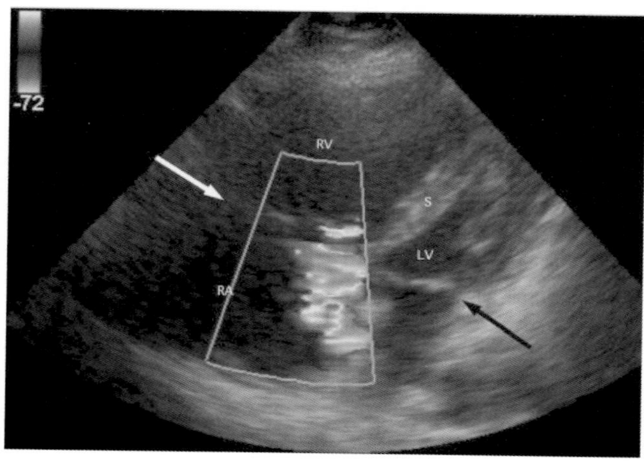

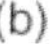

图 33.9 (a)四腔心视图，异常扩张的右心室(RV)大于左心室(LV)。还有明显的右心房(RA)扩张提示三尖瓣反流和(或)右中心静脉压升高。(b)确认反流，白色箭头所示为可视化不良的三尖瓣位置，黑色箭头所示为二尖瓣。图片来自视频 33.11。S，室间隔。(扫码看彩图)

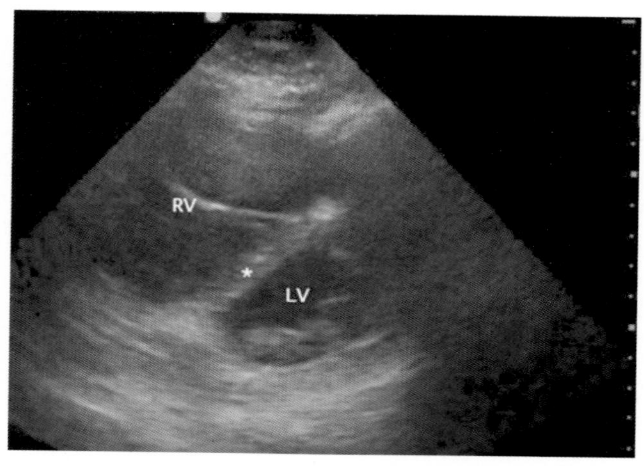

图 33.10 左心室(LV)被压缩成“D”形状的短轴视图，具有扁平的室间隔(*)和显著扩张的右心室(RV)。字母“RV”下的横向线性结构是打开的三尖瓣的小叶，在视频 33.12 的舒张期中也可以断断续续看到。

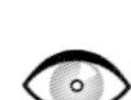

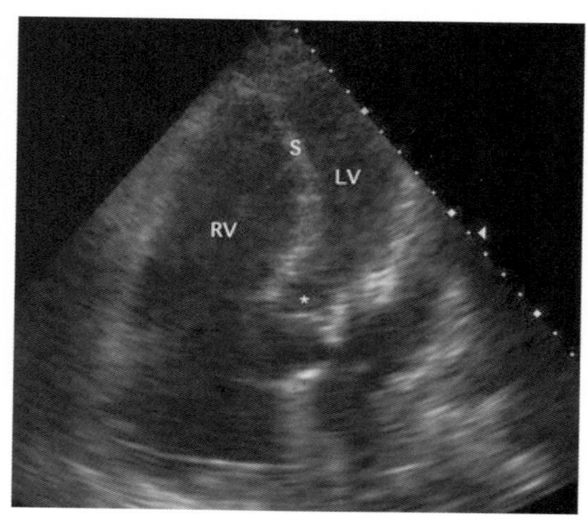

图 33.11 扩张的右心室(RV)，未充盈的左心室(LV)和明显的室间隔弯曲，提示右心室压力升高。虽然可能存在急性肺栓塞，但这种程度的 RV 优势常见于慢性肺动脉高压和长期进行性 RV 肥大。参见视频 33.13。*，主动脉流出道。

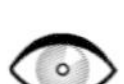

床旁超声在心脏停搏中的应用

将心脏停搏患者按传统的方法分为具有可电击心律和不可电击心律的患者，于床旁超声检查而言是有意义的（图 33.12）。前者主要治疗方法是电除颤。除心搏停止外，其他心律也导致无脉性电活动(PEA)或电机械分离(EMD)。这一部分的患者，治疗的主要目标是快速诊断和处理可逆性的 PEA。现在已有多种流程来使用超声作为第一步检测手段，因为它可以识别几种最常见的病因，包括心包填塞、血管内容量不足、急性右心高压力(肺栓塞)、气胸、心脏功能严重受损(心源性休克)和心脏运动缺乏(真正的电机械分离)。如图 33.13 所示为怀疑 PEA 患者的处理流程。本章和本书的其他部分探讨了如何通过心脏、胸膜、肺和 IVC 的特定超声检查来诊断这些情况。除了这些应用之外，还有文献报道，通过超声检查识别心电监护和起搏器置入和捕获下的明显心搏停止期间发生的心室颤动。

一些研究表明在遵守 ALS 指南的前提下，超声

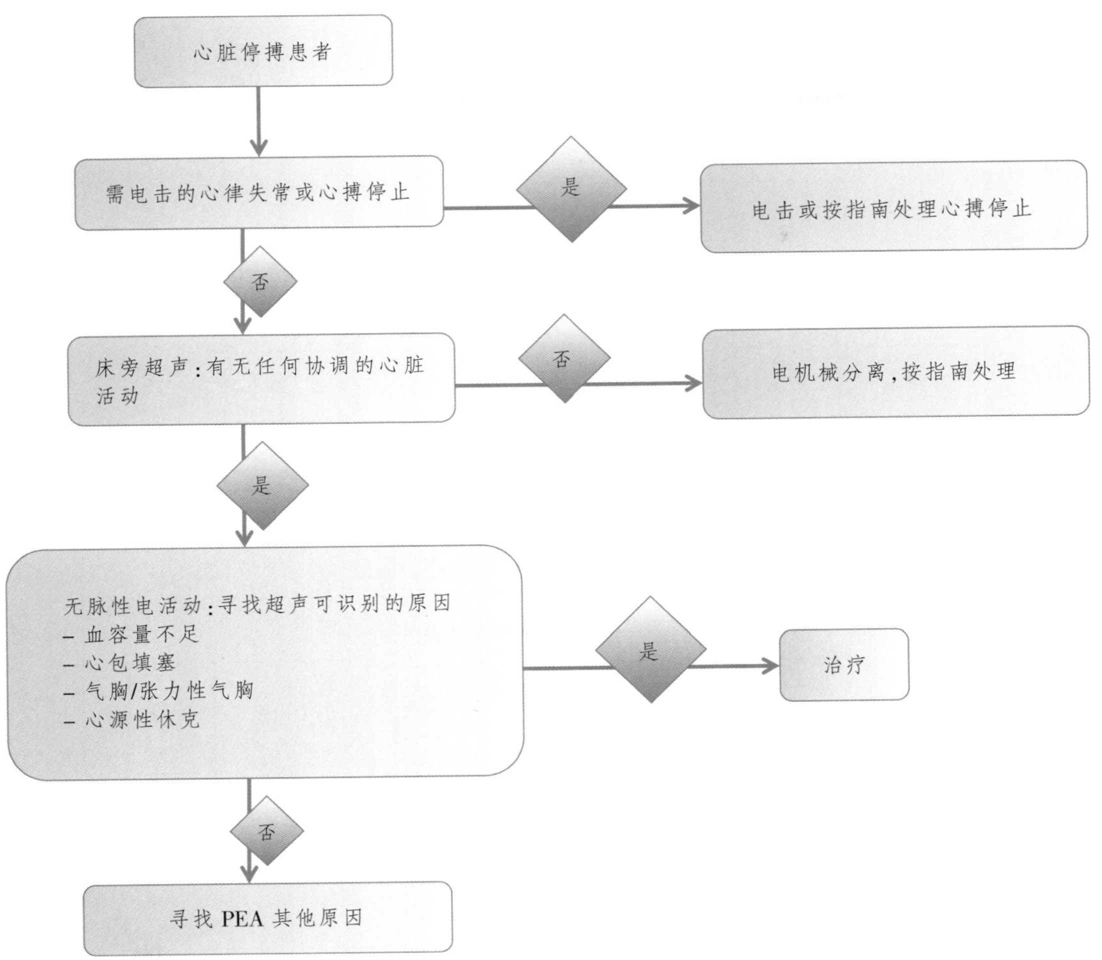

图 33.12　床旁超声在心肺骤停管理中的整合。

可用于心脏停搏。根据这些研究的结果可以提出以下建议：条件允许时，在剑突下视窗进行心脏的超声评估。这样可以在心脏按压的同时观察 IVC（有时是心脏）。四腔心切面是最有价值的。不间断心脏按压，可对胸膜进行评估（通过锁骨中线和腋中线的视窗）以筛查大量胸腔积液，而由于心脏按压持续的胸廓运动不适合进行气胸的筛查。如果在心脏按压期间无法获得足够的心脏图像，则可在脉搏检查期间采图。

已有许多研究评估心脏停搏期间超声下室壁运动消失提示的预后价值。结果并不完全一致，反映了“室壁运动消失”的主观性（视频 33.14）；然而大量数据表明室壁运动消失的住院生存率很低，能存活到出院几乎不可能。虽然不能制订严格的规则，但这些研究结果表明使用超声检查心脏活动，同时加以考虑其他临床因素，包括年龄、并发症、心肺复苏开始前后的时间，有助于判断什么时候终止心肺复苏。 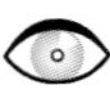

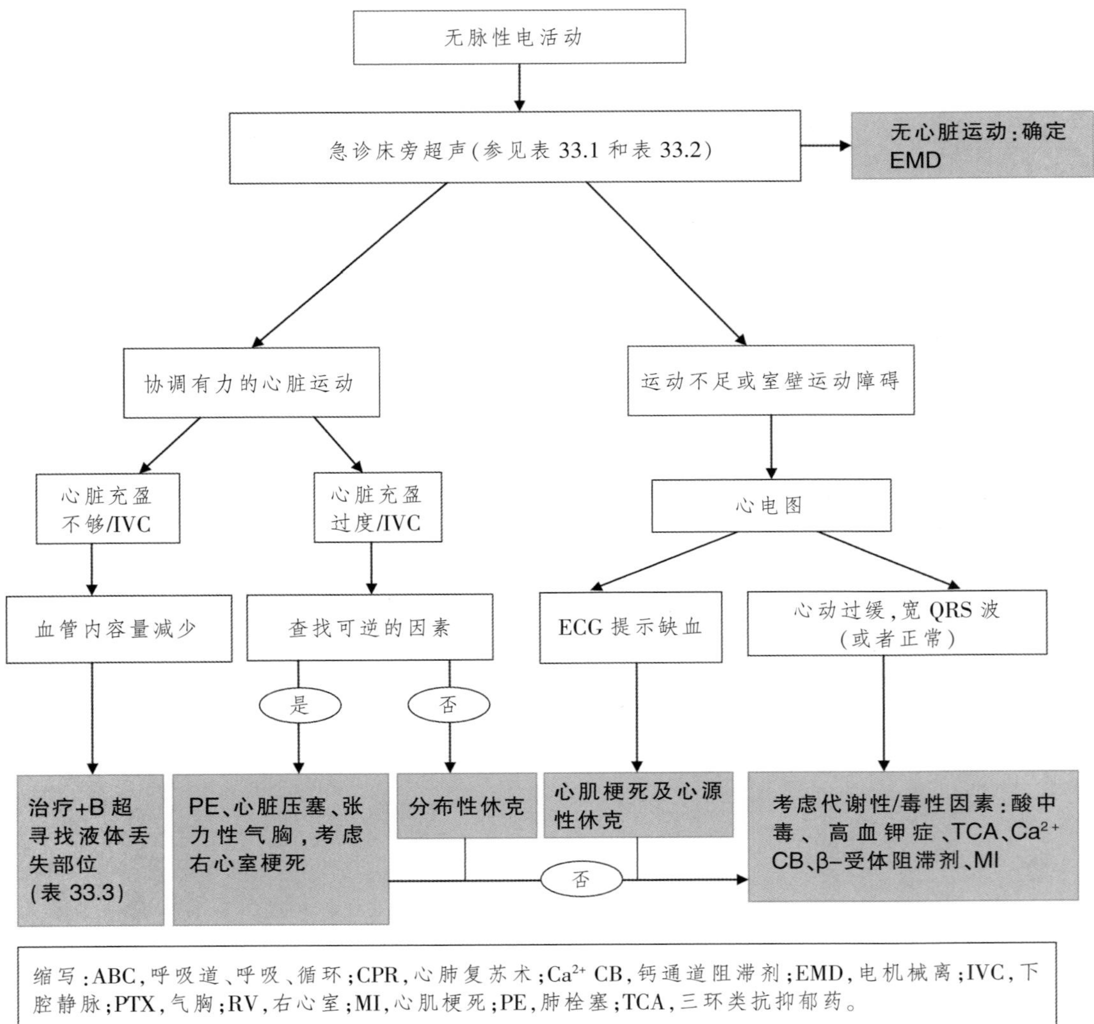

图 33.13 无脉性电活动管理中应用紧急床旁超声(EMBU)的方案。深色方框内是特定管理或治疗的终点。[Adapted with permission from Hendrickson, R.G., Dean, A.J.. Costantino, T.G.(2001)A novel use of ultrasound in pulseless electrical activity: the diagnosis of an acute abdominal aortic aneurysm rupture. *J. Emerg. Med.*, 21 (2), 141–144.]

(肖薇薇 译 王惠芳 校)

延伸阅读

Blaivas, M., Graham, S., Lambert, M.J. (2000) Impending cardiac tamponade, an unseen danger? *Am. J. Emerg. Med.*, **18** (3), 339–340.

Cheriex, E.C., Sreeram, N., Eussen, Y.F.J.M., Pieters, F.A.A., Wellens, H.J.J, (1994) Cross sectional Doppler echocardiography as the initial technique for the diagnosis of acute pulmonary embolism. *Br. Heart J.*, **72**, 52–57.

Goldberger, J.J.. Himelman, R.B., Wolfe, C.L., Schiller, N.B. (1991) Right ventricular infarction: recognition and assessment of its hemodynamic significance by two-dimensional echocardiography. *J. Am. Soc. Echocardiogr.*, **4** (2), 140–146.

Henry, W.L.. Gardin, J.M., Ware, J.H. (1980) Echocardiographic measurements in normal subjects from infancy to old age. *Circulation*, **62** (5), 1054–1061.

Levine, M.J.. Lorell, B.H., Diver, D.J., Come, P.C. (1991) Implications of echocardiographically assisted diagnosis of pericardial tamponade in contemporary medical patients: detection before hemodynamic embarrassment. *J. Am. Coll. Cardiol.*, **17** (1), 59–65.

Lipton, B. (2000) Estimation of central venous pressure by ultrasound of the internal jugular vein. *Am. J. Emerg. Med.*, **18**, 432–434.

Mark, D.G., Ku, B.S., Carr, B.G., Everett, W.W., Okusanya, O., Horan, A., Gracias, V.H., Dean, A.J. (2007) Directed bedside transthoracic echocardiography: preferred cardiac window for left ventricular ejection fraction estimation in critically ill patients. *Am. J. Emerg. Med.*, **25** (8), 894–900.

McGowan, J.H., Cleland, J.G. (2003) Reliability of reporting left ventricular systolic function by echocardiography: a systematic review of 3 methods. *Am. Heart J.*, **146** (3), 388–397.

Moore, C.L., Rose, G.A., Tayal, V.S., Sullivan, M., Arrowood, J.A., Kline, J.A. (2002) Determination of left ventricular function by emergency physician echocardiography of hypotensive patients. *Acad. Emerg. Med.*, **9**, 189–193.

Nidorf, S.M., Picard, M.H., Triulzi, M.O., Thomas, J.D., Newell, J., King, M.E., Weyman, A.E. (1992) New perspectives in the assessment of cardiac chamber dimensions during development and adulthood. *J. Am. Coll. Cardiol.*, **19**, 983–988.

Algorithms for use of ultrasound in the critically ill.

Beaulieu, Y. (2007) Bedside echocardiography in the assessment of the critically ill. *Crit. Care Med.*, **35** (5 Suppl.), S235–S249.

Hendrickson, R.G., Dean, A.J., Costantino, T.G. (2001) A novel use of ultrasound in pulseless electrical activity: the diagnosis of an acute abdominal aortic aneurysm rupture. *J. Emerg. Med.*, **21** (2), 141–144.

Jensen, M.B., Sloth, E., Larsen, K.M., Schmidt, M.B. (2004) Transthoracic echocardiography for cardiopulmonary monitoring in intensive care. *Eur. J. Anaesthesiol.*, **21**, 700–707.

Neri, L.. Storti, E., Lichtenstein, D. (2007) Toward an ultrasound curriculum for critical care medicine. *Crit. Care Med.*, **35** (5 Suppl.), S290–S304.

Niendorff, D.F., Rassias, A.J., Palac, R., Beach, M.L., Costa, S., Greenberg, M. (2005) Rapid cardiac ultrasound of inpatients suffering PEA arrest performed by nonexpert sonographers. *Resuscitation*, **67** (1), 81–87.

Rose, J.S., Bair, A.E., Mandavia, D., Kinser, D.J. (2001) The UHP ultrasound protocol: a novel ultrasound approach to the empiric evaluation of the undifferentiated hypotensive patient. *Am. J. Emerg. Med.*, **19** (4), 299–302.

第 34 章

床旁超声在复苏和心脏停搏中的应用：FEEL 流程

Elena Costantini, Peter M. Zechner, Frank Heringer, Colleen Cuca, Felix Walcher, Raoul Breitkreutz

高级心脏生命支持(ACLS)背景下的超声心动图

重视复苏和围复苏超声心动图是一个相对新且不断发展的床旁超声应用，明显有益于那些可逆性因素导致的心脏停搏患者。2010 年美国心脏协会(AHA)、欧洲复苏委员会(ERC)和国际复苏联络委员会(ILCOR)发布的高级心脏生命支持(ACLS)指南，认可了超声影像作为 ACLS 辅助手段的潜在作用。与此同时,人们越来越重视 ACLS 干预措施时中断时间最小化和高质量胸部按压的重要性。值得注意的是,胸部按压可能只会被短暂中断(<10 秒),仅仅用来执行特定任务,如脉搏检查。尽管有许多相关的超声心动图流程被用于重症患者,如 FATE、BLEEP、CLUE 和 FOCUS,但它们都不是专门设计用于当前 ACLS 建议的限制下操作的。在这一章节,重点是符合 ACLS 标准的超声检查在心脏停搏或无脉搏状态下的应用。

无脉电活动(PEA)是指,有心电活动存在下的心血管衰竭(没有脉搏)状态。超声心动图在围复苏阶段,可以区别两种有着明显不同预后的 PEA：

- 假性 PEA，是指在超声心动图上表现为协调的心电和心肌动力学活动的患者("伴有心脏活动的 PEA")。这类患者更有可能恢复自主循环(ROSC)。
- 真性 PEA，是指那些在超声心动图上没有任何能被监测到的心肌活动（"没有心脏动力学活动的 PEA",也被称为"电机械分离";EMD)。这类患者往往预后很差。

如果确定了是心脏活动的 PEA，超声就能非常有效地识别更多常见可逆性因素。FEEL(生命支持过程中的重点超声心动图评估)检查提供了符合 ACLS 的用于心脏停搏中的方案。检查的细节部分见图 34.1。

FEEL 检查的细节

准备和工作流程

在 FEEL 检查的流程中,仅仅在最初最少 2 分钟连续性心肺复苏(CPR)之后,短暂地中断心脏按压来进行心律分析和脉搏检查时,采集超声图像。打开超声仪器并调试好,在按压中断前,有心脏超声心动图经验的超声医生就要找到一个合适、舒服的位置就位。没有必要为了超声检查调整除颤衬垫的位置。超声医生应该直接与整个 ACLS 团队和负责人口头沟通,而他们也应该知道和理解 FEEL 检查的本质和目标。为了在 10 秒内的按压间歇期得到合格的图像,在按压停止前，超声探头就应该摆在涂有耦合剂的胸部探查点上。至关重要的是,不能为了超声医生得到一个"好的图像"而延长按压中断的时间。如果没有办法获得合格的图像,超声医生还是应该在 10 秒

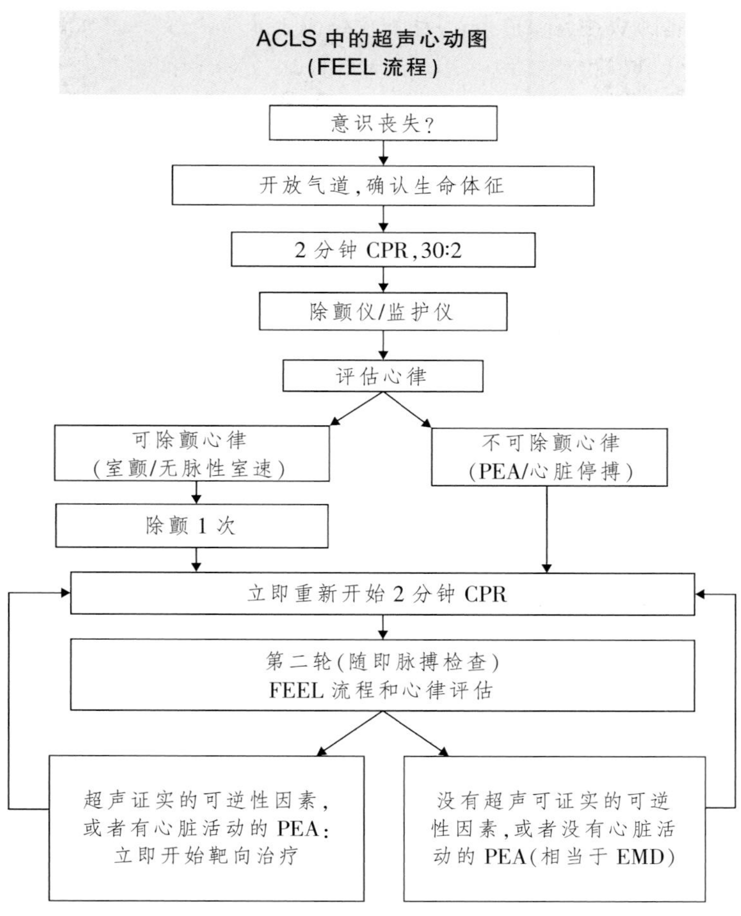

图 34.1 生命支持过程中的重点超声心动图评估（FEEL）。将符合 ACLS 的床旁心脏超声有机地结合到 CPR 流程中。注意，ACLS 是主要驱动力。相关缩写，请参阅正文。

内移开探头，同时准备好在下一个间歇期获取另外的切面图像。

有一种也许能进一步减少中断时间的方法，首先利用超声仪器的记录功能来采集一小段超声视频图像，然后离开患者再检查这一段视频，这样可以允许迅速地恢复心脏按压。

在几乎所有的病例中，最好的方式是从剑突下切面开始。这个切面相对容易掌握，患者处于仰卧位时方便取得合格的图像，同时对机械通气的患者也往往有效。它可以在心脏按压的同时准备好。这个切面能提供所有心脏四个腔室的信息，还可以评估下腔静脉（IVC）。

下腔静脉也能通过右侧肋间隙采集到，这种方式能在心脏按压期间得到更好的图像。如果需要其他的切面，可以在随后的脉搏检查阶段完成胸骨旁和心尖切面。各种心脏平面和切面的特征已在第 4 章和第 5 章详细讨论，但简要地说，胸骨旁长轴切面显示的是左心室功能、左心室流入和流出道、二尖瓣和右心室。通过心尖四腔心切面则可以评估右心室和左心室的功能、右心室和左心室的比值及心包腔。对于仰卧位的机械通气患者，这些切面的采集是有难度的。

需要识别的解剖结构和相关的诊断性要素

FEEL 检查可以通过心内膜内向运动和心肌肥厚的缺失、存在以及质量或程度来对心室功能做出快速评估。一旦观察到连贯的心肌活动，就应该对心室功能做出评估（正常、严重受损或缺失）。伴有接近或完全的收缩末期塌陷和小梁肌肉互相接触的小心室，提示低血容量。心室一般处于高动力状态，除非心肌已经由于长时间的低血容量性休克、脓毒症或基础的心脏疾病受到了损伤。

一般情况下，在心室停搏时IVC会充盈，任何循环血管不够膨胀的表现都提示可能受益于进一步的液体复苏的相对血管内血容量不足。

应该计算RV:LV比值。比值>1高度提示右心室扩张（特别是在没有增厚的肥厚性RV壁的情况下）且应考虑大量肺栓塞作为患者心脏停搏的原因。

在确定周围心包积液之后，应寻找是否有任何腔室的舒张期塌陷，特别是右心室或左心室。然而，除非有令人信服的理由，否则在心脏停搏时如确定存在大量心包积液及任何关于心包填塞的问题，都应进行心包穿刺术。

如果通过超声识别出患者心脏停搏的原因，应立即通知ACLS团队负责人。与团队一起核实超声检查结果，并与临床图像的其他组成部分相结合，以优化围复苏治疗。异常结果有时可以发现先前被忽视的病症[如急性瓣膜病、纵隔移位（提示隐匿性张力性气胸）、大量未发现的腹腔积液（提示血管突发情况）]。

经验与教训

• FEEL检查的主要作用是提供可用于改进或指导复苏工作的信息。这似乎可以让“盲目”CPR得到根本改善。PEA的许多可治疗原因（如毒理学、低氧血症、体温过低及气管导管故障）是超声检查难以发现的，所以终止复苏的决定应基于所有可用的临床证据，而不是仅基于超声检查。

• 与所有超声检查应用类似，FEEL检查依赖于操作者。因此，超声医生应该接受严格的训练，并认识到自己的局限性。如前所述，FEEL检查永远不应成为不遵守ACLS规则的原因。

在复苏中进行超声检查的未来方向

最近一项前瞻性观察研究表明，符合ALS标准的超声心动图在院前救治中的应用是可行的，且改变了大量患者的诊断和管理。在这项研究中，共纳入230例患者，其中204例患者在发生心脏停搏期间（n=100）或处于休克状态（n=104）期间进行了超声心动图检查。在96%的观察病例中获得了诊断质量的图像。在初始ECG诊断为心搏停止或伴有PEA的病例中，有相当一部分检测到协调的心脏运动，将这些病例与存活率增加联系起来。

在复苏期间进行超声心动图或超声或经食管检查的其他应用可包括检测主动脉夹层或腹主动脉瘤、气胸、胸部或腹部出血。病例报告显示体表心电图会遗漏一些纤细的心室颤动或误以为是心脏停搏。

有限的研究结果表明，FEEL检查中床旁超声检查所需的技能可以通过相对简短的培训，以及结合通用的ACLS培训计划来实现。培训应该是多模式的，包括基本理论、视觉模式识别、精神运动技能测试和基于模拟器的ACLS情景中的即时团队训练。模拟心脏停搏情景的使用将允许进一步研究各种训练方法，以及识别由使用超声可能引起的ACLS中断的可能。

总结

FEEL检查是符合ACLS标准的超声检查，用于提高复苏质量、检测和治疗心脏停搏情况下的可逆状况。它可以由心脏病专家和非心脏病专家使用。超声心动图对院内和院前心脏停搏患者结果的影响，为未来的复苏研究提供了良好的前景。

（肖薇薇 译 王惠芳 校）

延伸阅读

Blaivas, M., Fox, J.C. (2001) Outcome in cardiac arrest patients found to have cardiac standstill on the bedside emergency department echocardiogram. *Acad. Emerg. Med.*, **8** (6), 616–621.

Breitkreutz, R., Price, S., Steiger, H.V., Seeger, F.H., Ilper, H., Ackermann, H., Rudolph, M., Uddin, Sh., Weigand, M.A., Müller, E., Walcher, F. (2010) Focused echocardiographic evaluation in life support and peri-resuscitation of emergency patients: a prospective trial. *Resuscitation*, **81**, 1527–1533.

Breitkreutz, R., Walcher, F., Seeger, F.H. (2007) Focused echocardiographic evaluation in resuscitation management: Concept of an advanced life support-conformed algorithm. *Crit. Care Med.*, **35** (5), S150–S161.

Nolan, J.P., *et al.* (2010) European Resuscitation Council Guidelines for Resuscitation 2010. *Resuscitation*, **81**, 1219–1276.

Price, S., Ilper, H., Uddin, Sh., Steiger, H.V.,

Seeger, F.H., Schellhaas, S., Heringer, F., Rüsseler, M., Ackermann, H., Via, G., Walcher, F., Breitkreutz, R. (2010) Peri-resuscitation echocardiography: training the novice practitioner. *Resuscitation*, **81**, 1534–1539.

Salen, P., O'Connor, R., Sierzenski, P., Passarello, B., Pancu, D., Melanson, S., Arcona, S., Reed, J., Heller, M. (2001) Can cardiac sonography and capnography be used independently and in combination to predict resuscitation outcomes? *Acad. Emerg. Med.*, **8** (6), 610–615.

Via, G., Breitkreutz, R., Price, S., *et al.* (2009) WINFOCUS ECHO-ICU Group (World Interactive Network Focused on Critical UltraSound ECHO ICU Group). Detailed echocardiography (echo) protocols for the critical patient. *J. Trauma*, **66** (2), 589–590.

第 35 章

无创血流动力学

Erik Sloth, Christian Alcaraz Frederiksen，Peter Juhl-Olsen

基本血流动力学

从基本的生理因素来看，很显然，心脏影像成像技术将会增强血流动力学基础决定因素的评估（表35.1）。

• 可使用相对简单的容积法，通过超声对预负荷进行评估，对心腔尺寸、面积或体积进行一维、二维或三维量化。结合下腔静脉(IVC)的呼吸系统的变化，可以很好地预测容积反应。

• 后负荷需要了解心室尺寸和心肌厚度，这两个参数利用超声都可以很容易地进行评估。应该强调的是，根据拉普拉斯定律，后负荷的评估对充分暴露伴有心肌肥厚的小心室腔与扩张或呈薄壁的心室存在问题。

• 心肌收缩功能和射血分数通常被认为是等效的。射血分数>55%为正常，而<25%则表示严重降低。可采用多种定量或半定量的方法。需要考虑的是，射血分数意味着左心室大小的减少会增加排空的百分比，而空腔的扩张将产生相反的效果。因此，左心室射血分数(LVEF)应始终与舒张维度相关。

• 目测法是评估 LVEF 的主要方法，但也有许多其他方法。人们对于更为客观的心肌形变测量方法，如斑点追踪超声技术，有着很大的期望，它比基于多普勒的方法更少依赖于使用者。

• 舒张功能可根据不同多普勒超声方法进行评估。然而，这些方法都不适合针对性治疗使用。相反，左心室肥大和左心房扩大可作为舒张功能障碍的预测指标。收缩性心力衰竭和舒张性心力衰竭各占50%左右，由于两者本质上不同，因此它们之间的区别至关重要。多种病理条件存在往往是对医疗团队的一个重大挑战。通过非侵入性超声技术，最关键的诊断往往很容易被排除(见表 35.1)。

从以上几点可以明显看出，如果没有成像能力，很难评估收缩压和舒张压功能以及重要的病理。结合多普勒测量可以达到超声波的最终效用。

通过基于伯努利原理的连续波多普勒介导的压力评估，可以评估右心室收缩压峰值或主动脉瓣的压力梯度。这两种测量方法都可以分别从三尖瓣和主动脉瓣的顶端进行。为了获得正确的右心室压力，应在多普勒压力测量中加入右心房压力。如果肺动脉通畅，右心室压等于肺动脉压。应用彩色多普勒可

表 35.1　重要生理和病理生理血流动力学的决定因素

左心室和右心室生理决定因素	
收缩	**舒张**
预负荷	依从
后负荷	松弛
收缩性	心率
心率	
病理生理决定因素	
低血容量，如	气胸
出血和脓毒症	瓣膜病
肺栓塞	主动脉夹层
胸腔积液	心肌梗死
	心肌后间隔缺损

观察到瓣膜功能不全和中隔缺损。最后,可采用多种多普勒方法对心脏输出量进行评估。

实用方法

由于超声对心脏、胸膜、大血管和右/左心室相互作用的动态成像方面的潜力，我们已经描述了广泛的目标导向性超声心动图方案(FATE、FEEL、H.A.R.T.、CLUE 和 FUSE),其中 FATE(针对性经胸超声心动图)最全面。所有基本信息都印在层压 FATE 卡上(图 35.1)。

FATE 是一种快速而系统的循环问题的解决方案(见图 35.1)。初始评估所需的时间通常是 70 秒左右,这取决于患者情况,甚至可以在患者保持坐姿的情况下进行。FATE 包括以下 5 个步骤。

(1)积极寻找明显的病理因素:识别所有重要的病理因素很关键，因为未被发现的病理因素可能妨碍正确的治疗(见表 35.1)和给予不适当的正性肌力支持,从而掩盖主要问题。在严重的循环衰竭中,一些血流动力学决定因素常常需要优化(见表 35.1)。所有超声心动图都有助于评估病理因素。

(2)评估心室壁厚度和腔室尺寸:腔室尺寸是评估右心室和左心室负荷条件的关键。值得注意的是,在同心轴上左心室肥厚所导致左心室体积缩小,这并不一定单纯提示低血容量。大多数超声心动图视图可与胸骨旁长轴视图一起使用(FATE 方案中的位置3)。

(3)评估心肌功能:从目测开始。这将提供有关

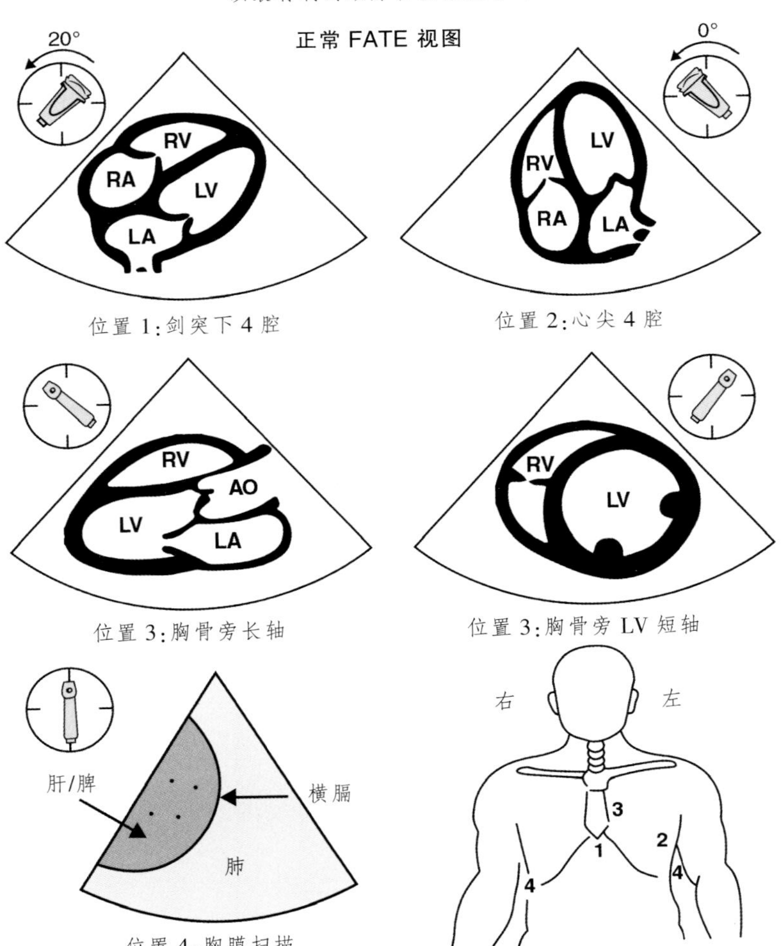

图 35.1 层压 FATE 卡(第 1 页,共 4 页)。所有标准的成像平面和超声心动图指南,并将其应用于血流动力学临床环境。复制自网址(可在以下网站免费订阅):www.fate-protocol.com.

整体和局部心肌功能的信息。建议组合使用多个二维成像切面。

(4)两侧胸膜成像:这一点非常重要,因为胸腔积液本身可导致严重的血流动力学不稳定，特别是伴随其他疾病的情况。

(5)将信息与临床背景联系起来:这是最重要的综合研究结果。通常,综合评估意味着需要使用多种不同的多普勒超声心动图测量。

未来展望

袖珍超声仪器的出现将为非侵入性血流动力学优化设定新的标准。

（黄婕 译　徐静 校）

延伸阅读

Barbier, C., Loubieres, Y., Schmit, C., Hayon, J., Ricome, J.L., Jardin, F., *et al.* (2004) Respiratory changes in inferior vena cava diameter are helpful in predicting fluid responsiveness in ventilated septic patients. *Intensive Care Med.*, **30** (9), 1740–1746.

Cahalan, M.K., Lurz, F.C., Schiller, N.B. (1988) Transoesophageal two-dimensional echocardiographic evaluation of anaesthetic effects on left ventricular function. *Br. J. Anaesth.*, **60** (8 Suppl.1), 99S–106S.

Frederiksen, C.A., Juhl-Olsen, P., Larsen, U.T., Nielsen, D.G., Eika, B., Sloth, E. (2010) New pocket echocardiography device is interchangeable with high-end portable system when performed by experienced examiners. *Acta Anaesthesiol. Scand.*, **54** (10), 1217–1223.

Gabriel, R.S., Klein, A.L. (2009) Modern evaluation of left ventricular diastolic function using Doppler echocardiography. *Curr. Cardiol. Rep.*,**11** (3), 231–238.

Jensen, M.B., Sloth, E., Larsen, K.M., Schmidt, M.B. (2004) Transthoracic echocardiography for cardiopulmonary monitoring in intensive care. *Eur. J. Anaesthesiol.*, **21** (9), 700–707.

Paulus, W.J., Tschope, C., Sanderson, J.E., Rusconi, C., Flachskampf, F.A., Rademakers, F.E., *et al.* (2007) How to diagnose diastolic heart failure: a consensus statement on the diagnosis of heart failure with normal left ventricular ejection fraction by the Heart Failure and Echocardiography Associations of the European Society of Cardiology. *Eur. Heart J.*, **28** (20), 2539–2550.

第 36 章

血流动力学的多普勒评估

Brendan E. Smith, Veronica M. Madigan

引言

大多数临床医生在提到“超声”这个术语的时候，通常会让人想起跳动的心脏或蠕动的胎儿的图片，甚至是蠕动胎儿的心脏跳动的图片，上述倾向于仅考虑图像方面的即时超声(PoCUS)，但还有另一种 PoCUS 模式，它关注流量以及速度和压力的测量；这就是多普勒模式。

多普勒测量原理

火车汽笛声朝向我们行进时有更高的声音，但是当远离我们时声音降低，这是我们熟悉的经历。频率的变化与声源和观察者的相对速度成正比，并且还取决于它们之间夹角的余弦和介质中的声速。这种音调变化称为多普勒频移。如果可以测量频移，则可以计算相对速度。由 fe 表示发射频率，观察到的频率 fo 则为：

$$fo=\left(\frac{Vm+Vr}{Vm+Vs}\right)fe \quad \text{或} \quad fo=\left(1-\frac{Vs-Vr}{Vm}\right)fe$$

其中 Vm 是介质中的声速，Vr 是接收器相对于介质的速度，Vs 是声源相对于介质的速度。通过重新排列这些方程，可以估计已知声源和观察到的频率的相对速度。这是交通警察用来检查车辆速度的方法：他们使用已知频率的发射器，并将其与即将到来的车辆反射的反射频率进行比较。类似的技术也用于评估血流，因为红细胞(RBC)是非常好的超声反射器。在这种情况下，有两个多普勒频移——一个是当入射光束撞击红细胞时，另一个是当光束从红细胞反射时。在这种情况下，频率的变化取决于红细胞的速度及红细胞与探头的运动方向之间的角度。在图 36.1 中，血液以实际速度 Va 流过动脉。观察者(超声探头)与流动线的角度为 θ。观察到的速度 Vo 小于实际值乘以余弦 θ。

把所有这些放在一起，速度流量可以用下列公式计算：

$$Va=\left(\frac{fDs\times Vm}{2\,fe.cos\theta}\right)$$

其中 Va 是实际流速，fDs 是多普勒频移，fe 是发射频率，Vm 是组织中声音的速度，θ 是探头的角度。有多种方法可以利用多普勒效应，即定性和定量。

定性(彩色)多普勒

超声机可以设置朝向探头的流动（正多普勒频移）以一种颜色显示，而远离探头的流动(负多普勒频移）以不同的颜色显示。通常以红色表示朝向探

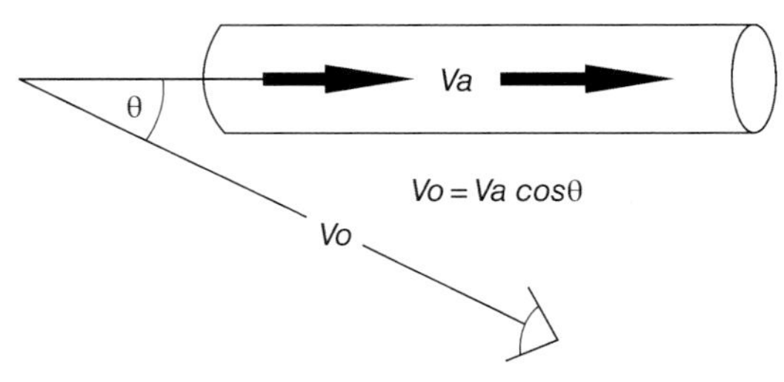

图 36.1　速度流量图示。

头,并且以蓝色表示远离探头。根据多普勒频移,红色的阴影可以变得更亮或更暗，因此较亮的红色表示较高的速度,较暗的红色表示较低的速度。蓝色也是如此。

在较低的速度下，流体保持平稳的层流流动模式,但随着速度的增加,湍流发生。在湍流中,有一些红细胞将朝向探头行进,一些红细胞远离探头。有时可以看到各种色调的红色和蓝色，但更常见的是相邻区域的颜色合并,在 1ms 内,任何一点的流动都可能改变方向,从而改变颜色。我们通常看到的是红色和蓝色的混合,看起来像是绿色或白色。如果看到白色,则表示存在高速湍流,而深绿色或旋转的绿色、蓝色和红色表示低速湍流。这在瓣膜性心脏病或室间隔缺损的情况下具有相当大的价值，但它也可用于检查外周动脉和静脉。

定量多普勒

虽然彩色多普勒可以给出流动方向和速度的直接印象，但多普勒也可用于测量实际流速甚至其所涉及的压力。上面已经描述了速度的测量,但多普勒如何测量压力呢?

在医学中,倾向于血压产生血流。在血流动力学中，最好将心脏视为压力泵，迫使不可压缩的液体(血液)通过外周循环的阻力,然后,这种流动阻力将产生从高上游压力到低下游压力的压力梯度。这意味着高速流动必须存在较高压力梯度。我们可以使用多普勒非常精确地测量速度，因此可以使用它们来测量压力梯度。图 36.2 显示了左心室、主动脉和主动脉瓣的关系。

结果显示，主动脉瓣上的压力梯度 ΔP(mmHg)约为 $4V^2$。这被称为改良的伯努利方程,该公式具有良好的临床准确性。主动脉瓣收缩时如果血液通过的速度为 4m/s，瓣膜上的压力梯度必然为 $4×4^2$= 64mmHg。

相同的方法可用于测量肺动脉压。如果在三尖瓣上有反流射流，随着肺动脉压力上升可能逐渐增加,则可以测量右心室和右心房之间的压力梯度。如果射流速度测量为 3m/s,那么房室梯度为 36mmHg。如果右心房压力为 10mmHg，那么右心室压力约为46mmHg。如果肺动脉瓣的速度测量为 1.25m/s,则此处的梯度必然为 6.25mmHg,因此肺动脉压力为(46-6.25mmHg),或略低于 40mmHg。这同样适用于外周循环,并且可用于评估如动脉狭窄的严重程度。

流量的多普勒测量

如果考虑半径为 r 的管道，流体以 V 的速度流过,则在稳定状态下,每单位时间流动的流体量(Qt)为 V 与横截面积(XSA)相乘或 $Qt=V×\pi r^2$。对于外周动脉或静脉，测量流速需要血管的内径或半径和多普勒速度。

脉冲流量测量

脉冲流量的测量有点棘手，因为所需要的是平均流速。例如,测量主动脉瓣的多普勒血流速度(图 36.3),发现射血波形大致为三角形,基部的速度范围为零，峰值时为 1.4m/s 左右。该脉冲的长度约为 350ms,舒张期时零流量通过瓣膜。总循环时间约为 800ms,在图 36.3 中用 t 表示。

可以通过将速度相对于时间 t 积分来找出曲线下面积来计算平均速度。这个简称为速度-时间积分(VTI)。如果 VTI 与 XSA 相乘,则结果为每搏输出量

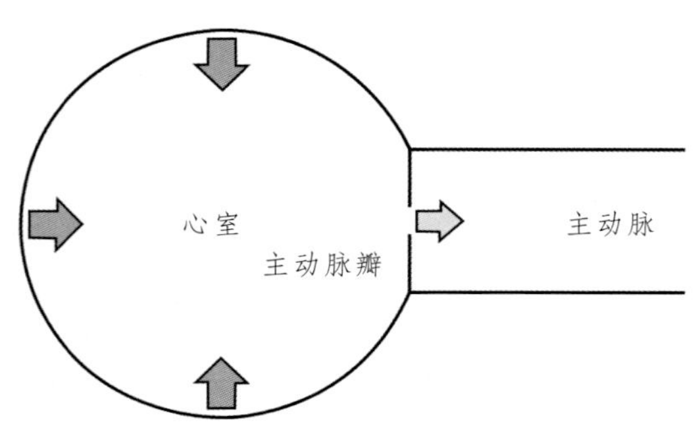

图 36.2 左心室、主动脉和主动脉瓣的关系。

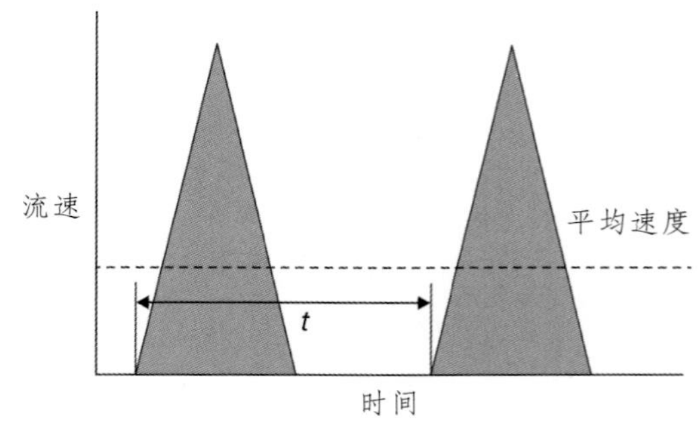

图 36.3 主动脉瓣多普勒血流速度测量图示。

(SV):SV=VTI×XSA。大多数超声机可以跟踪射血波形并计算 VTI。这也可以在专门设计用于测量心排血量的设备中自动完成，如超声心排血量监测仪或“USCOM”或 Cardio-Q 经食管监护仪。然后将心排血量简单表示为:VTI×XSA×HR,其中 HR 是心率。不幸的是,主动脉瓣膜面积和(或)直径的测量是耗时的并且不是非常可靠。肺动脉瓣更难以测量。那么,有更简单的方法吗?

Nidorf 发现,心脏瓣膜的瓣膜环直径,特别是主动脉瓣和肺动脉瓣,与患者的身高和体重密切相关。基于列线图的预测已经显示出比经验丰富的声学家进行 M 模式测量更准确的结果。因此,为了获得心排血量，手动执行的唯一任务是当探头与流动轴线近似对准时获得最佳流量信号速度。这是使用多普勒的关键因素,如果超声波束与流动轴成一定角度,多普勒可能会低估速度,但它永远不会高估速度。通过流轴和探头的最佳角度,可以实现最高速度。

连续波多普勒和脉冲波多普勒

在连续波多普勒(CWD)中,发射晶体发出连续的超声波束,而接收晶体“监听”超声的回波。无论深度如何,来自视野的任何回波都包含在样本中。声波的宽度可以是 20°~30°或更大。因此,扫描各种组织以获取信息。利用脉冲波多普勒(PWD),发射离散脉冲,然后接收晶体“监听”回声到这一个脉冲。通过设置从脉冲发射到其回声采样的精确时间段或窗口，系统分析给定深度处的多普勒频移。如果采样角度相当窄,比如 10°,那么从相对较小且离散的组织块有效地进行采样,被称为“采样体积”。

乍一看,PWD 似乎是更精确的使用工具,但其超出了本入门章节，由于流向或远离探测器的流速增加，以及目标的深度增加,PWD 受到限制。而 CWD 没有此限制。在血流动力学实践中,CWD 测量是主动脉和肺动脉等高速血流以及瓣膜反流的首选方案。对于较低速度的目标，如流过动脉导管未闭(PDA)或间隔缺损,PWD 会更好。

血流动力学的量化

虽然多普勒可用于测量每搏输出量、心排血量、射血速度、血流时间、血流速率甚至波形形态,但它可以做得更多。可以应用这些数值并将其组合以得出血流动力学的其他指标。全身血管阻力(SVR)(或更准确地说是全身血管阻抗，因为主要血管的输入是波动的而不是恒定的）仅是平均血压除以心排血量,相当于心室后负荷。还可以计算收缩力或心肌收缩力、心室舒张末期容积(这是预负荷的最终指标)、心肌输出功和心脏输出功率，甚至心室和动脉的阻抗匹配以优化能量传递。

收缩力测量

在图 36.4 中,每次该儿童移动水泵把手时,她会产生一个冲量。在液体静压及由泵手柄上的力决定的流速下,她会产生这个冲量。但如果是她父亲来操作水泵呢？他仍然会产生同样的冲量,但是是在更短的时间内，而且压力和流速都高于他的女儿所能承受的。显然,这种差别是由于他相对于女儿拥有更大的力量。

如果可以测量心脏的这些变量，那么它的瞬时输出功率——也就是它的收缩力的函数——也可以计算出来。可通过多普勒测量每搏输出量、血流时间和血流速度,并采用常规方法测量平均血压。根据这些数值，既可以计算心脏将左心室低压空间内的血液泵入主动脉高压区所产生的势能，也可以计算血液进入主动脉的动能。

势能(PE)是压力和泵入高压区血容量变化的乘积,即 PE=Δp×ΔVo。Δp 为压力变化,是:[平均动脉压力-中心静脉压力(CVP)],或[输出压力-输入压力]。任何运动物体的动能由公式 $KE=\frac{1}{2}mV^2$ 给出,其中 m 是物体的质量,V 是它的速度。将此应用于心脏血液

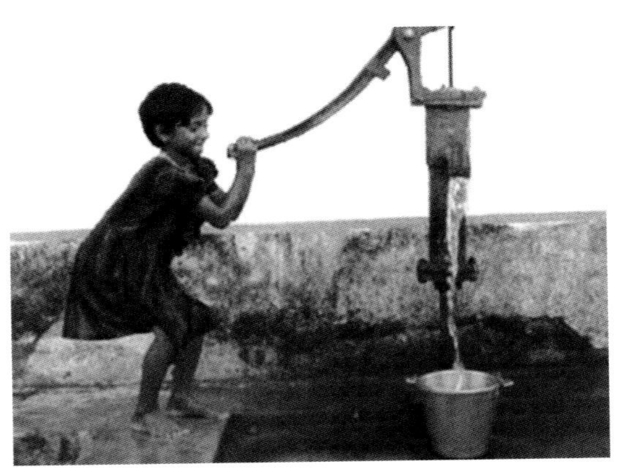

图 36.4 儿童移动水泵把手时会产生一个冲量。

质量为 SV×D,并加入势能,得到了收缩力的 Smith-Madigan 根公式:

$$\text{收缩力}=PE/FT+KE/FT$$
$$=\frac{BPm\times SV\times 10^{-3}}{7.5\times FT}+\frac{D\times SV\times 10^{-6}\times Vm^{2}}{2\times FT}$$

其中:BPm=(平均动脉压-CVP),单位为 mmHg;SV=每搏输出量(mL);D=密度(kg/m^{-3});Vm=平均速度;FT=收缩期血流时间(ms)。需要系数 7.5、10^{-3} 和 10^{-6} 将 mmHg、ms 和 mL 分别转换为 kPa、s 和 m^3,以符合 SI 值。

功率是每单位时间的能量输出, 在这种情况下是血流时间。左侧表示血压所需的功率,而右侧表示血流所需的功率。这些都一定是心室功率的产物,即收缩力。通过等式计算,结果将以瓦特为单位,即功率的 SI 单位。如果正性肌力除以体表面积(BSA),那么就像心排血量和心脏指数一样, 可以得出 Smith-Madigan 肌力指数(SMII),其是肌力/BSA。正常情况下 SMII 为 1.6~2.2W/m^2,在心力衰竭时可见较低的值。

势能与动能比(PKR)

在上面的 Smith-Madigan 公式中, 计算了 PE 和 KE。血压能量和血流能量必须具有最佳比例。没有流量的压力是没有意义的,但无论流速多高,组织都必须有足够的灌注压力。最佳点在哪里?

在实践中发现, 在健康个体中,PE:KE 比率(PKR)约为 30:1。在血管收缩过度的情况下,可能达到 100:1 或更多,而在败血症休克时,这一比例通常低于 5:1。研究表明,仅仅将非熵水平提高到给定的值可能不会产生相应的系统效益。需要平衡肌力和血管收缩效应。PKR 是压力和流量匹配接近最佳状态时的一个简单指标。

左心室舒张末期容积(LVEDV)

预负荷的严格定义是心肌细胞肌节的前收缩期长度,与之相关的是心室舒张末期容积。基于压力的预负荷估计如 IVC 直径、CVP 或肺闭塞压力 (楔压)是不可靠的,因为它们受心室顺应性的影响。心室容量的直接测量是可行的,但是耗时,需要相当多的专业知识并且其具有较高可变性。或者,可以通过使用关于心脏收缩力水平的现有信息来完成。

医生对 Starling 曲线(图 36.5)都很熟悉。对于任何给定的 LVEDV,将存在相应的每搏输出量,其大小取决于心肌收缩或收缩力, 顶部具有高收缩性曲线,底部具有低收缩性曲线。但是,这个过程也是相反的。

如果已知每搏输出量为 70mL(图 36.5 中 Y 轴上的箭头),且 SMII 为 1.8W/m^2(星形曲线),则LVEDV 必须在 105mL 左右(X 轴上的箭头)。这相当于射血分数 70/105=66%, 一个符合 1.6~2.2W/m^2 正常心脏指数的正常值。虽然这种方法仍在进行验证,但初步结果表明,它与复杂的超声心动图测量非常相关。

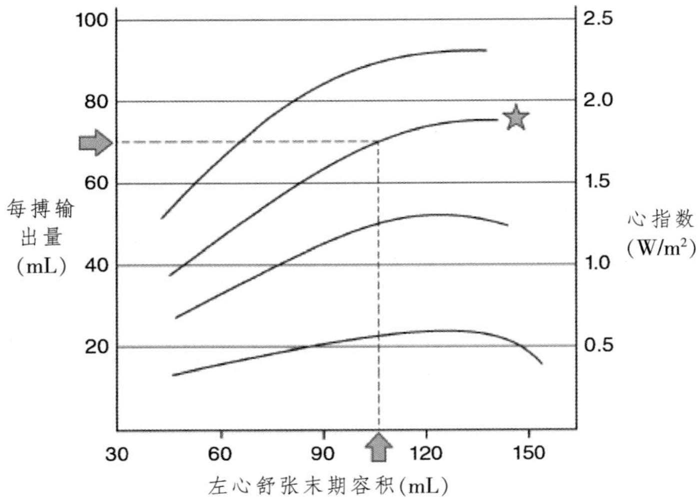

图 36.5 Starling 曲线。

将拼图放在一起

从图 36.6 可以看出，如果已知预负荷、肌力和后负荷，那么每搏输出量的三个决定因素是已知的：

- 每搏输出量×心率=心排血量。
- 心排血量×SVR=血压。
- CO×血红蛋白浓度×1.34×血氧饱和度=氧气输送，即 DO_2。

如果已知动脉和混合静脉氧含量，则（心排血量×动静脉氧含量）差异产生氧消耗量 VO_2。因此，血流动力学拼图可以即时得到解决。

总结

所以现在我们可以测量基本和重要的生理参数，我们可以非侵入性地进行测量。现在许多超声仪器都包含了这些计算中的几种，以及用于预测瓣膜孔口直径的列线图、自动流量跟踪、脉搏血氧仪等等，USCOM 可以一次又一次地实时执行所有这些测量和计算。即使以前被认为是高度复杂的超声心动图的专属领域的数据现在也可以实时获得。这使得多普勒超声成为一种非常有效的临床工具。希望本章在临床实践上能帮助您。

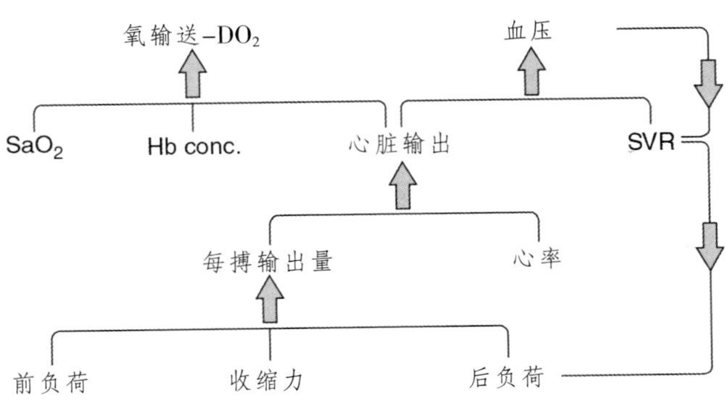

图 36.6　每搏输出量的决定因素。

（刘丽蕾 译　田晶晶 校）

延伸阅读

Allan, P.L., Dubbins, P.A., Pozniak, M.A., McDicken, W.N. (2006) *Clinical Doppler Ultrasound*, 2nd edition. Churchill Livingstone-Elsevier: Oxford.

Hattle, L., Angelsen, B. (1985) *Doppler Ultrasound in Cardiology - Physical Principles and Clinical Applications*. Lea & Febiger, Philadelphia.

Klabunde, R.E. (2005) *Cardiovascular Physiology Concepts*. Lippincott Williams & Wilkins, Philadelphia.

Smith, B.E. Available at: www.learnhemodynamics.com.

第 37 章

极重度创伤患者的床旁处理方法

Robert Arntfield, Andrew W. Kirkpatrick

腹部钝挫伤的床旁监测

临床医生在接触血流动力学不稳定的创伤患者时,必须意识到患者有死亡的风险,那些危及患者生命的病理改变也通常不总是严重的低血容量,但必须紧急纠正。要挽救患者生命就要明确创伤部位,从根本上解决问题,而不仅仅是持续性复苏(图 37.1)。在成年人中,引起心力衰竭或休克的大出血通常来自有限的几个不同解剖部位,尤其是胸腔内、腹腔内、腹膜后、多发长骨骨折或外出血。一般来说,虽然严重创伤在本质上被定义为钝性伤、穿透性伤或热力伤,但是爆炸性伤害(尤其是简易武器造成的)会使伤口的边界模糊不清,这就要求临床医生必须重新评估患者创伤部位的解剖结构和患者的病理生理变化,而不是按部就班地进行程序化操作。

高级创伤生命支持(ATLS)课程仍然是以尝试用分层的方式复苏创伤患者作为标准,优先考虑并快速处理对生命威胁最大的创伤。所有严重创伤的最初治疗方法都是利用 ABCDE 概念。因此,首先要解决气道的问题,为确保气道通畅,用再多的气道维护设备来保护气道都不为过,套囊式气管导管仍然是金标准。在这个阶段超声的作用有限,除非需要建立外科气道(如经皮气管切开),或者气管插管后不能确定导管的位置。

一旦确定气道通畅,接下来就要评估呼吸。传统上应包括评估张力性气胸(PTX)时前胸壁的肺滑动征消失,以及大量血胸(HTX)时侧胸部的液性暗区。这些疾病都可以导致气体吸入减少和呼吸窘迫,所以必须行胸腔闭式引流术 TT)。一位经验丰富的超声医生,可以在数秒内识别 HTX、PTX,并评估其严重程度。然而,一位没有经验的超声医生不能做出这些至关重要的诊断,所以这些患者在危重时直接大胆行 TT,这是很有必要且利大于弊。

一旦呼吸得到保证,就要立即评估循环,控制失血被认为是可预防的潜在导致患者创伤性死亡的主要原因,所以控制出血至关重要。复苏、定位和处理必须尽可能一气呵成。

心包腔要快速识别以发现心脏损伤,心包填塞的治疗效果最显著。查看心脏时首先要调整增益获得最佳血流视图,如果生命体征不稳定,一旦 FAST 检查发现心包填塞,只要情况允许,就应该立即转移到手术室,因为在手术室进行的开胸手术比在急诊室的效果要好很多。

如果心包正常,大多数医生会继续进行腹部检查,尽管可以从心脏功能(如心腔容积,甚至潜在的瓣膜损伤)推断出大量信息,但是这些细节应在初步检查完成后查找,因为低血容量往往是由血液流失到大型体腔或体外而造成。

当 FAST 检查结果为阳性时,与左上腹(55%)或骨盆(40%)相比,右上腹是最常见的损伤部位(80%)。患者的生理受损时,这些部位中的任何一个检查结果阳性都是进行剖腹探查手术的指征。

必须强调的是,只有在显示为明确阳性或阴性图像时,且可识别出清晰的解剖结构,以确定液体存在或不存在时才能做出决定。如果图像不清晰,并且这些结构细节不能确定,那么 FAST 结果不能认为是阴性的,而只是无法确定的(IND)。无法确定的 FAST

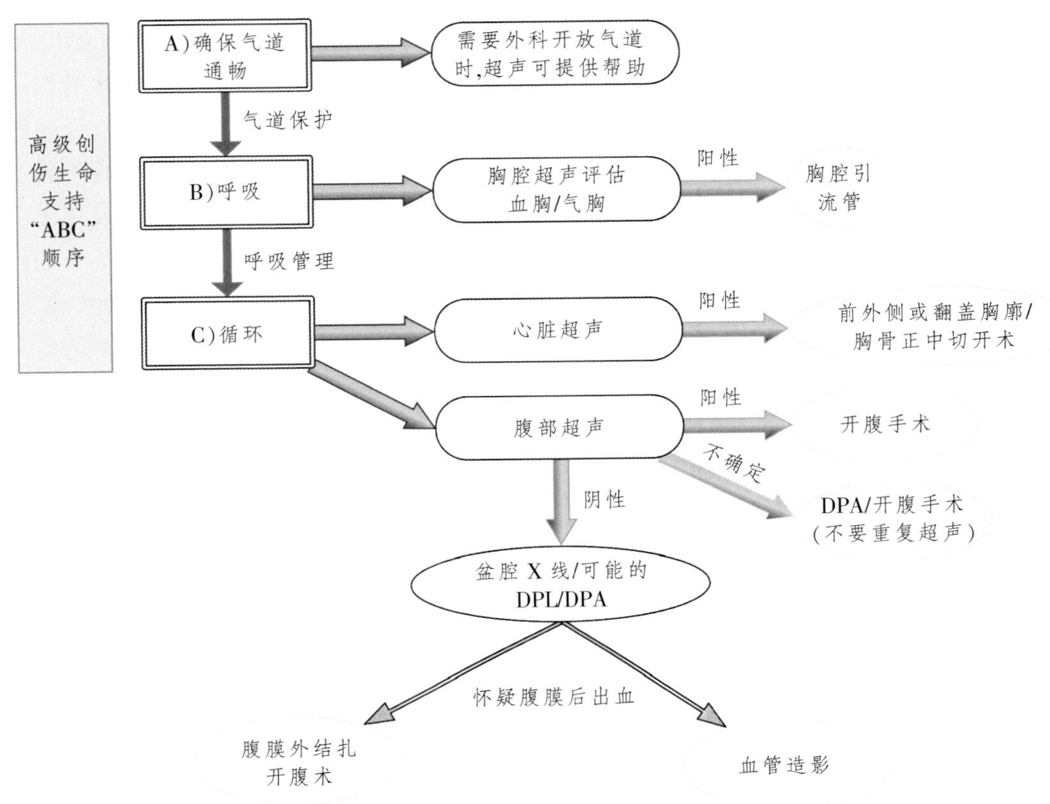

图 37.1　不稳定胸腹部穿透伤的诊治流程。

检查结果的最常见原因是患者而不是超声操作者，如肥胖或皮下气肿。因此,这时不是坚持超声检查，而应该换用其他检查方法。

如果 FAST 确定为阴性,并且明确不是外出血或胸腔出血，则可能是由严重的骨盆骨折引起的腹膜后出血,体格检查和急诊盆腔 X 线检查是必需的,诊断性腹腔穿刺术(而非灌洗术)将帮助我们避免漏诊腹腔积血。此外,虽然有些医疗中心采用盆腔填塞和(或)紧急骨盆固定的手术方法解决骨盆骨折引起的出血问题，但也有许多医疗中心致力于将患者转运到介入科，用紧急血管栓塞法解决骨盆骨折引起的出血问题。当然在骨折的部位实施单独血管造影术或单独手术治疗是有一定风险的。

腹部超声检查时应警惕，紧贴腹壁的前骨盆骨折血肿看起来像膀胱,二者易混淆。

如果临床医生对出血部位做出了正确的判断,那么这通常可以挽救生命,但如果判断是错误的,那么这可能是致命性的。在未来,具有手术和血管造影能力的复合性创伤手术室将简化决策过程,病情危急的患者将被送到一个单独的设备齐全的复合手术室,所以目前准确而即时的床旁超声至关重要。

躯干穿通伤

机械穿透仍然是创伤性损伤的常见原因，因此通常需要手术干预。在躯干穿通伤后生命体征不稳定的患者中,明确和控制出血、梗阻性休克的原因仍是医生面临的最紧迫的挑战。即使提供了足够的支持性治疗和护理,包括开放气道、静脉输液和保温，如果存在诸如心包积血、气胸、血胸或腹腔积血等并发症未被及时发现和处理，都可能导致患者死亡。

当用超声评估躯干穿通伤后生命体征不稳定的患者时（图37.2），扫查顺序很重要。心包腔的容积直接影响心脏输出量，所以心包腔对持续性出血最敏感。因此，对躯干穿通伤患者应首先行心脏FAST超声检查。虽然心脏FAST超声被证实其敏感性和特异性较低，但应注意心脏病灶表现为大量血胸（通过减压进入胸膜腔）时可导致心脏FAST超声出现很高的假阴性。

然后腹部采用FAST检查常用的三种角度进行评估（如第8章所述），并证实FAST超声检查腹部穿透伤特异性高，但敏感性低。对于超声检查确诊腹腔积血的不稳定患者，必须明确没有合并可能导致患者不稳定的胸内（特别是心脏）损伤，如果胸部评估结果为阴性，则应当立即对既往健康（非肝硬化）的患者实施剖腹探查手术。

接着继续评估HTX和PTX患者的胸部，在生命体征不稳定的患者中，超声发现肺滑动征消失或膈肌上方积液都应立即行胸腔闭式引流术。除了PTX之外，还有其他疾病也存在胸膜交界处无肺滑动征（如窒息、肺不张、胸膜粘连以及可能的大疱性肺气肿）。对于生命体征不稳定的PTX患者假如没有肺滑动出现也存在高风险。即使是紧急行胸腔闭式引流术也必须小心谨慎，如果在剥离或穿刺过程中没有探及胸膜腔则应放弃这一操作，因为在以前的胸外科手术或胸膜疾病中可能偶尔会发生这种情况。如果引流管短时间内排出大于1500mL血液并且患者生命体征不稳定，则应该考虑进行开胸手术。

如果患者生命体征不稳定但FAST检查是阴性，包括心包、胸腔和腹部评估都正常，则考虑更罕见的

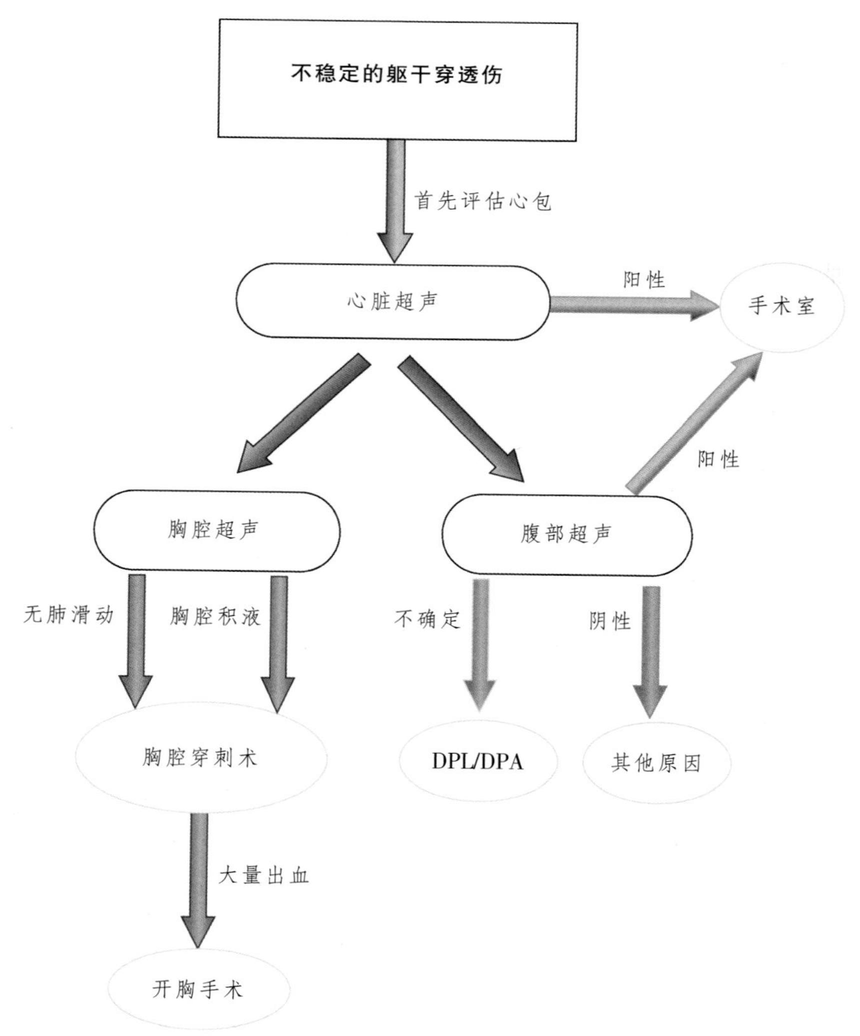

图37.2 不稳定胸腹部穿透伤的诊治流程。

穿透性损伤,如腹膜后血管(如主动脉)损伤或高位脊髓损伤(导致神经源性休克),这些是造成不稳定的可能原因。

严重的头部创伤

原发性脑损伤的治疗手段仍然非常有限，所以尽量避免导致继发性脑损伤至关重要。因此,对于严重头部受伤的患者，首先优先考虑积极的支持治疗以及神经损伤的早期识别和治疗。实际上,随着排除其他威胁生命的损伤的同时，要尽快转运这一类患者行 CT 扫描。为简单起见,对于严重的头部损伤患者使用床旁超声检查可以既快速又准确判断出是钝性损伤还是穿透性损伤(见图 37.1 和图 37.2),从而确保患者能够最安全地转运到 CT 室。在有时间紧迫性的脑损伤患者，床旁超声也可以指导高渗药物的积极使用,使其尽快扩散到脑损伤的部位。

正是通过对其他损伤的快速评估,如腹腔积血、心包积血、PTX 或 HTX，床旁超声对这些头部严重损伤患者也是最有用的检查方式。如果不被发现，这种损伤可能导致患者血压或气体交换不稳定造成的低血压或低氧血症,从而引起继发性脑神经损伤。由于几乎所有情况都需要进行神经影像学检查，因此在 CT 扫描之前就检测出此类损伤对于避免在不理想的地方进行复苏显得至关重要,例如在转运途中或放射科检查室。

在未来,超声可能会承担更重要的作用,例如通过测量视神经鞘直径或经颅多普勒来估测颅内压，这些都引起人们极大的研究兴趣。虽然这些技术具有很大的吸引力,但此技术受到 CT 等影像学技术细微差别的制约,在 CT 等资源充足的医院,应用这些技术得到的明确神经影像学结果仍得不到认可,但是,希望将来的研究能够对这些结论进行修订。

(董春阳 译 张兴文 校)

延伸阅读

Ball, C.G., Kirkpatrick, A.W., D'Amours, S.K. (2011) The RAPTOR: Resuscitation with angiography, percutaneous techniques and operative repair. Transforming the discipline of trauma surgery. *Can. J. Surg.*, **54** (5), E3–E4.

Ball, C.G., Williams, B.H., Wyrzykowski, A.D., Nicholas, J.M., Rozycki, G.S., Feliciano, D.V. (2009) A caveat to the performance of pericardial ultrasound in patients with penetrating cardiac wounds. *J. Trauma: Injury Infect. Crit. Care*, **67** (5), 1123–1124.

Blaivas, M., Lyon, M., Duggal, S. (2005) A prospective comparison of supine chest radiography and bedside ultrasound for the diagnosis of traumatic pneumothorax. *Acad. Emerg. Med.*, **12** (9), 844–849.

Boulanger, B.R., Brenneman, F.D., Kirkpatrick, A.W., McLellan, B.A., Nathens, A.B. (1998) The indeterminate abdominal sonogram in multisystem blunt trauma. *J. Trauma*, **48**, 52–56.

Boulanger, B.R., Kearney, P.A., Tsuei, B., Ochoa, J.B. (2001) The routine use of sonography in penetrating torso injury is beneficial. *J. Trauma*, **51**, 320–325.

Burlew, C.C., Moore, E.E., Smith, W.R., Johnson, J.L., Biffl, W.L., Barnett, C.C., *et al.* (2011) Preperitoneal pelvic packing/external fixation with secondary angioembolization: optimal care for life-threatening hemorrhage from unstable pelvic fractures. *J. Am. Coll. Surg.*, **212** (4), 628–635; discussion 635–637.

Chun, R., Kirkpatrick, A.W., Sirois, M., Sargsyan, A.E., Melton, S., Hamilton, D.R,, *et al.* (2004) Where's the tube? Evaluation of hand-held ultrasound in confirming endotracheal tube placement. *Prehospital Disast. Med.*, **19**, 366–369.

Cullinane, D.C., Schiller, H.J., Zielinski, M.D., Bilaniuk, J.W., Collier, B.R., Como, J., *et al.* (2011) Eastern Association for the Surgery of Trauma Practice Management Guidelines for Hemorrhage in Pelvic Fracture – Update and systematic review. *J. Trauma*, **71** (6), 1850–1868.

Demetriades, D., Murray, J., Sinz, B., Myles, D., Chan, L., Sathyaragiswaran, L., Noguchi, T., Bongard, F.S., Cryer, G.H., Gaspard, D.J. (1998) Epidemiology of major trauma and trauma deaths in Los Angeles County. *J. Am. Coll. Surg.*, **187** (4), 373–383.

Heetveld, M.J., Harris, I., Schlaphoff, G., Balogh, Z., D'Amours, S.K., Sugrue, M. (2004) Hemodynamically unstable pelvic fractures: Recent care and new guidelines. *World J. Surg.*, **28**, 904–909.

Hsieh, K.S., Lee, C.L., Lin, C.C., Huang, T.C., Weng, K.P., Lu, W.H. (2004) Secondary confirmation of endotracheal tube position by ultrasound image. *Crit. Care Med.*, **32**, S374–S377.

Hyacinthe, A.C., Broux, C., Francony, G., Genty, C., Bouzat, P., Jacquot, C., *et al.* (2011)

Diagnostic accuracy of ultrasonography in the acute assessment of common thoracic lesions after trauma. *Chest*, **141** (5), 1177–1183.

Kirkpatrick, A.W. (2007) Clinician-performed focused sonography for the resuscitation of trauma. *Crit. Care Med.*, **35**, S162–S172.

Kirkpatrick, A.W., Ball, C.G., D'Amours, S.K., Zygun, D. (2008) Acute resuscitation of the unstable adult trauma patient: Bedside diagnosis and therapy. *Can. J. Surg.*, **51**, 57–69.

Kirkpatrick, A.W., Ball, C.G., Rodriguez-Galvez, M., Chun, R. (2009) Sonographic depiction of the needle decompression of a tension hemo/pneumothorax. *J. Trauma*, **66** (3), 961.

Kirkpatrick, A.W., Sirois, M., Ball, C.G., Laupland, K.B., Goldstein, L., Hameed, M., *et al.* (2004) The hand-held FAST exam for penetrating abdominal trauma. *Am. J. Surg.*, **187**, 660–665.

Kortbeek, J.B., Al Turki, S.A., Ali, J., Antoine, J.A., Bouillon, B., Brasel, K., *et al.* (2008) Advanced trauma life support, 8th edition, the evidence for change. *J. Trauma*, **64** (6), 1638–1650.

Kristensen, M.S. (2011) Ultrasonography in the management of the airway. *Acta Anaesthesiol. Scand.*, **55** (10), 1155–1173.

Ma, O.J., Mateer, J.R., Ogata, M., Kefer, M.P., Wittman, D., Aprahamian, C. (1995) Prospective analysis of a rapid trauma ultrasound examination performed by emergency physicians. *J. Trauma*, **38**, 879–885.

Mohanty, K., Musso, D., Powell, J.N., Kortbeek, J.B., Kirkpatrick, A.W. (2005) Emergent management of pelvic ring fractures: an update. *Can. J. Surg.*, **48**, 49–56.

Plummer, D., Brunette, D., Asinger, R., Ruiz, E. (1992) Emergency department echocardiography improves outcome in penetrating cardiac injury. *Ann. Emerg. Med.*, **21** (6), 709–712.

Ract, C., Moigno, S., Bruder, N., Vigué, B. (2007) Transcranial Doppler ultrasound goal-directed therapy for the early management of severe traumatic brain injury. *Intensive Care Med.*, **33** (4), 645–651.

Rozycki, G.S., Feliciano, D.V., Ochsner, M.V., Knudson, M.M., Hoyt, D.B., Davis, F., Hammerman, D., Figueredo, V., Harviel, J.D., Han, D.C. (1999) The role of ultrasound in patients with possible penetrating cardiac wounds: a prospective multicenter study. *J. Trauma*, **46** (4), 543–551.

Rozycki, G.S., Feliciano, D.V., Oschner, G., Knudson, M.M., Hoyt, D.B., Davis, F., *et al.* (1999) The role of ultrasound in patients with possible penetrating cardiac wounds: a prospective multicenter study. *J. Trauma*, **46**, 543–552.

Rozycki, G.S., Ochsner, M.G., Feliciano, D.V., Thomas, B., Boulanger, B.R., Davis, F.E., *et al.* (1998) Early detection of hemoperitoneum by ultrasound examination of the right upper quadrant: A multicenter study. *J. Trauma*, **45**, 878–883.

Weaver, B., Lyon, M., Blaivas, M. (2006) Confirmation of endotracheal tube placement after intubation using the ultrasound sliding lung sign. *Acad. Emerg. Med.*, **13**, 239–244.

第 38 章

腹痛患者的超声检查方法

Jonathan Fischer, Pablo Aguillera

引言

腹痛患者占美国急诊科就诊人数的 5%~10%,引起腹痛的一些疾病(如急性腹主动脉瘤)进展迅速且死亡率高,因此快速诊断是治疗成功的关键环节。部分疾病进展的时间敏感性较低(如胆绞痛),但通过超声的快速诊断可提高诊断效率并且能加快手术治疗时间。调查显示,对不明原因的腹痛患者进行超声检查,能显著提高临床医生的诊断准确率、提高患者满意度、减少医疗资源的浪费。本章目的即探讨超声对急性腹痛的辅助评估作用。

背景

目标导向扫描

超声定位的重点是检查范围,它通常用于解答临床工作中提出的特定"是或否"问题。例如,"这个患者是否有腹主动脉瘤(AAA)?"。对原因不明的腹痛进行超声评估,超声医生通常需要想到很多临床问题,同时,对这些临床问题还需采用二分法思维,(如"患者是患有腹主动脉瘤?还是胆囊结石?或是自发性细菌性腹膜炎?"),这样有助于引导临床思维,并确保超声检查的准确性。

技能提升

超声定位的有效使用要求熟练的图像采集及图像解析,并能将超声数据与临床决策相整合,这些技能需要时间去学习、练习及专家的指导。关于这一方面的研究目前较少,已有的数据表明,15~40 小时的教学训练和 2~4 周的操作练习能够使临床医生掌握足够的基本技能。毫无疑问,初学超声的临床医生在采集及解析图像时会存在困难,然而,经过快速学习后,大多数临床医生都可以利用床旁超声获得重要信息。相反,经验丰富的超声医生总是关注操作技能、超声诊断自身的局限性,确保将超声检查结果与患者的临床表现相结合。

基础技术

高质量超声扫描的基本要素包括:

- 缓慢而稳定的扫描。
- 关键解剖标志的识别。
- 在两个正交平面上的整体成像结构。

缓慢而稳定的扫描技术有助于识别细微异常,例如,右下腹存在复杂的游离液暗区,嵌顿于胆囊颈部的小结石(GB)(图 38.1)。此外,解剖标志的识别至关重要。首先,解剖标志能帮助超声医生确定扫描到的结构是否正确,例如,这是一例将肠系膜上动脉误认为腹主动脉进行管径测量(图 38.2);其次,需要解剖标志来确保完整的检查,例如,胆囊的底部、体部和颈部都需要进行评估,才能确实排除胆结石(视频 38.1)。另外,器官结构的两个正交(如垂直)平面都需采集,以彻底评估器官,明确病理改变的大小和形状,并确定与邻近结构的空间关系,正交扫描还经常帮助区分伪影和真实结果(图 38.3)。

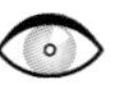

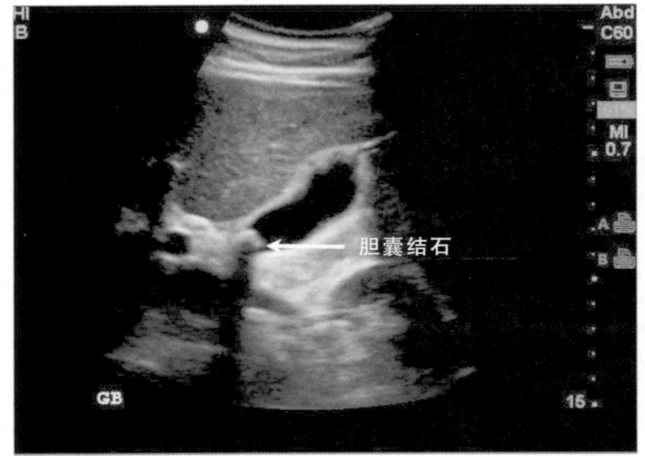

图 38.1 通过对整个结构的缓慢扫描和严密检查，可以识别胆囊(GB)小结石。

(a)

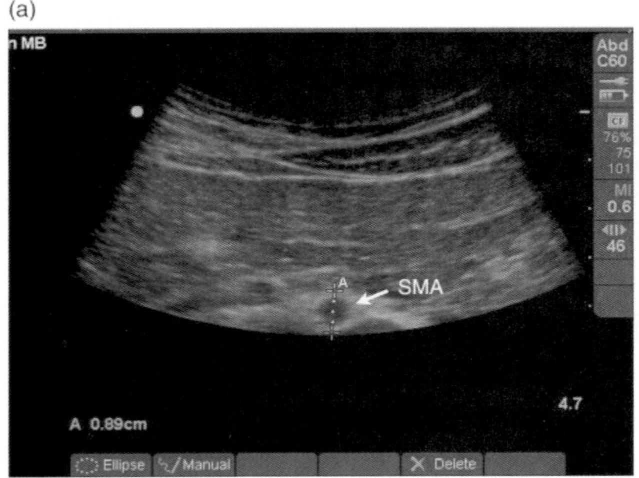

(b)

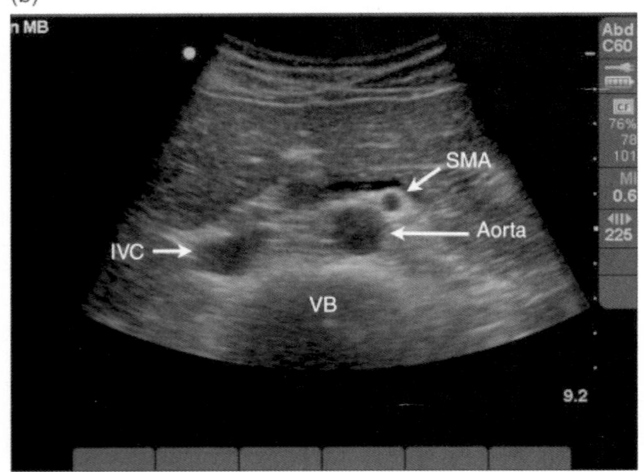

图 38.2 (a)临床医生误将肠系膜上动脉(SMA)作为主动脉进行直径测量。(b)下压探头，椎体(VB)可清晰显示，从而能够准确识别主动脉、下腔静脉(IVC)和SMA。

(a)

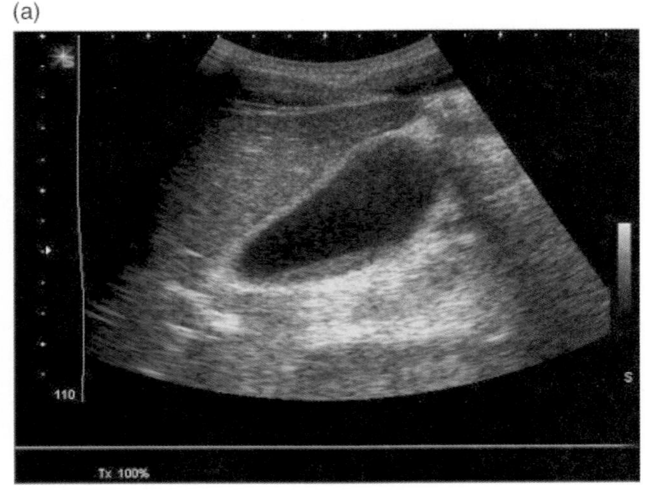

(b)

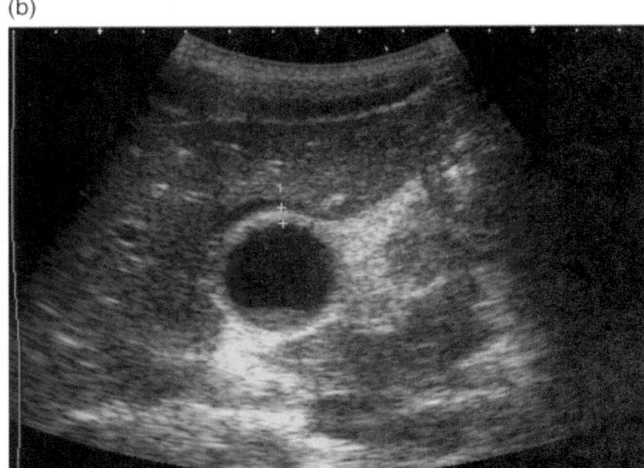

图 38.3 (a)胆囊的长轴图(GB)显示一平铺的回声层。(b)只有当GB在正交平面上可视化时，该层才能被鉴定为沉淀物而不是副瓣伪影。

临床应用

许多因素导致超声对疑似急性腹腔内病变的诊断存在困难。这包括：①内脏疼痛的模糊性质；②腹部肥胖症的发病率增加；③年龄的极端情况，如老年患者(对腹部症状的感知减弱)及年幼患者沟通症状和疼痛区域的能力有限。超声定位是一种有效的诊断方法，有时甚至可替代其他影像检查。

一些诊断能通过超声迅速排除，而其他诊断则可能被确认。因为超声波对于某些疾病非常敏感(如腹主动脉瘤)，而临床医生进行的超声检查又缺乏必要的高敏感性来排除其他疾病，因此，如果临床医生对病理结果有质疑时，即使超声显示为阴性，仍然需要进一步的诊断探索。

可能性

临床医生应学习超声，用来鉴别最严重、最紧急的疾病。如果腹主动脉瘤可疑，接下来应给出主要鉴别诊断，腹主动脉和莫里森袋应首先成像。如果在结肠镜检查和活检后出现急性腹痛，超声诊断仪应检查腹腔内是否有游离空气等。

表 38.1 列出了各种急腹症的床旁超声表现、准确性和扫描难度。

经验与教训

经验

• 确保扫描检查时身体舒适。把检查床抬高到一个高度，能够让你很轻松操作所有扫描的区域。放置超声仪器，这样你就可以在不拉伤背部和颈部的情况下看到屏幕(图 38.4)。创造一个符合人体工学的工作空间，可缩短操作时间，并避免由于肌肉疲劳出现检查遗漏。

• 掌握基本的超声伪影。对伪影的敏锐识别不仅有助于识别机器干扰现象，而且常常是现象病理发现的关键。与病理发现相关的伪影有时比病理本身更容易识别，只有通过了解病征才能诊断出病变(图 38.5)。

• 调节肠内气体。在腹部器官的超声检查中，肠道气体的阴影常常会阻碍观察。下列操作可能有帮助：

– 在探头上施加稳定的压力，同时摇动它以使气体排出肠道；

– 侧卧位使腹内内容物移位；

– 如果可以，请使用谐波频率扫描。

• 从不同角度观察目标。例如，将胆囊颈从锁骨中线的肋下和腋前线的肋间进行成像。

• 利用膈肌运动。呼吸引起的上腹部器官活动是有价值的(不是阻碍)。能配合的患者可以要求其深呼吸然后屏住呼吸。对于无法配合的患者，可以将探针头固定在横平面上，对某些器官（如胆囊或肾脏）进行部分或全部扫描。当横膈膜偏移时，目标器官通过扫描平面移动。

表 38.1　根据扫描难度和专业知识的腹部疾病超声定位概述列表

鉴别诊断	敏感排除	具体确诊	扫描难度	关键表现
尿潴留	是	是	初级	高位残余膀胱体积
可疑异位	是	不详	初级	——
腹主动脉瘤	是	是	初级	最大主动脉外侧壁至外侧壁测量>3cm
腹水	否	是	初级	腹膜及腹腔内附近有无回声液体
胆绞痛伴胆结石	是	是	初级	有阴影的回声病灶，超声检查无急性胆囊炎征象
肠梗阻	是	不详	高级	扩张的充满液体的肠环，可见瓣口随着内容物的进展出现蠕动增加和远端肠管塌陷
胆囊炎	是	否	中级	超声墨菲征，±胆囊壁增厚，±胆囊外周液
阑尾炎	否	是	高级	盲端不可压缩管状结构，>6mm，不蠕动，触诊不敏感
腹腔游离气体	否	不详	高级	混响伪影和内回声的自由流体
肠套叠	不详	不详	高级	“靶征”或“假性肾征”
大肠异物	不详	否	高级	结肠扩张，肠塌陷
绞窄性腹壁疝	是	不详	高级	——
憩室炎	否	不详	高级	结肠壁增厚>5mm，周围脂肪回声改变，压缩性丧失，非炎症憩室远离受累区，+/–显示炎症憩室

注：上表为假设技术足够成熟的扫描理想状态。临床医生掌握的关于这项扫描的数据不足以确定标准值的，则用于已知敏感性或特异性表示，其他的被列为“不详”是根据放射学家进行或解释超声的经验确定的。

(a)

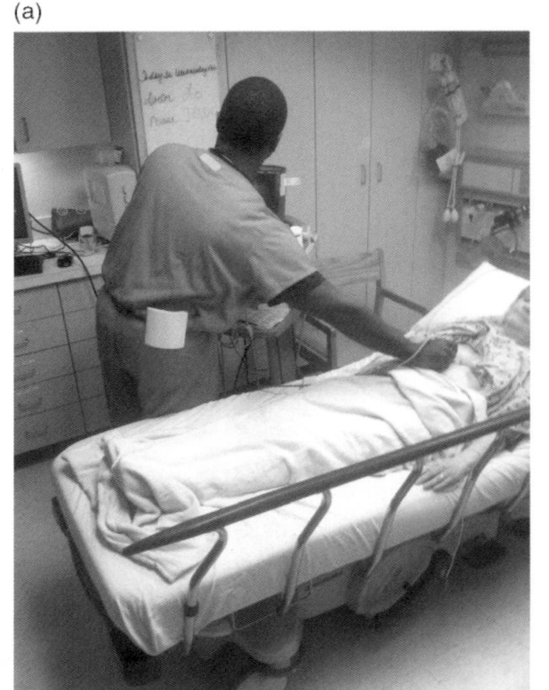

(b)

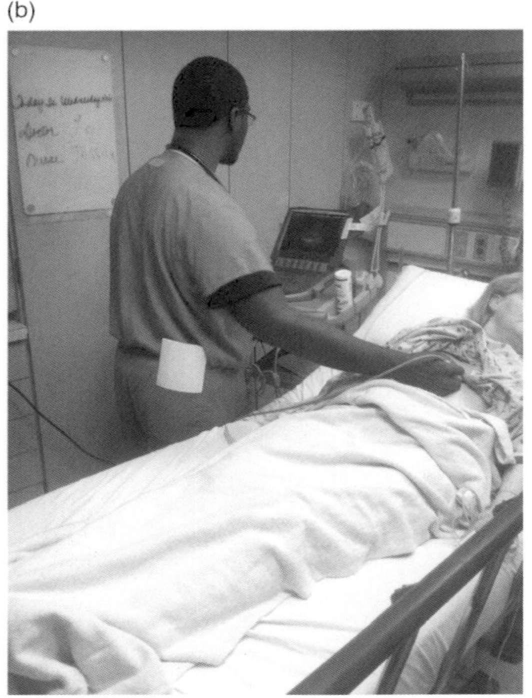

图 38.4 (a)临床医生被迫拉伸身体以看到超声仪器屏幕,因为仪器没有放在他前面,检查床也没有抬起来。(b)在提升检查床高度和移走椅子后,使超声仪器能够正确放置,临床医生现在可以舒服地进行扫描。

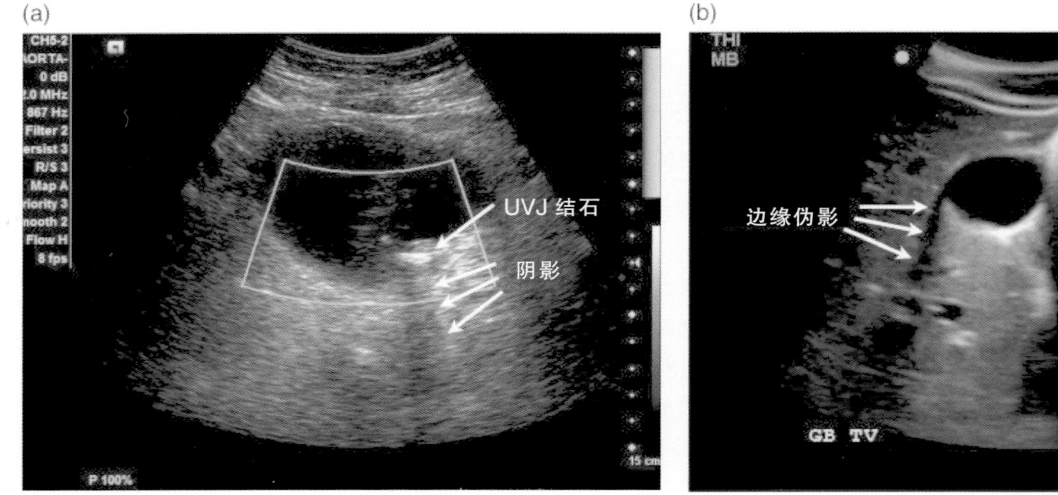

图 38.5 (a)对左输尿管膀胱连接点(UVJ)区域阴影进行识别,确诊为 UVJ 结石。(b)边缘伪影(侧向囊性阴影)很容易被误认为是胆囊(GB)壁或颈部受压的结石的伪影。在多个平面中的超声探查可以帮助确认发现其来自边缘而不是来自胆囊内。

教训

- 超声和临床表现相矛盾时，要重新评估患者和超声检查结果。根据需要使用进一步的影像或实验室检查。
- 未能认识到某项研究是有局限性的和（或)非诊断性的。当不可能实现完整扫描时,或者当图像质量差时,我们必须承认这一点。对图像进行处理,一些非常重要的诊断(例如,囊状腹主动脉瘤),如果不能显示完整器官的任何部分,就很容易被忽略(图 38.6)。如果你认为某一疾病是不需要确诊的,那你就不用进行超声检查,继续顺应你的临床思维。

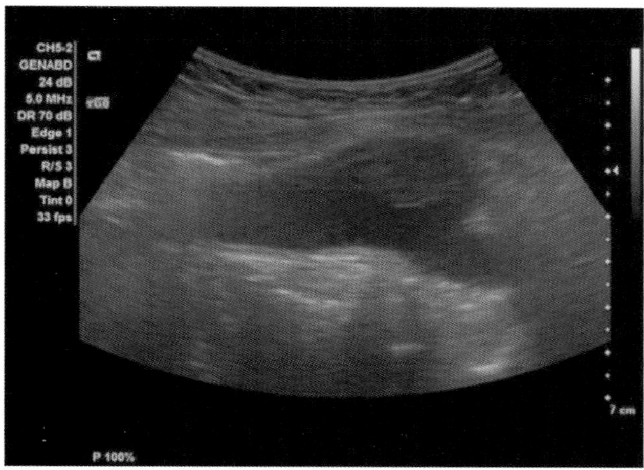

图 38.6 若没有进行完整的腹主动脉扫描，这个囊状的腹主动脉瘤很容易被忽略，为避免误诊，相关研究必不可少。

（田晶晶 译 刘丽蕾 校）

延伸阅读

Kuhn, M., Bonnin, R., Davey, M.J., Rowland, J.L., Langlois, S.L.P. (2000) Emergency department ultrasound scanning for abdominal aortic aneurysm: accessible, accurate, and advantageous. *Ann. Emerg. Med.*, **36**, 219–223.

Laméris, W., van Randen, A., van Es, H.T., *et al.* (2009) Imaging strategies for detection of urgent conditions in patients with acute abdominal pain: diagnostic accuracy study. *Br. Med. J.*, **339**, b2431.

Lindelius, A., Törngren, S., Nilsson, L., Pettersson, H., Adami, J. (2009) Randomized clinical trial of bedside ultrasound among patients with abdominal pain in the emergency department: impact on patient satisfaction and health care consumption. *Scand. J. Trauma Resusc. Emerg. Med.*, **17**, 60.

Lindelius, A., Törngren, S., Pettersson, H., Adami, J. (2009) Role of surgeon-performed ultrasound on further management of patients with acute abdominal pain: a randomized controlled clinical trial. *Emerg. Med. J.*, **26**, 561–566.

Lindelius, A., Törngren, S., Sondén, A., Pettersson, H., Adami, J. (2008) Impact of surgeon-performed ultrasound on diagnosis of abdominal pain. *Emerg. Med. J.*, **25**, 486–491.

McCaig, L.F., Nghi, L. (2002) *National Hospital Ambulatory Medical Care Survey: 2000. Emergency Department Summary. Advance data from vital and health statistics, no. 326.* National Center for Health Statistics, Hyattsville, MD, p. 14.

Plummer, D., Clinton, J., Matthew, B. (1998) Emergency department ultrasound improves time to diagnosis and survival in ruptured abdominal aortic aneurysm [abstract]. *Acad. Emerg. Med.*, **5**, 417.

第 39 章

妊娠期超声综合检查方法

Joseph Wood

引言

妊娠不仅增加某些疾病的风险，同时也增加了超声定位的应用,因为它没有辐射,而且随着时间的推移可以重复应用。以前基于综合征的方法已针对特定症状进行了概述,值得参考。在妊娠期间,以下情况应引起重视。

腹痛

腹痛是妊娠期常见的疾病之一，而超声定位在辅助诊断这些疾病方面可能有很大的应用价值。

右上腹(RUQ)痛与妊娠腹痛

妊娠期间胆囊结石和沉淀的发生率增加。对于上腹痛或背中部痛患者，对右上腹痛进行 PoCUS 检查是非常有帮助的。

在墨非征阳性的情况下，超声显示胆囊结石的存在,高度提示胆囊炎是导致患者疼痛的原因。

超声提示胆囊周围积液、胆囊前壁增厚以及胆囊结石和墨非征阳性使诊断锁定为急性胆囊炎。

虽然胆囊结石在妊娠期很常见，但在任何有上腹痛症状的妊娠女性的初期诊断中，必须与 HELLP 综合征(溶血、肝酶升高和血小板降低)相鉴别。

腰痛、背痛

在妊娠中期,泌尿系结石发病率增加。经腹超声检查对肾盂积水和输尿管梗阻有很大帮助。

肾脏的初始观应该是 RUQ 和左上腹(LUQ)的冠状图（这些视图与 FAST 超声检查中使用的视图相同)。然而,我们必须知道右肾积水在妊娠中可能是生理性的。

肾盂肾炎可表现为发热、两侧腰痛,并伴有泌尿系统症状。如果能发现肾周脓肿、结石或梗阻等并存的病理表现,则超声定位检查意义巨大。

这些并发症的出现可能会引发更专业的影像研究。

右下腹(RLQ)痛

任何有右下腹和(或)右髂窝疼痛的妊娠女性都应考虑阑尾炎。局部压痛和反跳痛不应仅归因于妊娠。有以上症状的妊娠女性通常需要进行影像学检查。逐级加压超声检查可能是一个有用的诊断工具，但其准确度取决于操作者。

缺乏逐级加压超声检查经验的临床医生应该遵从经验丰富的临床医生。

阳性声像图表现为最大直径>6mm 的不可压缩、盲端及管状多层结构。有人认为,超声诊断的准确性对于妊娠早期和妊娠中期的患者与非妊娠的患者相似,然而,未扫描到阑尾并不排除阑尾炎。晚期妊娠的子宫常常使超声检查变得模糊，因此需要进行其他影像学检查或诊断性腹腔镜检查。

下腹痛

下腹痛是妊娠期常见的腹痛。PoCUS 可用于显示多种病理表现，包括卵巢囊肿或妊娠子宫所致的尿潴留。

恶心、呕吐

恶心和呕吐是妊娠期间常见的问题，在妊娠 5 周时达到高峰并持续至妊娠 20 周。

剧吐是症状之一，包括持续的恶心、呕吐、体重减轻与酮尿。在这种情况下，超声的作用是检查呕吐的病因（包括妊娠滋养细胞疾病和多胎妊娠，这两种疾病都是引起剧吐的危险因素）。妊娠滋养细胞疾病表现为子宫内多个无回声结构或所谓的“暴风雪模式”的异质性肿块。

RUQ 超声也可用于评估肝胆系统的改变，因为剧吐可导致肝转氨酶轻度升高。

呼吸困难

妊娠期间呼吸困难的生理变化包括膈肌抬高和基础呼吸频率增加。因此，气短是一个比较普遍的特征。

超声定位检查具有巨大的价值，因为它可以帮助探测其他病变，却没有电离辐射。

- **肺水肿**：这可能是由药物、液体超负荷和基础疾病引起的。由肺壁界面产生的彗星尾像不仅与肺水肿的存在有关，而且与肺水肿的严重程度有关。
- **肺炎**：这是一种临床诊断，通常需要胸部 X 线摄影，超声定位在胸部的声像图评估中可辅助诊断（见第 2 章），以便避免 X 射线。
- **肺栓塞**（PE）：妊娠伴随着血栓栓塞的风险增加。对于原因不明的气促患者，PoCUS 检查显示深静脉血栓（DVT），高度提示患者呼吸困难的原因为肺栓塞（尽管 DVT 扫描阴性并不排除 PE）。同样，在这种情况下超声显示右心室扩张也有提示意义，但阳性率较低。

创伤（心理创伤至精神上的异常）

所有接受创伤超声检查（FAST）的育龄女性创伤患者，也应作为产检的一部分进行筛查，因为这很可能导致后续的创伤评估和治疗调整。

子宫增大可降低内脏损伤、小肠损伤和腹膜后结构损伤的风险。

FAST 检查常用于检查血胸、心包填塞和胸腔积液。它也可以用来评估胎儿的心率。作为创伤后的快速检查尤其有用；然而，在简单的 PoCUS 后通常应进行更完整的胎儿监测。

如果观察到绒毛膜下血肿，则有可能发生胎盘剥脱，然而缺乏这一发现也并不排除发生早剥的可能。遗憾的是，超声对胎盘早剥的敏感性仅为 50%左右。

阴道出血

- **妊娠早期出血**：关于妊娠早期出血的详细情况见第 11 章。
- **妊娠晚期出血**：妊娠早期后，异位妊娠率将降低。在妊娠晚期，随着胎盘成熟度增加，出血原因更可能是前置胎盘所致。在妊娠晚期无痛性阴道出血中，首先用经腹超声检查胎盘位置，以便在盆腔检查前排除妊娠。如果阴道出血伴有疼痛，那么需与胎盘早剥相鉴别，但超声对胎盘后血肿的检测敏感性低。
- **产后出血**：产后出血在出生后 24 小时内发生，迟发性出血发生在产后 24 小时至 12 周之间。

在阴道出血的评估中，应检查是否存在血管内异常，如凝块或残留物。因此，经腹/经阴道超声是一种有用的辅助手段。

资源贫乏/艰苦环境中的艰苦工作

资源贫乏的环境或农村环境中，确定某些特定条件可能是未来发展的一个领域，其旨在降低胎儿、产妇的死亡率，多胎妊娠、胎位异常和前置胎盘应早期转移到一个能够更好地管理这些疾病的医疗中心。

经验与教训

- 超声定位在妊娠中有很大的作用，以减少患者接触辐射。
- 超声定位对胎盘早剥的敏感性仅为 50%。
- 所有创伤育龄女性都应该进行 FAST 扫描以明确是否妊娠。
- 患有呼吸困难的妊娠女性应使用更快速、更合适的筛查。

• 在妊娠的下腹痛中，未扫描到的阑尾并不排除阑尾炎。

（田晶晶 译 刘丽蕾 校）

延伸阅读

Available at: http://www.guideline.gov/summary/summary.aspx?doc_id=13683&nbr=007017&string=pyelonephritis

Awwad, J.T., Azar, G.B., Seoud, M.A., Mroueh, A.M., Karam, K.S. (1994) High-velocity penetrating wounds of the gravid uterus: review of 16 years of civil war. *Obstet. Gynecol.*, **83** (2), 259.

Barloon, T.J., Brown, B.P., Abu-Yousef, M.M., Warnock, N., Berbaum, K.S. (1995) Sonography of acute appendicitis in pregnancy. *Abdom. Imaging*, **20** (2), 149.

Cusick, S.S., Tibbles, C.D. (2007) Trauma in pregnancy. *Emerg. Med. Clin. North Am.*, **25**, 861–872.

Larrey, D., Rueff, B., Feldmann, G., Degott, C., Danan, G., Benhamou, J.P. (1984) Recurrent jaundice caused by recurrent hyperemesis gravidarum. *Gut*, **25** (12), 1414.

Lichtenstein, D., Mézière, G., Biderman, P., Gepner, A., Barré, O. (1997) The comet-tail artifact. An ultrasound sign of alveolar-interstitial syndrome. *Am. J. Respir. Crit. Care Med.*, **156** (5), 1640–1646.

Rasmussen, P.E., Nielsen, F.R. (1988) Hydronephrosis during pregnancy: a literature survey. *Eur. J. Obstet. Gynecol. Reprod. Biol.*, **27** (3), 249.

Stothers, L., Lee, L.M. (1992) Renal colic in pregnancy. *J. Urol.*, **148** (5), 1383.

第 40 章

超声在婴幼儿呼吸困难/呼吸窘迫评估中的应用

Roberto Copetti, Luigi Cattarossi

新生儿肺部疾病

新生儿短暂性呼吸障碍

新生儿短暂性呼吸障碍(TTN)是新生儿呼吸窘迫的常见原因之一,在世界范围内发生率大致相同。TTN 发病率低,但病情可能严重,应与其他肺或心脏疾病(如气胸、肺炎、脓毒症、呼吸窘迫综合征和先天性心脏病)相鉴别。

所有 TTN 患儿在第一次超声检查中，双侧肺基底合并 B 线(回声图“白肺”)和上野肺正常或接近正常。这一发现在两肺都很明显，尽管并不总是对称的。下肺野之间的界限,其中伪影是聚结,上肺野肺图像是特殊的散在分布的声像。值得注意的是,胸膜线在“白肺”区域也是正常的。这一超声发现被命名为“双肺点”,因为它似乎可观察到同一患者的两个相邻的不同肺(图 40.1;视频 40.1)。

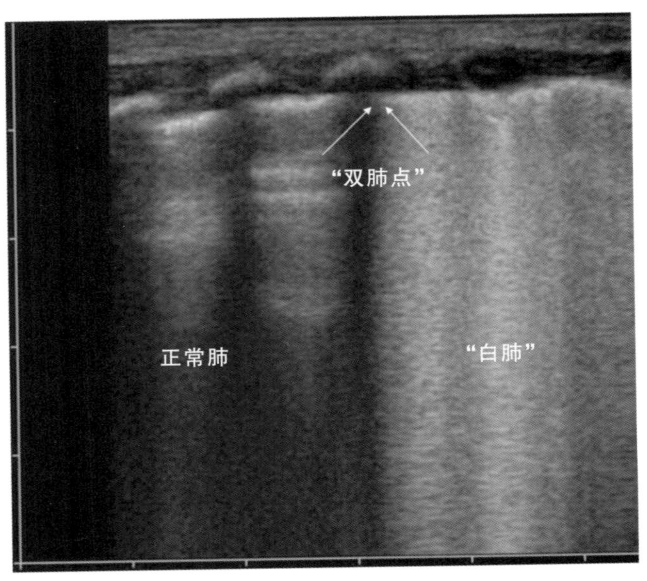

图 40.1　纵向扫描显示上、下肺野(“双肺点”)有明显差异。

呼吸窘迫综合征

新生儿呼吸窘迫综合征(RDS),也称为肺透明膜病,部分原因是肺表面活性物质不足,主要局限于早产儿。

所有婴儿的 B 线,合并、扩散和对称分布在两个肺(视频 40.3)。这种模式决定了回声图“白肺”的图片。胸膜线常广泛增厚,不规则、不清晰且粗糙,多个胸膜下低回声区通常较小，主要见于后部和侧方扫描,显示肺实变。常可在后部观察到更大的组织样肺实变和空气或液体支气管造影证据。这些表现在婴儿出生前立即出现,临床逐渐恶化。胸壁扫描对诊断是有价值的。

超声诊断的三个最重要的征象是:①双侧合并 B 线,累及全肺(“白肺”);②缺如区(正常外观的肺区);③胸膜线异常(图 40.2;视频 40.2)。

支气管肺发育异常

支气管肺发育不良(BPD)是一种慢性肺病,发生于早产儿,需吸氧和积极的通气治疗。诊断是根据妊娠期 36 周的需氧量所做出的。

在 BPD 患儿中,有证据显示多个 B 线分布不均匀,胸膜线弥漫性改变,胸膜线增厚,伴有多个小胸膜下实变。一般而言,有证据显示肺泡间质综合征和胸膜线的改变与临床分期的严重程度有关(图 40.3)。

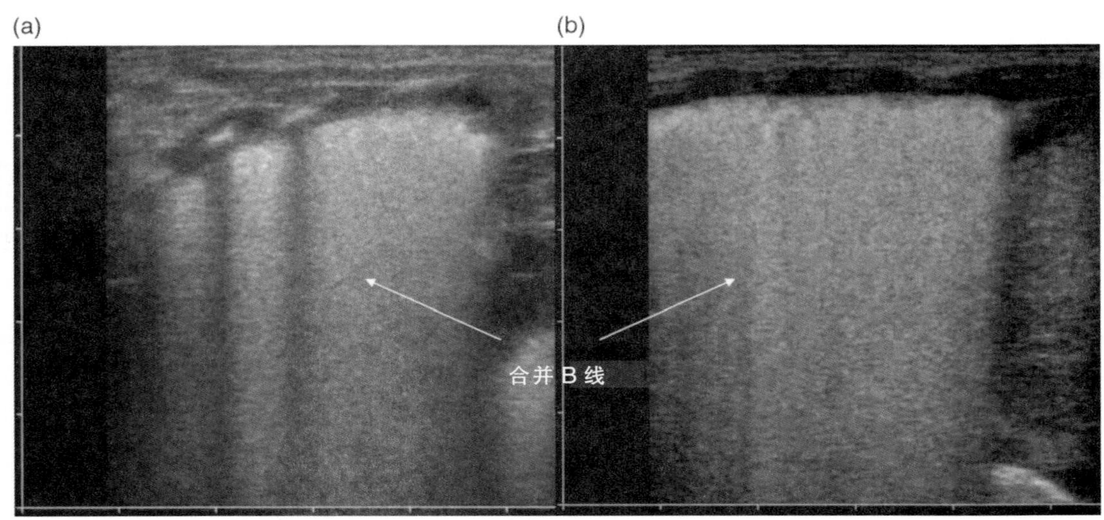

图 40.2　呼吸窘迫综合征新生儿肺上野(a)和下野(b)。这两个地区都有合并 B 线(“白肺”)的证据。胸膜线不清晰,粗糙。

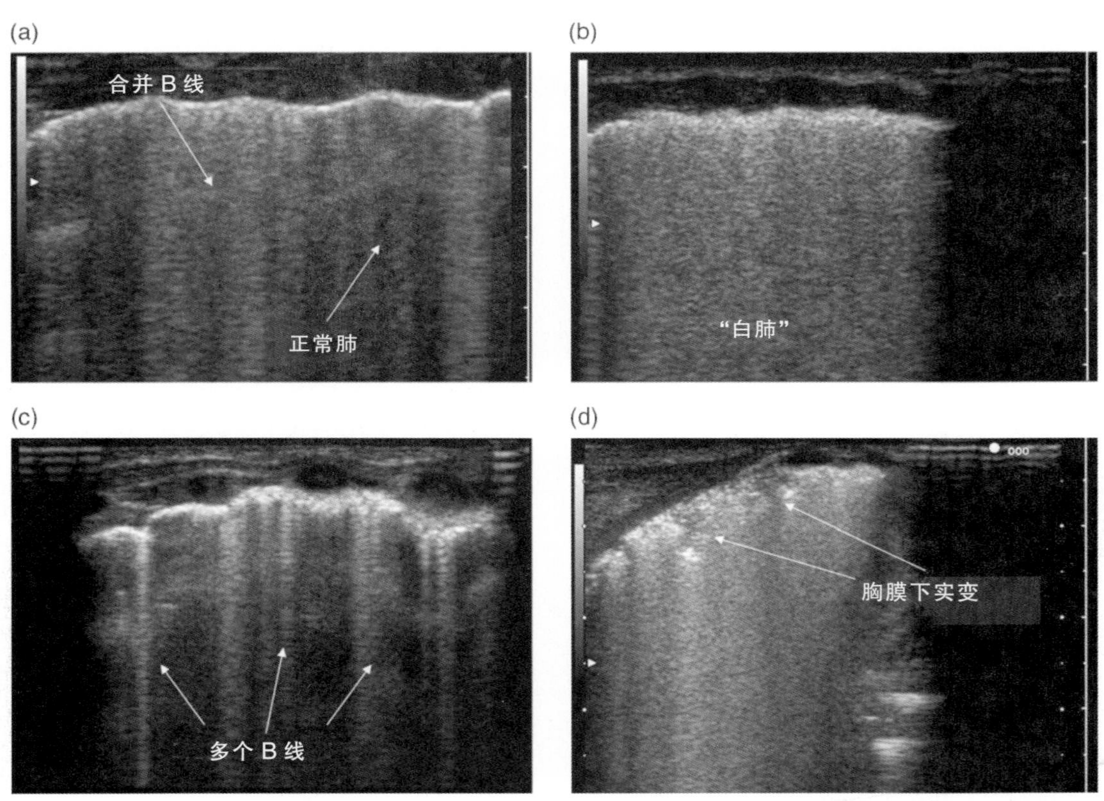

图 40.3　支气管肺发育不良患儿肺区的不同图像。

肺不张

肺不张是新生儿呼吸中常见的疾病。通常,因为其他潜在的呼吸道疾病, 通过胸部 X 线片做出诊断存在困难。动态超声征象对诊断非常有用,可在床旁进行监测。

肺不张的超声表现为“肺脉冲”的肝样表现,无肺滑动和平行的空气支气管图,如成人患者所述(图 40.4)。动态支气管充气征造影的证据排除了阻塞性肺不张。这些数据是非常重要,因为肺实变通常可能是由肺动脉瓣塌陷(即肺出血,RDS)和通气压力不足导致的新生儿通气不足所致。

气胸

新生儿气胸多见。胸部 X 线片在诊断上具有与成人相同的局限性。床旁手术是新生儿医生使用的一种方法。超声征象与成人相同，即：①没有“肺滑动”；②没有 B 线；③在非大面积气胸中存在“肺点”（视频 40.4）。

婴幼儿肺部疾病

细支气管炎

毛细支气管炎是一种急性、传染性、炎症性的上、下呼吸道疾病，可导致小气道阻塞。诊断依据是随年龄和季节而发生，肺部听诊或有呼吸急促，以及大量细啰音、喘息，或两者都有。

通常超声检查的结果是特殊的，这是很重要的，因为在一些症状更严重的患者中，胸部 X 线检查是可以避免的。

在毛细支气管炎患者中，不断观察到双肺受累。通常，正常肺的区域被观察到与胸膜下固定的区域（1~3cm）相邻，这是由于小面积的肺不张。这些实变被 B 线所包围（图 40.5）。更大的实变不太常见，通常在更严重的疾病中被观察到。也可以看到少量的胸腔积液。

肺炎

患有肺炎的儿童和婴儿可能会出现一些临床表现和体征，如发热、咳嗽和呼吸困难。少数儿童出现病因不明的发热，可能没有呼吸道症状或体征。胸部 X 线片仍被认为是儿童诊断性肺炎的首选。

在儿童中，肺炎表现为低回声区，边界界定不清，彗星尾伪影紧实。不同数量的垂直伪影通常出现在与固结相邻的区域。胸膜线在受肺实变影响的区域内回声较小。肺滑动减少或消失。在大合并的情况下，分支回声结构——代表支气管充气征图——出现在感染区域。动态支气管充气征造影出现了多个透镜状回声，代表空气捕捉在较小的空气通道，可以排除肺不张。梗阻性肺炎后所描述的液体支气管图是无回声的管状结构，有高回声壁，没有彩色多普勒信号。胸腔积液很容易在超声上被发现，在胸膜间隙表现为无回声区域（图 40.6 至图 40.8）。

在儿童患者中，肺超声显示的诊断准确性高于或至少不低于胸部 X 线检查。

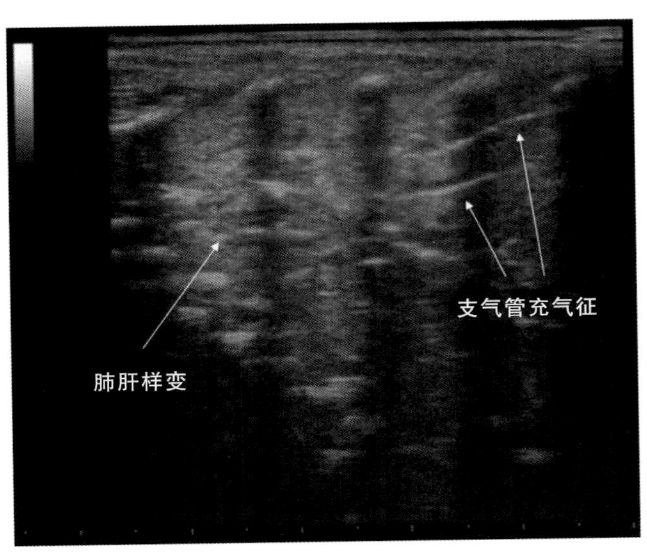

图 40.4　肺不张的肝样表现和平行的支气管充气征图。

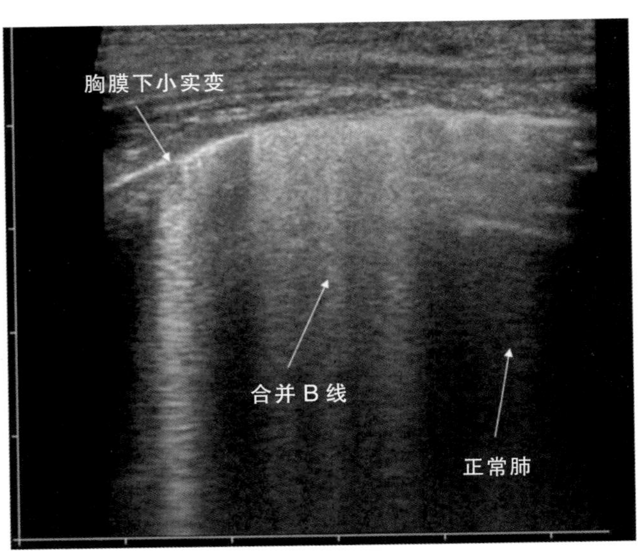

图 40.5　典型的毛细支气管炎的图像，有一个小的胸膜下实变，和一个区域的合并 B 线附近的正常肺。

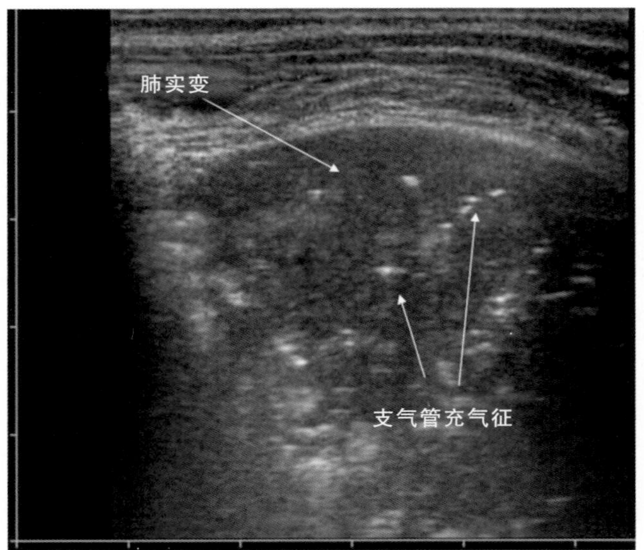

图 40.6 儿童肺炎的典型超声图像高回声支气管充气征。事实上,这些被视为随呼吸一起移动,是树枝化的管状结构。从合并肺向正常肺的过渡在外观上通常是"碎裂"的。

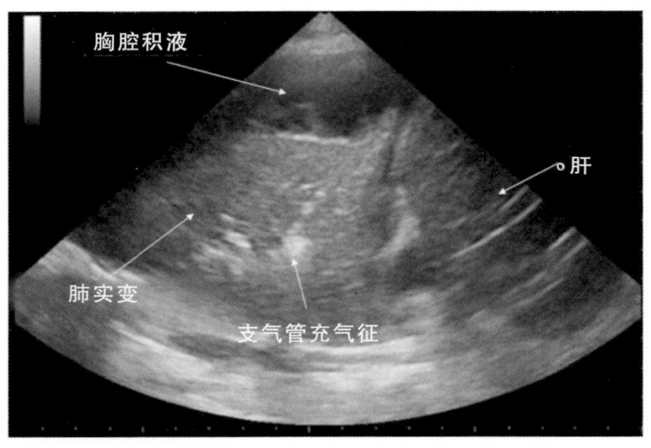

图 40.7 肺炎的另一个典型图像,但在这种情况下,与图 40.6 相反,有一个上覆渗出。当正常(充满空气的)肺支撑时,横膈膜的上覆实变应与通常的回声表现(由阻抗失配引起)形成对照。

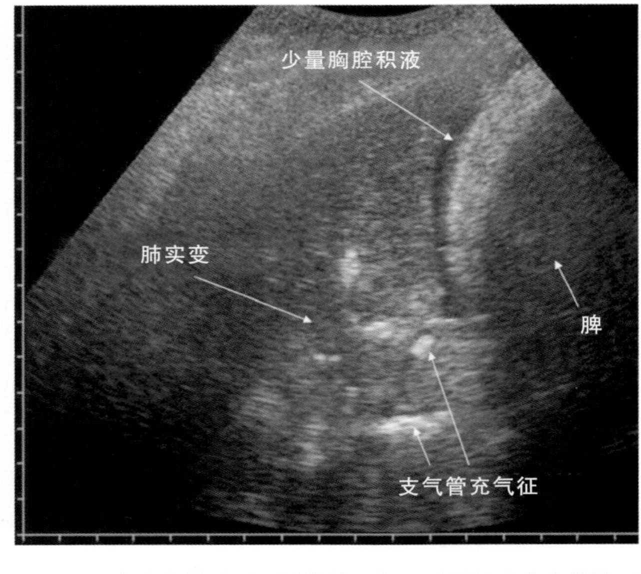

图 40.8 在这种情况下,图像的上部显示了几乎完全的肺不张,表示没有支气管充气征。图像的下部显示了一些充满空气的支气管,膈肌附近有胸腔积液。

(田晶晶 译 刘丽蕾 校)

延伸阅读

Copetti, R., Cattarossi, L. (2007) The 'double lung point': an ultrasound sign diagnostic of transient tachypnea of the newborn. *Neonatology*, **91**, 203–209.

Copetti, R., Cattarossi, L. (2008) Ultrasound diagnosis of pneumonia in children. *Radiol. Med.*, **113** (2), 190–198.

Copetti, R., Cattarossi, L., Macagno, F., *et al.* (2008) Lung ultrasound in respiratory distress syndrome: a useful tool for early diagnosis. *Neonatology*, **94** (1), 52–59.

Lichtenstein, D., Mezière, G., Seitz, J. (2009) The dynamic air bronchogram. A lung ultrasound sign of alveolar consolidation ruling out atelectasis. *Chest*, **135** (6), 1421–1425.

Lichtenstein, D.A., Lascols, N., Prin, S., *et al.* (2003) The 'lung pulse': an early ultrasound sign of complete atelectasis. *Intensive Care Med.*, **29** (12), 2187–2192.

第 41 章

针对人类免疫缺陷病毒(HIV)和结核病(TB)共感染的床旁超声:FASH 扫描

Hein Lamprecht

引言

感染人类免疫缺陷病毒(HIV)的患者合并感染结核病(TB)的数量正在激增,这是一个令人关注的问题,其在很大程度上影响了欠发达国家的社区,高风险的患者生活在人口密集和极端恶劣的环境中,获得医疗保健的机会有限。

资源匮乏地区的医疗机构通常严重拥挤。2007 年世界卫生组织(WHO)对于诊断 HIV 阳性的结核病患者的指南,表明即时超声适用于诊断涂片阴性的结核病合并 HIV 感染的患者(图 41.1)。接受床旁超声训练的临床医生可以立即获得成像结果,并且能够加快对两种有显著的发病率和死亡率的感染疾病的诊断和治疗。由于医疗基础设施和资源的缺乏,全面的正式成像可能会延迟,因此将增强即时成像的效果。

HIV 与 TB 的关系

HIV 改变了 TB 的病理学、组织学、临床表现和流行病学。所有新诊断的 TB 患者中,有 20%~25%合并感染 HIV,并伴有肺外结核(EPTB)。此外,所有出现 EPTB 的 HIV 患者中有 76%的 CD4 计数低于 100/μL。

EPTB 和播散性 TB(通过血液或淋巴系统传播)都被认为是艾滋病定义的条件。根据患病率,EPTB 最常见的部位是淋巴结、胸膜、泌尿生殖道、骨骼、关节、脑膜、小肠和大肠、腹膜、心包和皮肤。

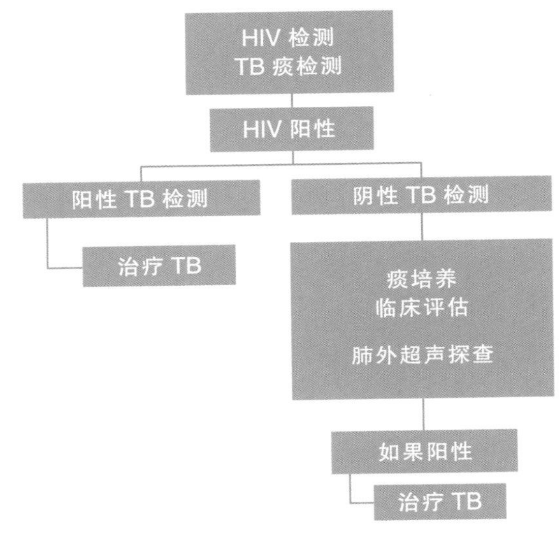

图 41.1 HIV 检测及 TB 筛查和治疗的简化流程图。

床旁超声在高流行性 HIV 和 TB 合并感染中的作用

怀疑患有结核病合并感染的 HIV 患者应根据最新的 2007 年 WHO 指南进行诊断性治疗(见图 41.1)。

TB 痰检测是诊断 TB 合并感染的第一步。2007 年 WHO 指南建议进行两次痰液检测,以改善单一涂片的低阳性率。所有 TB 阳性痰检测患者应立即采用结核病治疗方案,然后采用抗反转录病毒治疗方案。

对 TB 痰检测结果呈阴性的艾滋病患者应继续

进行补充检查后的诊断检查。

确诊断 TB 的概率如下。

- 胸部 X 线检查(CXR):17.6%。
- 综合临床评估:41.2%。
- 超声成像(FASH 床旁或全面超声):41.2%。
- 痰培养-单痰样本为 70%, 双痰样本为 91%。然而,痰培养可能需要长达 8 周才能提供结果。

使用任何这些辅助诊断工具确诊 TB 阳性的患者也应立即开始接受 TB 治疗,然后再开始接受 HIV 治疗。

超声检查与 HIV/TB 超声检查(FASH 扫描)

FASH 超声扫描检查一词最初是由 Tom Heller 博士首创的,他是一位对传染病特别感兴趣的医生,同时在南部非洲农村工作。FASH 扫描检查根据执行检查所需的技能较为简易, 并且对于诊断和治疗具有一定意义。FASH 扫描超声检查的目的是识别 HIV 阳性患者的 EPTB 部位,这些患者的 TB 痰涂片检测结果均为阴性(见图 41.1 和表 41.1)。

FASH 扫描和艾滋病诊断

研究表明,76%的 EPTB 合并 HIV 患者 CD4 计数低于 100/μL。影像检查(包括 FASH 扫描)增加了检测因痰 TB 测试阳性率低而可能难以诊断结核的患者中 EPTB 存在的可能性。所有被诊断患有 EPTB 的艾滋病患者被归类为 4 期疾病。他们的预后将通过立即使用结核抗菌治疗和复方新诺明抗生素预防感染而得到改善, 然后在最短的时间内进行抗反转录病毒治疗。由于存在免疫重建炎症综合征(IRIS)的风险,应该在开始治疗 HIV 之前考虑延长治疗时间间隔。

FASH 扫描在预测 EPTB 的存在方面具有不同的价值。在艾滋病患者中,心包积液有 90.5%的可能性由 TB 引起。腹部淋巴结检测对 EPTB 的特异性为 97.1%,阳性似然比为 11.4。多个 TB 脾脓肿的存在是严重免疫受损患者的指标。FASH 扫描具有检测 EPTB 和预测患者免疫状态抑制严重程度的双

表 41.1 FASH 扫描组件

视图	目标	技术和探针选择
1.肝周视图(图 41.2 和图 41.3)	鉴别莫里森小袋和肝周围的腹腔液(腹水) 鉴别右胸腔积液	类似于 FAST 扫描。参见第 8 章
2.脾周视图(图 41.4)	鉴别脾周间隙腹膜内液体(腹水)	类似于 FAST 扫描。参见第 8 章
3.剑突下视图(图 41.5)	鉴别左胸腔积液 鉴别心包腔积液	类似于 FAST 扫描。参见第 8 章
4.骨盆视图(图 41.6)	鉴别膀胱后间隙和囊周间隙的腹膜内液体(腹水)	类似于 FAST 扫描。参见第 8 章
5.肝扫描(图 41.7)	鉴别局灶性纤维化/高回声(肉芽肿)和低回声(微脓肿)肝损伤 鉴别肝大	用低频和高频探头重复扫描, 以提高识别病变的敏感性。在水平面和垂直面上,使用两个探针从左叶的外部边界扫描到右叶的外部边界
6.脾脏扫描(图 41.8)	鉴别多发性局灶性脾脏病变和微脓肿	用低频和高频探头重复扫描,以提高识别病变的敏感性。扫描脾脏长轴和短轴上的所有区域
7.主动脉、髂动脉和门静脉扫描(图 41.9 和图 41.10)	鉴别腹内血管周围淋巴结直径>1.0cm(尤其是皮质旁、腹腔和髂动脉区域)	横扫和矢状面扫描所有血管, 从主动脉进入腹部处开始,在肝脏后面,将探针移到主动脉分叉的远端,继续向下移动两条髂血管,直到它们从视野中消失。当肝动脉在横位离开主动脉,由门静脉和胆总管连接时,识别并跟踪肝动脉,直到三个结构全部消失在肝实质中

重好处。

FASH 扫描在低流行率 HIV 和 TB 合并感染中的作用

FASH 扫描测试对 HIV 共感染患者 EPTB 检测的敏感性和特异性分别为 95.5%和 98.5%。

在高流行区域中,阳性预测值(PPV)将较高而阴性预测值(NPV)较低,这使得该测试具有作为辅助诊断的价值。如果 HIV 和 TB 合并感染的流行率较低,则 PPV 较低且 NPV 较高,这会降低 FASH 扫描作为一线诊断检测的有效性。幸运的是,在许多 HIV/TB 流行率较低的环境中,患者可以通过完善的医疗保健系统达到有效的替代 HIV/TB 诊断测试。

例如,2007 年南非每 10 万人口就诊断出 948 例结核病新病例,其中 73%同时感染了 HIV。如果将这些数据与英国 2010 年每 10 万人中 15 例结核病新发病例的发病率进行比较,在英国结核病例中没有一例同时感染 HIV,基于临床流行病学,FASH 扫描的外部有效性作为诊断检测是值得怀疑的。

然而,使用 FASH 扫描的共同优势在于超声成像的速度,特别是在高危患者中。如果临床医生检测到任何阳性的 FASH 扫描结果,则应隔离高危 TB/HIV 患者,直到最终诊断为止。

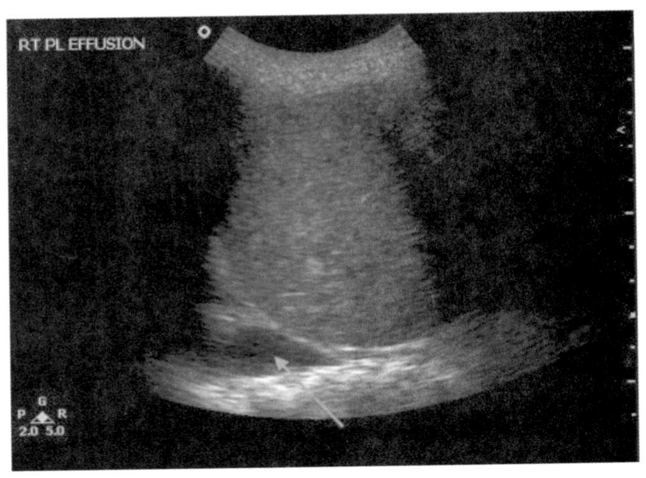

图 41.3　肝周视图,右胸腔积液。

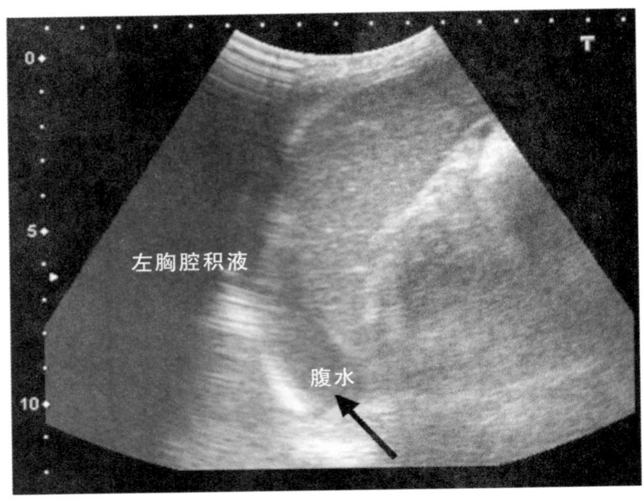

图 41.4　脾周视图,左胸腔积液。

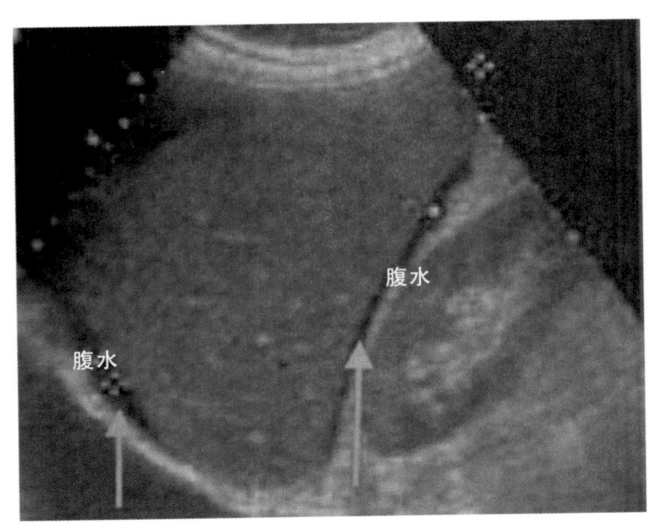

图 41.2　肝周视图,腹水。

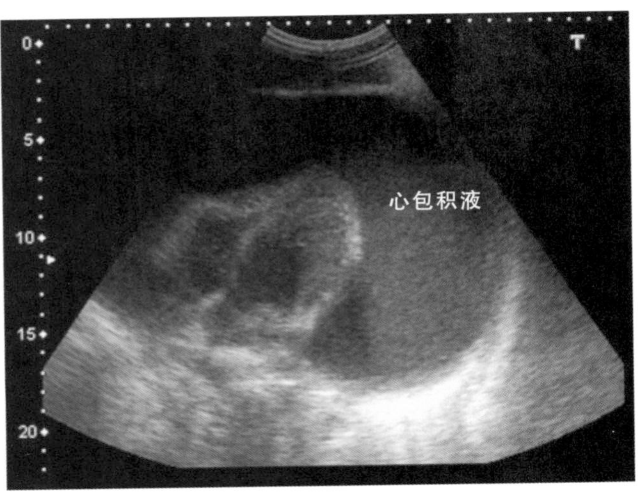

图 41.5　心包积液的剑突下视图。

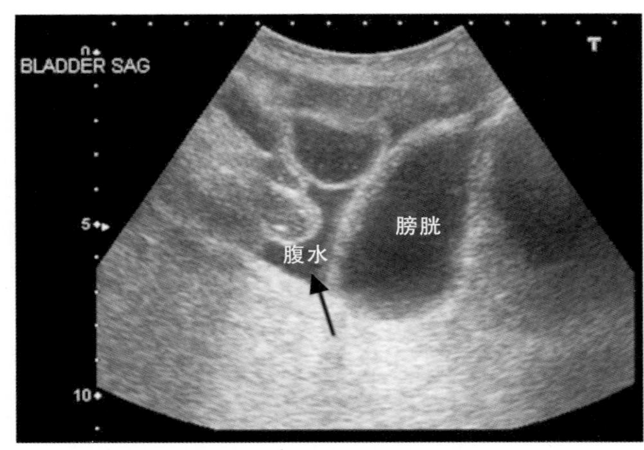

图 41.6 盆腔视图，腹水。

经验与教训

FASH 扫描的显著优点和缺点包括：

• 它有助于诊断确诊为 HIV 的痰阴性患者的 EPTB。

• 在 HIV/TB 流行率较高的情况下具有很高的阳性预测价值。

• 在资源不足的医疗系统中，它是一种有价值的辅助诊断工具。

• 加快 HIV 阳性患者的 EPTB 诊断。

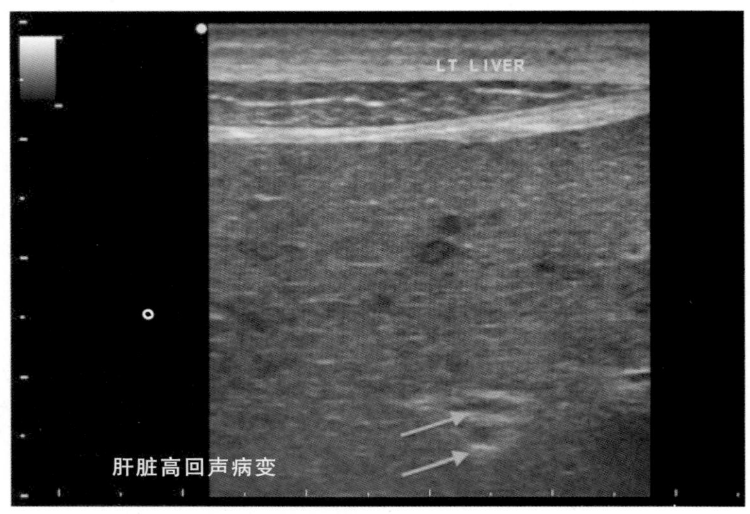

图 41.7 肝脏视图、微血管和高回声病变。

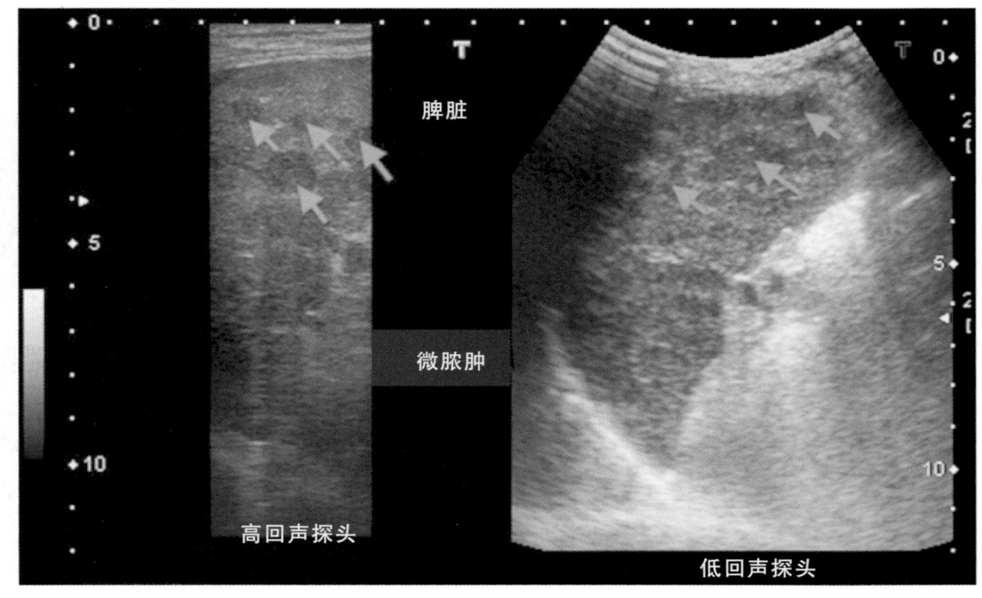

图 41.8 脾脏视图，使用高频探头时，微脓肿显示更清晰。

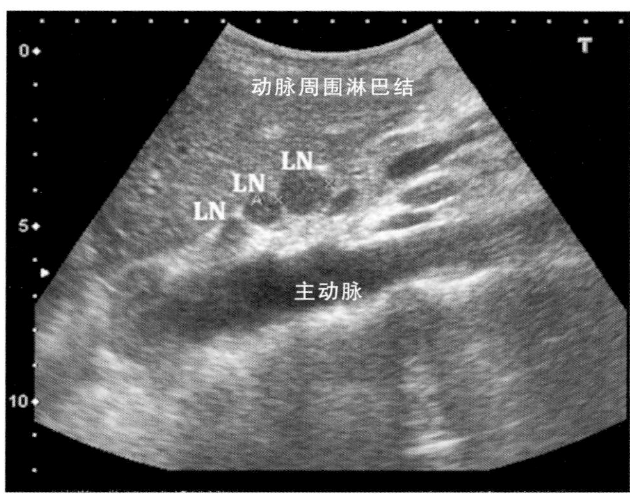

图 41.9　显示多个血管周围淋巴结的纵向主动脉/肠系膜上动脉视图。

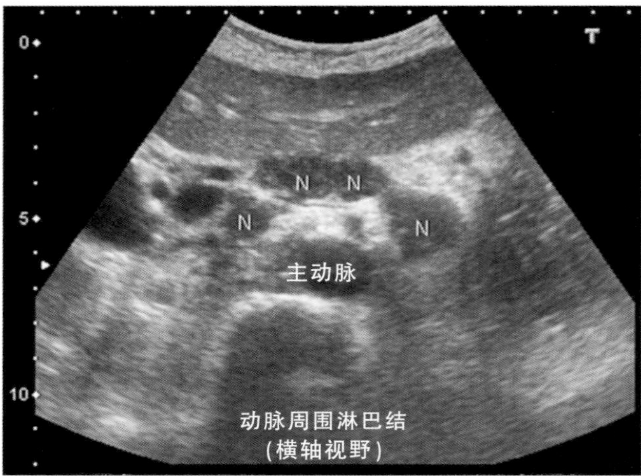

图 41.10　显示相同多个血管周围淋巴结的横主动脉/肠系膜上动脉视图。

• 它加快了艾滋病患者的 TB 治疗,从而降低了发病率和死亡率。

• EPTB 的发现可能是艾滋病患者免疫状态(CD4 计数)的预测因子,这有助于确定开始抗反转录病毒治疗的时间。

• 在低 HIV/TB 流行率环境中，有助于提前隔离,从而提高工作人员安全性。

(刘丽蕾　译　田晶晶　校)

延伸阅读

Adler, D., Mgalula, K., Price, D., Taylor, O. (2008) Introduction of a portable ultrasound unit into the health services of the Lugufu refugee camp, Kigoma District, Tanzania. *Int. J. Emerg. Med.*, **1** (4), 261–266.

Al Zahrani, K., Al Jahdali, H., Poirier, L., Rene, P., Menzies, D. (2001) Yield of smear, culture and amplification tests from repeated sputum induction for the diagnosis of pulmonary tuberculosis. *Int. J. Tuberc. Lung Dis.*, **5** (9), 855–860.

Aubry, P., Reynaud, J.P., Nbonyingingo, C., Ndabaneze, E., Mucikere, E. (1994) [Ultrasonographic data of the solid organs of the abdomen in stage IV human immunodeficiency virus infection. A prospective study of 101 cases in central Africa]. *Ann. Gastroenterol. Hepatol. (Paris)*, **30** (2), 43–52.

de Geus, A. 1993) Scarcity of radiodiagnostic services in developing countries. *Trop. Geogr. Med.*, **45** (3), 97.

Dixit, R., Arya, M.K., Panjabi, M., Gupta, A., Paramez, A.R. (2010) Clinical profile of patients having splenic involvement in tuberculosis. *Indian J. Tuberc.*, **57** (1), 25–30.

Health Protection Agency (2011). Available from: www.hpa.org.uk/Topics/InfectiousDiseases/InfectionsAZ/Tuberculosis. [Accessed 13 October 2013].

Heller, T., Wallrauch, C., Lessells, R.J., Goblirsch, S., Brunetti, E. (2010) Short course for focused assessment with sonography for human immunodeficiency virus/tuberculosis: preliminary results in a rural setting in South Africa with high prevalence of human immunodeficiency virus and tuberculosis. *Am. J. Trop. Med. Hyg.*, **82** (3), 512–515.

Hudson, C.P., Wood, R. (2003) Ultrasound for the diagnosis of HIV-associated tuberculosis. *S. Afr. Med. J.*, **93** (6), 440–441

Koole, O., Thai, S., Khun, K.E., Pe, R., van Griensven, J., Apers, L., *et al.* (2011) Evaluation of the 2007 WHO guideline to improve the diagnosis of tuberculosis in ambulatory HIV-positive adults. *PLoS ONE*, **6** (4), e18502.

Longo-Mbenza, B., Tonduangu, K., Seghers, K.V., Mubagwa, D. 91997) [HIV infection and pericardial disease invasion in Africa]. *Arch. Mal. Coeur Vaiss.*, **90** (10), 1377–1384.

Monill-Serra, J.M., Martinez-Noguera, A., Montserrat, E., Maideu, J., Sabate, J.M. (1997) Abdominal ultrasound findings of disseminated tuberculosis in AIDS. *J. Clin. Ultrasound*, **25** (1), 1–6.

Ocama, P., Katwere, M., Piloya, T., Feld, J., Opio, K.C., Kambugu, A., *et al.* (2008) The spectrum of liver diseases in HIV infected individuals at an HIV treatment clinic in Kampala, Uganda. *Afr. Health Sci.*, **8** (1), 8–12.

Patel, M.N., Beningfield, S., Burch, V. (2011) Abdominal and pericardial ultrasound in suspected extrapulmonary or disseminated tuberculosis. *S. Afr. Med. J.*, **101** (1), 39–42.

Reichel, C., Theisen, A., Rockstroh, J.K., Muller-Miny, H., Spengler, U., Sauerbruch, T. (1996) Splenic abscesses and abdominal tuberculosis in patients with AIDS. *Z. Gastroenterol.*, **34** (8), 494–496.

Sculier, D., Vannarith, C., Pe, R., Thai, S., Kanara, N., Borann, S., *et al.* (2010) Performance of abdominal ultrasound for diagnosis of tuberculosis in HIV-infected persons living in Cambodia. *J. Acquir. Immune Defic. Syndr.*, **55** (4), 500–502.

Sinkala, E., Gray, S., Zulu, I., Mudenda, V., Zimba, L., Vermund, S.H., *et al.* (2009) Clinical and ultrasonographic features of abdominal tuberculosis in HIV positive adults in Zambia. *BMC Infect. Dis.*, **9**, 44.

Training in diagnostic ultrasound: Essentials, principles and standards (1998) Report of a WHO Study Group. *World Health Organ. Tech. Rep. Ser.*, **875**, i-46; back cover.

World Health Organization (2007) Treatment of Tuberculosis Guidelines (2007), pp. 1–144.

World Health Organization (2009) WHO global TB control report. Contract No.: WHO/HTM/TB/2009.411.

第 42 章

发热与超声

Gabriel Simon，Beatrice Hoffmann

引言

在发热性疾病患者的评估方面，床旁超声的应用取决于它的使用环境。在资源丰富的环境中，超声可以针对性地使用，作为实验室检查和其他先进的影像学检查的补充手段。在严峻或资源匮乏的环境中，床旁超声机由于其便携性和易于使用性，可以说是最为通用的独立诊断设备。在大多数情况下，结合患者病史、体格检查、床旁超声检查和低廉的尿液试纸就可以诊断出致病性感染的过程。德国一项研究中，有 200 例因发热住院的患者进行了常规的全身超声检查，有 57%的病例通过超声明确了特定的病因。有 12%的患者通过超声明确了当初通过患者病史或常规实验室筛查和影像学检查发现未被怀疑的发热的新原因。

对发热患者进行一个完整的超声检查可能涉及广泛的身体区域，也需要多种不同的扫描技术。表 42.1 列出了超声在诊断发热性疾病的典型病因时，需要扫描的区域。

大多数情况下，先了解症状可以帮助超声检查突出重点。发达国家的大多数发热患者都具有正常认知和完整的免疫系统背景。感染引起局部炎症，受影响的器官系统出现特有的刺激性症状和疼痛。然后，超声医生就可以主要扫描那些不舒服的区域。一种较为简化方法是，如果这个部位有疼痛感，或病史里是主要的症状所在，那就扫描这个部位。

对于表现为轻微局部症状或是全身性症状或意识水平受损的患者，最好采用高发部位的阶梯式扫描。下面的讨论描述了超声检查发热患者时，选择关键扫描部位的基本原理。每一项内容都会在下文详细描述。

肺炎

通过患者病史和体格检查来诊断肺炎可能是不可靠的。肺炎患者经常没有咳嗽或异常的肺部听诊等典型表现。尽管胸部 X 线(CXR)可以很容易诊断

表 42.1　应用床旁超声可以诊断的常见发热性疾病

部位	疾病
耳鼻喉区域	扁桃体脓肿、淋巴结炎
胸腔	肺炎、心内膜炎、脓胸、肺栓塞
腹腔	胆囊炎、肝脓肿、脾梗死或脓肿、阑尾炎、憩室炎、肠炎、结肠炎、腹腔内脓肿、肾盂肾炎、内脏穿孔
盆腔	盆腔炎症性疾病、输卵管卵巢脓肿、子宫内膜炎
生殖泌尿系统	肾盂肾炎、可疑感染的泌尿系梗阻、附睾炎、睾丸炎、前列腺炎
软组织和骨骼肌肉	皮肤脓肿、蜂窝织炎、血栓性静脉炎、化脓性关节炎、淋巴瘤
系统性感染和疾病	肺外 HIV 和结核混合性感染或播散性结核、淋巴瘤

出大部分的肺炎病例，但还是有 30%的病例会出现早期假阴性。由经验丰富的超声医生来操作时，超声诊断肺炎的敏感性比 CXR 还要高。在最近的一项急诊科研究中，一名经验丰富的超声医生给 49 例患者行床旁超声检查，正确地诊断出了所有 CXR 发现的 32 例肺炎，同时还确诊了 8 例 CXR 未发现但是随后经 CT 明确的肺炎病例。

依次扫描标准肺窗，寻找不规则胸膜下浸润的低回声区域、支气管充气征(图 42.1)、超声 B 线、肺脓肿和无肺滑动的不规则胸膜区域。扫描肺基底部来寻找积液和可能的脓胸。

利用超声来明确肺炎性胸腔积液的存在是具有重要临床意义的。如果确认是感染，许多这类患者需要诊断性的胸腔穿刺和手术引流。

心内膜炎

心内膜炎在早期会出现发热和非特异性症状。对二尖瓣、主动脉瓣和三尖瓣进行简短的床旁超声检查有时能筛查出很大的高回声瓣膜赘生物。非心脏科医生掌握的经胸超声心动图(TTE)在这种情况下误诊的可能性很高。临床上持续怀疑为心内膜炎，应转诊完成正式的 TTE 或经食管超声心动图(TEE)(图 42.2)。综合超声心动图也可以用来确认初步诊断为心内膜炎的病例。

胆源性发热

胆源性发热的老年患者即便是在晚期感染阶段，也可能只表现出轻微的疼痛和不适感。实验室检查也经常出现误导性的结果。床旁超声很容易筛查到位于肝脏附近的胆囊。发热但没有明显感染灶的老年患者进行右上腹的超声检查是特别有价值的。

脾梗死和脾脓肿

心内膜炎和脾脓肿(图 42.3)导致的脾梗死很少见，却是隐匿性发热的重要原因。其他的诊断方法可能会遗漏这一点。位于左上腹的脾脏很容易定位，它具有与肝实质类似的良好超声组织特征。

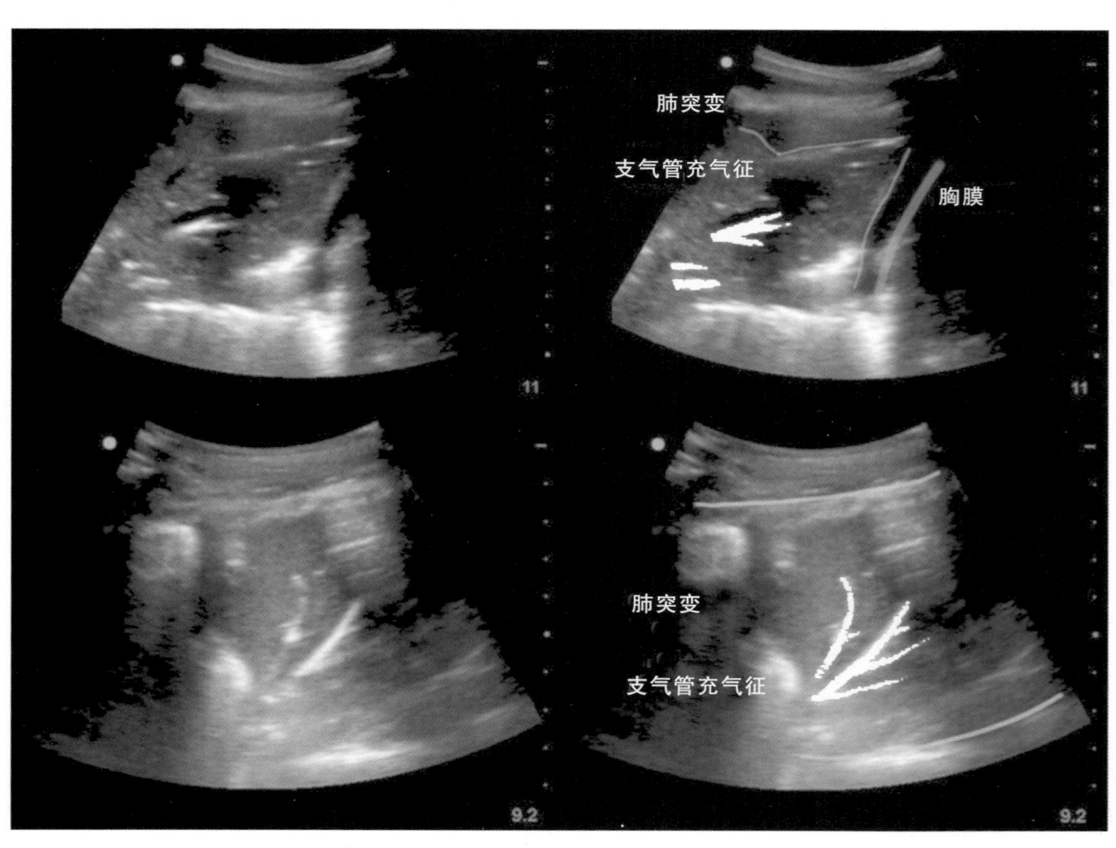

图 42.1 大叶性肺炎里的支气管充气征(箭头所示)。(扫码看彩图)

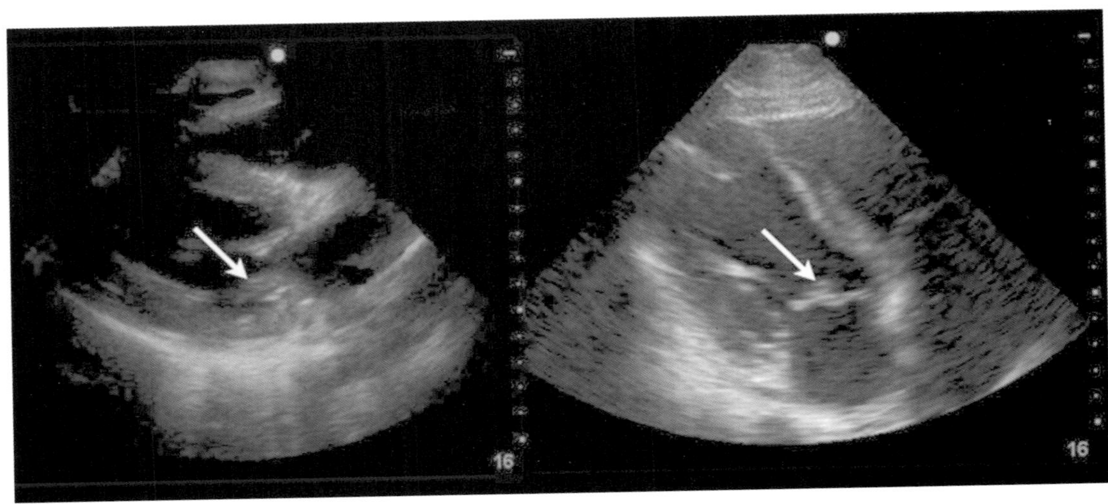

图 42.2 两例年轻的发热患者，同时合并有胸痛，体格检查时发现轻微的新发心脏杂音。左图：二尖瓣上的小赘生物(箭头所示)。右图：二尖瓣上的大赘生物(箭头所示)。这两例患者的心内膜炎之后都被经食管超声心动图(TEE)所证实。

腹腔内脓肿

无明显感染灶的发热患者另一个相对常见的原因是隐匿性腹腔内脓肿。对整个腹腔进行系统性扫描来筛查低回声积液。

血栓性静脉炎

在血管附近发生的感染或其他炎症过程可以导致一般性或化脓性血栓性静脉炎。这往往在初步体格检查阶段不能被察觉。运用压迫和彩色多普勒来评估临床关注区域的静脉结构可能有助于诊断出重要的伴发血管血栓。

皮肤脓肿

近期研究表明，大约一半表现为单纯蜂窝织炎的急诊科患者存在皮下积液。对蜂窝织炎的患者进行常规超声检查，通常能发现需要切开引流的脓肿。

经验与教训

- 对于诊断不明的发热患者，超声可能是一种可行的筛查手段。
- 超声可以缩短诊断所需时间，也可以减少为了明确诊断所需要的检查次数。

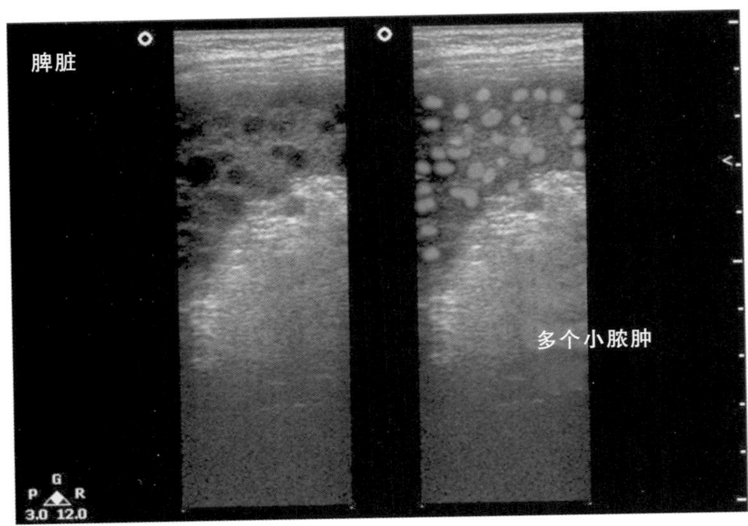

图 42.3 1 例患有之前未确诊的 HIV 和疑似播散性肺外结核的患者，发现多发的小的脾脓肿。(Image courtesy of Hein Lamprecht MD.)

• 如果病因已明确，超声在评估感染或疾病程度方面是有价值的。

（肖薇薇 译 王惠芳 校）

延伸阅读

Colice, G.L., Curtis, A., Deslauriers, J., Heffner, J., Light, R., Littenberg, B., Sahn, S., Weinstein, R.A., Yusen, R.D. (2000) Medical and surgical treatment of parapneumonic effusions: an evidence-based guideline. *Chest*, **118** (4), 1158–1171.

Cunha, B.A. (2007) Fever of unknown origin: clinical overview of classic and current concepts. *Infect. Dis. Clin. North Am.*, **21** (4), 867–915, vii.

Görg, C., Ozbatur, H. (2009) The value of a standardized ultrasound in patients with fever. *Ultraschall. Med.*, **30** (4), 396–400.

Metlay, J.P., Kapoor, W.N., Fine, M.J. (1997) Does this patient have community-acquired pneumonia? Diagnosing pneumonia by history and physical examination. *J. Am. Med. Assoc.*, **278** (17), 1440–1445.

Parker, L.J., Vukov, L.F., Wollan, P.C. (1997) Emergency department evaluation of geriatric patients with acute cholecystitis. *Acad. Emerg. Med.*, **4** (1), 51–55.

Parlamento, S., Copetti, R., Di Bartolomeo, S. (2009) Evaluation of lung ultrasound for the diagnosis of pneumonia in the ED. *Am. J. Emerg. Med.*, **27** (4), 379–384.

Syrjälä, H., Broas, M., Suramo, I., Ojala, A., Lähde, S. (1998) High-resolution computed tomography for the diagnosis of community-acquired pneumonia. *Clin. Infect. Dis.*, **27** (2), 358–363.

Tayal, V.S., Hasan, N., Norton, H.J., Tomaszewski, C.A. (2006) The effect of soft-tissue ultrasound on the management of cellulitis in the emergency department. *Acad. Emerg. Med.*, **13** (4), 384–388.

第 6 部分

不同的环境

第 43 章

超声在院前急救中的作用

Tim Harris, Adam Bystrzycki, Stefan M. Mazur

引言

院前急救(PHC)因地域差异,其组织架构各异,但需要做的工作都包含:①初级工作,找到在没有医疗条件的环境中出现问题的患者;②筛查工作,在将患者从一个医疗单位转移到另外一个医疗单位的过程中进行伤病的诊治工作。在美国,这种初级工作是由护理人员完成的,但在其他国家会有医生参与,医生可以携带他们的高水平技术来让一些严重的伤病患者获益,超声就是一个例子。这一章节主要是讲解超声在初级筛查中的作用。

为什么超声在院前急救中有好处呢?

在最近几年里,超声得到了大力发展,对于解决医疗专业问题及提高某些操作的准确性是有价值的。现在所使用的仪器变得更小、更坚固、更耐气候变化、更便携。除此之外,电池寿命更长,屏幕更加先进,不仅能在阳光直射下显示而且能拥有更清晰的图像,价格甚至比10年前的还便宜。事实上,现在一些医疗设备会专门为院前市场而设计,甚至坚固得足以用于军事领域。

超声在院前急救中主要有两个作用:

• 促进早期的准确诊断,从而加强患者救护能力。

• 尽量减少救治过程中的风险。

很多医疗急救和创伤的诊治受到早期对伤情、病情判断的影响。在这种关键时刻,便携式超声可以帮助早期诊断,尽早明确救治方案。PHC的环境对于患者或临床医生都有风险,应尽量减少其所花费的时间。因为这个原因,超声应仅是用来判断哪里的诊断需要更正或者改进的。因此,虽然普遍使用的超声可以大范围地用于院前,但操作者可以缩短他们的扫描时间,一次集中关注一个问题。

因此,最好的方法不是使用系统化的图像采集,而是应扫描单个器官和查找单个问题。这本书在其他章节已经很好地描述了初始扫描方法(如eFAST、FATE、RUSH等),而这些促进了可以将超声转用于PHC的安全结构化方案,在PHC中查看它们的结构组件可以更好地应用超声。这些方法都显示了在院前急救中使用超声是可行的。

PHC的嘈杂环境使得听觉信号的使用并不可靠,但不会影响超声图像。超声一直被描述为"视觉听诊器",因此,它可能为临床医生在院前提供比院内更多的治疗获益。

院前超声的主要潜在风险是增加了现场滞留时间,延迟转运到能提供高级救护机构的时间。因此,大多数扫描应该在转运过程中进行,除非是在紧急情况下——如在插管患者中识别潜在的气胸。然而,超声的研究进展很快,大多数操作者完成一次筛查的时间为2~6分钟。

院前超声检查的证据基础?

到目前为止,还没有随机的院前超声研究,甚至在使用更广泛的两个超声领域——胸部和腹部的超声研究中也没有显示更好的结果。因此,这里将要讨论的大部分内容要么是从住院期间的超声使用中推断出来的,要么是基于作者的经验。

聚焦超声是一个不断发展的领域,通常认为,更早、更准确的诊断和更精确的分类应该能改善患者的预后。超声是一种安全的成像方式,如果医生在已建立的管理系统中工作良好,没有不必要地延误患者的救治,并准确地提出他们发现的问题,就不太可能对患者造成伤害。事实上,潜在的获益是巨大的。

超声的既定作用及其在院前急救中的应用

创伤的超声聚焦评价

创伤中的两个主要死亡原因在于颅脑创伤及失血。FAST已经成功地运用于院前环境,包括现场及转运。通过识别腹部或心包中的游离液体,临床医生可以确保患者被运送到相应的机构,并确保接受医院做好了正确的准备。例如,需要启动大规模输血方案、有空置CT能够进行CT扫描和(或)确保手术室和创伤/心胸外科医生等资源准备就绪。

有证据表明,减少创伤剖腹手术的时间可以改善预后,最重要的因素之一可能是减少从受伤发生到确定手术程序的时间。在一些系统中,这可能是因为认识到允许性低血压可能更有意义,现场治疗需要限制,并且需要更快的时间离开现场。

依靠临床检查和生理参数在做出初步处理决策时并不可靠的,因此可以通过进行院前FAST研究来改进。随着创伤救治体系的成熟,也有可能确定患者的分组,可以直接将其转移到手术室,而不是复苏室。

院前超声的使用已经被证实改变了创伤患者的处理和管理方式,并且表现比单纯的临床评估更好。目前,没有证据表明由超声扫描而导致患者的救治延迟。

进行超声研究的最佳时机是在患者的转运过程中,因为这将最大限度减少手术的任何延误可能。

一旦获得诊断信息,院前超声检查将会被终止。如果有明确腹部出血,那院前临床医生的重点在于复苏或排除其他导致休克的原因,如气胸,而不是按照程序完成整个扫描。

尽管一些以往的研究显示在院前进行FAST扫描的准确性结果并不稳定,但更多近期的研究显示,院内或院前FAST扫描的准确性相似。总的来说,与住院研究相比,在现场或转运中进行FAST检查的敏感性为99%,特异性为93%。据报告,FAST也是敌对军事环境下的一种合适的检查程序,具有类似的敏感性及特异性。

创伤中的心脏超声

对于有严重胸部创伤的患者,尤其是穿透性创伤患者,现场超声检查有可能挽救生命,心包扫描可以作为传统快速扫描的一部分,也可以单独进行,并可识别心包积血及由此产生的心包填塞。

在创伤性心脏停搏时,优先寻找导致此种情况的可逆因素,如张力性气胸、心包积液或低血容量等,至少可以部分用超声鉴别出来。

如果救治小组有能力的话,在确定有心脏穿透伤、心包填塞导致即将出现心脏停搏或已经出现过心脏停搏的患者应立即实施开胸手术。在心脏停搏后10分钟内,对没有生命体征的患者进行院前开胸手术,生存率为7.5%。在有心输出量的创伤患者中,确认心包积液的存在,在到达接受医院确定手术前,院前救援可以做好开胸手术的术前准备,使得一旦抵达医院确定需要手术时可以立即进行外科手术。

聚焦心脏超声对于危重患者的容量评估可提供重要信息。心室在收缩末期可呈空腔,下腔静脉(IVC)可能较小,直径通常为12~15mm。测量的位置最好是肝静脉与IVC交界处3~5cm的部位。

对于不明原因低血压患者或已经心脏停搏的患者,心脏超声可用于帮助评估病因。右心室大于左心室的患者可能有肺栓塞,因此可从溶栓中获益;事实上,在选定的病例中,有许多病例报告支持这一干预;按照上述方法测量扩张的IVC直径超过25mm,室间隔矛盾运动,右心室游离壁厚度正常,以上均支持这一诊断。

聚焦心脏超声扫描也有助于区分机电分离(或伪无脉冲电活动;PEA)与真正的PEA。其原因包括低血容量、大量肺栓塞、冠状动脉血栓形成和中毒。前三种均有相应的超声表现。

最后，左心室无活动可能提示预后不佳，并有助于决定是否停止复苏。

腹主动脉瘤

如果仅依靠临床评估，单凭临床评估很难诊断腹主动脉瘤。这种疾病的确诊过程可能会显著改变院前救治的处理过程，与识别创伤患者的出血相同。这可能会促使院前临床医生将患者送往有条件的医院，并应用降压复苏原则。院前临床医生也可以提前联系接收医院，以便能够准备一份大量输血协议、血管外科医生、专业麻醉师和手术室。

其他的诊断，如肾结石，也可以由超声确定。然而，不建议在入院前进行全面扫描，因为这样会延误转运时间，并且不太可能改变最初的治疗。

肺部超声

对于呼吸困难的患者，询问病史、体格检查及 X 线检查等传统方法在病情危重时执行起来有困难。在极具挑战性的院前环境中，情况就更糟了，外部的噪音会使听诊失败，而且不能提供 X 线诊断。此时，肺部超声的作用就彰显出来了。

早期诊断可在早期实现有针对性的医学治疗（如支气管扩张或减轻后负荷）或外科治疗（胸廓切开术），并具有改善预后的潜力。肺部院外诊断手段的理想目标是：

- 低成本。
- 易获得。
- 不受外界环境影响。
- 可以相对容易地学会。
- 可重复性。
- 可以在短时间内完成。
- 具有良好的诊断性能（特异性和敏感性）。

超声的检查方式更接近这些理想目标。

我们不可能像对实质脏器或充满液体的器官那样，用超声波来对肺部成像，因为我们发现的很多东西都是伪影。然而，正是由正常和病变的肺和胸膜所产生的不同类型的伪影，才使肺部超声具有诊断能力。

肺部超声在 PHC 中的作用是确定急性呼吸困难的可能原因并制订治疗方案。然而，并不是所有的发现都应该立即治疗。胸腔积液最好在医院无菌环境下进行引流，除非是在创伤可能合并气胸的情况下，尤其是需要进行正压机械通气时，需要留置引流管，我们必须要平衡引流的风险。

院前肺部超声

虽然大多数研究都描述了危重救治环境下的胸部超声，但也有一些小的研究已经证明了超声在自然灾害发生后的院前环境中使用的可行性。

Busch 描述了便携式超声在挪威空中救援服务中的应用，并且经验丰富的人员能在 2.5 分钟内完成标准化检查，包括 FAST、肺部超声和心尖二腔心脏成像。这篇报告代表了实际的临床应用，因为纳入标准是腹部、胸部、产科创伤、循环/呼吸损害、心脏停搏时的 PEA、急腹症和运输期间的监测。尽管只有近 90%的患者获得“中等”影像，但这只需要一位经验丰富的床旁超声医生来完成。

Mazur 等人描述了在澳大利亚航空医学搜救服务中使用超声的整个过程，包括胸部超声，但没有对进行这些扫描所需的时间发表评论。

在创伤中的肺部超声

仅凭单一的临床检查很难对多发创伤的患者做出诊断，尤其是在院前。超声在创伤中的作用最初是检测腹部或心包中的游离液体。现在这项研究已经普及到胸部检查。

Kirkpatrick 等人提出在 FAST 检查体系中，首先使用高频线性探头来诊断气胸，而其他人提议对其余部位使用低频相控阵探头或曲线探头进行检查。许多研究者对在院前使用这些技术进行了研究。

在院前诊断气胸，可以更快地进行关键性的胸腔穿刺引流，在下列情况下尤为重要：

- 有自主呼吸合并气胸的患者院前予以穿刺置管引流，可避免在数个正压机械通气后从单纯的气胸转变成张力性气胸。
- 转运时间较长的患者，尤其是通过直升机或飞机等密闭交通工具转运，在这些情况下，患者身体与机舱的间隔距离有限。

在转运前，诊断并通过关键性的穿刺引流治疗气胸，会让患者获益更大。但是，在无呼吸窘迫的自主呼吸患者中，确定了气胸后不需要即刻行引流，最好在医院无菌的环境下进行操作，甚至机械通气的患者也可能越来越多地进行保守治疗。

超声检查可以减少院前引流穿刺的操作数量。

呼吸困难中的肺部超声

不同的疾病可以产生相似的体征，所以在院前诊断并治疗呼吸困难具有相当的挑战性。听诊对胸腔积液的诊断准确率为61%，对肺泡实变的诊断准确率低至35%，而且由于环境噪声和干扰，预计院前的诊断准确率会更低。

超声提供了一种相对便宜和便携的成像方式，非常适合于院前使用，并对肺部病变诊断表现良好。胸腔积液诊断准确率为93%，肺泡实变诊断准确率为97%，肺泡间质综合征准确率达95%。这明显优于胸部X线摄影(即使它是可用的)，并具有相似的评分间变异性(Kappa 0.73~0.79)。

BLUE方案是一种分步诊断方法，但只适合于重症监护室，在PHC中这个过程过于烦琐，且诊断的重点在于明确引起喘息的病因（肺水肿或阻塞性肺疾病）以及有无血气胸导致的严重呼吸窘迫。相对于陆地转运，肺部超声检查在长时间航空转运中更为实用。这种系统性扫描方案能否在院前体系中可靠和迅速地使用还有待研究。

尽管如此，院前肺部超声检查仍可用来区分肺水肿或慢性阻塞性肺疾病急性加重，可用于诊断气胸、血胸和胸腔积液。

超声在创伤治疗中的新作用

超声与气道保护

气管插管是一种常见的PHC程序，在PHC中应与在院内进行有同样的标准。困难的插管在创伤患者和院前救护中都更常见。未被确认的食管插管会导致潜在的致命缺氧，并建议确定气管内导管(ETT)的位置（参见《心肺复苏和紧急心血管护理指南2000》）。确认ETT位置最常见的是通过声门和呼吸末CO_2监测直接可视化下将ETT送入。前者并不总是可行的，而后者则需要一定的通气、心排血量和细胞代谢。最近的一次Meta分析显示，呼末CO_2监测的敏感性达到93%。

超声可以实时观察ETT放置的位置。与其他方法相比的优势是，它可以在辅助通气之前确认管道位置，从而防止潜在的胃胀气。不幸的是，由于文献报道的缺乏，且主要涉及尸体，这些获益仍然停留在理论上。

在手术室进行的一项小型研究表明，喉部超声可以用来识别ETT位置，具有100%的敏感性和100%的特异性。一项来自土耳其的研究显示，对560例尸体插管(50%为食管插管)行超声检查明确导管位置，其敏感性为95.7%，而特异性为98.2%。

为了确定ETT的正确位置，将5~10MHz线探头水平放置在胸骨上窝正上方，喉部前方，因为这种更远侧的放置可能比将其置于环状软骨上具有更好的准确性。在食管插管的情况下，食管相对于气管横向(通常向左)移位，并显示两个无回声圆形结构——气管和食管。如果正确放置在气管中，则ETT反射声波，产生带有混响伪影的强回声，并且食管内不可见。

超声也可以用来显示胸膜滑动(见气胸部分)，其含义是，如果有胸膜滑动，就有通气，并且ETT已经被正确放置。超声同样也可以用来观察带气管插管辅助通气时的膈肌运动。但是，在气胸或肺挫伤时，上述确定气管导管尖端位置的方法也就不可靠了。

比较左侧和右侧胸膜和膈肌的移动也有助于识别右主支气管插管，这时，左侧膈肌和胸膜运动度是减弱的。

超声也可以改善预测困难气道的临床评估；尽管这对PHC没有什么好处，因为大多数气道干预都是时间紧迫的，并且确定潜在的困难气道不太可能改变治疗措施的选择。这种方法的准确性还不是很好，而且它在PHC中的作用也没有被探讨过。

最后，超声有利于帮助识别环甲膜及进行环甲膜穿刺。紧急气道救护很罕见，而且在高压下，救援者在执行这些操作时的经验是有限的。因此，并发症的发病率为9%~40%。有报道，在24秒内可使用7.5MHz探头确定环甲膜的位置。到目前为止，没有任何医院或PHC研究报告，确定使用超声可减少并发症或提高成功率。然而，这是很容易被建议的一种用法，仅仅利用患者的体表标记是具有挑战性的，而外科气道被认为是主要的气道选择。

超声与血管通路

超声广泛应用于确定明显的外周及中心静脉。即使在理想的情况下，中心静脉置管的并发症也很常见，占 0.3%~18.8%，院前和紧急救治状态下的发病率更高，报告的发病率为 1%~38%。

超声已被证明可以减少成功置管所需的穿刺次数、失败率、成功放置的时间和并发症。英国国家卫生与临床优化研究所(NICE)也推荐在这个领域使用超声。

现在有充分证据表明，超声提高了成人和儿童颈内静脉、股静脉和锁骨下静脉中心静脉置管的准确性。PHC 很少需要中心置管，因为在医院内该位置最好保留用于放置无菌导管。然而，对于难以建立静脉通道的患者来说，可能需要中心置管(通常是股静脉置管)。

在 PHC 过程中，使用超声来辅助困难的外周插管是非常有帮助的。在急诊科，研究主要集中在困难静脉通路的建立，使用超声可有效减少建立静脉通路的时间[13 分钟对 30 分钟(95%CI，0.8~45.6)]，且成功率明显提高 [97%对 33%(95%CI，39%~71%)]。目前研究者们还没有关于院前体系中使用超声建立静脉通路的相关研究，无论是单人还是双人操作，超声技术都有助于建立静脉通路，尤其是在上肢血管通路的建立上。

对于股静脉，探头放置于腹股沟韧带下方，平行于腹股沟韧带，探头中线位于股动脉上方。股静脉在动脉内侧。使用 Seldinger 或直接方法行静脉插管。探头尖端插入静脉。在医院，探头被放置在无菌套内，但这不适用于院前体系。超声在血管通路中的应用在其他部分有很好的描述。

超声与骨内入路

当周围静脉通路建立困难时，骨内入路越来越多地被应用于儿童和成人 PHC 患者。该操作迅速，能获得了较好的流量。通过骨髓抽吸或注意输注液的流速来确认放置位置。

在一项小型尸体研究中，彩色多普勒被用来评估是否骨内插入(IO)，而不是经皮下(SC)插入。确定放置位置的方法是观察液体在骨皮质内的流动情况。超声能正确地鉴别所有部位为 IO 或 SC(敏感性 100%，特异性 100%)，而临床评估显示敏感性为 88%，特异性为 25%。目前还没有在 PHC 环境中进行这项技术的研究。

颅脑超声

颅内压升高的临床评估既不敏感也不特异，许多因素可能是意识障碍的原因。了解哪些患者的颅内压升高在 PHC 中有潜在的作用，可以在临床指标(如不对称的瞳孔)变得明显之前，识别出哪些患者行脑部 CT 是最重要的。

这项检查是将一个线阵探头置于闭合的眼睑上来进行的。视神经被识别出来，并在探头的对面排成一束。视神经进入眼球后的视神经鞘直径为 3mm，>5mm 的测值被认为是异常的。

随着颅内压的增高，视神经和鞘层变得水肿和肿胀。超声可以用来测量视神经的直径，在这种情况下，这是一个敏感的测试。横断面 5mm 以下的视神经鞘提示颅内压正常，但较高的异常读数可能有多种原因，包括颅内压升高。然而，需要更多患者的进一步研究来证实这些发现。虽然这项技术在儿童中也得到了探索，但现有的证据表明，它可能缺乏临床使用所需的临床敏感性和特异性。

血流动力学稳定的患者可以直接转移到 CT 室而不是复苏室。有关颅内压的知识对帮助临床医生确定应该维持患者收缩压到什么水平是非常重要的。失血患者，尤其是存在穿透伤的患者，血压维持在亚生理血压水平会最大水平地减少失血量，也就是所谓的限制性低血压或低容量复苏。然而，低血压(和低氧)可能会加重创伤性脑损伤，建议收缩压为 100~110mmHg。这对识别任何孤立的头部损伤也是有益的。

最后，可以指导 PHC 临床医生做许多小的调整，以减少颅内压过低，包括使用预诱导芬太尼及松开颈托和 ETT 带。

卒中

卒中是英国第三大最常见的死亡原因，占总体死亡总数的 11%。大多数卒中(70%~80%)是由血栓或栓子阻塞血管所致。在选定的患者中，脑卒中发病4.5 小时(甚至更长时间)内的溶栓治疗已被证明能改善预后，因此快速识别和转运具有重要意义。

经颅多普勒研究可能是根据在许多“床旁即时”超声检查的相控阵探头形成的。这些可显示大脑中动脉或其分支的完全(无血流)或次全闭塞(峰值流速在狭窄处增加，然后在其远端下降)。动脉闭塞的部位与临床结果有关，重复的超声检查可以确定对溶栓反应有限、需要治疗升级的患者，如侵入性放射学技术。这突出了其一个潜在的作用，监测患者从较小的偏远地区，转运到有 CT 且能行溶栓治疗的三级卒中治疗中心。

有证据表明，高能量的超声具备溶栓的功效，而低能量的超声可改善溶栓后的血管再通，从而起到治疗的作用。这种方法在一些偏远地区已经使用过，如在珠穆朗玛峰，一位经验丰富的临床医生发现，经过几天长途跋涉的人可能存在发生缺血性卒中的风险。在其他的偏远地区，如南极站，也有过类似的应用，是超声发挥了相应的作用。

也有证据表明，使用高能的超声可增加出血的风险，但目前关于这方面的研究有限。

一项研究探讨了超声在院前脑卒中早期诊断中的作用，发现该方法是可行的，有助于进一步的住院评估。

同样的技术可用于创伤性脑损伤和蛛网膜下隙出血，以分别识别颅内压升高或血管痉挛导致的血流减少。不幸的是，超声在 PHC 中的作用还没有经过测试，而且很可能只与小部分检查的患者有关，以协助在转运前维持患者生理上的最优化。然而，进行经颅检查所需的技能基础极有可能超出了大多数从事 PHC 工作的医生的能力。

超声在骨折诊断中的应用

超声在成人和儿童骨折评估中得到了较好的研究。它的优点是能够协助评估相关的软组织损伤，相对于普通放射检查来说，在一些简易的环境下，急诊科医生可以更方便地使用超声。事实上，最近的一份来自军方的报告显示，在 44 例疑似骨折患者中，超声检查的敏感性为 100%，特异性为 94%。

超声也可以帮助识别骨折错位和指导复位以减少错位，其准确性类似于平片。在偏远的环境中，超声可能会帮助确定需要直升机转运的患者以及可以留在原地治疗的患者，如软组织损伤可恢复得足够快，患者可以继续在当地处理。在战地医院，超声也可以帮助确定哪些患者需要从战地医院通过空中转运撤离。

最后，超声可以识别可治疗的伤害并立即提供治疗。这里最明显的例子是肩部脱臼，在这种情况下，确诊后可以在现场进行复位，使患者免于长期的疼痛，并且随着肌肉痉挛的进展会变得越来越难以复位。

骨骼是超声波极好的反射面，皮质看起来像一条密集的白线。骨折是很容易识别的，在皮质线上表现为台阶状或不规则状。使用线性高频探头，像普通平片一样，图像是在两个垂直的平面上得到的。

超声在大规模伤亡中的作用

大规模伤亡事故是指受伤患者的数量超过了现有的医疗资源，无法及时提供医疗服务。超声在院前大规模伤亡场景中的潜在作用尚不明确。由于超声波能够快速识别危及生命的损伤，潜在的作用可成为检伤分类系统的补充。超声的潜在用途包括使用 EFAST 检查来识别气胸、腹腔内或心包游离液(假定的血液)、评估挤压伤、确定胎儿生存能力和确定未分化低血压的病因。

监测有无气胸可使以后的生理指标恶化的原因得到确认和纠正，而对腹部内损伤程度的了解可能有助于计划转运。事实上，Mazur 和 Rippey 已经证明了超声在大规模伤亡情况下的应用，在运输资源有限的情况下，需要进行长时间空运的二次筛选。在一次龙卷风事件中，他们使用超声排除了明显存在的腹内病变并诊断了胸部损伤的患者。随着便携式超声在院前救护体系中的应用越来越普遍，它在大规模伤亡和灾难中的作用应该变得更加清晰。

当其他成像设备不堪重负时，超声可能会在医院内或在现场有所帮助，在地震中已显示出了它的多功能性。在一项病例报告中，1207 例患者接受了超声检查，包括 115 项超声引导的干预措施，约占患者总数的 37%。超声被应用(最初是由于医院基础设施的安全考虑)于评估患者，主要是通过 EFAST 检查。

然而，随着灾难的加剧，超声被用于持续的评估和干预，因为其可以随工作人员和患者往返于医院。

在 1991 年亚美尼亚地震中，超声被用于协助进行院内的检伤分类，400 例接受筛查的患者中有 96 例被确诊为有病理改变，其中大多数患者有挤压伤，出现了 4 次假阴性扫描，原因在于技术困难或损伤部位特殊（即超声无法进行检查的部位）、腹膜后疾病、肠损伤和脾血肿。

在 1999 年土耳其地震中，使用了更先进的扫描技术，通过对肾动脉进行多普勒检查以获取阻力指数来明确严重挤压伤患者。这些研究是在患者入院的前 3 天进行的。

在重大事故的现场，超声的作用是有目共睹的。一项回顾性图表研究模拟了超声作为现场预检分诊工具的潜在作用，在所有的 359 例创伤患者中，有 286 例在回顾性检伤分类为黄区患者（P2s），研究者指出，在使用 FAST 方案扫描中有 20 例患者检查阳性，其中有 6 例在入院 24 小时内接受了外科手术治疗。除了快速确诊损伤外，超声还可以根据是否存在腹腔内游离液来进一步区分 P2s，从而确定需要优先转运的群体。

其他病例报告详细说明了灾难医疗援助小组在院前使用便携式超声作为大规模伤亡或灾难事件受害者持续监护的一部分，其最大的优势是能够排除无意义的病理，并可使稀缺的资源集中应用于那些最有可能获益的患者。这些报告表明，在大规模伤亡的情况下，超声可以由院前提供者携带和使用。然而，任何患者获益的证据还尚不确凿。

来自超声心动图和 FAST 检查的图像可被传送到医院，以便为偏远地方的患者进行诊断。这包括国际空间站和火星模拟太空旅行，以及北极圈的遥控诊断和治疗。所有这些研究都证明了超声具有很好的准确性，并易于获得诊断信息。

（王露平 译 周玉成 校）

延伸阅读

Abboud, P.A., Kendall, J.L. (2004) Ultrasound guidance for vascular access. *Emerg. Med. Clin. North Am.*, **22**, 749–773.

Báez, A.A., Lane, P.L., Sorondo, B., Giráldez, E.M. (2006) Predictive effect of out-of-hospital time in outcomes of severely injured young adult and elderly patients. *Prehosp. Disaster Med.*, **21** (6), 427–430.

Bair, A., Panacek, E., Wisner, D., *et al.* (2003) Cricothyroidotomy: a 5-year experience at one institution. *J. Emerg. Med.*, **24**, 151–156.

Beck-Razi N, Fischer D, Michaelson M, Engel A, Gaitini D. (2007) The utility of focused assessment with sonography for trauma as a triage tool in multiple-casualty incidents during the second Lebanon war. *J. Ultrasound Med.*, **26**, 1149–1156.

Bickell, W.H., Wall, M.J., Jr, Pepe, P.E., *et al.* (1994) Immediate versus delayed fluid resuscitation for hypotensive patients with penetrating torso injuries. *N. Engl. J. Med.*, **331**, 1105–1109.

Blaivas, M., Kuhn, W., Reynolds, B., Brannam, L. (2005) Change in differential diagnosis and patient management with the use of portable ultrasound in a remote setting. *Wilderness Environ. Med.*, **16**, 38–41.

Blaivas, M., Sierzenski, P., Theodoro, D. (2002) Significant hemoperitoneum in blunt trauma victims with normal signs and clinical examination. *Am. J. Emerg. Med.*, **20**, 218–221.

Blaivas, M., Theodoro, D., Sierzenski, P. (2003) Elevated intracranial pressure detected by bedside emergency ultrasound of the optic nerve sheath. *Acad. Emerg. Med.*, **10**, 376–381.

Boulanger, B.R., McLellan, B.A., Brennemann, F.D., Juan, O., Kirkpatrick, A.W. (1999) Prospective evidence of the superiority of a sonography-based algorithm in the assessment of blunt abdominal injury. *J. Trauma*, **47**, 632–637.

Brain Injury Foundation, American Association of Neurological Surgeons, Joint section on Neurotrauma and Critical Care (2000) Initial Management. *J. Neurotrauma*, **17**, 463–469.

Busch, M. (2006) Portable ultrasound in pre-hospital emergencies: a feasibility study. *Acta Anaesthesiol. Scand.*, **50** (6), 754–758.

Byhahn, C., Binbold, T., Zwissler, B., Maier, M., Walcher, F. (2008) Prehospital ultrasound detects pericardial tamponade in a pregnant victim of stabbing assault. *Resuscitation*, **76**, 146–148.

Cai Leung Tsui, Hin Tat Fung, Kin Lai Chung, V. Chak Wah Kam (2008) Focussed abdominal sonography for trauma in the emergency department for blunt abdominal trauma. *Int. J. Emerg. Med.*, **1**, 183–187.

Chang, R., Amilton, R., Carter, W. (1998) Declining rate of cricothyroidotomy in trauma patients with an emergency medicine residency: implications for skills training. *Acad. Emerg. Med.*, **5**, 247–251.

Chun, R., Kirkpatrick, A., Sirois, M., *et al.* (2004) Where's the tube? Evaluation of hand-held ultrasound in confirming endotracheal tube placement. *Prehosp. Emerg. Care*, **19**, 366–369.

Clarke, J.R., Trooskin, S.Z., Doshi, P.J., Greenwald, L., Mode, C.J. (2002) Time to laparotomy for intra-abdominal bleeding from trauma does affect survival for delays up to 90 minutes. *J. Trauma*, **52**, 420–425.

Corral, E., Silva, J., Suarez, R.M., Nunez, J., Cuesta, C. (2007) A successful emergency thoracotomy performed in the field. *Resuscitation*, **75** (3) 530–533.

Costantino, T.G., Parikh, A.K., Satz, W.A., Fojtik, J.P. (2005) Ultrasonography-guided peripheral intravenous access versus traditional approaches in patients with difficult intravenous access. *Ann. Emerg. Med.*, **46**, 456–461.

Dan, D., Mingsong, L., Jie, T., Xiaobo, W., Zhong, C., Yan, L., Xiaojin, L., Ming, C. (2010) Ultrasonographic applications after mass casualty incident caused by Wenchuan earthquake. *J. Trauma*, **68** (6), 1417–1420.

Deakin, C.D. (2007) From agonal to output: An ECG history of a successful pre-hospital thoracotomy. *Resuscitation*, **75** (3), 525–529.

Dean, A.J., Ku, B.S., Zeserson, E.M. (2007) The utility of handheld ultrasound in an austere medical setting in Guatemala after a natural disaster. *Am. J. Disaster Med.*, **2** (5), 249–256.

Do, J.R., McManus, J., Harrison, B. (2006) Use of ultrasonography to avoid an unnecessary procedure in the prehospital combat environment: a case report. *Prehosp. Emerg. Care*, **10** (4), 502–506.

Dronen, S., Thompson, B., Nowak, R., Tomlanovich, M. (1982) Subclavian vein catheterization during cardiopulmonary resuscitation: a prospective comparison of the supraclavicular and infraclavicular percutaneous approaches. *JAMA*, **247**, 3227–3230.

Durston, W., Swartzentruber, R. (2000) Ultrasound guided reduction of the forearm fractures. *Am. J. Emerg. Med.*, **18**, 72–77.

McManus, J.G., Morton, M.L., Crystal, C.S., *et al.* (2008) Use of ultrasound to assess acute fracture reduction in emergency care settings. *Am. J. Disaster Med.*, **3**, 241–247.

Emerman, C.L., Bellon, E.M., Lukens, T.W., May, T.E., Effron, D. (1990) A prospective study of femoral versus subclavian vein catheterization during cardiac arrest. *Ann. Emerg. Med.*, **19**, 26–30.

Ezri, T., Gewurtz, G., Sessler, D., *et al.* (2003) Prediction of difficult laryngoscopy in obese patients by ultrasound quantification of anterior neck soft tissue. *Anaesthesia*, **58**, 1111–1114.

Farrow, G.B. (2001) Portable ultrasound on deployment: A pilot study. *ADF Health*, **2**, 55–58.

Forster, R., Pillasch, J., Zielke, A., Malewski, U., Rothmund, M. (1992) Ultrasonography in blunt abdominal trauma: influence of the investigator's experience. *J. Trauma*, **34**, 264–269.

Friese, R.S., *et al.* (2007) Abdominal ultrasound is an unreliable modality for the detection of hemoperitoneum in patients with pelvic fracture. *J. Trauma*, **63**, 97–102.

Galetta, S., Byrne, S., Smith, J. (1989) Echographic correlation of optic nerve sheath size and cerebrospinal fluid pressure. *J. Clin. Neuropathalmol.*, **9**, 79–82.

Gerscovich, E., Cronan, M., McGahan, J., *et al.* (2001) Ultrasonographic evaluation of diaphragmatic motion. *J. Ultrasound Med.*, **20**, 597–604.

Goksu, E., Sayrac, V., Oktay, C., Kartal, M. (2010) How stylet use can effect confirmation of endotracheal tube position using ultrasound. *Am. J. Emerg. Med.*, **28**, 32–36.

Goldfarb, G., Lebrec, D. (1982) Percutaneous cannulation of the internal jugular vein in patients with coagulopathies: an experience based on 1000 attempts. *Anesthesiology*, **56**, 321–323.

Goletti, O., Ghiselli, G., Lippons, F.V., *et al.* (1994) The role of ultrasonography in blunt abdominal trauma: results in 250 consecutive cases. *J. Trauma*, **36**, 178–181.

Graif, M., Stahl-Kent, V., Ben-Ami, T., Strauss, S., Amit, Y., Itzchak, Y. (1988) Sonographic detection of occult bone fractures. *Pediatr. Radiol.*, **18**, 383.

Grechenig, W., Clement, H.G., Fellinger, M., Seggl, W. (1998) Scope and limitations of ultrasonography in the documentation of fractures – an experimental study. *Arch. Orthop. Trauma Surg.*, **117**, 368–371.

Gruessner, R., Mentges, B., Duber, C., Ruckert, K., Rothmund, M. (1989) Sonography versus peritoneal lavage in blunt abdominal trauma. *J. Trauma*, **29**, 242–244.

Guidance on the use of ultrasound locating devices for placing central venous catheters, September 2002, Technology appraisal 49, http://www.nice.org.uk/nicemedia/live/11474/32461/32461.pdf.

Guidelines 2000 for Cardiopulmonary Resuscitation and Emergency Cardiovascular care: Part 6: Advanced cardiovascular life support: section 3. Adjuvant for oxygenation, ventilation and airway control. The American Heart Association in collaboration with the International Liaison Committee on Resuscitation. *Circulation*, **102** (Suppl. 8), 195.

Gunst, M., Ghaemmaghami, V., Sperry, J., Robinson, M., O'Keeffe, T., Friese, R., *et al.* (2008) Accuracy of cardiac function and volume status estimates using the bedside echocardiographic assessment in trauma/ critical care. *J. Trauma*, **65** (3), 509–516.

Halberg, M.J., Wweeney, T.W., Owens, W.B. (2009) Bedside ultrasound for verification of shoulder reduction. *Am. J. Emerg. Med.*, **27** (1), 134.e5–e6.

Hansen, H., Helmke, K. (1997) Validation of the optic nerve sheath response to changing cerebrospinal fluid pressure: ultrasound findings during intrathecal infusion tests. *J. Neurosurg.*, **87**, 34–40.

Härtl, R., Gerber, L.M., Iacono, L., Ni, Q., Lyons, K., Ghajar, J. (2006) Direct transport within an organized state trauma system reduces mortality in patients with severe traumatic brain injury. *J. Trauma*, **60** (6), 1250–1256; discussion 1256.

Heegaard, W., Hildebrandt, D., Spear, D., Chason, K., Nelson, B., Ho, J. (2010) Prehospital Ultrasound by Paramedics: Results of Field Trial. *Acad. Emerg. Med.*, **17** (6), 624–630.

Helmke, K., Hanson, H. (1996) Fundamentals of transorbital sonographic evaluation of the optic nerve sheath expansion under intracranial hypertension, I: experimental study. *Pediatr. Radiol.*, **26**, 701–705.

Helmke, K., Hanson, H. (1996) Fundamentals of transorbital sonographic evaluation of the optic nerve sheath expansion under intracranial hypertension, II: experimental study. *Pediatr. Radiol.*, **26**, 706–710.

Hilty, W.M., Hudson, P.A., Levitt, M.A., Hall, J.B. (1997) Real-time US-guided femoral vein catheterization during cardiopulmonary resuscitation. *Ann. Emerg. Med.*, **29**, 331–337.

Hind, D., Calvert, N., McWilliams, R., Davidson, A., Paisley, S., Beverley, C., *et al.* (2003) Ultrasonic locating devices for central venous cannulation: meta-analysis. *Br. Med. J.*, **327**, 361–367.

Hoffmann, R., Nerlich, M., Muggia-Sullam, M., *et al.* (1992) Blunt abdominal trauma in cases of multiple trauma evaluated by ultrasonography: a prospective analysis of 291 patients. *J. Trauma*, **32**, 452–458.

Holmes, A.E.M., Holmes, J.F., Harris, D., Battistella, F.D. (2004) Performance of abdominal ultrasonography in blunt trauma patients with out-of-hospital or emergency department hypotension. *Ann. Emerg. Med.*, **43** (3), 354–361.

Hrics, P., Wilber, S., Blanda, M.P., Gallo, U. (1998) US-assisted internal jugular catheterization in the ED. *Am. J. Emerg. Med.*, **16**, 401–403.

Hsieh, K., Lee, C., Lin, C., *et al.* (2004) Secondary confirmation of endotracheal tube placement by bedside ultrasound. *Crit. Care Med.*, **32** (Suppl.), S374–S377.

Huffer, L.L., Bauch, T.D., Furgerson, J.L., *et al.* (2004) Feasibility of remote echocardiography with to support medical activities in the austere medical environment. *J. Am. Soc. Echocardiogr.*, **17**, 670–674.

Jang, T., Audin, C. (2005) The use of serial ocular ultrasound in the care of patients with head injury (letter). *Ann. Emerg. Med.*, **45**, 335–336.

Jastremski, M.S., Matthias, H.D., Randell, P.A. (1984) Femoral venous catheterization during cardiopulmonary resuscitation: a critical reappraisal. *J. Emerg. Med.*, **1**, 387–389.

Jorgensen, H., Jensen, C., Dirks, J. (2010) Does pre-hospital ultrasound improve the treatment of the trauma patient? *Eur. J. Emerg. Med.*, **17**, 249–253.

Keven, K., Ates, K., Yagmurlu, B., *et al.* (2001) Renal Doppler ultrasonographic findings in earthquake victims with crush injury. *J. Ultrasound Med.*, **20**, 675–679.

Keyes, L.E., Frazee, B.W., Snoey, E.R., Simon, B.C., Christy, D. (1999) US-guided brachial and basilic vein cannulation in emergency department patients with difficult intravenous access. *Ann. Emerg. Med.*, **34**, 711–714.

Kimura, A., Otsuka, T. (1991) Emergency center ultrasonography in the evaluation of hemoperitoneum: a prospective study. *J. Trauma*, **31**, 20–23.

Knapp, S., Kofler, J., Stoiser, B., *et al.* (1999) The assessment of four methods to verify tracheal tube placement in the critical care setting. *Anesth. Analg.*, **88**, 766–770.

Lapostolle, F., Petrovic, T., Catineau, J., Lenoir, G., Adnet, F. (2005) Training emergency physicians to perform out-of-hospital ultrasonography (letter). *Am. J. Emerg. Med.*, p. 572.

Le, A., Hoehn, M., Smith, M., Spentzas, T., Schlappy, D., Pershad, J. (2009) Bedside sonographic measurement of optic nerve sheath diameter as a predictor of increased intracranial pressure in children. *Ann. Emerg. Med.*, **53**, 785–791.

Leigh-Smith, S., Harris, T. (2005) Tension pneumothorax – time for a re-think? *Emerg. Med. J.*, **22**, 8–16.

Leung, J., Duffy, M., Finck, H. (2006) Real-time

ultrasonographically-guided internal jugular vein catheterization in the Emergency Department increases success rates and reduces complications: A randomized, prospective study. *Ann. Emerg. Med.*, **48**, 540–547.

Li, J. (2001) Capnography alone is imperfect for endotracheal tube placement confirmation. *J. Emerg. Med.*, **20**, 223–229.

Lichtenstein, D.A. (2007) Ultrasound in the management of thoracic disease. *Crit. Care Med.*, **35** (5 Suppl.), S250–S261.

Liu, M., Lee, C., P'eng, F.K. (1993) Prospective comparison of diagnostic peritoneal lavage computed tomographic scanning and ultrasonography for the diagnosis of blunt trauma. *J. Trauma*, **35**, 267–270.

Lockey, D.J., Davies, G. (2007) Pre-hospital thoracotomy: A radical resuscitation intervention come of age? *Resuscitation*, **75**, 394–395.

Ma, G., Hayden, S., Chan, T., *et al.* (1999) Using ultrasound to visualise and confirm endotracheal intubation (abstract). *Acad. Emerg. Med.*, **6**, 515.

Ma, O.J., Norvell, J.G., Subramanian, S. (2007) Ultrasound applications in mass casualties and extreme environments. *Crit. Care Med.*, **35** (5 Suppl.), S275–S279.

Mace, S., Hedges, J. (2004) Cricothyroidotomy and translaryngeal jet ventilation, in *Clinical Procedures in Emergency Medicine*, 4th edition (eds Roberts and Hedges), WB Saunders, Philadelphia, Chapter 6.

Mansfield, P.F., Hohn, D.C., Fornage, B.D., Gregurich, M.A., Ota, D.M. (1994) Complications and failures of subclavian-vein catheterization. *N. Engl. J. Med.*, **331**, 1735–1738.

Mazur, S., Pearce, A., Alfred, S., Sharley, P. (2007) Use of point-of-care ultrasound by a critical care retrieval team. *Emerg. Med. Austr.*, **19**, 547–552.

Mazur, S.M., *et al.* the F.A.S.T.E.R. trial. (2008) Focused assessment by sonography in trauma during emergency retrieval: A feasibility study. *Injury Int. J. Care Injured*, **39**, 512–518.

Mazur, S.M., Rippey, J. (2009) Transport and use of point-of-care ultrasound by a Disaster Medical Assistance Team. *Prehosp. Disast. Med.*, **24** (2), 140–144.

McGahan, J.P., Rose, J., Coates, T.L., Wisner, D.H., Newberry, P. (1997) Use of ultrasonography in the patient with acute abdominal trauma. *J. Ultrasound Med.*, **16**, 653–662.

McKenney, M.G., Martin, L., Lentz, K., *et al.* (1996) 1,000 consecutive ultrasounds for blunt abdominal trauma. *J. Trauma*, **40**, 607–610.

McNeil, C.R., McManus, J., Mehta, S. (2009) The accuracy of portable ultrasonography to diagnose fractures in an austere environment. *Prehosp. Emerg. Care*, **13**, 50–52.

Melanson, S.W., McCarthy, J., Stromski, C.J., Kostenbader, J., Heller, M. (2006) Aeromedical trauma sonography by flight crews with a miniature ultrasound unit. *Prehosp. Emerg. Care*, **5**, 399–402.

Merrer, J., De Jonghe, B., Golliot, F., Lefrant, J., Raffy, B., Barre, E., *et al.* (2001) Complications of femoral and subclavian venous catheterization in critically ill patients. *JAMA*, **286**, 700–707.

Miletic, D., Fuckar, Z., Mraovic, B., *et al.* (1999) Ultrasonography in the evaluation of hemoperitoneum in war casualties. *Mil. Med.*, **164**, 600–602.

Miller, A.H., Roth, B.A., Mills, T.J., *et al.* (2002) US guidance versus the landmark technique for the placement of central venous catheters in the emergency department. *Acad. Emerg. Med.*, **9**, 800–805.

Farahmand, N., Sirlin, C.B., Brown, M.A., Shragg, G.P., Fortlage, D., Hoyt, D.B., Casola, G. (2005) Hypotensive patients with blunt abdominal trauma: performance of screening US. *Radiology*, **235**, 436–443.

Nicholls, S., Sweeney, T., Ferre, R., Strout, T. (2008) Bedside sonography by emergency physicians for the rapid identification of the landmarks relevant to cricothyroidotomy. *Am. J. Emerg. Med.*, **26**, 852–856.

Noble, V.E., Lamhaut, L., Capp, R., *et al.* (2009) Evaluation of a thoracic ultrasound training module for the detection of pneumothorax and pulmonary edema by prehospital physician care providers. *BMC Med. Educ.*, **9**, 3.

Pearce, A., Mark, P., Gray, N., Curry, C. (2006) Responding to the Boxing Day tsunami disaster in Aceh, Indonesia: Western and South Australian contributions. *Emerg. Med. Austral.*, **18**, 86–92.

Polk, J.D., Fallon, W.F. (2000) The use of focussed assessment with sonography for trauma (FAST) by a prehospital air medical team in the trauma arrest patient. *Prehosp. Emerg. Care*, **4**, 82–84.

Polk, J.D., Fallon, W.F., Kovach, B., Mancuso, C., Stephens, M., Malangoni, M.A. (2001) The 'airmedical FAST' for trauma patients – The initial report for a novel application for sonography. *Aviat. Space Environ. Med.*, **72**, 432–436.

Price, D.D., Wilson, M.D., Murphy, T.G. (2000) Trauma ultrasound feasibility during helicopter transport. *Air Med. J.*, **19** (4), 144–146.

Roberts, J., McManus, J., Harrison, B. (2006) Use of ultrasonography to avoid an unnecessary procedure in the prehospital combat environment: a case report. *Prehosp. Emerg.*

Care, **10**, 502–506.

Rothlin, M.A., Naf, R., Amgwerd, M., Candinas, D., Frick, T., Trentz, O. (1993) Ultrasound in blunt abdominal and thoracic trauma. *J. Trauma*, **34**, 488–495.

Rozycki, G.S., Ochsner, M.G., Schmidt, J.A., *et al.* (1995) A prospective study of surgeon-performed ultrasound as the primary adjuvant modality for injured patient assessment. *J. Trauma*, **39** (3), 492–498.

Rozycki, G.S., Ochsner, M.G., Jaffin, J.H., Champion, H.R. (1993) Prospective evaluation of surgeons' use of ultrasound in the evaluation of trauma patients. *J. Trauma*, **34**, 516–526.

Sarkisian, A.E., Khondkarian, R.A., Amirbekian, N.M., *et al.* (1991) Sonographic screening of mass casualties for abdominal and renal injuries following the 1988 Armenian earthquake. *J Trauma*, **31**, 247–250.

Scalea, T.M., Sinert, R., Duncan, A.O., Rice, P., Austin, R., Kohl, L., *et al.* (1994) Percutaneous central venous access for resuscitation in trauma. *Acad. Emerg. Med.*, **1**, 525–531.

Schmitt, J., Ma, G., Hayden, S., *et al.* (2000) Suprasternal versus cricothyroid ultrasound probe position in the confirmation of the endotracheal tube placement by bedside ultrasound (abstract). *Acad. Emerg. Med.*, **7**, 526.

Sheridan, R.L., Petras, L., Lydon, M. (1997) Ultrasonic imaging as an adjunct to femoral vein catheterization in children. *J. Burn Care Rehabil.*, **18**, 156–158.

Stone, M.B., Teismann, N.A., Wang, R. (2007) Ultrasound confirmation of intraosseous needle placement in an adult unembalmed cadaver model. *Ann. Emerg. Med.*, **49**, 515–519.

Strode, C.A., Rubal, B.J., Gerhardt, R.T., *et al.* (2003) Satellite and mobile wireless transmission of focused assessment with sonography in trauma. *Acad. Emerg. Med.*, **10**, 1411–1414.

Sutic, A. (2007) Role of ultrasound in the airway management of critically ill patients. *Crit. Care Med.*, **35** (5), S173–S177.

Swanson, R.S., Uhlig, P.N., Gross, P.L., McCabe, C.J. (1984) Emergency intravenous access through the femoral vein. *Ann. Emerg. Med.*, **13**, 244–247.

Sznajder, J.I., Zveibil, F.R., Bitterman, H., Weiner, P., Bursztein, S. (1986) Central vein catheterization: failure and complication rates by three percutaneous approaches. *Arch. Intern. Med.*, **146**, 259–261.

Sztajnkrycer, M.D., Baez, A.A., Luke, A. (2006) FAST ultrasound as an adjunct to triage using the START mass casualty triage system: a preliminary descriptive system. *Prehosp. Emerg. Care*, **10**, 96–102.

Tayal, V., Neulander, M., Norton, H., Foster, T., Saunders, T., Blaivas, M. (2007) Emergency department sonographic measurements of the optic nerve sheath diameter to detect findings of increased intracranial pressure in adult head injury patients. *Ann. Emerg. Med.*, **49** (4), 508–514.

Volpicelli, G. (2007) Significance of comet tail artifacts at lung ultrasound. *Am. J. Emerg. Med.*, **25** (8), 981–982.

Walcher, F., Kirschning, T., Müller, M.P., *et al.* (2010) Accuracy of prehospital focused abdominal sonography for trauma after a 1-day hands-on training course. *Emerg. Med. J.*, **27**, 345–349.

Walcher, F., Kortüm, S., Kirschning, T., Weihgold, N., Marzi, I. (2002) Optimierung des traumamanagements durch präklinische sonographie. *Unfallchirurg*, **105**, 986–994.

Walcher, F., Weinlich, M., Conrad, G., Schweigkofler, U., Breitkreutz, R., Kirsching, T., *et al.* (2006) Prehospital ultrasound imaging improves management of abdominal trauma. *Br. J. Surg.*, **93**, 238–242.

Weaver, B., Lyon, M., Blaivas, M. (2005) Confirmation of endotracheal tube placement after intubation using the ultrasound lung sliding sign. *Acad. Emerg. Med.*, **8**, 239–244.

Weinberg, B., Diakoumakis, E.E., Kass, E.G., Seife, B., Zvi, Z.B. (1986) The air bronchogram: sonographic demonstration. *Am. J. Roentgenol.*, **147** (3), 593–595.

Weiss, D.B., Jacobson, J.A., Karunakar, M.A. (2005) The use of ultrasound in evaluating orthopaedic trauma patients. *J. Am. Acad. Orthop. Surg.*, **13**, 525–533.

Werner, S., Smith, C., Goldstein, J., Jones, R., Cydulka, R. (2007) Pilot study to evaluate the accuracy of ultrasound in confirming endotracheal tube placement. *Ann. Emerg. Med.*, **49**, 75–80.

Westfall, M.D., Price, K.R., Lambert, M., Himmelman, R., Kacey, D., Dorevitch, S., *et al.* (1994) Intravenous access in the critically ill trauma patient: a multicentered, prospective, randomized trial of saphenous cutdown and percutaneous femoral access. *Ann. Emerg. Med.*, **23**, 541–545.

Yuen, C.K., Mok, K.L., Kan, P.G., Wong, Y.T. (2009) Bedside ultrasound for the verification of shoulder reduction with lateral and anterior approaches. *Am. J. Emerg. Med.*, **27**, 503–504.

Yuen, C.K., Mok, K.L., Kan, P.G., Wong, Y.T. (2009) Ultrasound diagnosis of anterior shoulder dislocation. *Hong Kong J. Emerg. Med.*, **16** (1), 29–34.

第 44 章

超声在极端或恶劣环境中的应用

Kenton Anderson

引言

在偏远和简陋的环境中，开发的许多超声波设备的技术大都为了响应战场敌对环境中对超声的需求。1995 年，美国国防部授予美国国防高级研究计划局（DARPA）为 ATL 超声波公司拨款，这促成了 SonoSite 180™ 系统的开发，该系统重量仅仅 5 磅左右（约 2kg）。这是第一台可以用电池操作的超声机，并且通过了 1m 跌落测试，经久耐用，足以应付在各种不可预测的敌对环境中的军事行动。随着床旁超声设备的日益普及，其使用的指导也日益广泛，便携式超声仪器在医院以外各种环境中的携带和使用越来越频繁。

在战场上

环境

战场是一个极其严酷和具有挑战性的环境。在某些地区，环境温度从远低于冰点的温度可波动到 40℃以上。众所周知，电池的退化在极端温度下加速。环境里也可能充满沙质和灰尘，这对任何移动的机械部件都是一个严峻的挑战。在医疗设施（MTF）内，空间有限，意外掉落和撞击频繁。美国军方制订了符合这一严苛环境要求的超声波设备规格，所有美国陆军特种部队的医务人员都需要接受超声使用的培训，并可携带小型便携设备至受伤现场。

检查操作

战场上的死亡大多是由出血引起的，因此超声评估在作战环境中最常见的作用是创伤的超声聚焦评估（FAST）检查。在多种医疗设施中，CT 是不可用的，而且超声“对战乱中分诊的作用是不可估量的”。eFAST 检查包括用于检测气胸的肺部扫描，这在战场上非常重要。即使是小的气胸，在其他情况下可能在临床上是微不足道的，但随着空中转运时大气压力的降低，也会对生命构成威胁。这些患者需要预防性胸腔造口以防止飞行中失代偿。超声也被用于指导诸如中心静脉通路、椎管内神经阻滞、心包穿刺术、环甲膜切开术以及爆炸伤中异物的发现和清除等治疗。根据临床情况和操作人员在超声检查方面的技能，超声还有广泛的其他应用。例如，在无法获得 X 线片的情况下，超声诊断可以减少长骨骨折的漏诊，IVC 塌陷性被用于评估失血性休克和非创伤性休克，以及休克对复苏的反应。视神经鞘直径（Onsd）测量已用于评估多发伤患者的颅内压升高（ICP），指导是否需要进一步的 CT 检查及神经外科医生会诊。一些学者提倡使用经颅多普勒，但也有研究使人质疑这种技术在评估升高的 ICP 中的价值。简而言之，超声波可以对受伤的患者进行更彻底的评估，而不单是询问病史和体格检查。这些信息在决定是否转运、其紧迫性和（或）所需的运输方式方面是非常宝贵的。关于这些问题的决定不仅对患者至关重要，而且对于在转运中可能面临生命危险的工作人员也至关重要。

在空中

环境

床旁超声在空中的应用可以说比在地面上更有价值，因为在周围的噪音和飞机或直升机的空间受到严重限制的情况下，进行体格检查的能力会受到严重的限制。在可能的情况下，会在飞行前对患者进行超声评估，以检测某些疾病，如气胸，这种疾病可能会在飞行过程中恶化而威胁生命。飞行的内部生理应激(氧含量的下降、大气压的下降、持续运动、噪音和不受控制的环境温度)，再加上患者的脆弱状况，常常导致飞行期间的临床恶化。床旁超声提供的信息，可以快速地处理飞行转运中的患者。就像在战场环境中的情况一样，飞行中的超声波设备必须是耐用、袖珍和重量轻的。目前的证据表明，超声波机器不会干扰航空电子设备，现已被批准用于多种旋转翼和固定翼的飞机上。

旋翼式飞机

直升机经常用于将疾病患者和创伤患者从规模较小的医院运送到转诊医疗中心。这些患者的处理通常由飞行医生、危重护理护士和(或)医生提供。在这些飞机上常用的是 eFAST 检查，并应对气胸进行评估；其他一些应用可能也会有帮助，而且仅受操作者经验的限制。

固定翼飞机

小型和大型固定翼飞机可用来运送远距离的、不可用旋翼式飞机转运的医疗患者。美国空军使用多架货机组成了危重症空中转运队，由一名医生、一名重症医学护士和一名呼吸治疗师共同组成，将危重患者从战区运送到美国的医院，或将灾难受害者运送到不受灾难影响地区的医院。世界各地都有类似的专有危重护理运输服务，用于运送平民危重患者。这些团队的医生有医院的工作经验，所以能熟练运用即时超声技术，可以使用超声技术来管理在飞行过程中病情不稳定的患者。在明确低血压或低氧的病因以及利用超声引导操作技术方面，超声是最有帮助的。

国际空间站

环境

超声波已经被用于远程环境中，在那里不可能有医疗保健提供者及超声技术专家在场。国际空间站(ISS)可能是典型的偏远地区，美国航空航天局(NASA)使用了由非医务人员进行的超声波检查视频流程，并由临床医生在地球实时审查。超声由于其轻巧、紧凑和应用范围广，是理想的空间成像技术。国际空间站中可以进行的检查包括胸部、心脏、血管、眼部和肌肉骨骼。

高地

环境

在海拔 1500m 以上的滑雪场诊所和登山者大本营诊所中，超声是最常用的检查工具。在滑雪场诊所，其他的放射学选择，如 X 线摄影、CT 或 MRI 也是可用的。然而，在极高海拔(3500~5500m)或极端海拔(>5500m)，为登山者建立的大多数诊所的医疗设备极为有限，受到空间、基础设施支持以及必须通过动物背驮或步行运送到诊所这一事实的限制。在这些环境中，床旁超声最常被用来量化急性高山病(AMS)、高原肺水肿(HAPE)或高原脑水肿(HACE)。超声也被用于鉴别缺氧的其他并发症，如深静脉血栓形成。

传统的旋转硬盘驱动器故障在极端高度可能是机器故障的原因，这很可能是由寒冷和充满空气的移动部件内部气压降低所致；推荐使用固态存储设备，因为它们没有任何移动部件。还推荐将驱动器与电池一起休眠以防止其在寒冷中退化的策略，或将传感器浸泡在温水中以保持其稳定工作的状态。在这些偏远环境中，可使用轻便太阳能电池组为电池充电(图 44.1)。在高海拔地区使用的超声成像应该尽可能快地操作，以缩短患者暴露在寒冷环境中的时间。此外，国际空间站使用的类似远程传输技术也被用于高海拔基地，这表明，在这些远程环境中，有经验的超声医生不需要亲自在场就能从床旁

(a)

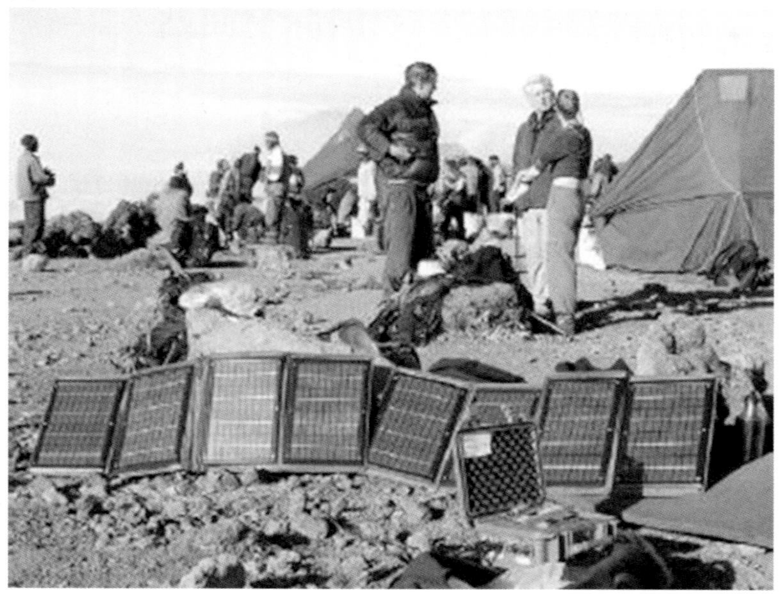

(b)

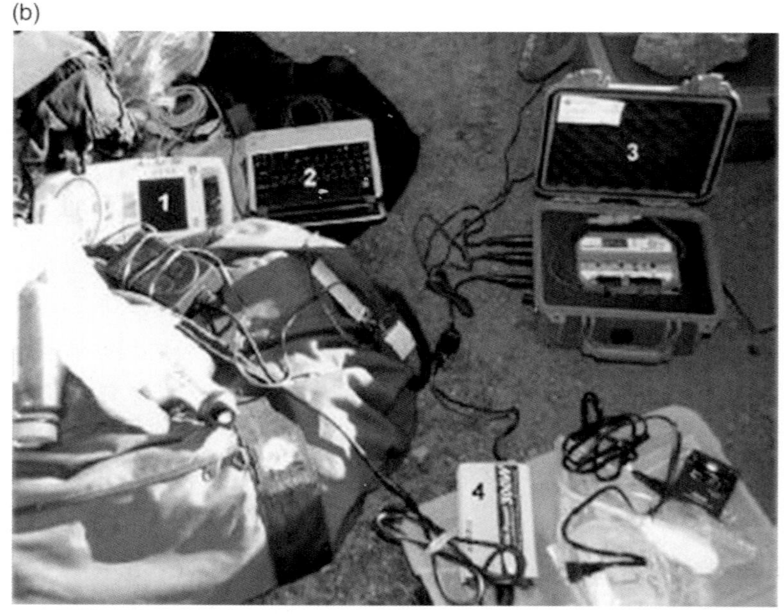

图 44.1 在乞力马扎罗山的高海拔超声波研究中，其电子设备使用太阳能。(a)这些刚性太阳能电池组重量不到 5kg，在乞力马扎罗山赤道太阳下提供 50W 以上的能量。这种电源由电子电压调节器控制，它使用铅酸蓄电池储存系统，安装在防水箱中(a 图中下部所示)。(b)1：超声单元(SonoSite 180+；SonoSite，Bothell，WA，USA)；2：膝上型计算机数据存储(Dell Inspiron 910；Dell，Round Rock，TX，USA)；3：带铅酸蓄电池的电子电压调节器(CT Solar LLC，Palm City，FL，USA)；4：300W 直流到交流转换器(b 图下部；Go Power! ; Carmanah, Victoria, British Columbia)。(a)图和(b)图上的所有电力储存设备的总重量<18kg。[Reprvnted with permission from Fagenholz，P.J.，Murray，A.F.，Noble，V.E.，et al.(eds)，Ultrasound in Medicine & Biology，1st edition，Vol. 38，p. 5； ⓒElsevier，2012.]

超声中获取有益信息(图 44.2)。

急性高山病(AMS)与高原脑水肿(HACE)

AMS 的症状通常是模糊的,可能包括头痛、胃肠道症状、失眠、头晕、乏力和疲劳。这些症状发生在急性暴露于低氧分压下,并被认为是由缺氧引起的脑水肿或扩张的脑血管升高 ICP 所致。HACE 被定义为共济失调、意识改变,或两者兼有。通常认为 HACE 是 AMS 的终末期,而 HACE 的死亡则是由脑疝形成引起的。

越来越多的 ONSD 测量与 AMS 的严重程度有关。这一发现支持了 AMS 是由 ICP 升高引起的理论。操作人员应该意识到,这种技术存在显著的观察者间差异,要至少执行 3 次 ONSD 测量以降低这种差异性。ONSD 测量结果表明,在高空环境下,ONSD 测量是可行的。未来的研究可能会阐明这一技术如何能最好地应用于 AMS 和 HACE 的诊断和监测,并提供有关高原疾病病理生理学的信息。

高原肺水肿(HAPE)

HAPE 的特点是活动耐力的下降、用力状态下的呼吸困难及干咳,进展为休息时的呼吸困难、肺部湿啰音、发绀、咳嗽和咳粉红色泡沫痰。HAPE 的病理生理学尚不清楚。应用肺脏和心脏超声,以确定 HAPE 易感性的个体,以及在高海拔地区区分 HAPE 和其他引起呼吸困难的原因。心脏超声已经取代肺动脉插管来评估与 HAPE 相关的肺动脉压力增加,并允许检测与 HAPE 易感性相关的卵圆孔未闭(PFO)。肺超声上 B 线数量的增加(以前称为"彗星尾"或"超声肺彗星")与 HAPE 症状相关,并与血氧饱和度呈负相关。综合 28 区扫描技术和缩短的 8 区扫描技术都已用于研究目的。然而,8 区技术(参见第 2 章)在临床上更有价值,因为它能同样有效地识别血管外肺水,并尽量减少在寒冷时脱衣的需要(图 44.3)。B 线在右肺的积聚速度更快,这与已知的体格检查和胸部 X 线片检查结果一致,而在肺水肿的发展中,右侧也比左侧更早。B 线的数目与心脏变化指标之间缺乏相关性,这表明非心源性的机制可能与 HAPE 的病因有关。即使是无症状的健康个体,在高原也会表现出 B 线的增加,这表明超声可能是诊断亚临床肺水肿的理想工具。与健康个体相比,HAPE 患者有更多的 B 线,尽管到目前为止还没有明确的 B 线来诊断 HAPE 和亚临床肺水肿,但 HAPE 患者的 B 线数量始终比正常人多得多,超声检查将有助于识别正在

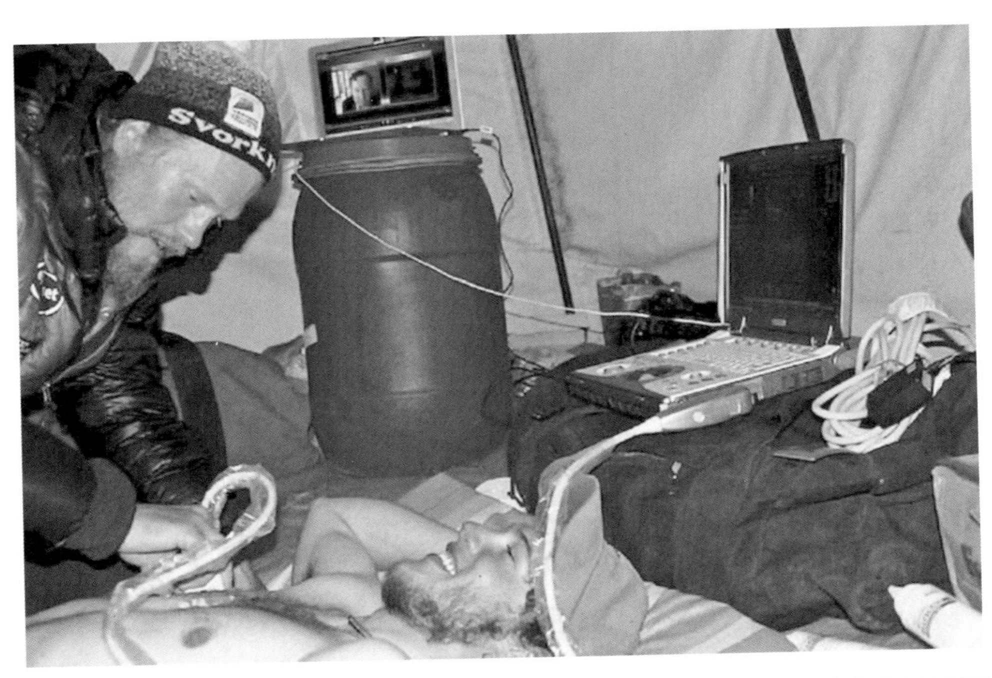

图 44.2　一位非专家操作人员正在高山大本营的帐篷里对一位登山者进行胸部超声检查。远程专家在电脑屏幕的后台可指导操作。专家能够同时查看超声图像并观察操作者进行超声检查的过程。[Reprited with permission from Otto, C., Hamilton, D.R., Levine, B.D., et al.(eds), Wilderness & Environmental Medicine, 3rd edition, Vol. 20, p. 285; ©Elsevier, 2009.]

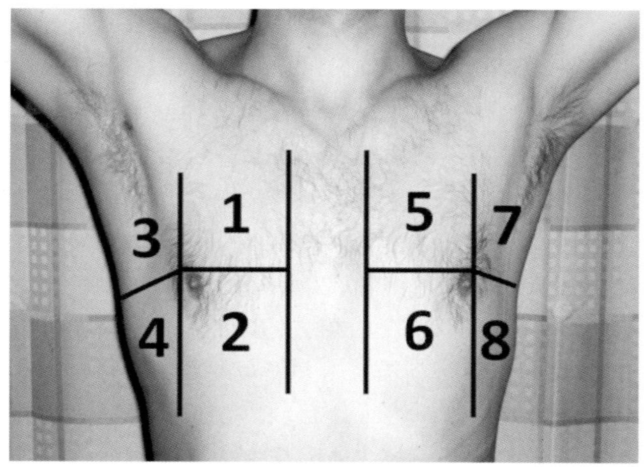

图44.3　B型评分法所评估的8个胸部分区。分界线包括胸骨内侧、区分内侧区和外侧区的腋前线和外侧的腋后线。胸骨第3肋间隙分为上、下两区。(Reproducd with permission from the American Institute of Ultrasound in Medicinc.)

接近这个极限的登山者，并且在他们出现症状之前建议其停止攀爬。肺部或心脏超声的其他发现提示呼吸困难的病因,如气胸、肺炎、心力衰竭、肺栓塞或心肌梗死,从而促使患者立即撤离,而HAPE患者可通过撤离到更低的海拔来缓解症状，而后可以再次尝试攀登。

灾害和人道主义救治

环境

在资源极其有限的环境，以及进行医疗护理有重重阻碍的环境下(本章前面所述的类似情况下),床旁超声已经被用于灾难和人道主义救治。在灾难救治的早期阶段,在帐篷等临时设施中,超声常常被作为检伤分类的工具,在这些设施中,设备的便携性和耐久性是需要优先考虑的。当超声设备必须空运和(或)步行到现场时,便携性就变得更加重要。

检查操作

在灾难或人道主义救治中进行的超声波检查视任务和操作人员的经验而异。对自然灾害中应用床旁超声的第一批量化研究描述了1988年亚美尼亚西北部6.9级地震后,6名医生在72小时内在临时的分诊室进行了530次检查。即使在此时,在广泛接受FAST检查之前,需要手术治疗的创伤性损伤的假阴性率还不到1%。4例假阴性病例中有3例为腹膜后或实体器官损伤,这是超声已知的局限性。在1999年，土耳其7.6级地震中，导致近1.7万人死亡,此后,泌尿科医生研究了肾脏多普勒血流阻力指数,发现该指数与血液透析的需要有关。他们的报告得出的结论是,这种测量可以提供关于挤压伤导致的急性肾衰竭恢复信息,而挤压伤是地震中导致伤亡的常见原因。尽管条件比较艰难,但是在这些早期的大规模伤亡研究中，床旁超声不仅证明是可行的，而且在识别范围广泛的创伤相关损伤方面也是非常准确的。在马德里、伦敦、黎巴嫩和伊拉克发生的大规模伤亡爆炸事件之后，经报道也使用了FAST检查。

便携式超声技术的出现也使得该领域的医疗机构能够向灾难患者提供超声检查。作为2005年危地马拉泥石流造成近1000人死亡后救援工作的一部分，一组来自美国的医疗队在现场进行了137次床旁超声检查(58个盆腔、34个右上象限、23个肾脏、6个其他腹部、5个骨科、4个心脏、3个胸膜和肺、3个软组织和1个FAST)。88%的检查是用弯曲阵列探头完成的。这份报告强调,床旁超声可以广泛应用,在严峻的环境下,这种单一的探头就可以完成大多数患者的检查。2007年,龙卷风摧毁了澳大利亚西部地区唯一的CT扫描仪后，该地区的灾难医疗救援小组的医生使用eFAST进行患者管理、检伤分类及伤员的转运。2008年中国四川地震,在一家医疗机构接受治疗的3207例患者中，有1207例患者接受了FAST检查，其中大部分出于安全考虑是在室外进行的操作,随后,超声引导115例手术,无任何并发症。

总结

超声的可移动性使得该技术可以在医院以外的极端或恶劣环境中使用,而在这种环境下,其他成像几乎不可能完成。虽然一些更过于恶劣的环境会带来一定的技术挑战，例如某些机器的电池退化或硬盘故障，但设计上的修改和对这些困难的适应使操作者能够在这些极端情况下使用超声波，并取得很好的临床效果。因其较低的成本(财务、资源利用、紧凑、便携)和较高的获益(尤其适用于危重疾病,使得超声的使用日益广泛)。在疏散困难时,超声可进行有意义的检伤分类,并且帮助诊断和指导治疗,如果没有超声,这些是很难完成的。在任何特定的极端环境中, 对可用应用程序的主要限制在于操作人员的技能和经验。这种限制可以通过对缺乏经验的操作者使用远程指导和视频交流来解决。

(王露平 译　周玉成 校)

延伸阅读

Allemann, Y., Hutter, D., Lipp, E., Sartori, C., Duplain, H., Egli, M., Cook, S., Scherrer, U., Seiler, C. (2006) Patent foramen ovale and high-altitude pulmonary edema. *JAMA*, **296** (24), 2954–2958.

Allemann, Y., Sartori, C., Lepori, M., Pierre, S., Melot, C., Naeije, R., Scherrer, U., Maggiorini, M. (2000) Echocardiographic and invasive measurements of pulmonary artery pressure correlate closely at high altitude. *Am. J. Physiol. Heart Circ. Physiol.*, **279** (4), H2013–H2016.

Aylwin, C.J., Konig, T.C., Brennan, N.W., *et al.* (2006) Reduction in critical mortality in urban mass casualty incidents: analysis of triage, surge, and resource use after the London bombings on July 7, 2005. *Lancet*, **368** (9554), 2219–2225.

Ballantyne, S.A., O'Neill, G., Hamilton, R., Hollman, A.S. (2002) Observer variation in the sonographic measurement of optic nerve sheath diameter in normal adults. *Eur. J. Ultrasound*, **15** (3), 145–149.

Bartsch, P., Swenson, E.R. (2013) Clinical practice: Acute high-altitude illnesses. *N. Engl. J. Med.*, **368** (24), 2294–2302.

Beck-Razi, N., Fischer, D., Michaelson, M., Engel, A., Gaitini, D. (2007) The utility of focused assessment with sonography for trauma as a triage tool in multiple-casualty incidents during the second Lebanon war. *J. Ultrasound Med.*, **26** (9), 1149–1156.

Bellamy, R.F. (1984) The causes of death in conventional land warfare: implications for combat casualty care research. *Mil. Med.*, **149** (2), 55–62.

Berger, E. (2007) Lessons from Afghanistan and Iraq: the costly benefits from the battlefield for emergency medicine. *Ann. Emerg. Med.*, **49** (4), 486–488.

Bouzat, P., Walther, G., Rupp, T., Doucende, G., Payen, J.F., Levy, P., Verges, S. (2013) Time course of asymptomatic interstitial pulmonary oedema at high altitude. *Respir. Physiol. Neurobiol.*, **186** (1), 16–21.

Chiao, L., Sharipov, S., Sargsyan, A.E., *et al.* (2005) Ocular examination for trauma; clinical ultrasound aboard the International Space Station. *J. Trauma*, **58** (5), 885–889.

Dan, D., Mingsong, L., Jie, T., *et al.* (2010) Ultrasonographic applications after mass casualty incident caused by Wenchuan earthquake. *J. Trauma*, **68** (6), 1417–1420.

Dean, A.J., Ku, B.S., Zeserson, E.M. (2007) The utility of handheld ultrasound in an austere medical setting in Guatemala after a natural disaster. *Am. J. Disaster Med.*, **2** (5), 249–256.

Fagenholz, P.J., Murray, A.F., Noble, V.E., Baggish, A.L., Harris, N.S. (2012) Ultrasound for high altitude research. *Ultrasound Med. Biol.*, **38** (1), 1–12.

Fincke, E.M., Padalka, G., Lee, D. (2005) Evaluation of shoulder integrity in space: first report of musculoskeletal US on the International Space Station. *Radiology*, **234** (2), 319–322.

Foale, C.M., Kaleri, A.Y., Sargsyan, A.E., *et al.* (2005) Diagnostic instrumentation aboard ISS: just-in-time training for non-physician crewmembers. *Aviat. Space Environ. Med.*, **76** (6), 594–598.

Hackett, P.H., Roach, R.C. (2011) High altitude illness. *N. Engl. J. Med.*, **345** (2), 107–114.

Keven, K., Ates, K., Yagmurlu, B., *et al.* (2001) Renal Doppler ultrasonographic findings in earthquake victims with crush injury. *J. Ultrasound Med.*, **20** (6), 675–679.

Mazur, S.M., Rippey, J. (2009) Transport and use of point-of-care ultrasound by a disaster medical assistance team. *Prehosp. Disaster Med.*, **24** (2), 140–144.

Price, D.D., Wilson, S.R., Murphy, T.G. (2000) Trauma ultrasound feasibility during helicopter transport. *Air Med. J.*, **19** (4), 144–146.

Raja, A.S., Propper, B.W., Vandenberg, S.L., *et al.* (2010) Imaging utilization during explosive multiple casualty incidents. *J. Trauma*, **68** (6), 1421–1424.

Roach, R.C., Bärtsch, P., Oelz, O., Hackett, P.H., Lake Louise, A.M.S. and the Scoring Consensus Committee (1993) The Lake Louise acute mountain sickness scoring system, in *Hypoxia and Molecular Medicine* (eds J.R. Sutton, C.S. Houston, G. Coates), Charles S. Houston, Burlington, Vt, pp. 272–274.

Sarkisian, A.E., Khondkarian, R.A., Amirbekian, N.M., Bagdasarian, N.B., Khojayan, R.L., Oganesian, Y.T. (1991) Sonographic screening of mass casualties for abdominal and renal injuries following the 1988 Armenian earthquake. *J. Trauma*, **31** (2), 247–250.

Sutherland, A.I., Morris, D.S., Owen, C.G., Bron, A.J., Roach, R.C. (2008) Optic nerve sheath diameter, intracranial pressure and acute mountain sickness on Mount Everest: A longitudinal cohort study. *Br. J. Sports Med.*, **42** (3), 183–188.

Turegano-Fuentes, F., Caba-Doussoux, P., Jover-Navalon, J.M., *et al*. (2008) Injury patterns from major urban terrorist bombings in trains: The Madrid experience. *World J. Surg.*, **32** (6), 1168–1175.

第 45 章

在欠发达的医疗系统中建立超声方案

Hein LamPrecht, John Sloan

引言

急诊超声(EUS),也称床旁超声(POCUS),在低资源的医疗环境中,特别是在缺少综合性放射服务的系统中,经证明其是一种安全、低成本、有效、可持续和可行的诊断方式。进一步将 EUS 纳入发展中国家卫生系统将取决于每个国家的国情。不存在"一统适用"的模式。如能将发展中国家的疾病负担和运营医疗基础设施缺陷结合承担并完善,那么这种 EUS 模式应该易于成功。

引入 EUS 的主要重点应该是加强卫生保健领域的实际工作。然而,每个发展中的医疗系统面临的独特的难点(表 45.1)将决定哪一套独特的 EUS 方案(包括硬件、软件、培训课程、认证、技能验证和财务模式)最适合于可持续性发展。

超声的独特作用

向发展中的卫生系统引入有效的 EUS 服务比在发达的系统会产生更显著的影响。EUS 在资源有限的环境中提供了独特的益处(表 45.2),并且可能是在资源有限的环境中为医护人员提供的唯一诊断成像模式,有时也是特殊的检查方法。EUS 还将直接影响许多医疗决策规则,从而实现更快和更准确地进行诊断,以减少医院/诊所的过度拥挤。早期诊断和治疗能降低许多发展中国家的死亡率和发病率,在这些条件下,低成本治疗将大大改善患者的预后(除传染病外)。

表 45.1 在发展中国家卫生系统建立 EUS 的难点

由于缺少设备和设备功能不全,医疗系统很差,系统之间区别也很大
基础保健、通用和后勤支持基础设施差
没有本地硬/软件系统支持
更换机器备件可能需要几个月的时间,并且成本高昂
缺乏能提供优质培训的工作人员
低于标准的当地教育支持
大多数农村地区没有(或仅有低水平的)医疗保健资源
通信和 IT 基础设施不足,限制了特殊调查访问和远程学习
发展中国家独特的疾病负担

交付模式

提供和使用超声波设备的手段是多种多样的,但是,下文探讨了三项关键原则,但还可以列出其他一些原则。

1.伙伴关系应是对明确需求的回应。然而,海外项目史上随处可见寻求建立当地专家不需要的服务的项目。

2.那些来执行项目的人必须把重点放在增强当地人民的能力和培训上,而不是由外部人员提供服务。

3.任何具有重大影响的项目都是服务能力建设。这可能意味着当地将为更多的患者服务,也可能意味着现有的患者会获得更好的救治质量。

表 45.2 PoCUS 在发展中国家的优势

优点	举例
紧凑性和便携性	单个便携式超声机可以覆盖许多医院/诊所
廉价、安全、低维护成本	减少常规放射性服务的负担以及更高的采购和维护成本
加强现有的筛选计划	农村 HIV 患者中额外的 HB 患者加快了结核病的治疗和高产结核样本的培养
农村环境中立即提供诊断结果	与 HIV 相关的深静脉血栓形成的发病率更高
紧急救治期间,超声是微创或大多数治疗手段唯一监测形式	休克患者的腔静脉指数
加强程序指导	提高准确性可以最大限度地减少稀缺型医疗消耗品和药物的使用
运营成本低	直接(取代更昂贵、长距离测试)和间接(消耗品的最小使用)成本
患者教育	一旦患者可视化和理解病理学,就可改善对药物(TB)的依从性
医护人员教育	在受监督的在职培训期间传授技能和知识

现有的超声设施

在许多发展中国家,超声服务要么不存在,要么不充分,并且诊断过程中的问题非常普遍。有鉴于此,世界卫生组织(WHO)已经概述了超声诊断的适应证以及设备的技术规范。在大型医院中,超声波服务应辅以通用超声波扫描仪,而在主要医疗中心层面,需要各种专用的超声单元,例如专用于心脏、腔内和介入检查的设备。任何超声设备的效用在很大程度上取决于操作员的技能和经验。

贫困的影响

在所有较贫困的国家,健康不良与贫困相关,这一事实得到了广泛认可。这意味着如果在不存在超声服务的情况下建立超声体系,那么接受超声服务的患者群体可能是比较贫困的。就是说,虽然超声波机器的服务成本非常低,但更换部件,特别是易受损伤的探头,可能会非常昂贵,以至于无法进行。因此,良好的伙伴关系可以在仪器发生破损时提供支持渠道。

便携式与固定式系统

便携式设备存在丢失的风险。尽管如此,其便携性仍有许多优势。在发展中国家,心脏超声的可用性尤其有限。已经证明手持式心脏超声装置能识别心脏病变,并且避免了对 90%的患者行进一步全面超声心动图评估的需要。

伙伴关系另一个令人担忧的结果是,接受培训的当地专家和设备可能会离开,而去私人机构中服务。因此,应充分理解为什么需要培训,并且在培训结束后签订 2~3 年的合同是比较明智的。

超声在整个系统交付中的合作

除非能服务于当地的健康体系,否则建立超声体系毫无意义。为了说明这一点,可以参考英国的综合创伤服务,它具有构成要素的平衡,如图 45.1 所示。

如果缺少部分内容,如图 45.2 所示,系统就无法有效工作。在这个例子中,支持复苏不太可能有所帮助,因为它不是速率限制因素。

实际上,贫困国家的卫生系统往往是不够完整的(图 45.3),因此必须从整个服务的角度考虑改变一个部分的影响。幸运的是,构建诊断服务的通常结果是它确实有助于整个系统。

离散培训方案

许多人都致力于开发培训方案,以便当地的放

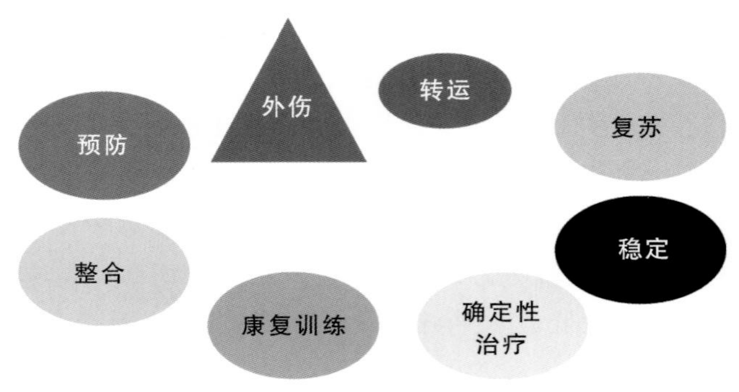

图 45.1 英国创伤系统的组成部分。

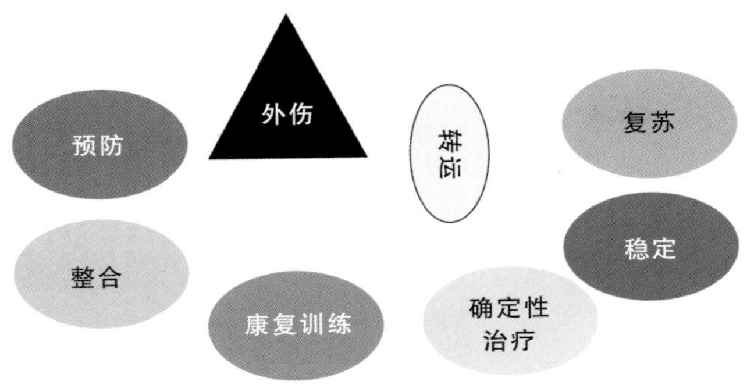

图 45.2　失去一部分的创伤系统。

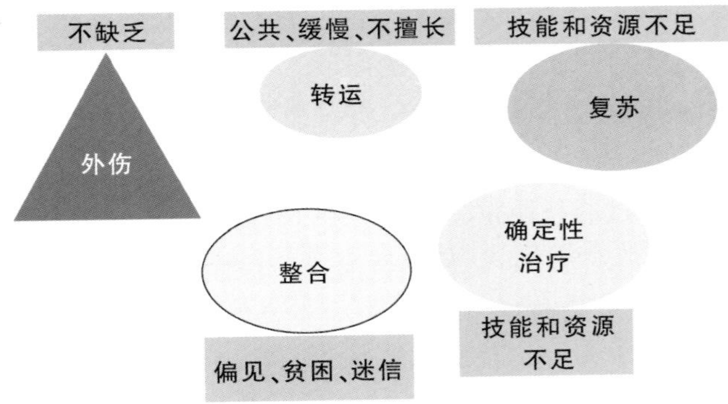

图 45.3　贫困国家的创伤系统。

射科技师、护士和医生可以接受超声训练。目前,已经提供了足够的项目,包括离散的培训方案。因此,最好从已经设立好系统的人员那里获取建议，并肯虚心接受培训的指导内容。

南–南联系

传授和相互支持的优秀模式是建立“南–南联系”。这意味着一个发展中国家与另一个发展中国家建立联系,以便在项目中互相帮助。它避免了因贫富差距造成的沟通障碍和理解困难。

移动与医院

发展中国家医院的基本超声服务的主要用途是产科、一般诊断和创伤。这些之间的平衡将决定使用的最佳机器类型。由于许多低收入者无法负担旅行费用，社区便携式超声应用计划有很大的好处。表 45.3 总结了固定式与便携式机器的一些利与弊。

为了确保长期的可持续性和增长,需要确定当地的策划者,以建立和推动医疗床旁超声计划,包括临床管理和持续的质量改进。他们对当地的了解也将缩小发达国家与当地人群实际需要的差距。需要鼓励这些倡导者为国际核心知识库做出贡献，以便以同样的方式帮助其他有相似需求的国家。

表 45.3　固定式与便携式机器

医院/固定机	便携式机器
一般诊断	社区外延伸
妇科影像学	战争与冲突
适合训练	次优培训
优质的图像	次优图像

急诊医学的作用

急诊医学是一个“枢纽”,而不是终点站,可能是患者进入发展中国家卫生系统的切入点。从那里,患者将被转移到更高水平的医治点，如果患者没有严重疾病或受伤,则可留在当地医治点。

EUS 服务应放在战略切入点，使最虚弱的患者从这些服务中获益最多。由急诊医学培训的员工拥有自己独特的技能，习惯于使用合适的临床规则做出及时的临床决策。EUS 无缝融入这一运作模式,包括创伤、内科学、儿科和麻醉。这使得 EUS 几乎可应用于所有的患者。

较发达的医疗保健系统是以社区为基础的,而发展中的医疗保健系统更侧重于医院/诊所提供的医疗服务。这种漏斗效应将确保更多患者在医院/诊所接触 EUS，这为已经过度紧张的医疗保健系统增加了进一步的价值。

创伤

在全球每年发生的 5000 万人死亡中,有 350 万人(7%)与创伤有关,其中 140 万人是由道路交通事故造成的,只有 15 万人是自然灾害造成的。这可能有助于我们理解灾难救援。再则,所有与伤害有关的死亡中有 50%发生在 15~44 岁年龄段，而在 15~29 岁年龄段中，前 10 位死亡原因中有 7 项与伤害有关。并且 91%的与伤害相关的死亡发生在低收入或中等收入的社会。因此,在创伤中使用超声可能对发展中国家非常有益。

培训、认证和质量保证

培训

确定本地策划者将是启动并最终成功建立 EUS 系统的重要因素。该策划者将成为运营的关键人物，专注于战略、运作、筹款和游说。

只有进行了需求分析调查，将独特的 EUS 课程与当地疾病负荷相匹配后，才能开始正式的 EUS 培训。第一堂本地 EUS 培训课程的主要目标应该是培养未来的培训师次能力。由于涉及的费用极高，第一次培训是最具挑战性的。临时进口培训课程所需的超声仪器，并邀请外国合作伙伴的 EUS 师资队伍，是高成本的主要组成部分。寻找本地或国际拨款或赞助是当地策划者需要克服的一项挑战。

一旦考生完成了他们的培训课程，他们就应该进入服务，监督 EUS 培训。重点应是根据当地的课程记录超声扫描图像。每次记录的扫描图像都应由培训教员进行监督或回顾性评估。远程学习资源可用于支持当地教员。目前最好的证据表明，课程中的每个模块要有 10~100 次扫描图像记录，以便受训者达到最佳的技能获得。

只有在完成前面所有项目后才能进行最终评估。评估的形式需要是正式的，成功的受训者将获得他们的 EUS 资格和认证（图 45.4）。

认证和重新验证

EUS 培训计划和资格认证是 EUS 提供商信誉的基石，并且将由同行评判。EUS 最好应该由有公信力的培训学院和（或）社团在全国范围内认证，并且在本地由大学认证。然而，这些结构可能不存在于不发达的医疗保健系统中。在此之前，EUS 认证应从区域认可的 EUS 认证计划中获得。例如，南非急救医学会（EMSSA）和南非急诊医学学院（CEMSA）都认可了博茨瓦纳 EUS 培训计划，该计划目前仍处于起步阶段。认证也可以扩展到更大的区域。例如，新成立的非洲紧急医学联合会（AFEM）将对没有必要设施国家的 EUS 培训计划进行认证和质量保证。

学过的技能重新验证应在 EUS 认证之后继续进行。存在许多形式，从保持简单的扫描日志到正式的重新测试，合格的 EUS 供应商需要展示足够的能力。精确的重新验证模型将受到人力资源短缺和系统资源匮乏的限制。

质量保证

EUS 质量保证是一个持续的过程。质量标准应由认证机构在 EUS 培训计划开始时制订和执行。此后，策划者和培训教员应使用表 45.4 中列出的各项来保持质量标准。

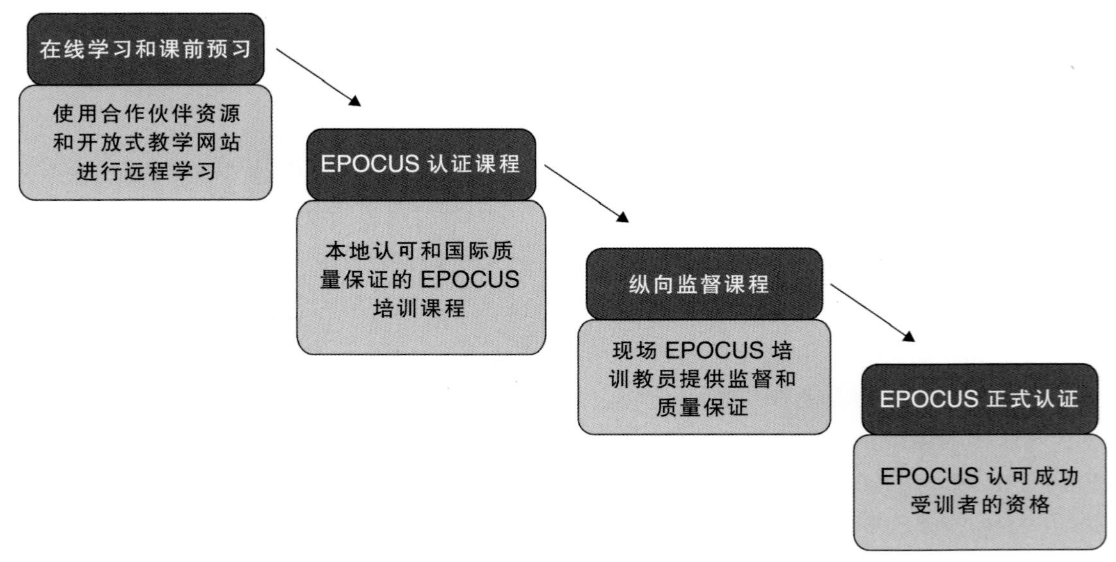

图 45.4 EUS 培训计划的基本组成图。

表 45.4　一项成功 EUS 计划的质量保证项目

EPOCUS 培训	EPOCUS 规定
所有记录的扫描都需要经验丰富的培训师进行评估	通过抽样扫描进行定期评估，仔细检查不合标准的图像质量
在教授 EPOCUS 课程(合作伙伴)时使用外部师资	超声波设备应定期检查并由负责人员签字
正式 EPOCUS 评估期间使用外部审查员(合作伙伴)	通过对 EPOCUS 提供者的医疗文件进行抽样定期评估，以根据扫描结果检查临床护理途径的正确使用
当地和外部 EPOCUS 认证机构在提供认证时，应该在培训项目之前和定期确保 EPOCUS 培训计划的质量	保持 EPOCUS 事件登记，对所有已发现的不良事件和未遂事件进行全面调查和记录，并制订相关建议以避免再次发生
EPOCUS 培训师定期参加进修研讨会和国际会议(合作伙伴赞助)	向所有相关方提供所有有关 EPOCUS 投诉的适当反馈
严格公正选择高素质的 EPOCUS 培训教员	一旦获得新的当前最佳证据，定期更新 EPOCUS 临床决策路径

经验与教训

在一开始的时候……

- 医疗伙伴和高级管理层的支持力度不够。
- 没有找到正确的本地策划者来推动这个过程。
- 没有赢得关键的未来合作伙伴：
  - 其他专业(放射学和心脏病学除外)；
  - 私营机构的同行者。
- 缺乏启动资金来赞助第一门课程（聘请国际培训师资和购买超声系统的成本很高）。
- 没有就所需的培训和能力标准达成共识。

一旦开始……

- 寻找一个可靠的学术机构来主持和认证 EUS 培训计划。
- 缺乏适当的管理支持来维护系统中所有 EUS 受训人员的最新数据库。
- 缺乏在当地认证 EUS 培训师的能力。
- 在举办当地 EUS 课程或购买超声系统进行培训和患者服务时，资金不足或无法获得资金。
- 有偏见的同事将 EUS 视为对其专业领域的侵犯。
- EUS 供应商扫描超出他们的实践范围和经认可的能力范围。
- 正确认证 EUS 资格。

以后的障碍……

- 为患者提供适当的 EUS 服务管理。
- 存档和保存好患者的超声扫描结果。
- 扩大 EUS 教师培训能力。
- 创建 EUS 教师研究能力。
- 增加了先进的 EUS 模块，反映了当地的疾病负担。
- 为受过 EUS 培训的私营医生建立计费码。
- 忽视或没有适当的 EPOCUS 质量保证体系。
- 经验丰富的 EPOCUS 培训师的流失：
  - 从农村到城市；
  - 去往高薪发达的医疗保健系统。

（王露平　译　周玉成　校）

延伸阅读

Adler, D., Mgalula, K., Price, D., Taylor, O. (2008) Introduction of a portable ultrasound unit into the health services of the Lugufu refugee camp, Kigoma District, Tanzania. *Int. J. Emerg. Med.*, **1** (4), 261–266.

BMUS Ultrasound Training Project. September 2006 [cited 2011 2nd February 2011]; Available from: www.idcsig.org/BMUS_Ultrasound_Training_Project_sept_06_for_SiG%5B1%5D.doc

de Geus, A. (1993) Scarcity of radiodiagnostic services in developing countries. *Trop. Geogr. Med.*, **45** (3), 97.

Editorial. (1990) Clinical ultrasound in developing countries. *Lancet*, **336** (8725), 1225–1226.

Felkel, S. (1999) Ultrasound safety mechanical and thermal indices: a primer. *J. Diagnost. Med. Sonogr.*, **15** (2), 77–80.

Goudie, A.M. (2010) Credentialing a new skill: what should the standard be for emergency department ultrasound in Australasia? *Emerg. Med. Australas.*, **22** (4), 263–264.

Heller, T., Goblirsch, S., Wallrauch, C., Lessells, R., Brunetti, E. (2010) Abdominal tuberculosis: sonographic diagnosis and treatment response in HIV-positive adults in rural South Africa. *Int. J. Infect. Dis.*, **14** (Suppl. 3), e108–e112.

Hoyer, P.F., Weber, M. (1997) Ultrasound in the developing world. *Lancet*, **350** (9087), 1330.

Kobal, S.L., Lee, S.S., Willner, R., Aguilar Vargas, F.E., Luo, H., Watanabe, C., *et al.* (2004) Hand-carried cardiac ultrasound enhances healthcare delivery in developing countries. *Am. J. Cardiol.*, **94** (4), 539–541.

Kurjak, A., Breyer, B. (1986) The use of ultrasound in developing countries. *Ultrasound Med. Biol.*, **12** (8), 611–621.

Matta, F., Yaekoub, A.Y., Stein, P.D. (2008) Human immunodeficiency virus infection and risk of venous thromboembolism. *Am. J. Med. Sci.*, **336** (5), 402–406.

Mindel, S. 91997) Role of imager in developing world. *Lancet*, **350** (9075), 426–429.

Radiology visit to Kisiizi Hospital Report. 2009 [cited 2011 2nd February 2011].

Shackford, S.R., Rogers, F.B., Osler, T.M., Trabulsy, M.E., Clauss, D.W., Vane, D.W. (1999) Focused abdominal sonogram for trauma: the learning curve of nonradiologist clinicians in detecting hemoperitoneum. *J. Trauma*, **46** (4), 553–562; discussion 562–564.

Steinmetz, J.P., Berger, J.P. (1999) Ultrasonography as an aid to diagnosis and treatment in a rural African hospital: a prospective study of 1,119 cases. *Am. J. Trop. Med. Hyg.*, **60** (1), 119–123.

Thomas, B., Falcone, R.E., Vasquez, D., Santanello, S., Townsend, M., Hockenberry, S., *et al.* (1997) Ultrasound evaluation of blunt abdominal trauma: program implementation, initial experience, and learning curve. *J. Trauma*, **42** (3), 384–388; discussion 388–390.

Tshibwabwa, E.T., Mwaba, P., Bogle-Taylor, J., Zumla, A. (2000) Four-year study of abdominal ultrasound in 900 Central African adults with AIDS referred for diagnostic imaging. *Abdom. Imaging*, **25** (3), 290–296.

Wagstaff, A. (2002) Poverty and health sector inequalities. *Bull. World Health Org.*, **80** (2), 97–105.

Yanagawa, Y., Sakamoto, T., Okada, Y. (2007) Hypovolemic shock evaluated by sonographic measurement of the inferior vena cava during resuscitation in trauma patients. *J. Trauma*, **63** (6), 1245–1248; discussion 1248.

第7部分

管理

第 46 章

床旁超声的最佳实践与未来发展

Robert D. Jarman

引言

床旁超声(PoCUS),尽管是一个相对年轻的临床技术,但已在临床实践中得到了普遍的应用。这主要归因于正确使用床旁超声技术能帮助诊疗患者。通过该技术患者可以直接或间接受益，这也进一步促进了 PoCUS 技术的应用与发展。然而,错误的操作和缺乏有效的监管会让某些人产生怀疑，从而难以接受将其用作主流技术。

培训和教育

学习任何新技能,都需要完成一系列步骤。这些技能包括安全地使用该项技术提供图像、了解图像显示的内容以及如何将发现应用到临床诊疗中。与生活中的有些事情一样，有些人比其他人更容易掌握这门技术。因此，单一的培训模式并不适合所有人,而且每个人学习的进度也不一样。此外,培训的课程质量和教员的水平不一致，使得掌握这门技术更加困难。

学习 PoCUS 有 3 个阶段：

1.**感应阶段**。这一阶段涉及对超声理论知识和超声机的各部分组成的熟悉。这一阶段通常通过入门课程或在线学习与实践技能相结合的方式进行。

2.**体验阶段**。这一阶段涉及通过实际操作学习新技能。优化学习的关键是有位好导师。能够显示高质量的图像只是这一阶段的一部分，受训人员需要掌握涵盖其他重要方面的知识，例如结合患者的病情、最大限度地利用超声技术为患者诊治提供帮助。在这一阶段,受训者应该得到监督,否则,他们的检查结果对患者的诊治起不到任何帮助。

3.**能力发展阶段**。在这一阶段,受训人员已经达到了所需的水平,应该能够证明所需掌握的技能。在如何确定这一点上有一定程度的国际变化。某些国家机构在完成特定数量的扫描之后(加上其医院要求的当地附加标准)承担临床能力。其他机构不规定扫描数量，但要求受训人员触发他们认为达到所需水平的点,然后使用既定标准进行同行评审。仅依靠执行扫描的次数来确定受训人员是否具备此能力所存在的问题是，各位受训人员所完成的图像并非都是相同的。在现实设定中,经验丰富的培训师对不同的患者进行扫描所得的 10 幅图像质量远远高于在无任何督导下为一般患者扫描所得的 10 幅图像。这一获得能力和被允许独立实践的过程称为“资格认证”。

如果一位实习的临床医生想要学习 PoCUS 技术,那么他每次都必须经过同样的步骤。然而,对于经验丰富的从业者来说，这个过程可能不需要太多的时间。

表 46.1 突出显示了目前已建立的课程。此外,还规范了确定能力/资格认证的方法。

实践范围

临床医生涉足所有 PoCUS 领域是不可行的,为了保持能力水平,有必要定期进行特定的运用训练。大多数 PoCUS 的使用者不会连续执行超声检查,因

表 46.1 国际床旁超声课程实例

国家机构	核心应用	推广应用	能力确定方法
急诊医学院(英国)	AAA、FAST、心脏停搏、血管通路(所有强制性)	肝胆管、肾脏、肌肉骨骼/软组织、妊娠、胸部、心脏、儿科	扫描记录,10个病例,并对每个申请进行能力评估
美国急诊医师协会	创伤、宫内妊娠、AAA、心脏、胆道、尿道、深静脉血栓、软组织/肌肉骨骼、胸部、眼部、程序化引导(并非所有强制性)	更先进的超声、经食管超声、肠道、附件病理、睾丸、经颅多普勒、对比研究	25~50次扫描(记录和审查),10次程序化超声,150(150~250)个病例总数(根据核心申请数确定急诊病例总数),再加上当地医院认证规定
澳大利亚急救医学院	eFAST、AAA、基本回声、血管通路	ACEM与ASUM的正式链接,ASUM有专门认证DVT、胆道、肾脏和早期妊娠的超声模式	AAA为15例,eFAST为25例(监管或图像审查),其中至少有5例阳性发现或有1/2需要接受相关治疗;基本超声需要25次扫描,其中至少5例需要相关治疗,5例直接受到监管;另外还需复查25次扫描图像
急诊医学院(CEM)(南非)	eFAST、AAA、DVT、心脏停搏、血管通路(所有强制性)	肾脏、翠丸、肝脏、胃肠道、早期妊娠/骨盆、肌肉骨骼、外周神经阻滞、肺动脉、FASH、休克、头颈部	①成功地完成CEM认可的课程 ②通过在线测试(>总分数的80%) ③65例扫描日志(eFAST/心脏停搏/血管通路/DVT/AAA),其中至少1/3须为阳性病理 ④形式化评价

AAA,腹主动脉瘤;DVT,深静脉血栓;cardiacarrest 心脏骤停。

为他们只在需要增加临床评估时使用。因此,只需要掌握某一特定领域的 PoCUS 技术,同时练习并应用。不要盲目去“尝试”,因为你作为一位可靠的超声波医生的声誉可能会受到影响。

为什么要进行扫描?

PoCUS 和传统超声的一个主要区别是,前者通常有一个关注的重点。例如,临床医生可能会进行 FAST 扫描来回答一个问题:腹腔内是否有游离液体?可能有一系列的问题需要明确,如心脏停搏的患者,有无可逆原因的证据?PoCUS 在每一个临床阶段使用都很方便。在大多数 PoCUS 的应用中,执行扫描所用的时间将会受到限制,而获得的图像质量与常规超声相比是不理想的,所以超声练习不应试图模仿超声科医生,而是应使用超声波来帮助临床决策,提高效率。

如何应用扫描结果?

了解 PoCUS 的发现并合理地与临床相结合是至关重要的。例如,在进行 FAST 扫描时,阴性结果(即没有腹腔游离液体)并不总是排除腹腔损伤。结果的解释通常是基于应用的准确性:在 FAST 扫描中,从已发布的数据表明,特异性高于敏感性。通常,高度特异性的测试更利于诊断,在 FAST 扫描中,当你发现游离液体时,肯定存在腹腔内脏器的损伤。高度敏感的测试更有助于排除诊断,例如 PoCUS 在肺组织扫描中更易发现胸膜滑动,那么在某一位置见到胸膜滑动征就可以排除这一部位的气胸。

需要记录图像和结果吗?

PoCUS 被比作电子听诊器,因为它是临床评估的助手,而不是孤立的正式检查手段。我们通常在使用听诊器时记下我们的临床发现,包括 PoCUS 的信息。我们不仅需要记录发现,还要记录为什么要做扫描——也就是说,我们想问的问题是什么,以及这些发现对患者诊疗意味着什么?对于不同的患者和其他临床医生,如果没有明确规定,他们可能会以不同的方式解释结果。PoCUS 应用的局限性和临床解释必须得到所有人的明确理解,包括患者。一些医疗单位使用集中报告表来协助报告过程(图 46.1)。最低要求应为临床记录中有签名和日期的条目。

审核和质量保证

在临床医学的各个方面,我们应该定期对行为进行审核。PoCUS 也不例外。例如,建立定期同行评审会议有利于回顾病例和支持正确的实践操作。公开承认错误和开放发展领域是良好管理的关键。

使用的设备也应定期进行检查,以确保其能够正常使用。仪器应该有定期的服务和质量保证计划。随着技术的飞速发展,设备的使用寿命越来越长。这可能是 5~7 年,具体取决于组织规模。这允许在实际需要之前对更换机器进行规划。

实践推进

随着机器规格和质量的不断提高,PoCUS 将开发新的创新应用。并非所有这新的功能都能给患者诊疗带来的益处。用户需要对 PoCUS 的文献进行定期批判性的评估,并支持长期研究议程。

实践推广不一定意味着使 PoCUS 更复杂。PoCUS 的优点在于,这种扫描应集中、及时和简单地执行,特别是在一个不理想的环境中时。

未来方向

如表 46.1 所示,现在还没有共同的课程和标准化的方法来进行 PoCUS 的能力/资格认证,一些国际组织为全球受众提供了指导。其中的两个组织是世界关键超声网络(WINFOCUS)和国际急诊医学联合会(IFEM)。这是需要有灵活性的,允许任何国家能够确定哪些应用应该是强制性的,作为核心的实践组合。这应基于疾病患病率、临床意义和实用性等因素。此外,关于如何确定资质认证的国际协议是必要的,这将使临床医生的全球认可成为可能。

会有越来越多的接受 PoCUS 技术培训的医学生和其他联合医疗保健从业者即将毕业。经过很多年,听诊器才被医学实践所接受,预计 PoCUS 也会如此。

只有越来越多的证据支持 PoCUS 确定是经济实用的,它才会成为评估和治疗患者的常规手段。

泰恩河畔组卡斯尔医院 NHS
NHS 信托基金会

床旁超声报告表

		床旁超声扫描详情	
姓名		日期	
性别		日间	
出生日期		地点	
MRN 编号		使用的探头	
NHS 编号		机器名称	

扫描类型(为每种扫描类型选用一种表格)					
快速(创伤)	FAFF(医疗)	AAA/TVC	捕获的回声	血管通路(外周)	血管通路(中央)
休克	气胸	聚焦胸部	肝胆管	肾/泌尿外科	聚焦 DVT
心包穿刺术	胸腔穿刺术	穿刺	神经阻滞	异物	聚焦 MSK
其他					

扫描训练?				
是			否	
如果是……	出资人	非缴费型	监督人:_______	非监督

扫描适应证

扫描发现

结论 & 所采取的行动

签名		姓名		是否保存影像?	
白联-医疗记录		黄联-机构记录		粉联-患者个人记录(无患者 ID)	

Potts Print (UK). Jan 2016

NFH/3445

图 46.1 协助报告过程的集中报告表实例。

经验与教训

• 在 PoCUS 的实践中，应用和推广良好的管理技术是很重要的。

• 在使用结果对患者诊疗之前，请确保对特定应用进行适当的培训或监督。

• 使用超声波来增强你的临床评估，而不是模仿放射科医生所做的。

• 当你保持简单操作时，你更有可能从 PoCUS

中获得益处。

• 不要试图去练习太多的 PoCUS 领域——你会发现很难保持你的技能常新。

• 确保提供一份书面的扫描报告，内容应包括其对患者治疗的意义。

（周玉成 译 王露平 校）

延伸阅读

1. http://www.collemergencymed.ac.uk/Training-Exams/Training/Ultrasound%20training/.
2. http://www.acep.org/WorkArea/linkit.aspx?LinkIdentifier=ID&ItemID=32878.
3. http://www.acem.org.au/media/P22.pdf.
4. http://www.collegemedsa.ac.za/.
5. http://www.winfocus.org/.
6. http://www.ifem.cc/.

第 47 章

模体与模拟在急诊医学超声教学中的作用

Mike Wells, Lara Goldstein

引言

在指导和协助诊断以及管理稳定和急性不稳定患者的工作中，急诊超声已成为一种强有力的工具。在紧急诊疗的某些方面，超声是如此的不可或缺；在没有准备好超声检查的情况下，即施用急救药物似乎并不合乎医德。

在心脏停搏患者的急救管理中，只有 3 个 1 级建议：①高质量心肺复苏(CPR)；②可电击节律的除颤；③快速检测和处理可逆性心脏停搏的原因。其中一些可纠正的原因可以通过动脉血气分析(缺氧、酸中毒和钾异常)快速评估，但其他原因(低血容量、张力气胸、心脏压塞、肺动脉栓塞和大面积心肌梗死)，除了使用超声否则我们难以发现。试想，如果没有急诊超声技术以及接受过培训、能熟练使用超声的医生，我们如何能充分地诊治心脏停搏的患者呢？

未来急诊超声不仅将成为住院医师培训的一项技能，而且也会纳入本科医学课程，这是必然的。因此，适当和有效的培训是必要的，以使学员能成功地获得此项技能，并能熟练操作。

了解关于超声的教育目标和培训方法对于优化学习和技能转化非常重要，而这个过程的一个重要部分是使用模拟，最常见的形式是模体。该培训过程包括以下几个基本阶段。

• 影像解释训练：这通常是与志愿者或患者模型实时进行的，但训练也可能与计算机扫描的静态图像和视频相结合。例如，对急诊超声心动图的大部分训练可以基于录制的视频图像。

• 图像采集训练：这是一个练习操作的过程，学员学习如何使用超声仪器获得和优化与诊断相关的图像。

• 超声引导程序的操作必须纳入图像生成和解释方面的培训，并纳入完成程序所需的手-眼-探头灵活协调方面的培训。

• 在临床环境中继续自我学习和进行超声检查。

• 学习和能力证明。

模拟是一种实用的工具，已经在医学教育的许多方面使用，可以有效地用于辅助急诊超声训练的每个组成部分(表 47.1)。它是一种教育方式，允许通过生成临床场景进行可控的交互式学习，而不需要患者或模型。这在技能培训期间可避免患者暴露于风险之中。虽然这种模拟技术在急诊超声中的主要作用是教学，但在超声的模拟训练可以使用以下附加元素。

• 将简单的视频或静止图像(包括正常超声解剖和病理发现)纳入临床场景。

  ◦ 这些可以是打印图像、计算机图像或网络在线图像。

• 超声模体。

  ◦ 这些是用于模拟人体解剖学各个部位的超声波外观的训练设备，为高保真系统，如 Wholetorso 模型，可以在 FAST 扫描中模拟正常解剖和游离液体表现，或用于血管通路和神经阻滞技术教学的低保真模型，如 Polony 香肠明胶或香肠模型。

• 这两个系统的组合。

表 47.1 急诊超声训练每个阶段的患者模型和模拟训练的优缺点

	优点和缺点	
培训阶段	患者模型	模体或模拟训练
图像采集培训	花费低,易获得 既理想,又实用	基本技能从高保真模拟器容易学到。初始学习曲线可以使用模拟器加速。准确模拟人体解剖学的商业模体非常昂贵 几乎可以无限制地访问仿真中心的模体。对可能需要与其他团队成员协调的扫描十分有效，如 EER(心脏复苏中进行超声心动图检查)扫描用
图像解释培训	花费低,易获得。但在某些环境中,病理学患者可能很难找到。既理想,又实用	高保真模体对新手非常实用，并且加快了学习的初始阶段。可模拟病理学。允许无限次访问模体。扫描可以重复,直到掌握能力。但高保真、高技术的模体是非常昂贵的
超声引导穿刺技术培训	当由新手完成时,患者安全风险很高	此阶段最体现模体的价值。高保真和低保真模体都可以用来教授程序技能。考生可以尽可能多地练习。低保真模体较为便宜
有/无监管下的自学	只有培训者完全胜任模体训练时，才能进行有关患者的程序。监督培训应继续,直到受训者胜任对患者的操作为止	模体始终可用于初始学习和复习
学习证明	必须在实际患者身上操作以展示能力	“标准化患者”可用于建立更精确的评估标准

需要模拟训练的依据?

使用影像技术有助于提升学习效果和获得实践技能,通过模拟训练,使医疗程序的学习曲线这一重要部分得以获得,并改进任何需要团队合作的流程。在模拟技术的加持下，程序化技能训练变得更加有效,特别是超声引导下中心静脉通路和神经阻滞。

一些公认带来有效学习成果的模拟功能（如可应用于急诊超声训练)如下:

- 在模拟练习期间和之后向学员提供反馈。
- 重复练习的机会。
- 可提供程序或扫描的难度范围内的选择。
- 个性化的教学/学习策略。
- 可控的环境因素
- 可选择定义清晰的教育目标和教学成果。

为什么要使用影像和仿真系统?

- 研究表明,模拟改善了学习,能有效地提高医生需要手-眼-探头协调和灵巧操作的技能。
- 由于患者的负荷和时间的限制，在急诊科对初学者进行现场超声培训很不方便。模拟中心的超声模拟和超声图像可提供帮助,让考生练习技能。这种技术将不会取代传统练习，只是对学员培训和实践的补充,以更好地对真实患者实施操作。
- 模拟方案可提高考生的认知能力和技术技能,而不会对患者造成风险。仿真系统为患者的安全提供了很大的保障。
- 模拟培训使学员能够根据需要经常学习、练习和重复超声扫描,以提高自身能力,并增加信心。
- 这种培训提倡对成功和失误进行公开、积极和激励性的讨论。
- 关于超声引导下的静脉通路建立，已经获得了最佳证据支持模拟的超声训练。但在超声模拟和训练的其他领域，显示对患者诊疗带来的直接益处的研究仍然少见。

仿真系统与训练性质

成功训练所需的模拟类型取决于几个因素,包括学员的事先学习、训练环境、受临床情景影响的学员的生理和心理状态，以及培训的性质。通常，高保真系统对于没有经验的学习者来说是必需的，而低保真系统可以用于那些经验丰富的学员（图 47.1）。然而，有了这两种形式的影像，在适当的情况下（例如，急诊部复苏室的建立）可将交互式模拟变为沉浸式模拟（图 47.2），通过适当的方案提高学员的学习体验。

程序化的急诊超声模拟训练

在所有程序化超声引导技术中，关键点和共同点常见的因素是使用超声来引导针尖定位在所需位置。这可以应用平面内或平面外技术来完成，这两种方法都需要教授给初学者。当该技能在模拟情景中已掌握获得，可将其应用于受控的临床中，以便于超声引导中心静脉通路、神经阻滞、胸穿患者、心包穿刺和其他有用的急诊操作中。

最近的研究表明，在培训的第 1 阶段，2 小时的培训和实践，或 9 次的练习，可获得最佳的技能提高。

传统医学教育依赖于在实际临床环境中进行技能培训，但越来越强调不应影响患者安全。因为在学

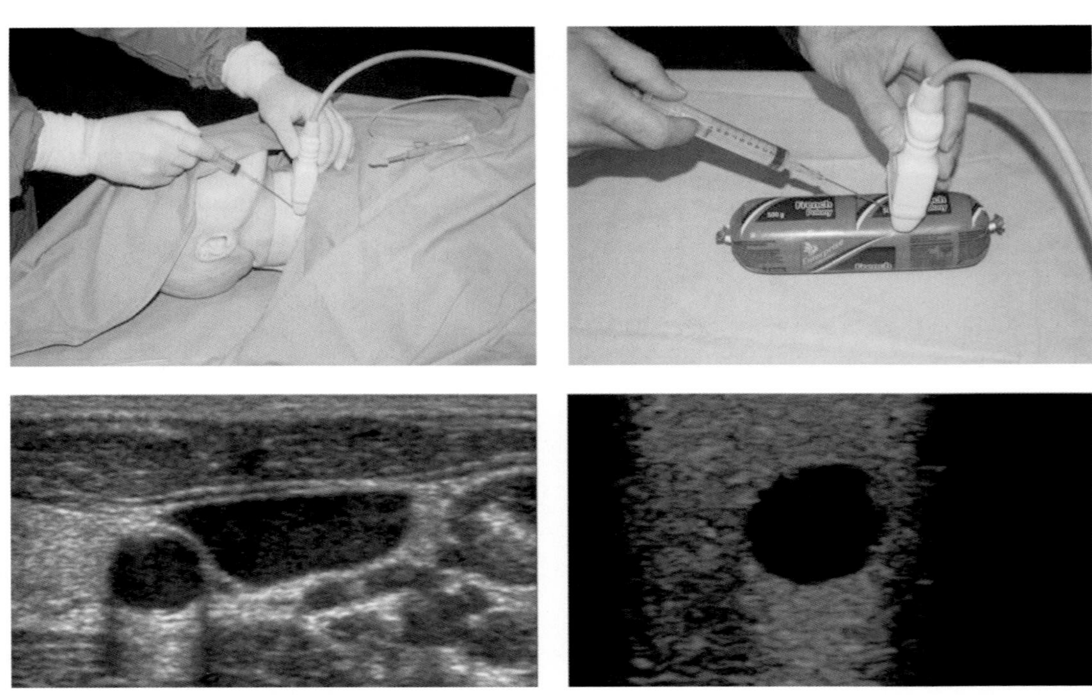

图 47.1　高保真和低保真影像模拟器。在超声训练中有两个组成部分：模型本身和超声图像的质量（需要精确到足以代表超声解剖）。以上所示的高保真模拟器（左上、左下是对应的超声图像）是一个全躯干模体，具有良好的外部和超声解剖学模拟，对于先前没有学习经验的学员来说是理想选择。低保真模拟器（右上、右下是对应的超声图像）不模拟外部解剖，如右上图香肠模体所示，并且超声解剖通常只是一个容器或神经的象征。这种低保真的模拟器更适合有经验的学习者。

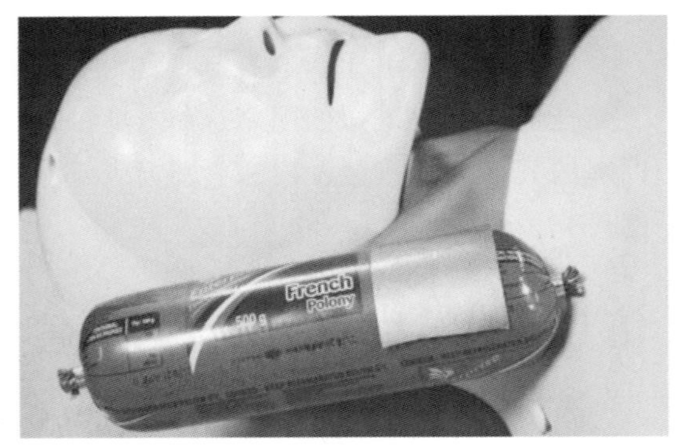

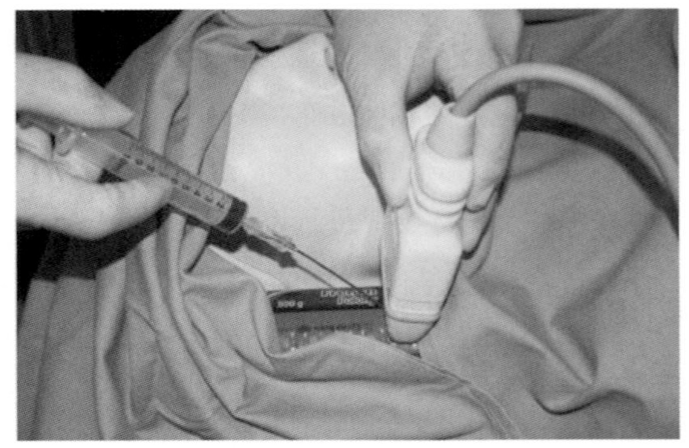

图 47.2　低保真模体，如图片所示香肠模体，可以很容易地“升级”，为学员创造一种更现实的体验。

习过程中犯错误既是预期的，也是很难可避免的，让患者接受完全由新手执行的程序训练是不可取的。

模体的类型

根据可用的预算、预期的使用期限和时间限制，各种商用的、来自尸体的和自制的模体，可用于教学超声技能和程序。通常，这些模体分为高保真模拟器和低保真模拟器。高保真模拟器可以被分离成多个任务训练器，使用虚拟技术来显示超声解剖或真实的组织模型。

商业模体

优点：

- 预制。
- 可重复使用。
- 持久。
- 真实。
- 虚拟模型可显示几种正常和异常的超声结果。

缺点：

- 昂贵。
- 轻便度在于模型的尺寸。

有几种虚拟超声模拟器可供选择，但其技术和成本可能有所不同。高保真模拟器使用真实的组织模型，通常只有一种用于展示的解剖发现，各种商业产品也可用。根据大小和模体选择，价格从 300 至 75 000 美元不等，分别为低保真度和高保真度。

尸体模体

优点：

- 真实性。
- 如果血管内填充了凝胶可提高模拟度。

缺点：

- 昂贵。
- 需要防腐。
- 需要存储容器。

在模拟训练中，虽然这些模体提供了最逼真的选择，但准备和存储相关的耗时和费用是其限制因素。

自制模体

优点：

- 廉价。
- 真实性。

缺点：

- 耗时(依据制作时间)。
- 可变的存储时间。

香肠模体

“Polony”香肠是一种高度加工的混合肉卷，封装在腊肠形的薄塑料覆盖物中。它是一种长时间有效且低成本的组织替代物，可用于教授中心静脉通路和神经阻滞所需的手-眼-探头协调。由非常细的碎肉制成的 500g 波罗尼卷能最好地代表人体组织的回声。

方法

血管

1.在香肠模体塑料外壳的一端中心钻一个孔，将一个 12mm 木钻头附加到一个可变速的、由电池供电的手钻上(图 47.3)。

2.小心地以低速进入香肠模体，并频繁退出，以清除钻头中的碎屑。

3.由此在香肠模体中创建一个长隧道，距套管表面约 20mm。

4.将从隧道中取出的肉类碎片冲洗干净，这样可以避免气泡的滞留。

5.可使用 5mL 注射器的塞子密封香肠模体的开口端，并用防水弹性胶带将其固定。

神经

1.用一根细铁丝纵穿过香肠模体。

2.将 600mm 的尼龙鞋带连接到铁丝末端。

3.将鞋带拉入香肠模体，操作的同时将其浸入水下，防止空气进入该通道。

4.用胶带将鞋带通道封严，形成防水密封。

明胶模体

一般原则

- 三维模体是由明胶制成的。
- 明胶浓度越高，膜体越紧固。
- 明胶需要提前准备。
- 为了创建多层的状态，需要反复地加热、搅拌和冷却明胶。
- 随着层的建立，不同种类的物体可悬浮在溶

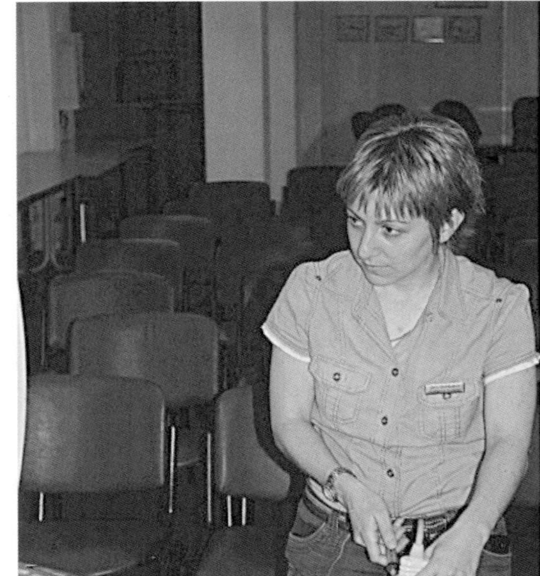

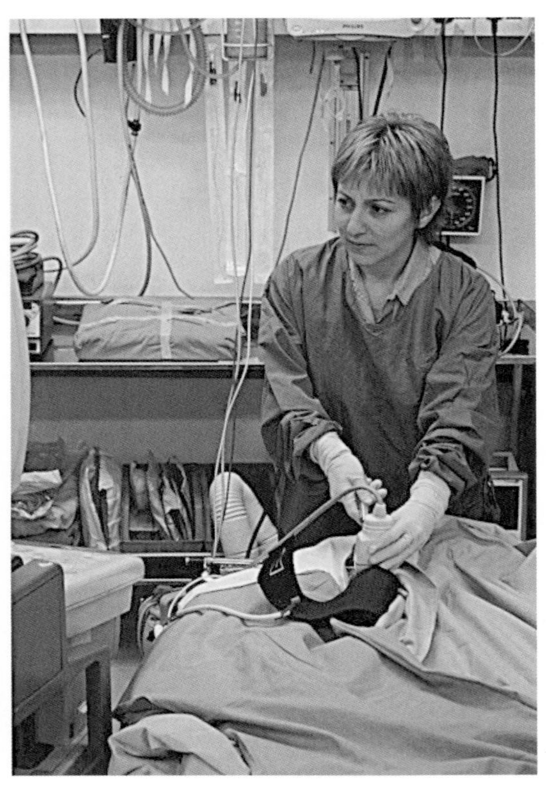

图 47.3　仿真环境对学习体验有很大的帮助。在间隔的(缺乏想象力的)环境中使用模体对巩固认知和掌握程序技能方面不如在模拟环境中使用模体有效,后者与候选者通常的工作方式相似。本文的一位作者(L.G.)展示了香肠模体在一个简陋环境中(左)的使用,以及推荐的最佳学习环境,如超声室(右)。

液中,如面食、葡萄、红醋栗、带甜椒的橄榄、乳胶管/Penrose 引流管。

- 可以使用纯明胶或果冻。
- 由于明胶/果冻的透明性质,模体需使用布或纸板覆盖,以防止“作弊”查看针的位置。

方法

1.使用沙拉碗或较大的面食托盘。

2.混合浓缩或双倍强度的果冻/明胶(用水量为通常制作食用果冻水量的一半)。

3. 将容器中的分层填满,使其在冰箱中凝固(±30min/500mL)。

4.为了防止在添加层时将先前的明胶层熔化和再溶解,确保新添加部分在冷水浴的碗中搅拌,冷却到室温。

5.将一般原则中建议的物质添加到不同的层中。

6.将一块布料放置在最后一层明胶下,即在模体的底部,这样可以吸收超声波防止反射伪影。

纤维模体

一般原则

- 可使用与明胶模体基本相同的方法。
- 每 250mL 的明胶混合物添加 1 汤匙的无糖美托咪酯(车前子亲水性黏液纤维)。这样可以防止针头和目标物体从外面被看到。
- 如果使用含糖美托咪酯,需要 3 次添加等量的美托咪酯。
- 需在冰箱中放置的时间稍长(1~2 小时)。

动物模体

火鸡鸡胸肉、鸡胸肉和猪肉都是良好的人体组织代用品。难以储存、使用时间短和气味可能是使用这些模体需考虑的因素。除臭的动物片已建议浸泡在 20~30mL 深度、70%乙醇溶液的塑料袋内,浸泡时间 8~10 小时,温度 4℃,会比较耗时。

将一个充满水的乳胶手套手指(夹持针夹紧/打结)插入鸡胸肉的中心,这样可模拟出更大的血管。

将牛肌腱穿过猪肩胛可以模拟神经。可先用固体金属或塑料棒穿过组织,然后将肌腱插入所形成的隧道来完成。

总结

考虑到这些因素，我们应如何将模拟纳入我们的培训之中?

- 目前的证据支持世界各地所使用这种培训方案的效力，该课程包括一门教学课、一段时间的自学、一些扫描测试,最后还有一项资质考试以证明技能熟练性。
- 添加高保真模体训练可以提高图像采集和图像解释技能,尤其是在初级医学实习生中。
- 当这些技能适用于实际患者时，必须先要求学员使用低保真或高保真模体学习超声引导程序,以确保患者的安全。学员必须投入足够的练习时间,以达到熟练程度,在临床实践之前,应向讲师证明自身能力。

(周玉成　译　王露平　校)

延伸阅读

Brown, C., McNicholl, B., Wright, R. (2008) Ultrasound simulator for venous access. *Emerg. Med. J.*, **25** (2), 122.

Bude, R.O., Adler, R.S. (1995) An easily made, low-cost, tissue-like ultrasound phantom material. *J. Clin. Ultrasound*, **23** (4), 271–273.

Evans, L.V., Dodge, K.L., Shah, T.D., Kaplan, L.J., Siegel, M.D., Moore, C.L., *et al.* (2010) Simulation training in central venous catheter insertion: improved performance in clinical practice. *Acad. Med.*, **85** (9), 1462–1469.

Gallagher, A.G., Cates, C.U. (2004) Approval of virtual reality training for carotid stenting: what this means for procedural-based medicine. *JAMA*, **292** (24), 3024–3026.

Grantcharov, T.P., Kristiansen, V.B., Bendix, J., Bardram, L., Rosenberg, J., Funch-Jensen, P. (2004) Randomized clinical trial of virtual reality simulation for laparoscopic skills training. *Br. J. Surg.*, **91** (2), 146–150.

Issenberg, S.B., McGaghie, W.C., Petrusa, E.R., Lee Gordon, D., Scalese, R.J. (2005) Features and uses of high-fidelity medical simulations that lead to effective learning: a BEME systematic review. *Med. Teach.*, **27** (1), 10–28.

Kendall, J.L., Faragher, J.P. (2007) Ultrasound-guided central venous access: a homemade phantom for simulation. *Can. J. Emerg. Med.*, **9** (5), 371–373.

Osmer, C.L. (2008) A gelatine-based ultrasound phantom. *Anaesthesia*, **63** (1), 107.

Rose, A., Reynolds, F. (2009) Ultrasound venous access simulation: the Italian job. *Emerg. Med. J.*, **26** (1), 76.

Shapiro, M.J., Morey, J.C., Small, S.D., Langford, V., Kaylor, C.J., Jagminas, L., *et al.* (2004) Simulation based teamwork training for emergency department staff: does it improve clinical team performance when added to an existing didactic teamwork curriculum? *Qual. Saf. Health Care*, **13** (6), 417–421.

Wadman, M.C., Lomneth, C.S., Hoffman, L.H., Zeger, W.G., Lander, L., Walker, R.A. (2010) Assessment of a new model for femoral ultrasound-guided central venous access procedural training: a pilot study. *Acad. Emerg. Med.*, **17** (1), 88–92.

Weber, S., Uerdingen, A., Fingerhut, D., Hauser, S., Hoeft, A. (2010) Learning curve of ultrasound naive medical students simulating a nerve block in an ultrasound phantom. *Reg. Anaesth. Pain Med.*, **35** (5), E190.

Wells, M., Goldstein, L. (2010) The polony phantom: a cost-effective aid for teaching emergency ultrasound procedures. *Int. J. Emerg. Med.*, **3** (2), 115–118.

Xu, D., Abbas, S., Chan, V.W. Ultrasound phantom for hands-on practice. *Reg. Anesth. Pain Med.*, **30** (6), 593–594.

第 48 章

超声在医学本科教育中的应用

Richard A. Hoppmann

引言

20 世纪 90 年代,超声被引入欧洲的一些医学院校用来协助系统解剖学、生理学以及体格检查等的教学。随后,美国将超声课程纳入急诊科轮科的医学生教学实践当中。最近,美国的医学院校将临床学科通过超声与基础学科有机地结合起来。然而,关于超声对医学生教学的价值,以及学生可在有限的时间内获得基本超声技能的文献报道仍是有限的。

超声设备技术的进步是促进超声学发展的最重要因素之一,目前小型便携式超声机不仅能够生成高质量的数字图像,而且相对传统的大型超声机来说,其操作更简便,价格更实惠。

还有一些其他重要因素也促进了超声的发展,有更多的证据表明从初级护理到眼科的各个专科和亚专科,床旁超声都有其临床应用价值。所以超声理论和技能操作教学可以作为医学教育的必修课程,也为今后医学生在专业领域中的学习打下基础。

支持将超声引入本科课程的证据

在将超声学纳入庞大的医学本科课程体系之前,首先要考虑两个重要问题:

• 将超声学纳入当前的医学课程体系是否具有重要价值?

• 鉴于当前庞大的医学课程体系,虽然超声的学习有利于医学教育和以后的临床实习,但学生们能否在有限的时间内学好超声课程?

遗憾的是,回答这两个问题的文献并不多,很多已发表的文献受限于实验设计缺陷,如样本量小、仅有志愿参与者、对照设计不合理、缺少客观的测量数据和描述性报告,使其很少能进行统计学分析。所有相关文献中有关本科阶段超声学习的内容,可分为两类:①以教授解剖学、生理学、病理学和体格检查技巧为重点;②证明学生具备充分掌握超声技能的能力。

超声学习能否提高医学教育价值?

Teichgräber 等人通过对 113 名大一医学生将超声应用于三年制的系统解剖学课程学习的研究发现,48.7%的学生认为超声学习有利于他们对腹部脏器结构(包括肝胆、脾脏、肾脏、生殖器官和腹部血管)的理解,该研究是有关超声在医学教育中应用的最早报道之一。Tshibwabwa 和 Groves 对 4 个班级(包括 490 名大一医学生)进行连续性测试,测试内容为检查他们分辨正常心脏、病理性心脏、主要血管及肾脏的能力,证实了对超声的价值——在基于提问的课程学习中提高了解剖学知识的掌握,大大提高了医学生的分数。Wittich 等人对 42 名大一学生进行的为期 3 周的超声技术结合解剖学的课程学习,证明显著提高了他们在胸骨旁长轴视图中采集和识别心脏结构的能力。

能否在有限的时间内学好超声?

Kobal 等人对两名大一医学生进行研究,发现他们不仅能在相对较短的时间内学习一定量的超声心动图(4 小时的讲解和 14 小时的实践操作),而且在 61 例心脏病患者的病理诊断中,他们的学习效果甚至超过了 5 名经认证的心脏病专家。医学生对患者进行床旁超声检查,而心脏病专家则在没有超声辅助的情况下对患者进行体格检查。然后以标准的超声心动图来检验两组的准确性。医学生对心脏瓣膜病、心室功能障碍、心室扩大和心肌肥厚的诊断较心脏病专家更为准确。总体上,医学生诊断心脏病的准确率为 75%,而心脏病专家的准确率仅为 49%。

根据 Gogalnicianu 等人报道,25 名大三和大五的志愿者医学生仅需 5 个小时的指导就能够学会创伤超声重点评估。这些学生在 1 个小时内接受 9 个模块的客观结构化临床考试,并进行 4 项创伤病例分析,对志愿者应用“创伤超声重点评估”检查的表现以及对仿真模型中积液的检测情况进行了评估,学生们表现很好,最后获得了 86%的总评分。Angturaca 等人的研究表明,在器官大小(肝脏、脾脏、主动脉)的测量方面,接受“最短时间”超声指导学习的高年级医学生与注册超声技师的检查结果具有很好的一致性。然而,胆囊和胆结石的可视化效果却没有那么好。

说服高校董事会的几点理由

有许多理由可以用来向高校董事会和医学课程审查委员会证明并说服他们将超声引进本已十分庞大的课程体系中。

• 在医学课程体系中,一个超声项目可能会吸引那些寻找最先进技术的顶尖申请者。

• 积极的学生反馈——几乎所有有关医学本科超声学习的研究均报道,学生对超声学习的反馈是积极的,他们期望在医学院课程学习中获取更多超声知识。

• 越来越多的证据表明,床旁超声可以提高患者的治疗质量和安全性。

• 超声在许多专业领域得到了广泛的应用,成为所有学生的一项重要技能。

• 对于具有充足研究经费和出版潜力的教师来说,超声可以成为学术界的理想选择。

• 对于希望支持创新并能在患者护理方面有所作为的基金会和捐赠者来说,超声是很有吸引力的。

获得不同层次超声学习机会

• 讲解:抓住每个机会向同事和学生展示超声作为辅助检查的价值。

• 高度特异的适应证:一旦理解了基本的操作方法和超声物理学,就可以采用简化的高度特异性扫描方法,比如识别解剖结构、辨别静脉的开闭以及识别积液情况。

• 课程:开设本科课程,并邀请学生作为助手参与教学,让他们尽早参与到超声工作中来。

• 全面完整的课程:建立全面完整的纵向教育体验。

完整课程体系的实例说明

2006 年,南卡罗来纳大学医学院在所有四年制的医学专业中引入了完整的超声课程(iUSC)。在最初的两年,超声配合解剖学、生理学、病理学和诊断学一起学习,用诸如客观结构化临床考试(OSCE)这种书面问题的方式来评估学生的学习情况,也就是要求学生在指定的时间段内采集到标准化患者的特定图像。

评估学生使用超声机采集图像的质量、识别图像中组织结构的能力,以及他们与标准化患者的互动情况。在系统解剖学课程结束时的 OSCE 中,要求学生采集肝脏/右肾/莫里森袋、脾脏/左肾、胸骨旁长轴心、膀胱和右颈动脉/颈内静脉的图像,结果显示学生可以获得高达 95%的平均分。

每个学生对应一个识别码,有一个安全的映像门户和服务器(mini-PACS)用来存储图像,图像被评估后反馈给学生,并存档在服务器上的学生文件夹中,把这些技术和评判方法作为超声理论和技能学习能力的评判标准。在前两年,每学期安排 1~2 次理论讲座、4~5 次超声实践课程,整个学期可以开放 6~8 次的操作室练习。在线学习内容涵盖了从超声物理学到特定器官扫描等一系列主题,而且全年都可以学习,在线学习克服了综合课程学时设置的局限性,增强了课程系统的灵活性。

在临床实习期间,额外的超声训练和 OSCES 已被纳入 5 个核心临床科室的实习中:内科(甲状腺超声和超声引导下中心静脉置管)；家庭和预防医学(腹主动脉瘤筛查)；外科(主要应用于腹部创伤的超声检查)；儿科(主动脉和下腔静脉塌陷程度提示容量状态)；以及妇产科(评估胎心、胎位和胎盘位置)。在第四年，我们设置了包括急诊医学、放射学和自主学习月在内的各种超声选修课。自2006年引入综合课程以来，所有学生都参与到课程学习中，并且其中绝大多数表现良好。每年的课程评估意见表明超声学习已经提高了学生的医学教学质量，学生们也期待有更多超声课程引入课程体系中。表48.1列出了2011年学生评估的结果。

经验与教训

通过四年的综合课程教学经验，提出如下建议。

• 根据课程和临床带教老师的意见设立合理的具体目标，将超声学习引入理论课程和临床实践当中，并逐年增多学习目标和超声教学时间。

• 尽早开始超声指导，并配合其他课程(如解剖学、病理学)同时授课，超声实践课程的开展可给新生良好的适应性体验。

• 与选修的实践操作讨论会一样，定期安排超声实践操作讨论会，为有需求的学生增加额外的训练时间，增加课程的灵活性。

• 教学方法多元化(如讲座、在线课程、操作课程)，评估方式多样化(笔试作为课程考核的一部分，加上在线评估和模拟训练/OSCE)。

• 征求学生关于教学计划的反馈意见，并做相应的修改。

• 开发mini-PACS系统来存储学生扫描图像，以提供学生反馈和记录学习，提高职业素养。

• 将这种教学模式展示给负责决定医学课程的人员，会有很大帮助。

• 学生的反馈和兴趣是学科建设强大的推动力。

医学院校必须确保超声教学的正确实施，包括限制性和管理问题。

• 早期的成功至关重要，不要试图过多、过快地将超声材料引入课程——选择相对简单的能够体现超声学习价值的课程和内容，才能够成功地说服教师和学生开设更多的超声课程。

• 拥有广泛高级的专业知识水平和课程所有权是成功的必要条件，发现并支持从基础医学到临床学科中优秀的超声教师。

• 将循证方法应用于教学和临床实践当中，应在开始实施课程时收集学生和教师的资料，收集相关课程中对超声学习有价值和感兴趣的数据资料，以及评估学生关于超声技能和知识的数据，并在此后定期收集信息。

• 开始时获得足够数量的超声机可能有困难，因此应寻求多种途径来得到必要的超声机使用权：向已具备超声机的科室如放射科、心内科和产科等借用；从厂商或基金会获得教学赞助；与厂家签订租赁协议；利用捐款购买设备。

总结

尽管目前在验证超声在本科阶段的价值、摸索最佳的教学方法、评估超声理论与技能等方面仍有很多工作要做，但是目前的数据还是能够表明医学生可以很好地学习床旁超声，而且大多数学生认为超声实践丰富了他们的学习经历。如果进一步研究

表48.1 2011年学生评估结果

同意理由	同意和非常同意的平均率*
将超声应用于系统解剖学中提高了我学习系统解剖学的能力	81%
将超声应用于生理学学习中提高了我学习基础生理学的能力	74%
超声的应用增强了临床与基础学科教学的联系	89%
超声增强了我对体格检查的理解和技巧	90%
我发现超声的总体教学经验提高了医学教育质量	95%
我希望在课程中设置更多的超声课程	75%

* 可供选项：非常不同意；不同意；中立；同意；非常同意。

支持将超声课程作为医学教育的标准课程，学术机构就要必须确保超声教学的正确进行。要达到这个标准的话，还需要高标准的教学和评估，并让学生了解超声应用的适用范围和局限性。

致谢

感谢通用电气医疗集团对南卡罗来纳大学医学院的综合超声课程给予的大力支持，感谢其为课程提供的超声设备和技术支持。

（刘绍祖 译 张兴文 校）

延伸阅读

Angtuaco, T.L., Hopkins, R.H., DuBose, T.J., Bursac, Z., Angtuaco, M.J., Ferris, E.J. (2007) Sonographic physical diagnosis 101: teaching senior medical students basic ultrasound scanning skills using a compact ultrasound system. *Ultrasound Q.*, **23** (2), 157–160.

Arger, P.H., Schultz, S.M., Sehgal, C.M., Cary, T.W., Aronchick, J. (2005) Teaching medical students diagnostic sonography. *J. Ultrasound Med.*, **24** (10), 1365–1369.

Barloon, T.J., Brown, B.P., Abu-Yousef, M.M., Ferguson, K.J., Schweiger, G.D., Erkonen, W.E., Schuldt, S.S. (1998) Teaching physical examination of the adult liver with use of real-time sonography. *Acad. Radiol.*, **5** (2), 101–103.

Brunner, M., Moeslinger, T., Spieckermann, P.G. (1995) Echocardiography for teaching cardiac physiology in practical student courses. *Am. J. Physiol.*, **268** (6 Pt 3), S2–S9.

Butter, J., Grant, T.H., Egan, M., Kaye, M., Wayne, D.B., Carrión-Carire, V., McGaghie, W.C. (2007) Does ultrasound training boost Year 1 medical student competence and confidence when learning abdominal examination? *Med. Educ.*, **41** (9), 843–848.

Cook, T., Hunt, P., Hoppmann, R. (2007) Emergency medicine leads the way for training medical students in clinician-based ultrasound: a radical paradigm shift in patient imaging. *Acad. Emerg. Med.*, **14**, 558–561.

DeCara, J.M., Kirkpatrick, J.N., Spencer, K.T., Ward, R.P., Kasza, K., Furlong, K., Lang, R.M. (2005) Use of hand-carried ultrasound devices to augment the accuracy of medical student bedside cardiac diagnoses. *J. Am. Soc. Echocardiogr.*, **18**, 257–263.

Fernandez-Frackelton, M., Peterson, M., Lewis, R.J., Perez, J.E., Coates, W.C. (2007) A bedside ultrasound curriculum for medical students: prospective evaluation of skill acquisition. *Teach. Learn. Med.*, **19** (1), 14–19.

Gogalniceanu, P., Sheena, Y., Kashef, E., Purkayastha, S., Darzi, A., Paraskeva, P. (2010) Is basic emergency ultrasound training feasible as part of standard undergraduate medical education? *J. Surg. Educ.*, **67** (3), 152–156.

Hoppmann, R., Michell, W., Carter, J., McMahon, C., Lill, P., Brownlee, N., Carnevale, K. (2008) Ultrasound in Second Year Pathology Medical Education. *J. South Carolina Acad. Sci.*, **7**, 11–12.

Hoppmann, R.A., Rao, V.V., Poston, M.B., Howe, D.B., Hunt, P.S., Fowler, S.D., *et al.* (2011) An integrated ultrasound curriculum (iUSC) for medical students: 4-year experience. *Crit. Ultrasound J.*, **3**, 1–12.

Kobal, S.L., Trento, L., Baharami, S., Tolstrup, K., Naqvi, T.Z., Cercek, B., Neuman, Y., Mirocha, J., Kar, S., Forrester, J.S., Siegel, R.J. (2005) Comparison of effectiveness of hand-carried ultrasound to bedside cardiovascular physical examination. *Am. J. Cardiol.*, **96**, 1002–1006.

Rao, S., van Holsbeeck, L., Musial, J.L., Parker, A., Bouffard, J.A., Bridge, P., Jackson, M., Dulchavsky, S.A. (2008) A pilot study of comprehensive ultrasound education at the Wayne State University School of Medicine: a pioneer year review. *J. Ultrasound Med.*, **27** (5), 745–749.

Shapiro, R.S., Ko, P.K., Jacobson, S. (2002) A pilot project to study the use of ultrasonography for teaching physical examination to medical students. *Comput. Biol. Med.*, **32** (6), 403–409.

Syperda, V., Trivedi, P.N., Melo, L.C., Freeman, M.L., Ledermann, E.J., Smith, T.M., Alben, J.O. (2008) Ultrasonography in preclinical education: a pilot study. *J. Am. Osteopath. Assoc.*, **108** (10), 601–605.

Teichgräber, U.K., Meyer, J.M., Poulsen Nautrup, C., von Rautenfeld, D.B. (1996) Ultrasound anatomy: a practical teaching system in human gross anatomy. *Med. Educ.*, **30** (4), 296–298.

Tshibwabwa, E.T., Groves, H.M. (2005) Integration of ultrasound in the education programme in anatomy. *Med. Educ.*, **39** (11), 1148.

Tshibwabwa, E.T., Groves, H.M., Levine, M.A.H. (2007) Teaching musculoskeletal ultrasound in the undergraduate medical curriculum. *Med. Educ.*, **41** (5), 517–518.

Wicke, W., Brugger, C., Firbas, W. (2003) Teaching ultrasound of the abdomen and the pelvic organs in the medicine curriculum in Vienna. *Med. Educ.*, **37** (5), 476.

Wittich, C.M., Montgomery, S.C., Neben, M.A.,

Palmer, B.A., Callahan, M.J., Seward, J.B., Pawlina, W., Bruce, C.J. (2002) Teaching cardiovascular anatomy to medical students by using a handheld ultrasound device. *JAMA*, **288** (9), 1062–1063.

Wright, S.A., Bell, A.L. (2008) Enhancement of undergraduate rheumatology teaching through the use of musculoskeletal ultrasound. *Rheumatology (Oxford)*, **47** (10), 1564–1566.

Yoo, M.C., Villegas, L., Jones, D.B. (2004) Basic ultrasound curriculum for medical students: validation of content and phantom. *J. Laparoendosc. Adv. Surg. Tech. A*, **14** (6), 374–379.

第 49 章

部门实施:为医学生建立超声训练计划

David C. Wherry, Mark W. Bowyer

引言

超声是一种被广泛接受并有一定价值的诊断工具,可用于检测各种状况。通常由放射科医生执行,但作为患者管理的常规部分,其他专业也已经开始使用超声。超声显然是现代产科实践的支柱,而小型、高质量和更低成本的便携式设备的出现,使床旁超声得到扩展,包括院前急救、急诊室、重症监护室、手术室和门诊诊所。鉴于超声能快速检测创伤患者腹腔内和胸腔内出血,创伤外科医生已完全将超声诊断模式纳入对创伤患者的护理标准。通过适当的训练,超声已被证明与腹膜灌洗(DPL)和 CT 一样能够准确诊断,并具有非侵入性和快速的优势。它现在已经基本完善了,外科医生可以集中进行创伤患者的腹部超声检查(FAST),其准确程度可以媲美正规训练的放射科医生。

在过去 10 年中,外科医生已经开始将超声纳入创伤外的许多其他领域。现代的乳房手术高度依赖于超声检查。超声可视化的能力对于乳房肿块和引导抽吸或活组织检查有很大帮助,能加强对患者的管理。超声是一种强大的工具,对于直肠癌患者,直肠末端超声现在已成为常规检查。同样,外科医生对于甲状腺疾病的患者也经常使用超声评估甲状腺肿块。最重要的是在重症监护环境中,超声也已成为一种常见工具。它可以作为放置中心静脉导管的辅助工具及评估血流动力学状态(经食管超声)。超声在开腹术和腹腔镜手术中的使用也在增加。急诊医生也接受了超声检查对主动脉瘤的急性腹部症状的诊断价值,并且在血胸、气胸、产科评估以及骨折的检测和血管损伤检测中也应用得越来越广泛。另外,便携式超声装置已经送至战区部署,成为管理战区伤员和战士及快速评估灾难受害者的宝贵工具。

鉴于近乎无处不在的超声应用,令人惊讶的是,在众多专业领域中,个人训练的标准化程度仍然不高。此外,关于最佳培训方式仍然存在重大争议。在德国,超声被纳入住院医师培训,外科医生必须获得资格认证。在日本,超声训练也是对住院医师的一项要求。然而,就目前笔者所知,还没有超声的正式课程。另外,因为外科医生使用超声是最近发展起来的,美国外科委员会尚未采用正式的培训课程。达到一定程度的能力所需要的培训量还没有确立。同样,获得适当经验所需的考试也尚未确定。为在超声检查中实现"腹部疾病的诊断能力"所需要的监督检查数量范围很广,从 50~400,但还没有数据支持这些建议。最近有文献报道,临床超声医生想要胜任这一领域的工作,可能只需要 10 次监督检查。

鉴于超声日益增长的重要性,以及超声在军队部署中存在的价值,现在作者着手开发一门医疗课程使学生掌握这种必要的技能。这个章节为医学生详细说明了我们开始并实施超声课程的经验,从 2002 年 6 月在美国统一服务大学健康科学部门(USUHS)开始,随后 2008 年 7 月在乔治城大学(GU)医学院有类似计划。在这里,我们将描述课程的内容、挑战、经验教训以及未来方向。现在这些课程已向近 2000 名三年级医学生介绍了手持式超声的基本原理。

健康科学统一服务大学(USUHS)的超声课程

作为美国唯一的军事医学院,USUHS 的 F. Edward Hébert 医学院的任务是训练年轻军医处理那些身处险境的人。此外,在美国国内和世界各地为现役军人家庭和退休人员提供一些最先进的医疗服务。由于超声技术已经完全渗透到这些设施中,所有军医都必须具备超声的工作知识,我们相信,我们有责任在医学院三年级的学生进行外科轮转时向他们介绍这些准则。在 2002 年 6 月,我们把这项训练纳入为期两天的外科轮替课程简介。本课程在世界一流的国家首都医学模拟中心(NCAMSC)进行,每 3 年有约 165 名医科学生参加。每季度,约有 40 名学生参加为期 12 周的普通外科临床轮转。学生分为两组,大约 20 人,每组在医学模拟中心学习一整天,另一天在 USUHS 学习基本的外科原理。

USUHS 超声课程包括 50 分钟的教学讲座,每组 20 名学生,由熟练使用超声的外科医生教学。讲座改编自美国一所成功的外科医师学院的介绍课程,涵盖了超声的基本原理,包括脉冲回波原理,声速、衰减和反射的物理原理,传感器类型,重点是近场线性阵列和远场凸阵或相位阵列,声频的特征包括轴向和横向分辨率,回声包括等回声、低回声、消声和高回声病变以及监测方向的示例。其向学生展示了实际超声图像的多个示例以强调前述原理,并且还展示了常见的伪影和像差示例,其包括阴影、增强、混响(彗星尾和边缘效果)以及镜像成像伪影。该讲座还包括——3 分钟的视频(由美国外科医师学会创伤研究所开发),详细说明了 FAST 检查(步骤、正常和异常发现),并且讲述了许多正常/异常的临床图像,包括腹部、胸部、甲状腺、颈动脉和女性乳房。

在教学讲座之后,每组进一步分成 4 人一组,用超声机进行 1 小时的实际操作。多年来,我们一直致力于让学生接触到机器,无论是在军事部署还是和平时期的练习中。随着便携式超声机在提高保真度和降低成本方面的改进,学生可能遇到的机器也发生了变化。美国军方普遍赞成使用 SonoSite 制造的便携式机器,因此我们在训练中专门使用这些机器,因为“当像战斗那样的训练”非常重要。自 2002 年引入超声课程以来,我们使用了各种 SonoSite 超声模型,包括 SonoSite i-look 25(专为军方开发,作为 FAST 检查的小型坚固设备;图 49.1)、SonoSite 180(图 49.2),以及最近的 Sososite M-Turbo(图 49.3)。多年来,我们很幸运能够持续得到 SonoSite 公司(www.sonocite.com)的支持,他们以较低的折扣价格提供了用于培训教育的机器。

由超声经验丰富的外科医生进行的实践操作课程首先介绍了所使用仪器的各种设置和控制(旋钮),并讲解了各种线性传感器和凸阵式传感器应何时使用。在女性标准化患者模型上展现超声对甲状腺、颈动脉、女性乳房、腹部,特别是 FAST 检查的适当操作。用于该检查的标准患者已知有乳房的良性

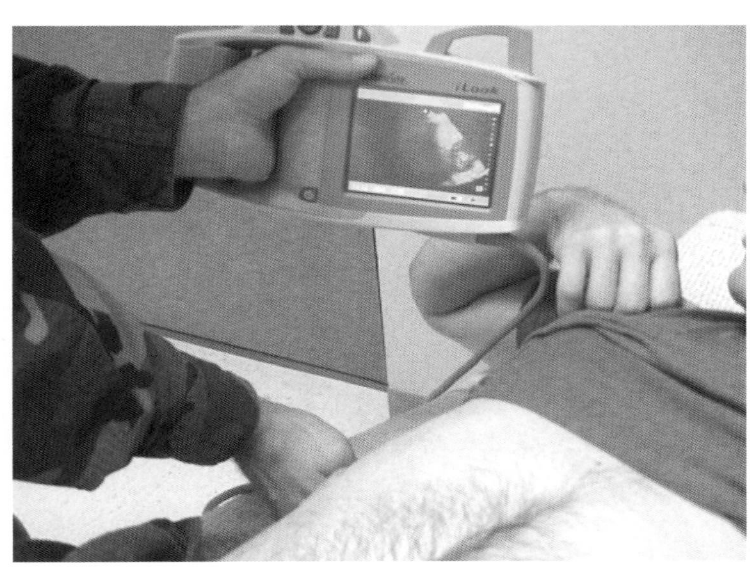

图 49.1 SonoSite i-look 25 是一款专为军方开发的便携式超声波机器,可进行 FAST 检查。

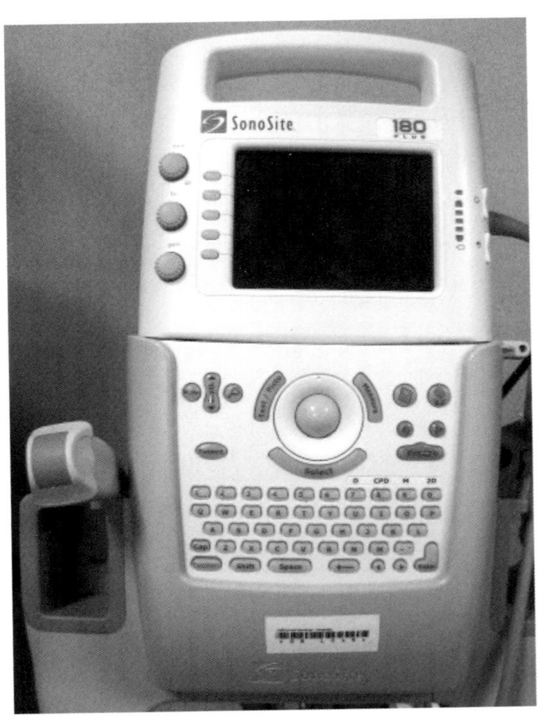

图 49.2　SonoSite-180 便携式超声波机器。

变(图 49.4)，不仅可以表征病变，还可以用于超声引导活检或对这些病变部位的抽吸。我们最近还将 Kyoto Kagaku 的"ABDFAN"超声训练模型纳入本次课程(图 49.5)。这种躯干模型包含多种腹腔内病理改变，包括腹腔内液体、肝脏肿瘤、胰腺肿块等(图 49.6)。

在实践操作练习结束时，每个学生都会得到一份讲义，包含教学幻灯片，以及超声上的其他补充材料，以更新他们对未来超声的理解。这一材料的设计是为了便于在随后的培训中进行复习。此外，鼓励学生寻找机会在人体乳房上进行超声检查，并在乳腺纤维囊性疾病，允许学生有机会在动画模型上观察病理学表现。每个学生在患者模型上执行上述操作。此外，学生还进行标准乳房模型的超声检查(Blue Phantom™；www.bluephantom.com)，其中包含多种病

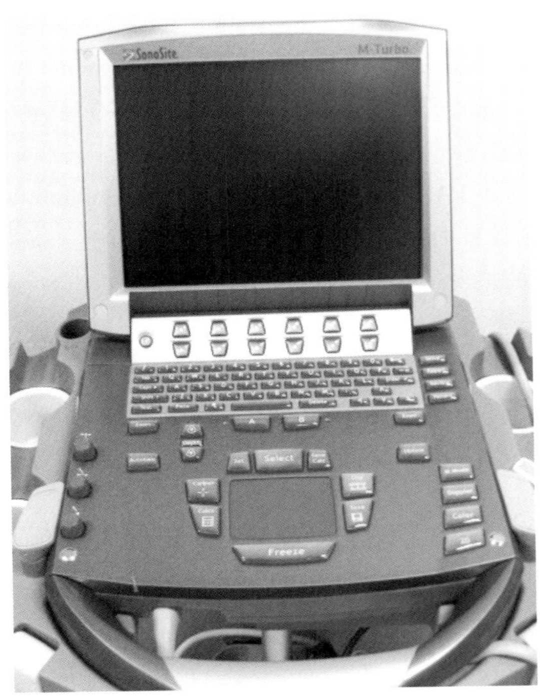

图 49.3　SonoSite-M-Turbo 便携式超声波机器。

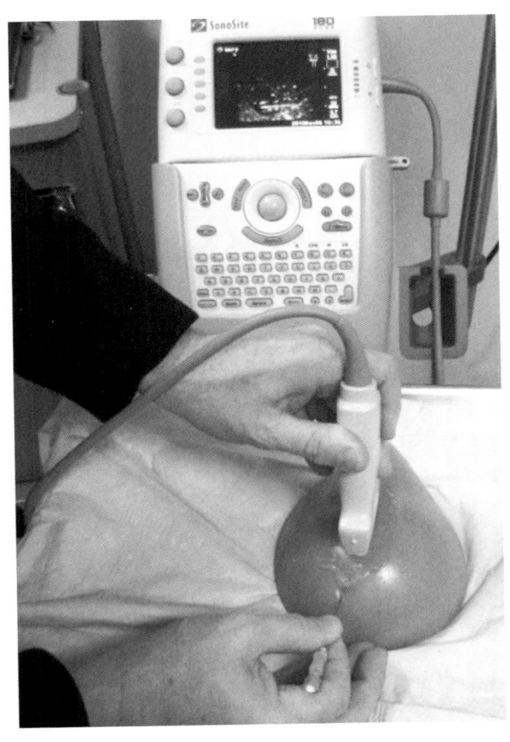

图 49.4　在乳房模型上练习乳房肿块的针头定位。

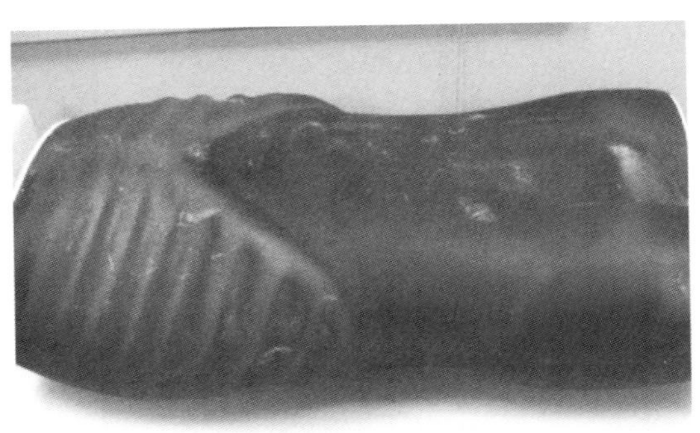

图 49.5　"ABDFAN"超声训练模型。

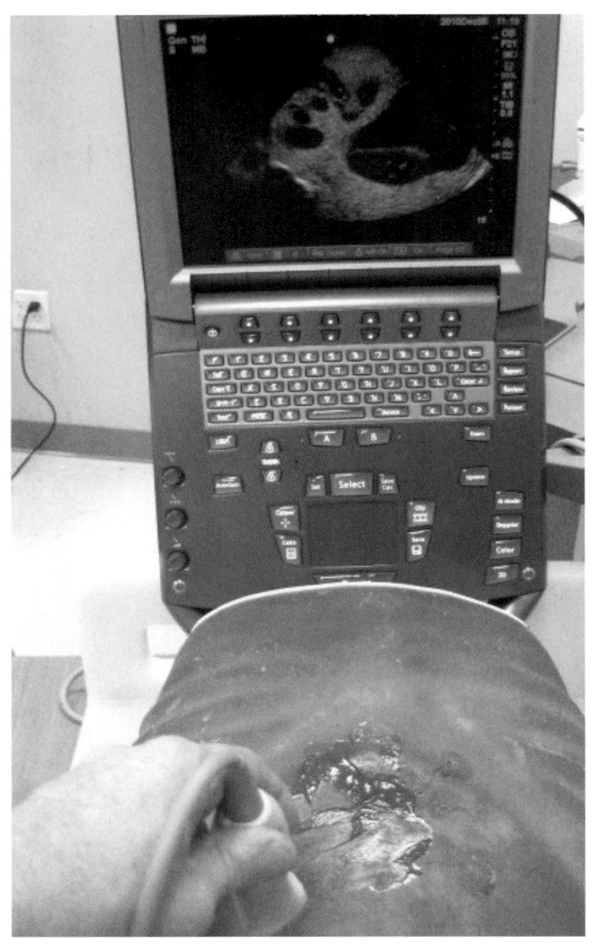

图 49.6 在 ABDFAN 超声训练模型上练习腹部超声检查。

门诊和创伤室进行快速检查。

在将超声成功纳入我们的外科入门课程后,我们着手通过两个机构审查委员会批准的项目来研究成效。

在第一项研究中,假设上述参加超声课程的学生将对超声原理的理解和实践的能力得到很大提高(超过基线),并且在 12 周的外科手术轮转后将保留这些知识。同样,假设学生重视这种培训并以积极的方式完成评估。从 2004 年 6 月开始,要求学生们完成超声知识的基本测试。这份 25 个项目的选择题问卷包括 5 个关于超声物理学的问题,10 个针对女性乳房超声的问题,以及 10 个特定于 FAST 的问题。在为期 12 周的临床轮转结束时,对学生们重新进行此测试,并且还要求使用五点李克特量表回答一系列问题,其中 1 分为阴性,5 分为阳性。根据该量表,学生们会被问及是否应该为三年级医学生教授超声、最终他们自我感觉是否既能进行乳房超声又能进行 FAST 检查,以及他们自我评估操作的舒适程度与他们目前执行这些操作的能力。

在收集这些数据的两年期间,324 名医学生完成了这项研究。基线知识的改善是显著的,正确答案的平均数从(8.3±2.62)提高到(12.7±3.37),并且每个项目的显著改善情况如下:乳房的超声物理学和 FAST 检查。当被问及向三年级医学生教授超声的重要程度时,以五点李克特量表(五分即为非常重要)评估,平均分数为(4.41±0.61)。当被要求对能够做乳房超声和 FAST 检查的重要性进行评分时,绝大多数的反应是赞成的,平均分是(3.93±0.65)和(4.49±0.53)。从这个简单的介绍中可以看出,学生自我评估的舒适度与他们当前进行乳房超声和 FAST 检查的能力不太顺利,平均值(在五点李克特量表上)为(1.71±0.87)和(1.93±1.03)。

在第二项研究中,假设三年级医学生可以通过 FAST 考试快速熟练地评估创伤患者。参与本研究的学生来自上述研究中的学生。那些在华盛顿特区进行临床轮转的学生有机会参与看护华盛顿医院的患者,这是一家获得 ACS 认证的 1 级创伤中心,本书作者之一(MB),经委派周末有时在那里做创伤外科手术。在 1 年的时间里,共有 64 名学生参加了这项研究。研究设计包括上述课程,所有这些学生都接受过培训,以便在课程实践部分使用 SonoSite i-Look25(专为军队开发的 FAST 检查),参与这项研究的学生在创伤救治地点进行初步评估时,使用该超声仪,在有较多 FAST 检查经验的创伤护理人员监督下,对创伤患者进行了 FAST 检查。然后评估每个学生对症状、适当步骤、设备的理解及解释结果的能力,在最小或不受监督的情况下操作,用五点李克特量表进行评分(1=差,5=优秀)。

在这项针对 64 名学生的研究中,关于超声的一般知识比基线显著改善($P<0.0003$),FAST 检查的具体知识也是如此($P<3^{-23}$)(图 49.7)。学生平均进行了(5.25±2.27)次考试,分数范围在 2~12 之间。学生认为学习这项技能非常重要(5 分制,平均 4.53 分)。具有操作检查能力的自我评估舒适度平均为(2.8±1.16),舒适度水平与完成检查次数之间存在显著正相关(0.89)(图 49.8)。在五点李克特量表中,评估员将学生对适应证的理解进行评分,平均分为(4.8±0.39);

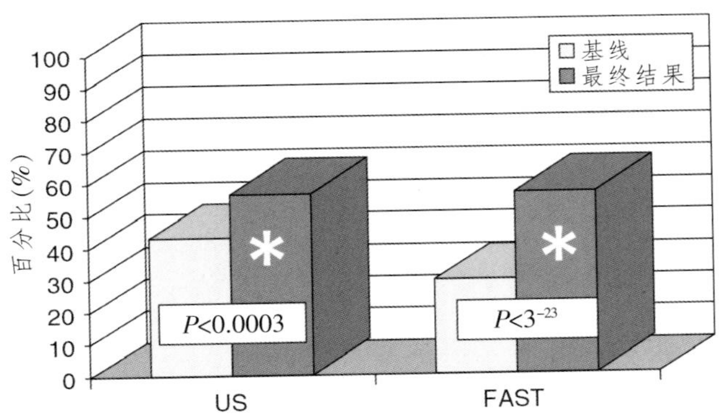

图 49.7　在基线和训练后 12 周的一般超声（US）和 FAST 特定知识的比较。

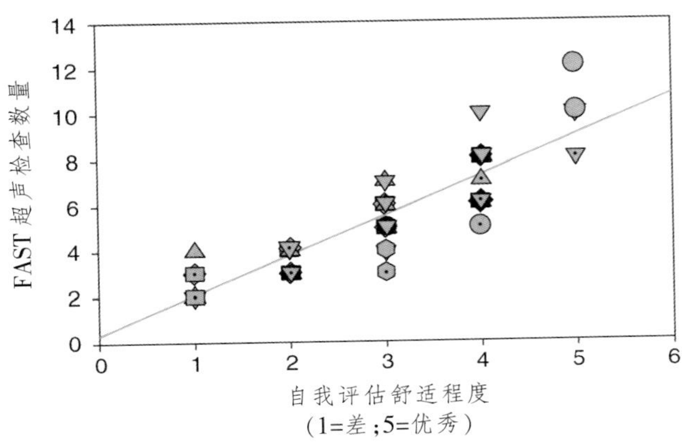

图 49.8　所操作的 FAST 超声检查数量与学生自我评估舒适程度的相关性。

能够知道正确步骤平均分为（4.7±0.42）；了解如何使用机器平均分为（4.8±0.36）；能够解释结果平均分为（4.7±0.43）；并且学生在很少或没有监督的情况下进行检查的能力平均分为（4.6±0.02）（图 49.9）。评估人员的评分与执行的操作数量无关。

从这项研究中得出结论，我们开设的超声课程使三年级医学生通过 FAST 检查获得快速检查的能力，并且需要的培训和练习不多。参加的创伤外科医生对学生的考试表现和解释能力给予一致的较高评价。

根据这两项研究的结果，以及学生们对这一培训的积极接受，我们将继续提供这一课程，作为外科轮转介绍的常规内容。到了第 10 年，这门课程已经使 1500 多名 USUHS 学生接受了超声培训。

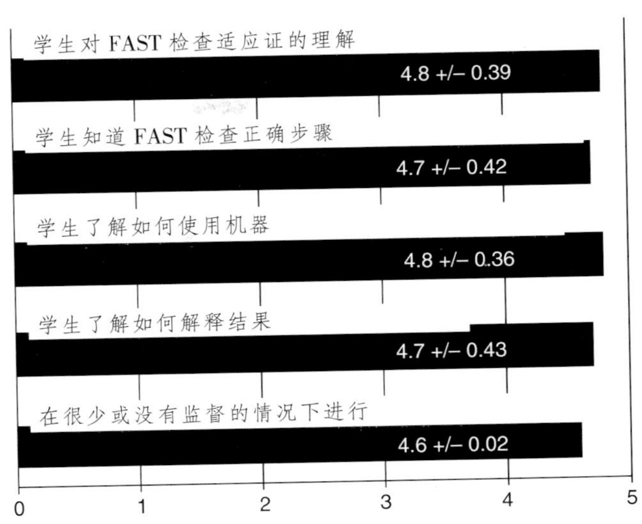

图 49.9　经验丰富的创伤外科医生使用五点李克特量表（5=优秀）对上述五种陈述中的学生进行评估。

乔治城大学超声课程

受到 USUHS 超声课程成功的鼓舞，本书的另一位作者（DCW）于 2008 年 7 月 1 日开始在华盛顿特区的乔治城大学（GU）为三年级医学生在临床轮转期间开设超声入门课程。在 2008 年之前，学生直接接触超声主要是在他们的产科轮转期间，在没有任何超声知识的情况下，他们被给予探头并被要求尝试识别胎儿。认识到医学生教育中存在这种明显的差距，外科学院采纳了将超声训练纳入临床轮转的想法。课程是按照上文所述的模式设计的，并做了一些小的修改，以优化这一工作。

GU 超声课程包括 40 分钟的教学讲座，随后是便携式超声的 1 小时实践操作。该课程的教学是在 30 名三年级学生的临床轮转期间进行的。教学讲座与上述 USUHS 课程中的相同。

然后将大组分成 5 个小组，每个小组通常是 6 个学生，每个小组进行 1 小时的实践，在外科轮转期间以不同的间隔进行。实践课程首先给学生介绍超声机器，内容涵盖了机器旋钮的使用，以及学习线性传感器和凸阵传感器的识别和正确使用。然后，具有 ACS 资格的超声教员演示如何操作和解释颈部的超声检查，包括甲状腺、颈部肌肉、气管和颈动脉以及颈静脉。在此之后，学生进行颈动脉超声检查，包括彩色多普勒和动脉脉冲波。

然后允许学生在乳房模型上进行超声检查,用于显示乳房病变,然后学习测量和活检。FAST 考试通常在一名男学生志愿者身上演示。然后将学生分成两个小组,学生轮流进行操作,直到上述的所有检查全部由学生们完成。

还向学生提供所有课程幻灯片的讲义，以便他们在其他临床轮转期间定期更新他们的超声知识。这是必要的,因为根据他们的临床轮转,可能需要几周才能再次对患者进行超声检查。

自 2008 年 7 月以来，约有 400 名 GU 医学生参加了该课程,并且积极响应。学生告诉我们,他们非常需要和喜欢这门课程。虽然还没有对这些学生测试基线知识或超声表现的改善，但从平时观察中可以清楚地看出他们获得基本技能的速度非常快。这种经历只会加强我们的信念，即医学生需要在医学院学习超声检查，并且确实需要以一种有意义的方式让他们了解超声的基础知识。

总结

现代医学诊断和治疗在很大程度上依赖于超声的应用。尽管超声在广泛的多学科中得到了应用,并且我们期望在医学生中进行超声训练，但是大多数医学院在这方面的课程时间很少。医学院需要考虑在其课程中正式引入超声教学，以使未来的医生具备相关的技能。如何在繁忙的医学院课程中适时地插入可能是一项挑战，这一培训的最佳时机和定位仍有待确定。我们能够将这一培训纳入我们的三年级外科学生中，但在整个四年里尽可能多地使用超声检查,例如作为身体检查技能的辅助手段,可能会更有意义。根据我们的经验,1 个小时的讲座,再加上 1 个小时的操作体验,可以提高我们的知识理解和熟悉程度，但并不能使我们对学生独立完成课程的能力产生信心。从我们的经验中得到的教训是,依靠学生寻找练习超声的机会会导致不理想的体验，学生在临床轮转时超声检查的表现应该是预期的方式。这一做法也受到了教员医师们的欢迎。

我们介绍了我们在两所大学为医学生引入超声课程的经验，并且我们认为很有必要继续进行和扩展这一重要培训。

致谢

本文所表达的观点完全来自作者，并不代表美国政府和美国国防部的观点。

(刘丽蕾 译　田晶晶 校)

延伸阅读

Boulanger, B.R., Rozycki, G.S., Rodriguez, A. (1999) Sonographic assessment of traumatic injury. Future developments. *Surg. Clin. North Am.*, **79** (6), 1297–1316.

Butler, J., Grant, T.H., Egan, H., Kaye, M., Wayne, D.B., Carrión-Carire, V., McGaghie, W.C. (2007) Does ultrasound training boost Year 1 medical student competence and confidence when learning abdominal examination? *Med. Educ.*, **41** (9), 843–848.

Fernández-Frackelton, M., Peterson, M., Lewis, R.J., Pérez, J.E., Coates, W.C. (2007) A bedside ultrasound curriculum for medical students: prospective evaluation of skill acquisition. *Teach. Learn. Med.*, **19** (1), 14–19.

Frezza, E.E., Solis, R.L., Silich, R.J., Spence, R.K., Martin, M. (1999) Competency-based instruction to improve the surgical resident technique and accuracy of the trauma ultrasound. *Am. Surg.*, **65** (9), 884–888.

Gogalniceanu, P., Sheena, Y., Kashef, E., Purkayastha, S., Darzi, A., Paraskeva, P. (2010) Is basic emergency ultrasound training feasible as part of standard undergraduate medical education? *J. Surg. Educ.*, **67** (3), 152–156.

Kessler, C., Bhandarker, S. (2010) Ultrasound training for medical students and internal medicine residents – a needs assessment. *J. Clin. Ultrasound*, **38** (8), 401–408.

Knudson, M.M., Sisley, A.C. (2000) Training residents using simulation technology: experience with ultrasound for trauma. *J. Trauma*, **48** (4), 659–665.

Ma, O.J., Norvell, J.G., Subramanian, S. (2007) Ultrasound applications in mass casualties and extreme environments. *Crit. Care Med.*, **35** (5), S275–S279.

Ma, O.J., Gaddis, G., Norvell, J.G., Subramanian, S. (2008) How fast is the focused assessment with sonography for trauma examination learning curve. *Emerg. Med. Australas.*, **20** (1), 32–37.

Rao, S., van Holsbeek, L., Musial, J.L., Parker, A., Bouffard, J.A., Bridge, P., Jackson, M.,

Dulchavsky, S.A. (2008) A pilot study of comprehensive ultrasound education at the Wayne State University School of Medicine: a pioneer year review. *J. Ultrasound Med.*, **27** (5), 745–749.

Rippey, J.C., Royse, A.G. (2009) Ultrasound in trauma. *Best Pract. Res. Clin. Anaesthesiol.*, **23** (3), 343–362.

Shapiro, R.S., Ko, P.P., Jacobson, S. (2002) A pilot project to study the use of ultrasonography for teaching physical examination to medical students. *Comp. Biol. Med.*, **32**, 403–409.

Syperda, V.A., Trivedi, P.N., Melo, L.C., Freeman, M.L., Ledermann, E.J., Smith, T.M., Alben, J.O. (2008) Ultrasonography in preclinical education: a pilot study. *J. Am. Osteopath. Assoc.*, **108** (10), 601–605.

Teichgraber, U.K.M., Meyer, J.M.A., Nantrup, C.P., von Rautenfeld, D.B. (1996) Ultrasound anatomy: a practical teaching system in human gross anatomy. *Med. Educ.*, **30**, 296–298.

Yoo, M.C., Villegas, L., Jones, D.B. (2004) Basic ultrasound curriculum for medical students: validation of content and phantom. *J. Laparoendosc. Adv. Surg. Tech. A*, **14** (6), 374–379.

第 50 章

床旁超声的未来

Michael Blaivas

引言

近年来很少有医疗技术像床旁超声(PoCUS)那样具有吸引力,该技术不仅可以用于传统的成像仪,它还可以用于患者床旁检查,更好地服务于广大临床医生和患者,与 CT 扫描或 MRI 等昂贵的成像技术不同,它打破了传统成像仪的局限,大多数 PoCUS 仪体积小,价格低,而且体积正变得越来越小,价格也越来越便宜,速度越来越快。它的使用范围正在不断扩大,特别是在亚洲(如印度)、非洲和南美洲等,这项技术对世界发展中国家和地区的影响是 PoCUS 实用性和效率的主要证明。这项技术未来的样子似乎已有实现的例子,比如可以放在手掌上的超声机器。我们可以肯定还有一些令人非常兴奋、没有到来的进展,这些进展很可能分为三大类,即未来技术、临床应用和使用范围。

床旁超声未来技术

在过去二三十年中,对于那些见证过超声的成长和发展的人来说,超声波已经有多项技术创新让人惊叹。比如我们现在已经可以使用智能的、手机大小的超声设备,然而,未来可能会有一些更令人兴奋的惊喜。当前的问题是,尽管智能手机成为超声波设备是一种创新,这些手机大小的超声仪器的成像功能仍未能达到最佳效果。这是因为与更大、更全面和更昂贵的超声设备相比,这些小型仪器的穿透力和功能仍然相当有限。虽然很多初学者经常会说 PoCUS 练习不需要高质量的图像,但事实并非如此。事实上用户懂得越少,他的超声图像越需要真实和清晰,这样才能做出正确的诊断。在过去 3 年中,适合掌上使用的超声波设备有了巨大的改进。如今,一些大型制造商已意识到他们需要跟上这些设备的市场步伐。此外,为了推动这些制造商进一步发展,年轻工程师在“超声无所不能”这种先入为主的观念的引导下,许多小型初创公司正在打造我们未来的掌上设备。

虽然《星际迷航》系列中的“三录仪”这样一个神秘设备很可能是虚构的,但科技和医学仍正努力朝着“三录仪”的方向发展,在未来的 10 年里,超声波设备可能比任何人想象的都更接近“三录仪”。医生很可能还是要接触患者的皮肤,但是一个小型超声探头的能力范围已十分广泛,当然最大的障碍可能是图像怎么显示,即使是视力很好的年轻医生也可能难以从将近 1m 的小型显示器上做出正确的诊断。“平视化”显示器的开发可能会成为一种发展途径。然而,在未来,患者超声图像投射到任何附近的屏幕上,甚至全息投影将成为现实。可以借鉴娱乐电子行业这种技术开发“平视化”显示屏。

随着工程师们不断改进传感器晶体制造技术,不断完善图像采集和处理技术,我们将会看到手掌大小和传统巨型超声成像系统之间的差异越来越小。事实上,正如某些领域的情况一样,昂贵的巨型系统变得越来越多余,就像传统的成像设备最终会淘汰一样,大多数负责检查的员工,也就是技术人员日常会用 PoCUS 机器。今天,越来越多的传统成像实验室正在购买机器,这些机器通常是由 PoCUS 医生使用的。因为制造商基本上不再生产更大的机器，每个超声仪器使用者都能意识到使用掌上超声比操作一个又大又笨重的设备更容易，这种趋势将在今后10 年或 20 年达到顶峰。未来的发展趋势是语音激活功能、平视化显示器和更加联动的患者管理系统，而这些可能会在未来 10 年内实现。未来 PoCUS 另一个显著特征可能会是自动化，也许不是一台可自动走近患者并自行扫描患者的超声仪器，但可能是一台可以从任何角度进行大范围扫描，并自动生成诊断的贴片式探头的超声仪。正确的诊断结果或生理学参数将即时报告给操作者。即假设大多数临床医生的扫描技能已丧失，但我们将利用 PoCUS 完成一个完整的循环，这就是向“三录仪”阶段迈出了真实的一步。

未来床旁超声在临床上的应用

在过去的 10~15 年里，我们见证了 PoCUS 最令人兴奋的发展之一，就是新的超声应用在超声医生中的传播。在临床医生介入超声领域前，传统超声影像对近些年发展起来的肺超声、复苏途径、容量状态评估和各种创伤评估非常陌生。现多个协会已经就肺超声、血管通路和超声心动图等 PoCUS 主题召开了共识会议，这一发展趋势意味着一定程度上 PoCUS 标准化应用程序和协议被广泛接受。现在，PoCUS 教学已被引入医学院和其他相关医护人员的培训项目中，相信在不久的未来，床旁超声技术将成为临床医生所需要掌握的技术。事实上原来的体格检查中几乎很少用到床旁超声，现在被越来越多人接受并应用于每个领域，不再只是超声狂热者认为超声能扫描任何部位。一年级的医学生和其他医护人员都会认识到这个事实，并能够在各种临床情况下使用超声。从鉴别诊断中的第一诊断开始，逐步排查，检查解剖结构，评估患者体内的血液流动的生理学变化，对患者进行诊断和疗效评估将是超声评估内容之一。超声在临床实践当中可能并不如教材中强调的那么重要，但年轻的临床医生将更多学会超声检查而不是体格检查。对于那些有远见的医生来说，这将是一个光明的未来，也是医疗技术大发展的一部分。对于那些仍坚持过时的、未经证实的治疗方案和病情评估方案的人来说，这将是一个艰难的过渡和充满挑战的时期。

未来应用范围

对于未来床旁超声的应用范围，虽然前面已有阐述，但这方面还是值得简短讨论。床旁超声的使用将贯穿于我们的临床诊疗过程，可以与听诊器使用相媲美，但会提供更多信息。每位患者的诊疗医生将配备一个口袋便携 PoCUS 设备，一些医生将帮助在医疗场所监测到更精准的血压，另一些医生可以检查出肺炎或心脏功能障碍，携带超声仪的临床医生能够按照他们自己的专业要求使用这些仪器。然而，与过去许多新的医疗技术创新不同，这些超声设备并不只是适宜于全球较富裕的区域。事实上，反而是西方国家在 PoCUS 的使用普及上会比较落后，因为在发展中国家，利润更高的成像模式如 CT、MRI，是更难以获得的。

总结

综上所述，PoCUS 具有前所未有的光明未来，也许，二三十年后，关于 PoCUS 的未来已没在太多可书写的了。然而可以想象，在世界范围内，PoCUS 可以挽救更多人的生命和改善的更多人的健康状况。

（董春阳 译　张兴文 校）

附录 1

心脏和重症监护超声选择方案

在危重患者中，有几种常见的和极其重要的机制、解剖和生理紊乱，这些容易经超声识别。已经开发了许多工具来帮助临床医生在这种强压力的情况下使用超声。检查方案已可以聚焦多种临床表现，包括呼吸短促、低血压、无差别休克、无脉冲电活动、心脏停搏，以及不同的情况，从对无差别患者的初步评估到对危重患者的长期治疗，包括对治疗干预的反应评估。除了已出现的示例，本附录还包括一些有代表性的示例。

由于超声医生之间技能的差异和临床关注点的不同，并且随着超声技术的改进和实践领域的不断扩展，不会再有“一刀切”的超声方案。因此，在选择治疗方案时，临床医生都应该考虑到所有这些因素。

1.1 DEFG 用于基础超声心动图

DEFG 方案是一个助记符，使用基本的超声技术进行系统的超声心动图评估。它包括许多心脏方面的评估，但不包括评估下腔静脉。

1.2 FATE 工具

FATE（目标导向的经胸心脏超声）是由 Eric Sloth 博士及其团队开发的（参见第 35 章），可在 http://www.fate-protocol.com/130067GE_Fate_Card.pdf 访问并下载。其提供了视觉提示的关键窗口、视图，以及超声心动图的发现，还包括一些更先进的技能，包括 M 模式应用和左/右心相互作用的定性评估。

基础心脏彩超中的 DEFG

D	尺寸 （Dimensions）	**有明显的尺寸异常吗？** 右心室：左心室应该<于 60% 在胸骨长轴，记住 4、5、6 – 主动脉根部<4cm – 左心房直径<5cm – 左心室内径（舒张末期）<6cm 左心室壁厚： – 1cm 舒张末 – 收缩期增厚 30%
E	收缩力 （Effort）	**心脏是怎样收缩的？** 低于正常–正常–强于正常
F	心包积液 （Fluid）	**心脏周围有液体吗？** – 少量< 1cm – 中等量 1~2cm – 大量> 2cm （胸骨旁长轴/胸骨旁短轴能很好观察这一点） **心脏附近是否有积液（如胸腔积液）？**
G	变化率 （Gradients）	**压力梯度会导致瓣膜间的血液流动：** – 你能看到什么瓣膜？ – 它们看起来正常吗？ – 它们正常开合吗？ – 彩色多普勒是否有严重狭窄或反流？

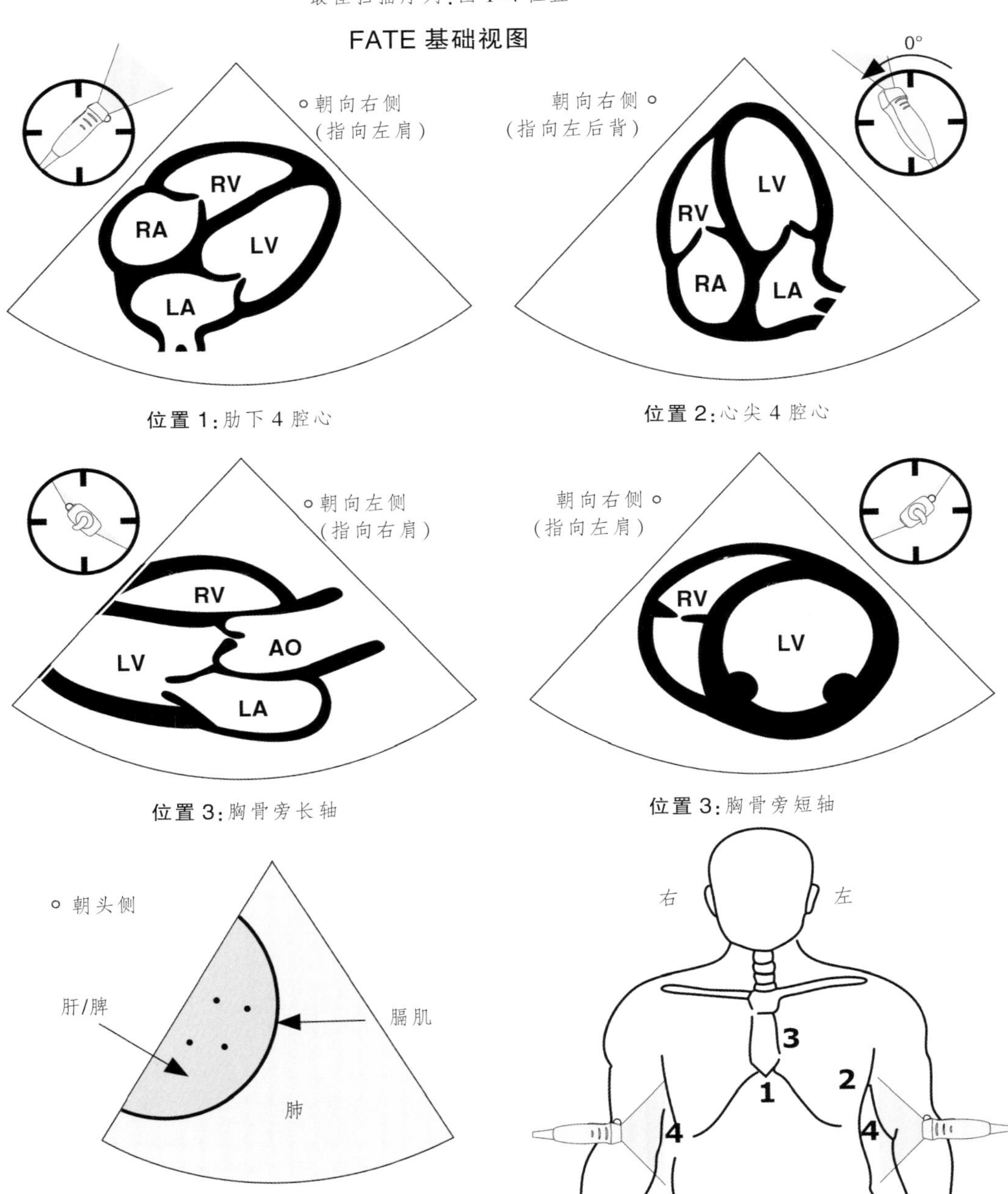
regionmidtjylland midt
目标导向的经胸心脏超声(FATE)
最佳扫描序列:图 1~4 位置
FATE 基础视图
朝向右侧
(指向左肩)
RV
RA
LV
LA
位置 1:肋下 4 腔心
0°
朝向右侧
(指向左后背)
LV
RV
RA
LA
位置 2:心尖 4 腔心
朝向左侧
(指向右肩)
RV
AO
LV
LA
位置 3:胸骨旁长轴
朝向右侧
(指向左肩)
RV
LV
位置 3:胸骨旁短轴
朝头侧
肝/脾
膈肌
肺
位置 4:胸腔扫描
右
左
3
1
2
4
4

目标导向的经胸心脏超声(FATE)

(European Journal of Anaesthesiology 2004;21:700–707)

1.寻找明显的异常状态。
2.评估壁厚、房室尺寸。
3.评估双心室功能。
4.扫描两侧胸膜。
5.将这些信息与临床背景联系起来。
6.行附加超声。

尺寸与收缩性:

$$FS = \frac{(LVDd - LVSd)}{LVDd}$$

$$EF \approx 2 \times FS$$

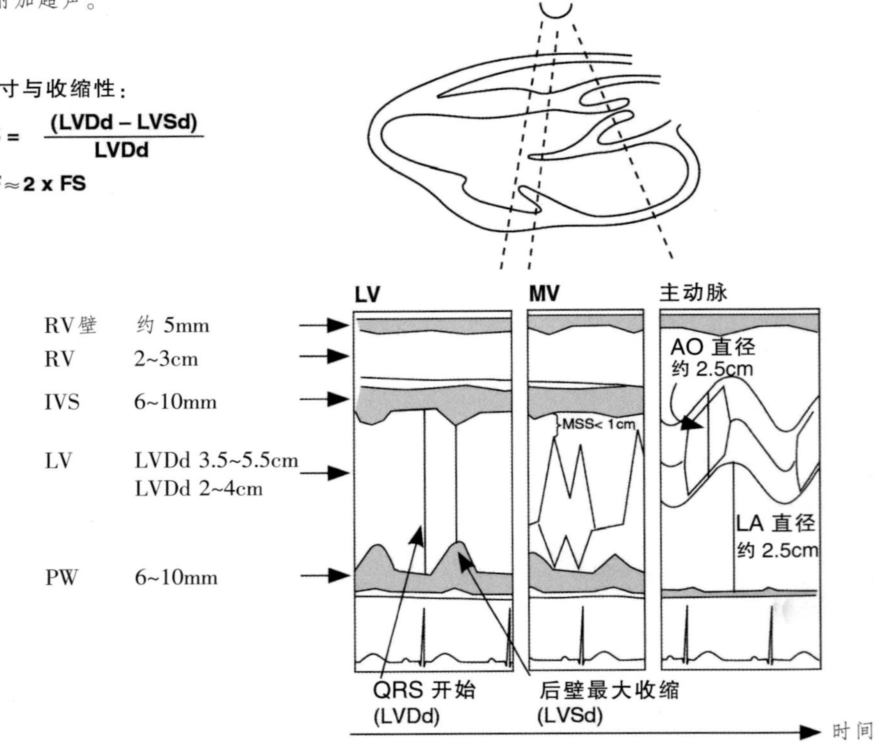

右心室		左心室	
收缩期:	舒张期:	收缩期:	舒张期:
前负荷	顺应性	前负荷	顺应性
后负荷	扩张度	后负荷	扩张度
收缩性	心率	收缩性	心率
心率		心率	

血流动力学不稳定,对于这些决定因素及伴随的异常进行系统评估:
(例如,心包积液、肺栓塞、胸腔积液、气胸、瓣膜病、夹层、房/室间隔缺损)

重要的病理状态

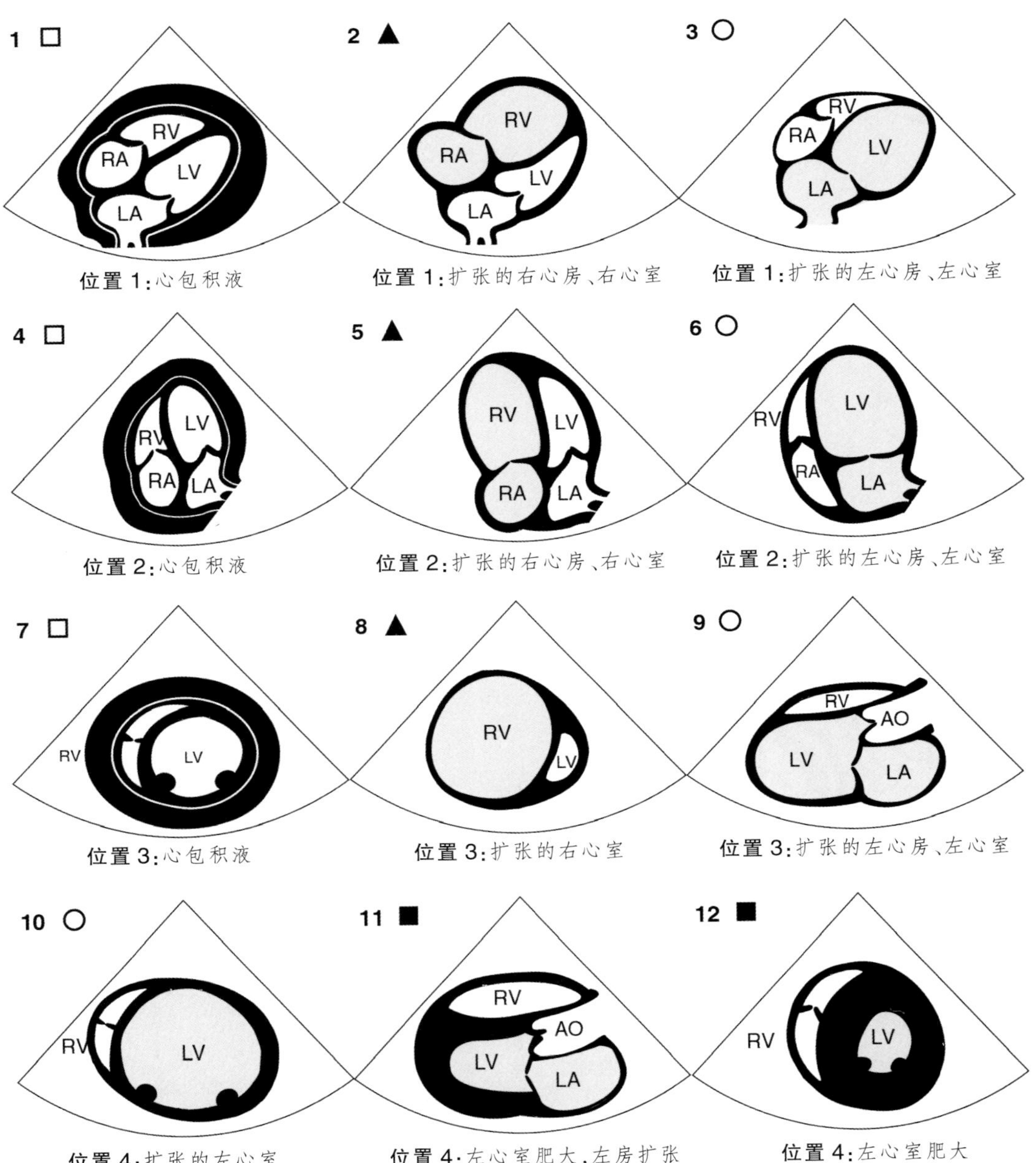

应特别考虑的病理问题：

□ 心脏手术后、心脏导管插入术、创伤、肾衰竭、感染。

▲ 肺栓塞、右心室梗死、肺动脉高压、容量超负荷。

○ 缺血性心脏病、扩张型心肌病、败血症、容量超负荷、主动脉供血不足。

■ 主动脉瓣狭窄、动脉高血压、左心室流出道梗阻、肥厚型心肌病、心肌沉积病等。

延伸 FATE 的观点

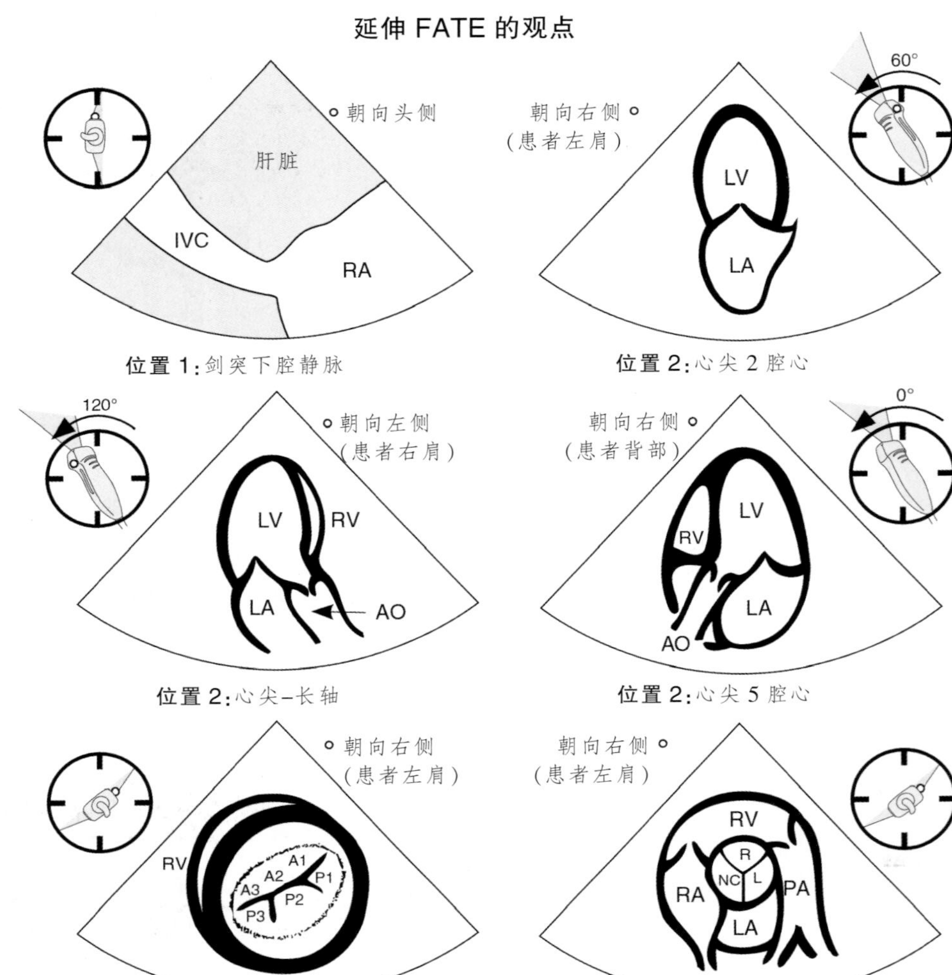

位置 1:剑突下腔静脉

位置 2:心尖 2 腔心

位置 2:心尖–长轴

位置 2:心尖 5 腔心

位置 3:胸骨旁短轴二尖瓣切面

位置 3:胸骨旁主动脉短轴

CW:峰值压力为 V^2×4;AO<2m/s;PA<1m/s;TI<2.5m/s

PW:二尖瓣内流道。时间 140~240ms;MAX E<1.2m/s;E/A>1(年龄依赖)

TVI:E/e'<8~10;IVC<20mm;吸气期间 50%的塌陷是正常的

收缩期心室功能

心室	M 模式	正常	轻度下降	中度下降	重度下降
LV 位置 3 胸骨旁长轴	EF(%)	≥55	45~54	30~44	<30
LV 位置 3 胸骨旁长轴	FS(%)	≥25	20~24	15~19	<15
LV 位置 3 胸骨旁长轴	MSS(mm)	<10	7~12	13~24	>24
LV 位置 2 心尖 4 腔心	二尖瓣收缩位移(mm)	≥11	9~10	6~8	<6
RV 位置 2 心尖 4 腔心	三尖瓣收缩位移(mm)	16~20	11~15	6~10	<6
LV 和 RV 目测使用的所有视图					

获取其他信息:www.usabcd.org

1.3 ACES 检查

应用 ACES 对休克患者行超声评估对未明原因的低血压进行评估。同该情况下的其他方案类似，超声检查应首先评估大体心脏功能和下腔静脉。(see: Atkinkinson, P.R., McAuley, D.J., Kendall, R.J., Abeyakoon, O., Reid, C.G., Connolly, J., Lewis, D. (2009) Abdominal and Cardiac Evaluation with Sonography in Shock (ACES): an approach by emergency physicians for the use of ultrasound in patients with undifferentiated hypotension. *Emerg. Med. J.*, 26(2), 87–91.)

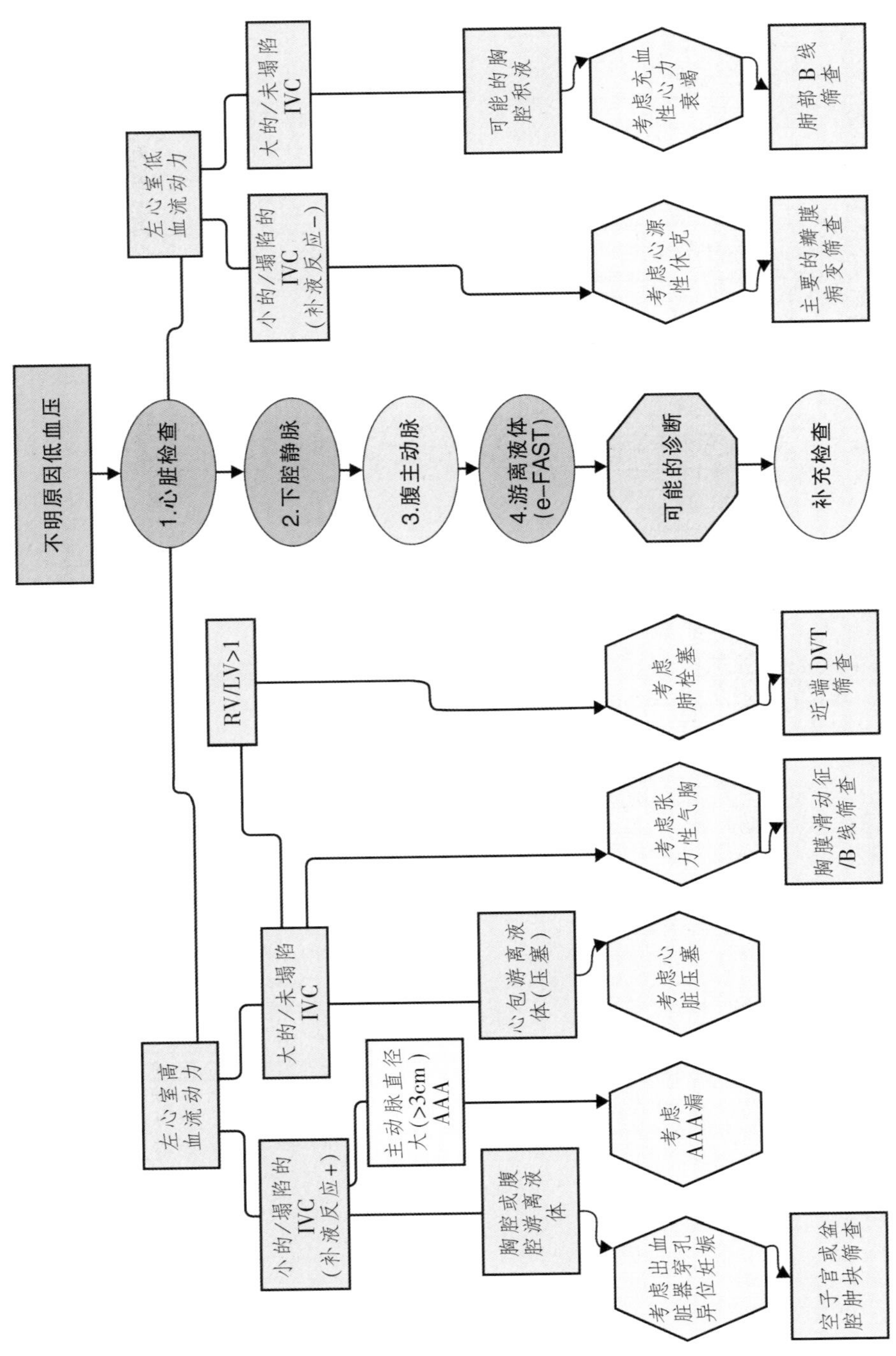

1.4 RUSH 检查

RUSH(对休克和低血压患者行快速超声评估检查)是 2006 年由 EMCrit 网站上的一个小组开发的。此后,它被临床医生广泛用于急诊医学和重症护理。可公开访问 https://emcrit.org/rush-exam/original-rush-article/。该处显示的方案适用于心脏停搏。

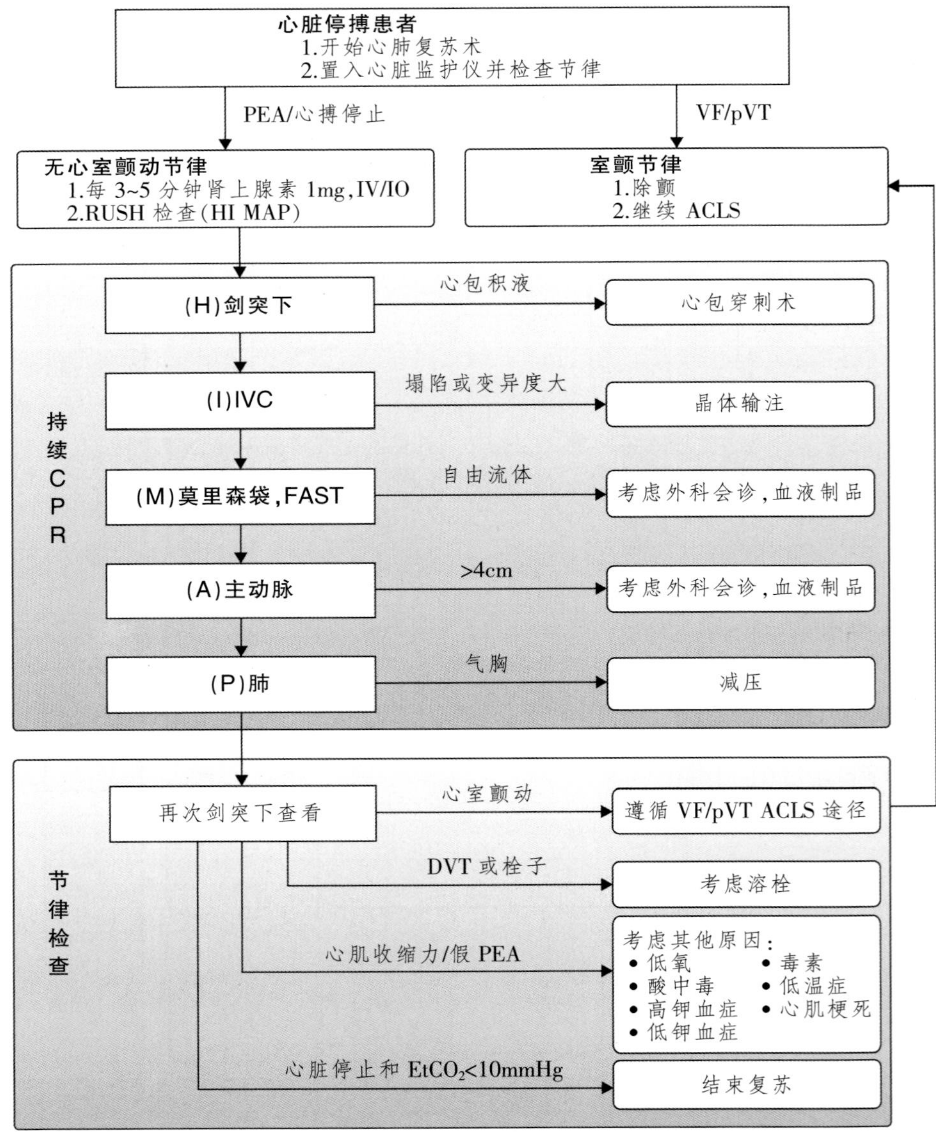

1.5 心肺停搏患者

该方案是为心肺停搏患者所开发。与 1.4 中的图片类似,它旨在将功能性原因患者与缺血性、代谢性或“电性”原因患者区分开来。阴影框是根据当前所建议特定管理或治疗方案的终点。[Adapted with permission from Hendrickson, R.G., Dean, A.J., Costantino, T.G.(2001) A Novel Use of Ultrasound in Pulseless Electrical Activity: The Diagnosis of an Acute Abdominal Aortic Aneurysm Rupture. J. Emerg. Med., 21(2), 141-144.

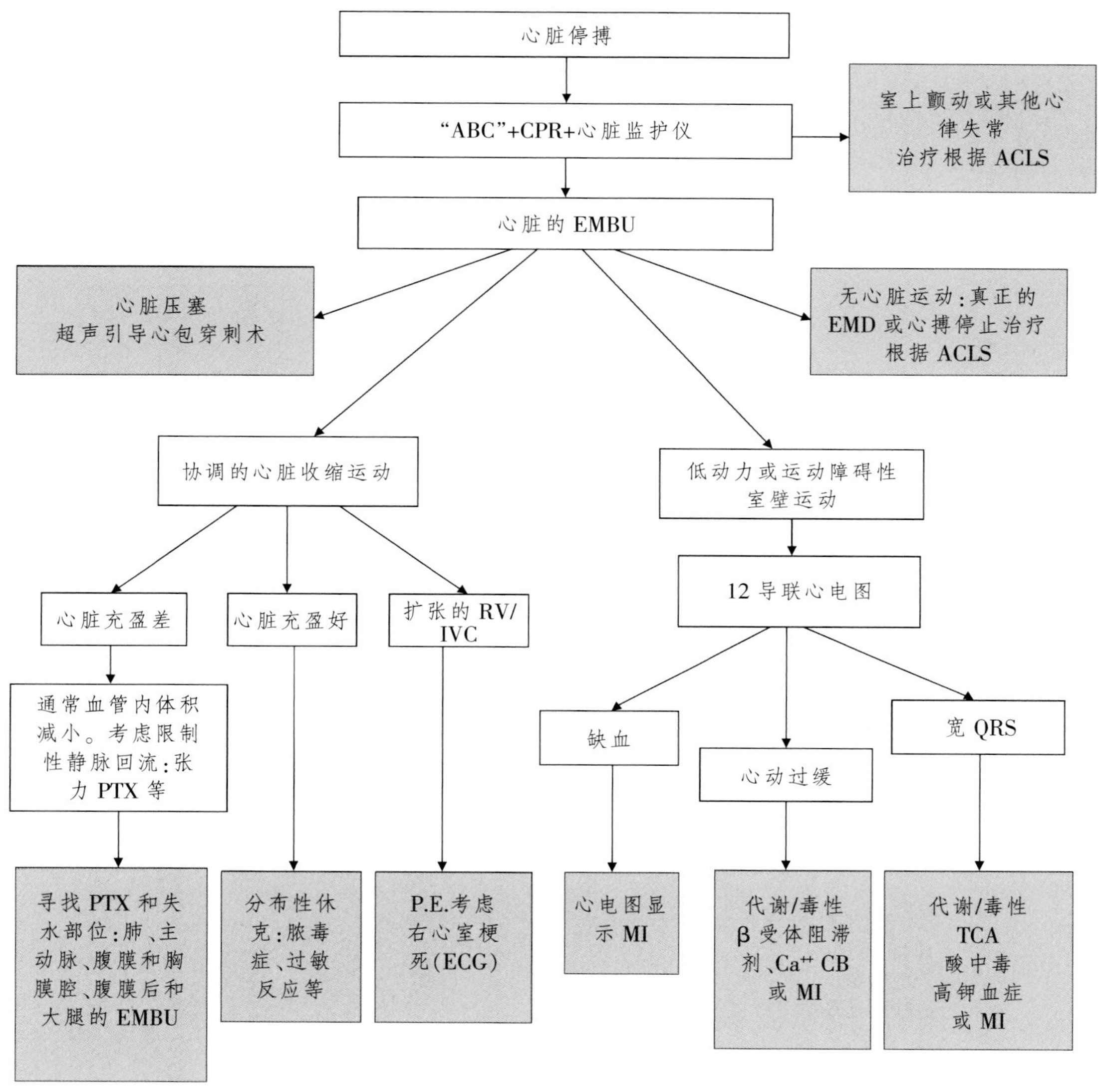

缩写:ABC,气道、呼吸、循环;CPR,心肺复苏;Ca^{++} Cb,钙通道阻断剂;EMBU,急诊床旁超声;EMD,机电解离;IVC,下腔静脉;RV,右心室;MI,心肌梗死;P.E.,肺栓塞;PTX:气胸;TCA:周期性抗抑郁药。

1.6 SHoC 流程——低血压

评估低血压的规程(图 a 和图 b)和评估心脏停搏患者的规程(图 c 和图d)是由国际紧急医学联合会(IFEM)的专家协商小组制定的。图 b 和图 d 提供了分别出现在图 a 和图 c 流程中的背景扫描技术。图 e 是扫描从“核心”元素(标记为红色)到“补充”元素(标记为黄色)的优先级的图形表示。下载:http://www.ifem.cc/resources/ifem-policies-guidelines/。(with permission of the Canadian Association of Emergency Physicians and the authors)

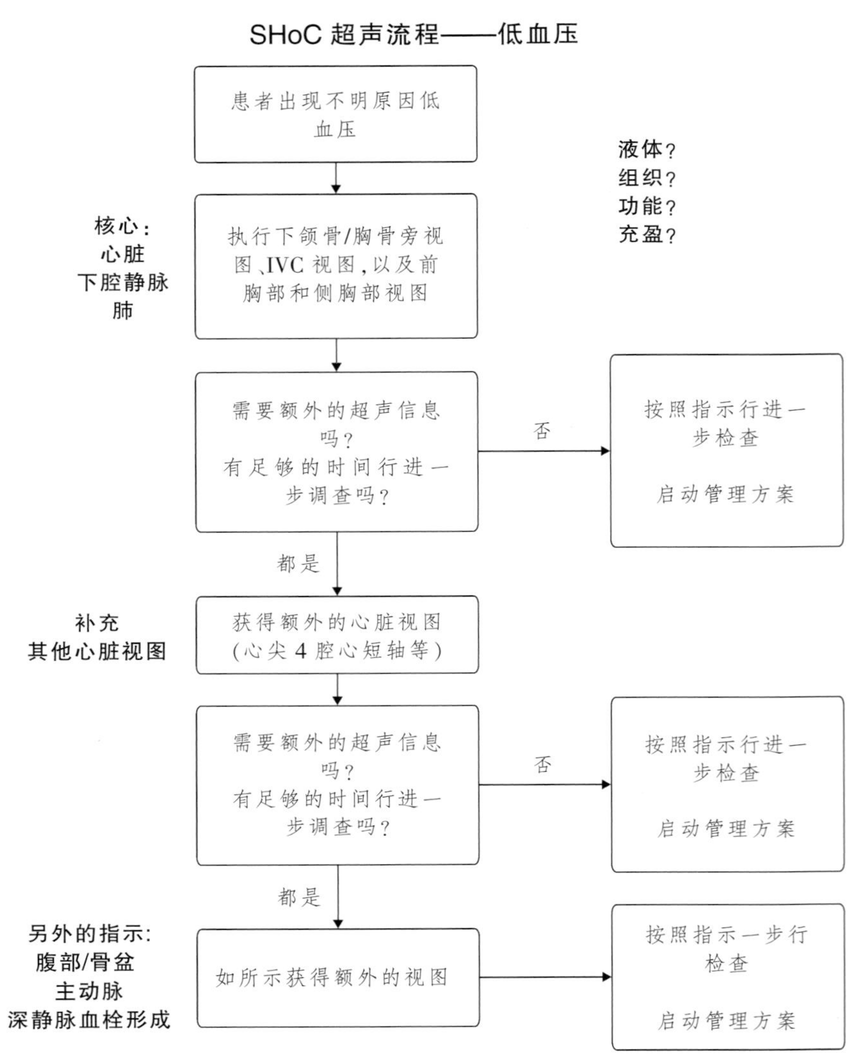

图 a 原发性低血压患者的休克治疗方案。

SHoC 流程——低血压

所有不明原因低血压患者都应完成核心视图。

1.心脏——剑突下和胸骨旁长轴

寻找心包积液、形态(心室的大小和形状)特别小的心室,或扩张的心室。通过评估右心室左心室大小比率来获得右心压力。看心室收缩力是弱还是强?瓣膜是否开启反应流量的充足性?

2.肺视图——双侧前胸部和侧胸部

寻找双侧多条(每肋间间隙 3 条或更多)B 线提示间质综合征(如急性失代偿性心力衰竭),局灶 B 线提示可能的实变、胸腔积液,再次与心力衰竭(双侧)或局灶性炎症或出血(单侧)一致。评估肺滑动,排除气胸,并在气管插管时进行肺通气。

3.下腔静脉视图——剑突下或经肝视图

寻找总直径和呼吸变化的大小。在低血压的设置中,呼吸变异小的充盈下腔静脉与右心高充盈压一致,而呼吸变异性大的塌陷下腔静脉与低血压或与有液体反应患者一致。

如果时间允许并且需要更多的心脏信息,应进行补充视图。

其他视图——应执行临床指示时,根据病例的具体情况。

寻找更多的容量证据,并进一步评估形式和功能。

附加视图,当有临床指征时,应根据病例情况进行。

腹腔盆腔视图

如果怀疑有出血或液体丧失,请寻找腹腔积液。这将在育龄女性,尤其是妊娠试验阳性女性、抗凝患者或腹痛患者中显示出来,这些核心视图提示患者为低血容量。

主动脉视图

寻找腹主动脉瘤的证据。对于有可疑症状或体征(如晕厥、腹痛或背痛)或有血管病史的老年患者应进行此项检查,这些核心视图提示低血容量。

深静脉血栓形成

如果怀疑静脉血栓栓塞,在回肠-股静脉中寻找近端深静脉血栓形成(DVT)。

气道视图

如果通气患者未发现肺滑动,可考虑观察表示食管插管的双食管征。

图 b　核心、补充和附加超声图可用于评估在图附录 1.6a 所示的方案中原因未明确的低血压患者。

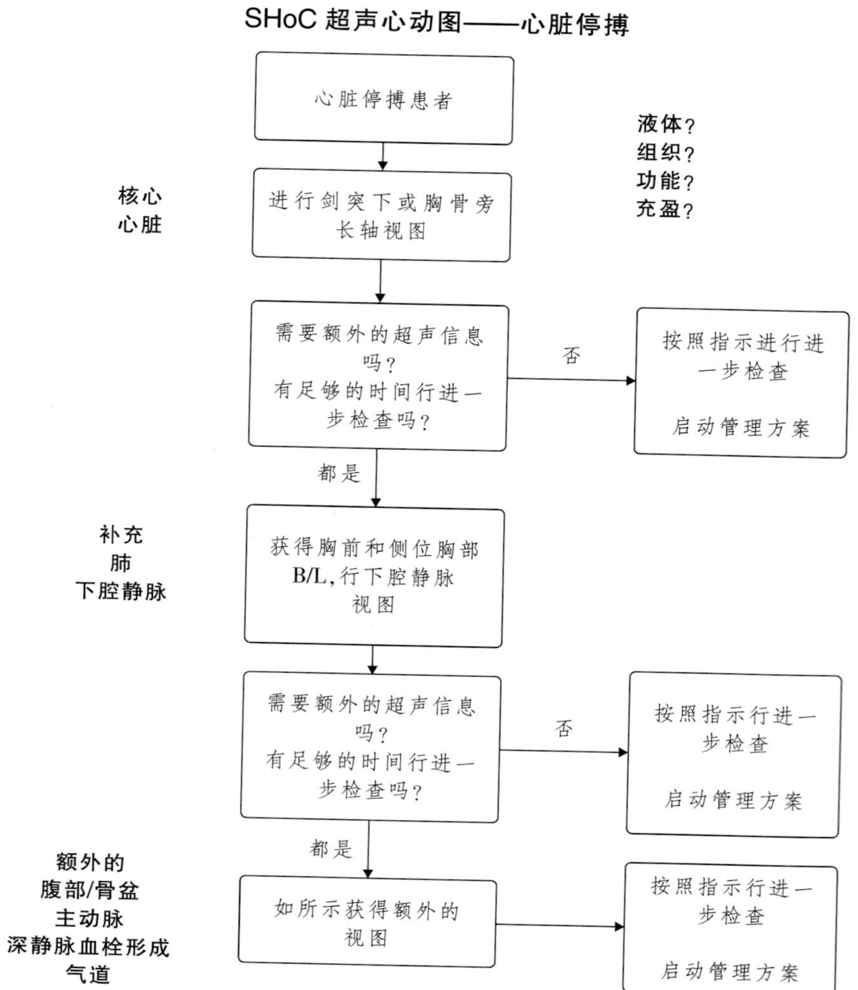

图 c 心脏停搏患者的 SHoC 方案。

SHoC 方案——心脏停搏

确保胸部按压不中断，以执行 PoCUS。使用节律/脉冲检查中断执行扫描(中断 CPR 应<10 秒)

心脏停搏期间所有患者都应完成核心视图。

1.心脏——剑突下或胸骨旁长轴
寻找心包积液，特别是小心室或较大的扩张心室的形态(心室的大小和形状)。通过评估右心室左心室大小比率来获得右心压力。看心室收缩力是弱还是强？瓣膜是否开启反应流量的充足性？

补充视图——如果时间允许并且需要更多信息，则应该执行。

2.肺视图——双侧前胸部和侧胸部
评估肺滑动以排除气胸，如果插管，是否有足够的双侧通气。寻找双侧多条(每肋间隙 3 条或更多)B 线提示间质综合征(如急性失代偿性心力衰竭)，局灶 B 线提示可能的实变，胸腔积液，再次与心力衰竭(双侧)或局灶性炎症或出血(单侧)一致。

3.下腔静脉视图–剑突下或经肝视图
寻找总直径和呼吸变化的大小。在心脏停搏的设置中，由于低流量状态，通常可以看到具有最小呼吸变异的充盈的下腔静脉，而具有呼吸(通气)变异性大的塌陷的下腔静脉或与有液体反应患者一致。

附加视图，当有指征时，应根据病例情况进行。

腹腔盆腔视图
如果怀疑有出血或液体丧失，应寻找腹腔积液。这将在育龄女性，尤其是妊娠试验阳性女性、抗凝患者或腹痛患者中显示出来，这些核心视图提示低血容量的患者。

主动脉视图
寻找腹主动脉瘤的证据。对于有可疑症状或体征(如晕厥、腹痛或背痛)或有血管病史的老年患者应进行此项检查，这些核心视图提示低血容量。

深静脉血栓形成
如果怀疑静脉血栓栓塞，在回肠–股静脉中寻找近端深静脉血栓形成(DVT)。

气道视图
如果通气患者未发现肺滑动，可考虑观察表示食管插管的双食管征。

图 d 在图 c 所示的方案中，评估心脏停搏患者可能需要的核心、补充和附加超声视图。

超声心动图在低血压和心脏停搏中的应用

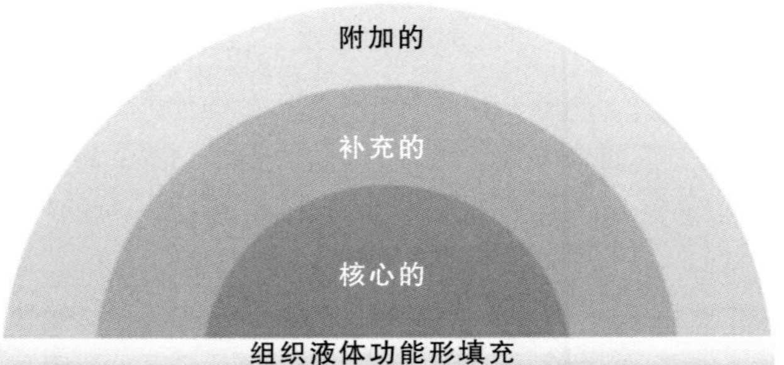

SHoC——心脏停搏

- **核心——剑突下和胸骨旁心脏视图**
  寻找心包积液、心室形态(如右心劳损)和功能(如心搏停止与有组织的心脏活动)
- **补充——肺部视图、下腔静脉视图**
  无气胸、气胸、胸腔积液、IVC 大小。
- 其他的超声应用包括确定气管导管，用于近端下肢静脉以证实是否存在 DVT 或寻找失血原因(AAA、腹膜/盆腔积液)

SHoC——低血压

- **核心——剑突下和胸骨旁心脏视图、肺视图、下腔静脉视图**
  检查心包积液、心室形态(大小、形状和功能(高/低动态)；胸腔积液；B 线和充盈状态。
- **补充——附加的心脏视图**
- 其他的超声应用(当有临床指征时)于下肢近端静脉以证实是否存在 DVT；用于骨盆以证实是否存在 IUP；以及用于寻找失血原因(AAA，腹膜/骨盆液)。

图 e SHoC 方案中使用的核心、补充和附加超声视图概念的解释。

(周威 译 朱浙祥 校)

附录 2

超声正常参考值

Phil Johnstone

眼睛

视神经

宽度：< 5mm

甲状腺

年龄	前后径（mm）	长度（mm）
新生儿	8~9	18~20
12 月龄	12~15	25
成人	13~20	40~60

成年人甲状腺峡部为 4~6mm。

超声心动图

正常心脏尺寸（cm）

	男性（mm）	女性（mm）
左心房	35~45	27~40
主动脉根	26~37	21~34
左心室舒张期直径	43~59	40~52
左心室收缩期直径	26~40	23~35
室间隔舒张期	6~13	5~12
舒张期左心室后壁/前壁	6~12	5~11

二尖瓣狭窄

	轻/中度	重度
有效瓣膜面积（cm^2）	2.5~1	<1
瓣膜反流流速（m/s）	1.4~3	>3

正常范围随体质变化而变化。

主动脉瓣狭窄

	轻/中度	重度
有效瓣膜面积（cm^2）	2.0~1	<1
瓣膜反流流速（m/s）	1.1~3.3	>3.3
压力下降梯度（mmHg）	5~50	>50

正常范围随体质变化而变化。

中心静脉压

测量下腔静脉（mm）	吸气时下腔静脉塌陷百分比（%）	中心静脉压（mmHg）
<15	>50	0~5
15~25	>50	5~10
15~25	<50	10~15
>25	很少改变	15~20

室壁运动评分

分值	室壁运动
0	亢进
1	正常
2	减退
3	运动不能
4	运动障碍

腹部

肝脏

肝体积增大 75%时肝中线>155mm
门静脉<13cm
脾静脉/肠系膜上静脉

肾上腺

长度:4~6mm
厚度:2~4mm
宽度:2~3mm

胆囊

宽度:<40mm
壁厚度:<3mm
胆总管直径:<6mm(年龄<60 岁)
胆囊切除术后:6~10mm(术后每 10 年增加 1mm)

脾脏

年龄	最大长度(mm)
3 月龄	60
6 月龄	65
12 月龄	70
2 岁	80
4 岁	90
6 岁	95
8 岁	100
10 岁	110
12 岁	115
15 岁(女性)	120
15 岁(男性)	130

肾脏(长度)

10 年	右侧(mm)	左侧(mm)
第 3 个	113	115
第 4 个	112	115
第 5 个	112	114
第 6 个	110	113
第 7 个	107	109
第 8 个	99	102
第 9 个	96	98

如果两侧长度有 1.5cm 的差异,则认为是不对称的。

膀胱

膀胱壁厚度:充盈时<4mm
　　　　　　排空后<8mm

胰腺

部位	平均纵向长度(mm)	平均横向长度(mm)
胰头	201	208
胰体	118	116
胰颈	100	95

阑尾

正常时:壁厚度 <3mm
　　　直径 <6mm
阑尾炎时:壁厚度 >3mm
　　　直径 >6mm 且不能收缩

主动脉/髂动脉

	年龄(岁)	性别	参考范围(mm)
胸降主动脉	15~49	男	12~22
		女	11~22
	50~89	男	14~28
		女	14~25
腹主动脉	15~49	男	12~19
		女	10~16
	50~89	男	11~23
		女	11~18

(待续)

主动脉/髂动脉(续)

	年龄(岁)	性别	参考范围(mm)
髂总动脉	15~49	男	7.5~11.5
		女	6~10
	50~89	男	6.5~16.5
		女	7~13

主动脉直径与身高和体重有关。动脉瘤扩张通常定义为降主动脉> 35mm,腹主动脉> 30mm。

男性生殖系统

睾丸

体积=长度×宽度×高度×0.71
正常大小:5cm 长,4cm 宽
附睾头部:1~1.2cm
附睾尾部:0.2cm
正常睾丸体积:<19mL

女性骨盆

妊娠状态

孕龄(周)	妊娠囊大小(mm)	顶臀长度(mm)	双顶径(mm)	头围(mm)	腹围(mm)	股骨长(mm)
4	3					
5	6					
6	14					
7	27	8				
8	29	15				
9	33	21				
10		31				
11		41				
12		51	21	70	56	8
13		71	25	84	69	11
14			28	98	81	15
15			32	111	93	18
16			35	124	105	21
17			39	137	117	24
18			42	150	129	27
19			46	162	141	30
20			49	175	152	33
21			52	187	164	36
22			55	198	175	39
23			58	210	186	42
24			61	221	197	44
25			64	232	208	47
26			67	242	219	49
27			69	252	229	52
28			72	262	240	54
29			74	271	250	56
30			77	280	260	59

(待续)

妊娠状态(续)

孕龄(周)	孕囊大小(mm)	顶臀长度(mm)	双顶径(mm)	头围(mm)	腹围(mm)	股骨长(mm)
31			79	288	270	61
32			82	296	280	63
33			84	304	290	65
34			86	311	299	67
35			88	318	309	68
36			90	324	318	70
37			92	330	327	72
38			94	335	336	73
39			95	340	345	75
40			97	344	354	76
41			98	348	362	78
42			100	351	371	79

卵巢

正常大小:3cm 长,1.5cm 宽

卵巢囊肿应该是光滑且无回声的,可接受的尺寸如下。

正常卵泡:<1cm

绝经前期的:<3cm 正常

绝经后:<1cm 不连续

子宫

正常子宫内膜最大厚度:14mm AP(前后)

(朱浙祥 译 周威 校)

延伸阅读

Atta, H.R. (1998) Imaging of the optic nerve with standardized echography. *Eye*, **2**, 358–366.

Byrne, S.F., Gendron, E.K., Glaser, G.S., Feuer, W., Atta, H. (1991) Diameter of the normal extraocular recti muscles with echography. *Am. J. Opthalmol.*, **112**, 706–713.

Sidhu, P.S., Chong, W.K. (2004) *Measurement in Ultrasound: A Practical Handbook*. Arnold Publishers, London.

Ashley, E.A., Niebauer, J. (2004) *Cardiology Explained*. Remedica, London.

Kircher, B.J., Himelman, R.B., Schiller, N.B. (1990) Noninvasive estimation of right atrial pressures from the inspiratory collapse of the inferior vena cava. *Am. J. Cardiol.*, **66**, 493–496.

Otto, C.M. (2004) *Textbook of Clinical Echocardiography*, 3rd edition. W.B. Saunders, Philadelphia.

Emamian, S.A., Nielsen, M.B., Pedersen, J., Ytte, F.L. (1993) Kidney dimensions at sonography: correlation with age, sex, and habitus in 665 adult volunteers. *Am. J. Roentgenol.*, **160** (1), 83–86.

Rosenberg, H.K., Markowitz, R.I., Kolberg, H., Park, C., Hubbard, A., Bellah, R.D. (1991) Normal splenic size in infants and children: sonographic measurements. *Am. J. Roentgenol.*, **157** (1), 119–121.

Miletic, D., Fuckar, Z., Sustic, A., Mozetic, V., Stimac, D., Zauhar, G. (1998) Sonographic measurement of absolute and relative renal length in adults. *J. Clin. Ultrasound*, **26**, 185–189.

Rioux, M. (1992) Sonographic detection of normal and abnormal appendix. *Am. J. Roentgenol.*, **158**, 773–778.

Pedersen, O.M., Aslaksen, A., Vik-Mo, H. (1993) Ultrasound measurement on the luminal diameter of the abdominal aorta and iliac arteries in patients without vascular disease. *J. Vasc. Surg.*, **17**, 596–601.

Sakamoto, H., Saito, K., Oohta, M., Inoue, K., Ogawa, Y., Yoshida, H. (2007) Testicular volume measurement: comparison of ultrasonography, orchidometry, and water displacement. *Urology*, **69** (1), 152–157.

Batzer, F., R., Weiner, S., Corson, S.L., Schlaff, S., Otis, C. (1983) Landmarks during the first 42 days of gestation demonstrated by the P-subunit of human chorionic gonadotrophin and ultrasound. *Am. J. Obstet. Gynecol.*, **146**, 973–979.

Sabbagha, R.E., Hughey, M. (1978) Standardization of sonar cephalometry and gestational age. *Obstet. Gynecol.*, **52** (4), 402–406.

Hadlock, F.P., Deter, R.L., Harrist, R.B., Park, S.K. (1982) Fetal head circumference: relation to menstrual age. *Am. J. Roentgenol.*, **138** (4), 649–653.

Hadlock, F.P., Harrist, R.B., Deter, R.L., Park, S.K. (1982) Fetal femur length as a predictor of menstrual age: sonographically measured. *Am. J. Roentgenol.*, **138** (5), 875–878.

Hadlock, F.P., Deter, R.L., Harrist, R.B., Park, S.K. (1982) Fetal abdominal circumference as a predictor of menstrual age. *Am. J. Roentgenol.*, **139**, 367–370.

索 引

交流学习心得
提高专业技能

✔ **配套视频**：边学边观看配套视频，学习效果加倍

✔ **高清彩图**：配套图片打包整理，方便随时查阅

✔ **医学社群**：加入读者社群，学习探讨共促发展

✔ **书单推荐**：精选优质医学书单，助力提高医术水平

微信扫码